Diagnose und Behandlung der Gonorrhöe beim Mann und bei der Frau

von

Dr. Jules Janet
in Paris

Übersetzt und bearbeitet von

Professor Paul Asch
Spezialarzt für Harn- und Geschlechtskrankheiten
in Straßburg i. Elsaß

Mit 119 Figuren im Text

Berlin und Köln 1931
A. Marcus & E. Weber's Verlag

Druck von Walter de Gruyter & Co., Berlin W 10

Inhaltsverzeichnis

III. Teil: Die Gonorrhöe der Frau.

IV. Teil: Gonorrhoische Erkrankungen und Behandlungsmethoden, die beiden Geschlechtern gemeinsam sind.

V. Teil: Prophylaxe der Gonorrhöe. Ehe und Gonorrhöe.

Vorrede zur deutschen Ausgabe.

Der Name Jules Janet ist jedem Arzte, der sich mit der Behandlung der Gonorrhöe abgibt, als derjenige des Erfinders der Janetschen Spülungen bekannt. Diese Spülungen bilden den Grundstock jeglicher Gonorrhöetherapie. In dem vorliegenden Lehrbuch hat Janet zum ersten Male die Erfahrungen seiner vierzigjährigen spezialärztlichen Tätigkeit in zusammenhängender Weise niedergelegt. Wir gewinnen in demselben Einblick in seine außergewöhnliche Erfahrung auf dem Gebiet der Gonorrhöetherapie. Wir sehen aber auch hinein in die Auffassung und in die Vorstellungen eines Meisters ärztlicher Kunst und ärztlichen Wissens vom Wesen der gonorrhoischen Erkrankungen, vom Werden, Gedeihen und Absterbender Gonokokken. Das vorliegende Buch, das in seiner französischen Urausgabe in sämtlichen Ärztekreisen höchstes Aufsehen erregt hat und schon nach einem halben Jahr vergriffen war, sodaß bereits eine zweite Auflage erscheinen mußte, zeigt uns, wie der Meister, der Jahrzehnte lang die Gonorrhöe studiert hat, das Leben der Gonokokken beobachtet hat und beinahe instinktiv fühlt, in welchem Stadium der Entwicklung sich die Keime befinden, ob es Zeit ist, sie heftig anzugreifen oder ob es besser ist, schonend gegen sie vorzugehen. Das Werk Janets hat ein ganz besonderes persönliches Gepräge. Auch derjenige, der in gewissen Fragen mit Janet nicht einig gehen kann, wird mit Freude und Interesse, zum eigenen Nutz und Frommen dieses Lehrbuch in die Hand nehmen und es immer wieder lesen. Es wird sicher vielen Forschern Anlaß und Anregung geben, die ganze Gonorrhöefrage von neuen Gesichtspunkten aus wieder aufzunehmen.

Straßburg i. E., den 12. Februar 1931.

Asch.

Vorwort.

Infolge der Tatsache, daß die Gonorrhöe eine der häufigsten Krankheiten darstellt, lag deren Behandlung sehr oft in den Händen von Empirikern und Kurpfuschern, um so mehr als die mit dieser Krankheit Behafteten aus angeborener Schüchternheit oder aus Angst, ihre als schimpflich bezeichnete Krankheit könnte bekannt werden, nicht den Mut hatten ihre Hausärzte zu befragen und daher mit Leichtigkeit den Kurpfuschern in die Hände gerieten. Es ist unsere Pflicht, die jungen Leute auf die großen Gefahren aufmerksam zu machen, denen sie sich durch die Behandlung durch Kurpfuscher aussetzen. Andererseits müssen wir uns auch vor zeitweiligen irrtümlichen wissenschaftlichen Anschauungen schützen, die im besten Glauben verbreitet werden und doch für das Individuum und die Rasse sehr gefährlich werden können. Hierher gehört die Anwendung von die Harnröhrenschleimhaut allzu stark ätzenden Mitteln im akuten Stadium der Erkrankung, welche zu einer gewissen Zeit und in gewissen Ländern gang und gäbe waren und die Ursache überaus zahlreicher, verhängnisvoller Harnröhrenverengerungen wurden. Manche sogenannte moderne Behandlungsmethoden, die zu brutal und unzeitgemäß sind, rufen zahlreiche Nebenhodenentzündungen hervor und verursachen auf diese Weise die Unfruchtbarkeit einer großen Anzahl von Männern, welche, sich selbst überlassen, ohne jede Behandlung, viel mehr Aussicht gehabt hätten, diesem traurigen Zustand zu entgehen. Ist es nicht bedauerlich zu sehen, daß die Wissenschaft trotz ihrer besten Absichten ein Faktor der Entvölkerung eines Landes werden kann? Eine große Gefahr der Spezialität besteht in der Tendenz der Ärzte sich zwei oder drei Typen der Erkrankung zurechtzulegen, welche alle Arten umfassen müssen. Die Folge ist eine unglückselige Schematisierung in der Behandlung. Manche Ärzte verordnen ohne strenge Indikation: Urotropin, doppeltkohlensaures Natron, Massage der Prostata, Erweiterung der Harnröhre. Da diese die klassischen Methoden sind, so glauben sie, dieselben müßten immer angebracht sein. Dies ist ein großer Irrtum; denn der Erfolg ihrer Anwendung muß durch ihre Opportunität gesichert sein, sonst können sie ebensoviel schaden, wie sie nützen können. Ich werde versuchen in den folgenden Auseinandersetzungen soviele Arten der Gonorrhöe zu beschreiben, daß es uns stets gelingen wird, für jede bestimmte Art die beste Behandlung auszuwählen.

Es ist klar, daß jeder Arzt auch schlimme Fälle zu behandeln hat, daß jeder Arzt sich irren kann und unangenehme Folgen gewisser Behandlungsmethoden erleben kann. Um diese möglist zu verhüten, muß man in seinen Anschauungen und seinem therapeusischen Handeln Logik walten lassen. Man darf nicht vor einem scheinbaren Mißerfolg sofort die Behandlung ändern; man darf sich nicht durch die Ungeduld der Kranken beeinflussen lassen, welche immer eine Behandlung mit stärkeren Lösungen verlangen in dem Wahne so schneller geheilt zu werden. Die einmal eingeschlagene Behandlung muß man natürlich mehrere Tage fortsetzen, um sie richtig beurteilen zu können. Bei der Einschätzung der gewonnenen Resultate müssen die Krankheitsfälle als solche bezüglich des Stadiums der Krankheit, deren Heftigkeit und deren Verlauf sich einigermaßen gleich sein. Eine Behandlungsmethode, die einen fünften Tripper heilt, könnte ganz gut bei der Behandlung einer ersten Gonorrhöe versagen. Diese Tatsache erklärt den Enthusiasmus und die schnelle Enttäuschung, welche durch neue als Allheilmittel anempfohlene Mittel hervorgerufen werden. Man muß auch wissen, daß die angewandten Behandlungsmethoden, die je nach Ärzten und Ländern so verschieden sind, der Gonorrhöe jeweils einen bestimmten klinischen Verlauf einprägen.

Im normalen Zustand ist das dreischichtige Zylinderepithel der Harnröhrenschleimhaut in hervorragendem Maße phagozytär; sämtliche Bakterien, welche auf dem Plattenepithel der Fossa navicularis wimmeln, werden sofort zerstört, wenn sie sich tiefer in die Harnröhre hineinwagen. Diesem Verteidigungssystem haben es sämtliche Kanäle des menschlichen Körpers, wie der Ösophagus und der Uterus, wie die Schweißdrüsen, zu verdanken, daß sie sich gegen die Invasion der Bakterien von außen verteidigen können. Unglücklicherweise macht sich diese wertvolle Eigenschaft nur gegen banale oder sekundäre Mikroben geltend, welche den Eingang unserer natürlichen Körperöffnungen bevölkern; sie ist aber nicht immer imstande, das Vordringen der pathogenen Keime wie des Gonokokkus oder Staphylokkus zu verhindern. Das Eindringen des Gonokokkus durch die natürlichen Körperöffnungen des Mannes und der Frau und seine Vermehrung in der Tiefe der entsprechenden

Kanäle und Organe, manchmal sogar des ganzen Organismus, stellt die gonorrhoische Erkrankung dar. Der Gonokokkus überschwemmt die normale Harnröhre, er ruft daselbst mehr minder tiefe anatomische Störungen hervor, je nachdem man ihm erlaubt hat mehr minder große Verheerungen anzustellen. Wir müssen leider hinzufügen, daß die letzteren oft durch unzeitgemäße Behandlung noch vergrößert werden. Die anatomischen Verwüstungen, die nach dem Verschwinden der Gonokokken zurückbleiben, lassen die Harnröhre in einem Zustande offenbarer Unterlegenheit, und zwar in bezug auf deren Widerstand gegenüber der Reizung durch den Urin und vor allem in bezug auf deren Widerstand gegenüber sekundären Infektionen. Eine Folge dieses Zustandes sind die sekundären Harnröhrenentzündungen, die leicht chronisch werden. Andererseits können die Gonokokken sich sehr wohl in ihren Schlupfwinkeln festsetzen, obwohl die Erkrankung geheilt erscheint: dann spricht man von chronischer Gonorrhöe.

Die Kunst des Spezialarztes besteht darin, den Patienten von dieser Gonorrhöe in möglichst kurzer Zeit zu befreien und dabei die Möglichkeit nachfolgender Krankheiten auf ein Minimum zu reduzieren. Um dies zu erreichen, wird er vor allem eine genaue Diagnose stellen müssen, die er im Laufe der Behandlung ergänzen kann. Keinesfalls dürfen die zur Diagnosenstellung angewandten Methoden dem Kranken schaden, sonst wäre es besser darauf zu verzichten. Man kann allenfalls annehmen, daß man den Patienten zwecks Behandlung seiner Krankheit gewissen Gefahren aussetzt, zu diagnostischen Zwecken darf dies nie geschehen. Der bekannte Satz: »Primo non nocere« muß dem Arzt stets gegenwärtig sein, während er seinen Patienten untersucht. Wenn man es vermeiden will, einfache Gonorrhöe in komplizierte zu verwandeln, so muß man davon Abstand nehmen, einen Patienten, bei dem nur die vordere Harnröhre erkrankt ist, zu sondieren, da man Gefahr läuft die Infektion in die hintere Harnröhre zu bringen; ebensowenig darf man bei akuter Gonorrhöe harte Instrumente wie das Endoskop in die Harnröhre einführen oder die akut entzündete Harnröhre einer unzeitgemäßen Massage unterwerfen. Auch die Behandlung muß so zart, so rücksichtsvoll, so vorsichtig wie möglich sein; die Folgen einer brutalen Behandlung können unberechenbar sein. Ganze Generationen haben mit Verengerungen und deren Folgekrankheiten zeitweise herrschende therapeutische Irrtümer bezahlt; andere haben früher und auch heute noch die Unfruchtbarkeit zahlreicher Männer und Frauen erlebt, die man durch eine logische Behandlung hätte vermeiden können.

Man kann in der Tat den Wert, die Tüchtigkeit eines Spezialisten nach der Zahl der Nebenhodenentzündungen seiner Patienten einschätzen. Die ständig fortschreitende Entwicklung unserer Spezialität hat dem Arzte eine Unmasse Instrumente in die Hand gegeben; die Kunst des Spezialarztes besteht nicht darin, sie alle und jederzeit anzuwenden, um ja recht modern zu erscheinen, sie besteht vielmehr darin, sie nur mit größter Vorsicht zu gebrauchen und sie nur dann anzuwenden, wenn sie in dem gegebenen Falle, zu der gegebenen Zeit streng angezeigt sind. Man wird ebenso durch die Erziehung der Kranken wie durch die Belehrung der Ärzte die große Gefahr der Polypragmasie abwenden.

Trotz ihrer enormen Verbreitung ist die Gonorrhöe des Mannes und der Frau die den Ärzten wenigst gut bekannte und von vielen von ihnen schlechtest behandelte Krankheit. Der Zweck dieses Buches ist, das Resultat der Erfahrungen wiederzugeben, die ich im Laufe einer vierzigjährigen Tätigkeit als Spezialarzt mir anzueignen in der Lage war. Man tut sehr unrecht, die Gonorrhöe als eine gutartige Krankheit anzusehen, die jeder einmal gehabt haben muß. Man vergißt dabei die schwerwiegenden Komplikationen, zu denen sie führen kann, und die manches Leben vergiften und noch zu häufig zerstören. Der Mann unterschätzt den Tripper, weil diese Krankheit im allgemeinen nur die Frau tötet, aber sie tötet auch Männer, entweder direkt durch das Eindringen der Gonokokken in das Blut oder infolge auftretender Nachkrankheiten in den Harnorganen. Was die Frau anbelangt, so wissen wir, daß 3/4 sämtlicher gynaekologischer Erkrankungen eine Folge gonorrhoischer Infektionen darstellen. Schwere im akuten Zustande auftretende Komplikationen von seiten der Gebärmutter und der Eierstöcke, ein später erforderlicher operativer Eingriff, die Unfruchtbarkeit, manchmal der Tod: das sind die Folgeerscheinungen einer Gonorrhöe bei der Frau, wenn die Krankheit nicht von Anfang an richtig behandelt wird. Um diese Behandlung wirkungsvoll zu gestalten, muß man gründlich den Gonokokkus, seine Entwicklung und seine Lebensart kennen, ebenso die Schlupfwinkel, die er bevorzugt, man muß ihn mit Eifer und Ausdauer verfolgen und dessen Bekämpfung erst aufgeben, wenn man sicher ist, daß der letzte Gonokokkus aus dem Körper verschwunden ist.

Warum kennen die meisten Ärzte die Gonorrhöe so schlecht? Einerseits weil das Studium dieser Krankheit in den meisten Kliniken vernachlässigt wird, andererseits weil viele Ärzte entweder kein Mikroskop besitzen oder den genauen Nachweis des Gonokokkus mit demselben vernachlässigen. Die Folge davon ist, daß solche Ärzte oft eine Balanitis für eine Gonorrhöe nehmen, Patienten, die nie einen Gonokokkus gehabt haben, Monate lang behandeln, daß sie andere dagegen, welche noch Gonokokken beherbergen, für gesund erklären und ihre Krankheit um sich verbreiten lassen, und daß sie Frauen, die eben erst einen Mann angesteckt haben, als gesund bezeichnen. Es ist auch eine falsche Methode die mikroskopischen Untersuchungen durch ein Laboratorium ausführen zu lassen. Die Untersuchung soll in der Hand des behandelnden Arztes liegen, damit er jederzeit seine Behandlung nach dem mikroskopischen Befund richten kann.

Wenige Krankheiten haben eine so große Anzahl verschiedener Behandlungsmethoden gezeitigt wie die Gonorrhöe. Der Arzt muß sich davor hüten, alle die neuen empfohlenen Mittel anzuwenden, und muß sie einer strengen Kritik unterwerfen, er muß vor allem darauf achten, daß ein neues pharmazeutisches Mittel in keiner Weise den zarten Epithelbelag der Harnröhre zerstört. Das Mittel soll antiseptisch sein, Tiefenwirkung besitzen, nicht reizend und nicht ätzend sein. Meines Erachtens besitzen drei Mittel diese Eigenschaften: das übermangansaure Kali, das Argyrol und das oxycyansaure Quecksilber. Die anderen gewöhnlich angewandten Lösungen, wie Argentum nitricum, das Protargol, Albargin und andere Silbersalze, die Karbolsäure, Pikrinsäure, das Sublimat, u. a. sind wohl geeignet die Gonokokken abzutöten, aber ihre mehr minder reizenden, ätzenden und nekrotisierenden Eigenschaften sprechen gegen deren Anwendung. Die Amerikaner haben in neuester Zeit antiseptische stark färbende Lösungen empfohlen, wie das Gonakrin, das Akriflavin und das Merkurochrom. Der Grundgedanke dieser Empfehlung ist richtig; denn man kann beobachten, daß die besten Mittel gegen den Gonokkus gerade diejenigen Substanzen sind, die am stärksten färben, wie das übermangansaure Kali, das Methylenblau, die Pikrinsäure oder das Argyrol. Die Wahl unserer Mittel muß vor allem von folgender Überlegung entscheidend beeinflußt werden: wir müssen uns immer bei Behandlung einer Harnröhre dessen bewußt sein, daß ihr Zylinderepithel einen von der Natur eingesetzten Schutz gegen das Eindringen banaler Infektionen darstellt, daß dieses Epithel in hervorragender Weise phagozytaer ist und daß jedes gewöhnliche Bakterium, das auf dessen Oberfläche gelangt, sofort zerstört wird. Es muß also unsere Aufgabe sein, zu verhüten, daß dieses Epithel geschädigt und durch minderwertiges Plattenepithel ersetzt wird, welches dann während des ganzen Lebens des Patienten jedweder banalen Infektion ohne Schutz preisgegeben ist.

Die neueren Arbeiten über die Behandlung der Gonorrhöe vermittels gonorrhoischer Vakzinen konnten in uns eine Zeitlang die Hoffnung erwecken, daß eine neue Ära der Behandlung dieser Krankheit begonnen hat und daß unsere alte mit so großer Mühe entwickelte Behandlungsmethode zur Seite gestellt werden könnte. Bedauerlicherweise ist dem nicht so; auch für die nächste Zeit werden noch die Spülungen die beste Waffe gegen die Gonorrhöe darstellen. Die Behandlung der Gonorrhöe besteht, wenn ich dies kurz zusammenfassen soll, darin, den Gonokokkus vermittels Spülungen mit Lösungen von übermangansaurem Kali, Argyrol, oder oxycyansaurem Quecksilber in allen seinen Schlupfwinkeln zu verfolgen und diejenigen Herde, die die Spülungen nicht erreichen können, auf chirurgischem Wege zu zerstören.

In mehreren neuerlichen Veröffentlichungen (Carle 54 und 57, Renaud 364, Hogge 184) lese ich, daß die von mir empfohlene Behandlungsmethode wohl in meinen Händen glänzende Erfolge gezeitigt hat, daß sie aber in anderen Händen nur Enttäuschungen hervorgerufen hätte. Das liegt vielleicht daran, daß die kurzen Arbeiten, die ich bis jetzt darüber veröffentlicht habe, den Ärzten nur ungenügende Angaben gebracht haben; insbesondere habe ich feststellen können, daß die starken Dosen von übermangansaurem Kali, welche ich im Beginn empfohlen habe und welche für die Abortivbehandlung angezeigt sind, von manchen Ärzten in allen Perioden der Erkrankung angewandt wurden, ohne daß man das Gesetz, das ich aufgestellt habe, beachtet hätte, nämlich daß die Konzentration der Lösung umgekehrt proportional dem Grade der Entzündung sein muß. Nur ein Lehrbuch konnte mir gestatten, alle Fälle, die in Betracht kommen, ins Augen zu fassen und so meinen Kollegen zu ermöglichen, Nutzen aus meiner langen Erfahrung zu ziehen. Ich habe bis heute die Veröffentlichung des Lehrbuches hinausgeschoben, damit diese Erfahrungen möglichst vollständig würden, und so hoffe ich, daß die Ärzte, die dasselbe lesen werden, mit meiner Behandlungsmethode ebenso gute Resultate erzielen werden wie ich selbst.

I. TEIL.

Allgemeine Betrachtungen über die Gonorrhöe.

I. Kapitel.

Instrumentarium.

In seiner Sprechstunde soll der Spezialarzt ein besonders eingerichtetes Behandlungszimmer zur Verfügung haben; in demselben soll sich vor allem ein Untersuchungstisch befinden, sowie er zu urologischen Zwecken von allen größeren Fabriken medizinischer Instrumente hergestellt wird (s. Abb. 2). Ich selbst bediene mich

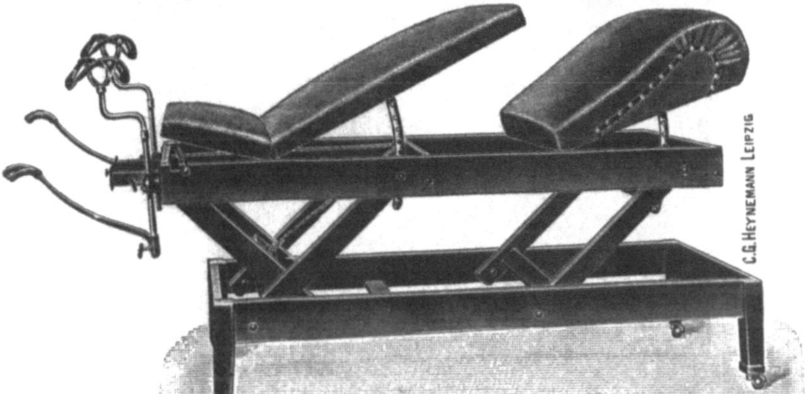

Abb. 1.

des in der Abb. 1 abgebildeten Tisches, aus der dessen Bau in all seinen Einzelheiten genügend ersichtlich ist, so daß ich auf deren Beschreibung wohl verzichten kann.

Zur Vornahme der Harnröhrenspülungen gehört ein Irrigator, der in verschiedenen Höhen fixiert und bis höchstens 1,5 Meter erhöht werden kann. Man kann im Handel verschiedene solcher Apparate finden, u. a. den von Gentile mit pneumatischer Erhöhung versehenen (siehe auch Abb. 3), dessen ich mich selbst bediene. Ich habe eine besondere Kanüle aus Glas angegeben (siehe Abb. 5), die 11 cm lang und 1,5 breit ist, eine olivenförmige Spitze und vorn eine Öffnung von 2 mm Durchmesser hat. Dieselbe kann zwecks Desinfektion unzählige Male ausgekocht werden. Es befinden sich

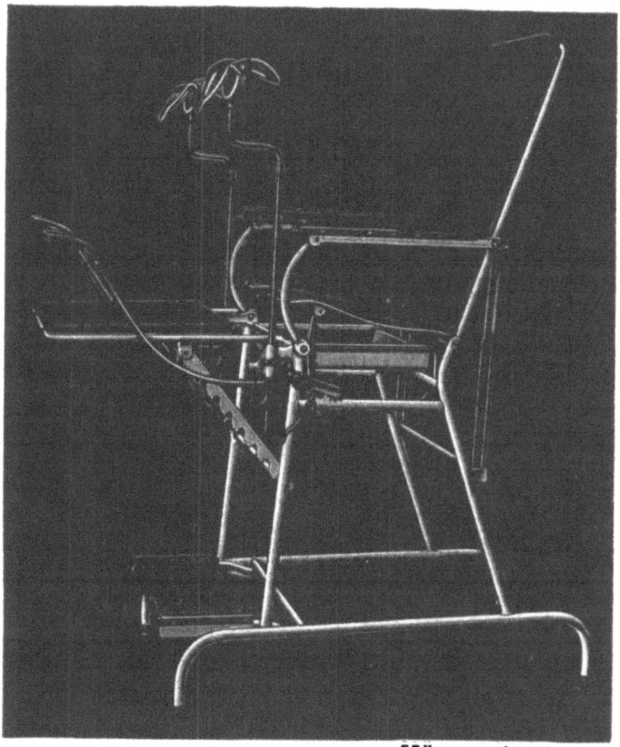

C.G. Heynemann Leipzig

Abb. 2.

im Handel unter meinem Namen Rücklaufkanülen, die gestatten die medikamentöse Lösung ablaufen zu lassen, ohne daß man die Kanüle vom Orifizium Urethrae entfernt. Ich lehne diese Änderung meiner Kanüle ab, da sie eine richtige Spülung der vorderen Harnröhre verhindert. Um die Hände des Arztes und die Wäsche des Patienten vor Verunreinigungen zu schützen, ist es gut, die Kanüle durch eine runde Gummiplatte zu stecken (siehe Abb. 6)[1]. Um den

[1]) Diese Verunreinigungen sind ausgeschlossen, wenn die Spülungen nach meinem

Schlauch abzuklemmen, habe ich eine Klemme angegeben, die mit einer Hand bedient werden kann (Abb. 4).

Im allgemeinen soll man zu Spülungen abgekochtes Wasser verwenden. Der beschäftigte Arzt wird dasselbe vor der Sprechstunde in genügender Menge herstellen lassen, so daß dieses Wasser von ihm nur bis zum geeigneten Temperaturgrad erhitzt zu werden braucht. Da wir heutzutage organische Silbersalze besitzen, die auch im Wasserleitungswasser gelöst werden können, so ist es unnötig wie früher uns eine Reserve sterilen destillierten Wassers zu halten; nur für die seltenen Fälle, in denen wir auch heute noch unsere Zuflucht zu einer Höllensteinlösung nehmen, müssen wir diese mit destilliertem Wasser anmachen. Die verwendeten Lösungen, insbesondere von übermangansaurem

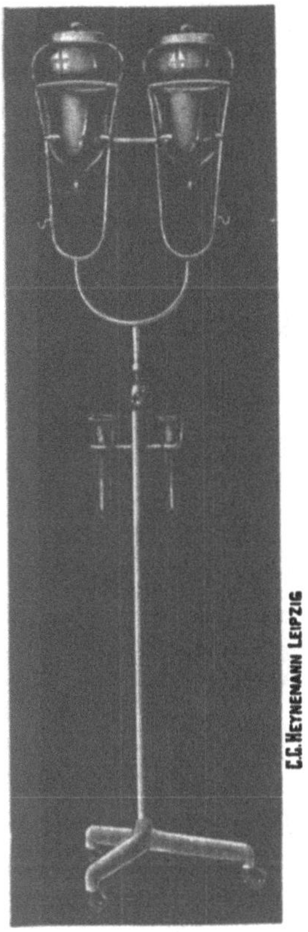

Abb. 3.

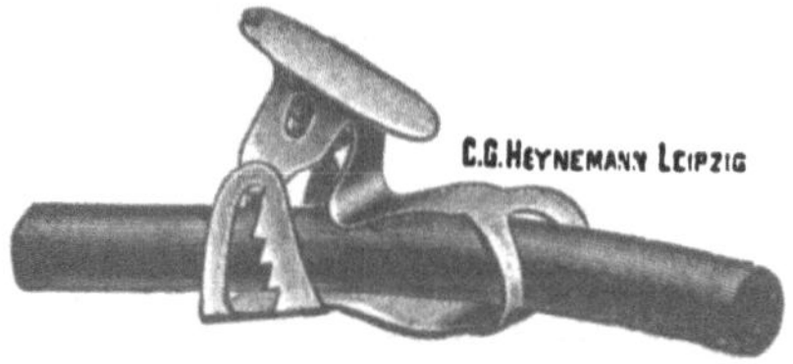

Abb. 4.

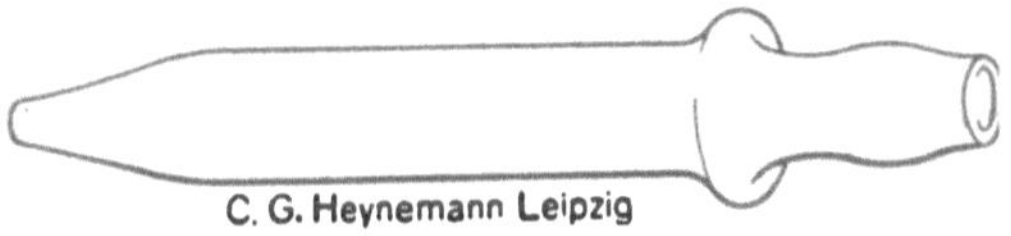

Abb. 5.

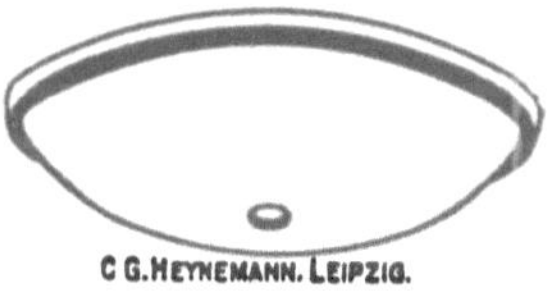

Abb. 6.

Kali, werden vermittels einer Stammlösung von 1/100 hergestellt, derart, daß jeder Kubikzentimeter dieser Lösung einem Zentigramm des wirksamen Arzneimittels entspricht. Wollen wir also eine Lösung von übermangansaurem Kali 0,25 auf 1000 herstellen, so nehmen wir 25 Kubikzentimeter der Stammlösung auf einen Liter abgekochten

Vorschlag an dem auf einem mit Abfluß versehenen Bidet sitzenden Patienten vorgenommen werden. Asch, Moderne Behandlung der Gonorrhöe. Marcus & E. Weber. 3. Aufl. 1930.

Wassers. Wir müssen dabei immer beachten, daß das gesamte Kali der Stammlösung wirklich gelöst ist. Denn es kann vorkommen, daß sich dasselbe zum Teil auf dem Grund der Flasche ungelöst niedersetzt. Verwendet man eine solche Lösung, so ist die Dosierung ungleichmäßig

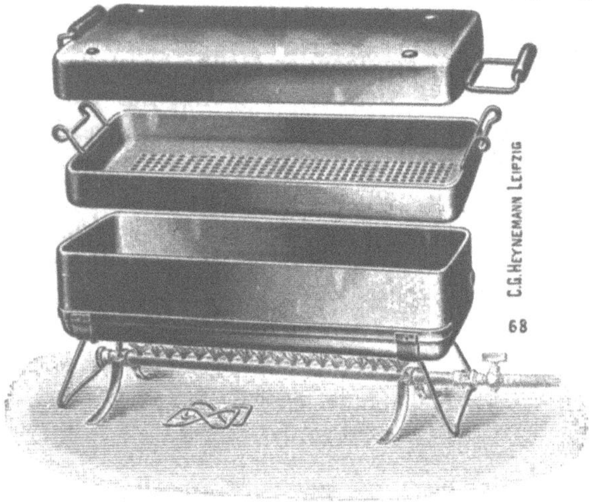

Abb. 7.

und die Lösung gefährlich, weil manche Teile derselben zu konzentriert sind und es auch vorkommen kann, daß nicht gelöste Kristalle von übermangansaurem Kali in die Blase gelangen. Dasselbe Mißgeschick kann mit den Lösungen von Argyrol passieren. Viele Ärzte bedienen sich zur Herstellung der Lösung der Pulver von übermangansaurem

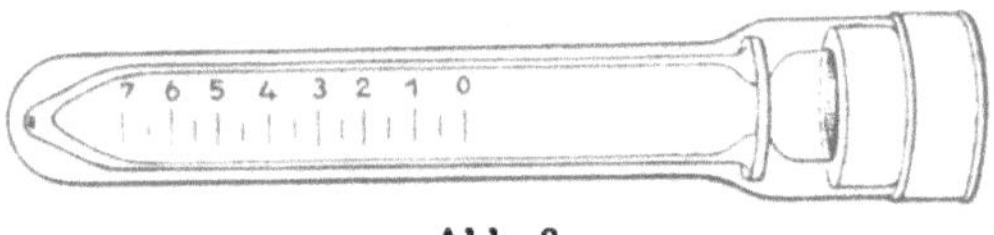

Abb. 8.

Kali von 0,25 bis 1 Gramm; man darf jedoch nicht vergessen, daß der Apotheker diese Einteilung nur sehr oberflächlich vornimmt: ich verwerfe daher diese Art der Herstellung.

Zur Desinfektion der Metall- und Gummisonden, der Glaskanülen, usw. bediene ich mich des in Abb. 7 abgezeichneten Sterilisators. Als Harnröhrenspritze habe ich von Gentile eine Spritze mit gläsernem Kolben und olivenförmigem Endstück herstellen lassen (siehe Abb. 8). Die u. a. von Bonnaud angefertigte Harnröhrenspritze, welche aus einer Kanüle -und einer darüber gestülpten Gummibirne besteht, halte ich für unzweckmäßig, da sie ungenau ist und deren Anwendung jede Feinheit entbehrt. Der Arzt soll auch eine Blasenspritze von 60 bis 120 Kubikzentimeter Inhalt mit Gummistempel zur Verfügung haben, deren Kolben leicht hin und her gleitet und die ausgekocht werden kann. Ich empfehle die Spritze von Professor Guyon oder auch die Recordschen Spritzen mit Metallstempel. Der Spezialarzt benötigt

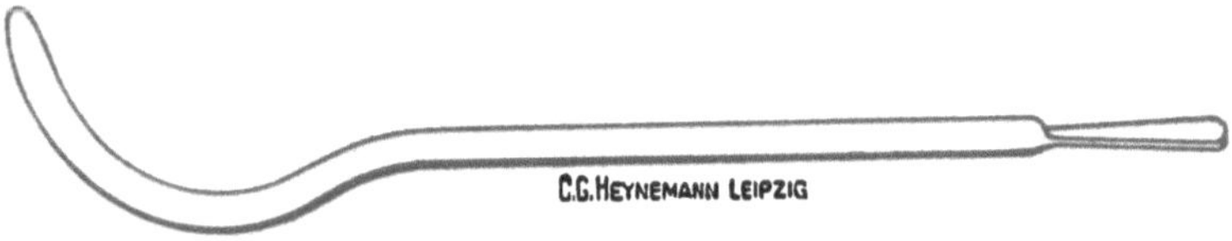

Abb. 9.

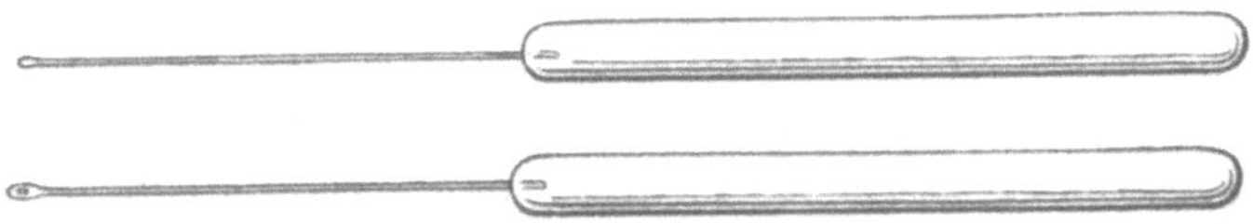

Abb. 10.

ferner einige filiforme Bougies, mehrere olivenförmige Bougies, Nelatonsonden, und zwar lange 14/18 Charrière für Männer, kurze Nr. 16 für Frauen, einige Knopfsonden zur Feststellung von Verengerungen, zur Behandlung der chronischen Harnröhrenentzündung eine ganze Serie Béniqués mit oder ohne Leitungssonden [1]) (s. Abb. 9). Er braucht ferner: dünne in gläsernen Stielen befestigte Platindrähte, die vorn knopfförmig verdickt sind oder in ein Nadelöhr enden (siehe Abb. 10). Um Einspritzungen in die Morgagnischen Lakunen und die paraurethralen Gänge und andere Schlupfwinkel der Gonokokken, wie z. B. bei den Frauen in die Skeneschen Drüsen, vorzunehmen, bedient man sich stumpfer kleiner Kanülen aus Platin, wie sie in Abb. 11 abgebildet sind.

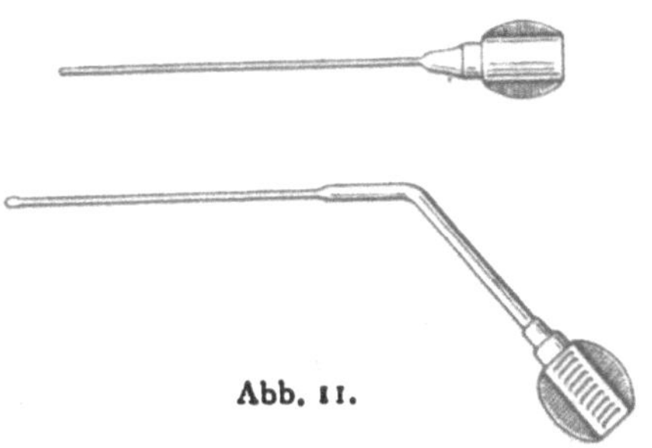

Abb. 11.

[1]) Von Béniques mit Leitungssonden möchte ich im allgemeinen abraten und sie nur bei sonst impermeablen Strikturen angewendet sehen, da es wiederholt vorgekommen ist, daß die Schraubenansätze sich gelöst haben und beim Herausziehen der Sonde das Leitungsbougie in der Blase zurückgeblieben ist. (Asch.)

Um Gewebsbrücken zu zerstören oder Urethralgänge aufzuschlitzen, verwendet man dünnen Draht aus Platin, der vermittels zweier Schrauben am Griff des Galvanokauters befestigt ist (siehe Abb. 12). Man braucht auch eine Reihe verschieden feiner gerader Galvanokauter. Bei solchen Eingriffen im vordersten Teil der Harnröhre

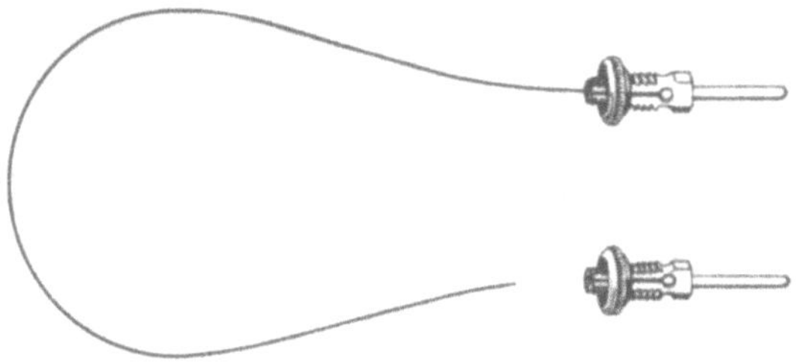

Abb. 12.

ist es gut, wenn man die gegenüber liegende Harnröhrenwand durch einen Spatel oder durch spekulumähnliche Instrumente mit zwei Klappen, welche die Harnröhrenöffnung auseinander halten, schützt (siehe Abb. 13). Das Webersche Messer (Abb. 14), das vorn leicht gekrümmt und geknöpft ist, dient dazu, bis in den Grund eines

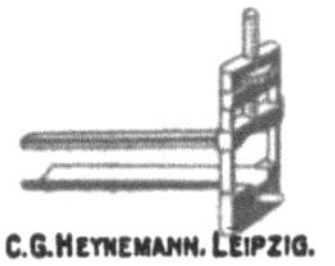

Abb. 13.

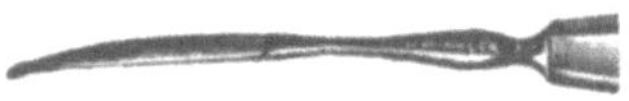

Abb. 14.

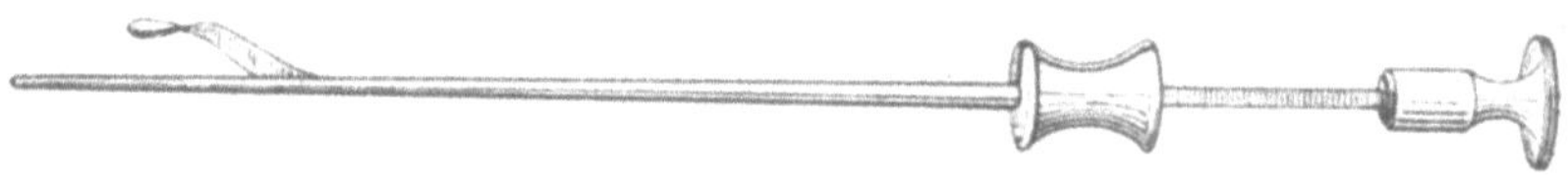

Abb. 15.

Ganges einzudringen und denselben aufzuschlitzen. Um paraurethrale Gänge in den tieferen Teilen der Harnröhre aufzuschneiden, habe ich von Gentile eine sogenannte Guillotine bauen lassen, welche aus einer geknöpften Klinge besteht, die längs einer feinen Hohlsonde hin und her gleitet (Abb. 15). Zum Untersuchen der Prostata soll man über den Finger aus feinem Kautschuk bestehende Fingerlinge stülpen. Kondoms kann man verwenden, um über die Harnröhrenöffnungen gestülpte Watte festzuhalten, damit die Wäsche des Patienten nicht befleckt wird und auch gegebenen Falles um eingeführte medikamentöse Bougies in der Harnröhre zurückzuhalten.

Wenn ich auch in der Behandlung der akuten Gonorrhöe gegen jeden urethroskopischen Eingriff bin, so wird es doch gut sein, in manchen Fällen chronischer Gonorrhöe eine urethroskopische Untersuchung vorzunehmen, da dadurch die Diagnose und die Behandlung

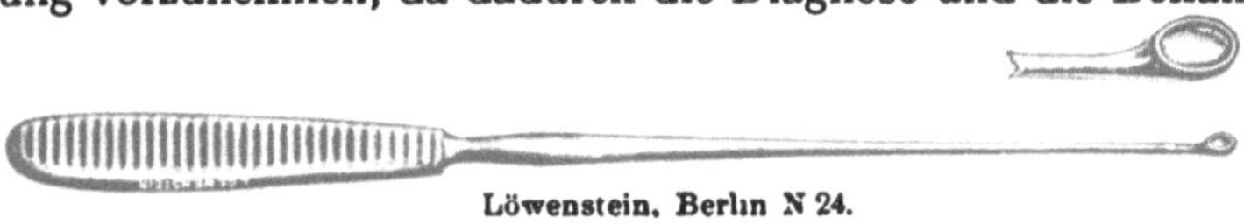

Löwenstein, Berlin N 24.

Abb. 16.

erleichtert wird. Man wird entweder die Urethroskope mit äußerem Licht und Stirnspiegel von Clar verwenden oder die Urethroskope mit innerem Licht von Valentine in den Modellen Luys, Demonchy, Mac Carthy-Noguès. Feine Holzstäbchen, die man vorne mit Watte umgibt, dienen dazu, bei Vorname der Urethroskopie die Harnröhre abzutrocknen. Während dieser Untersuchung muß man

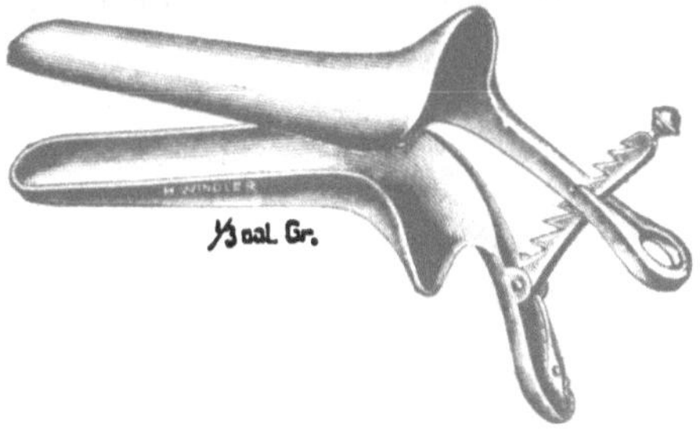

Abb. 17.

stets die endoskopische Pinzette von Grünfeld im Bereich seiner Hand haben, um die Wattetampons aus der Harnröhre entfernen zu können, wenn sie sich von den Stäbchen loslösen. Wir brauchen ferner feine endoskopische Kuretten, wie die von Asch angegebene (s. Abb. 16). Wenn man wie die meisten Ärzte heutzutage den elektrischen Stadtstrom zur Verfügung hat, so ist es das Einfachste, sich einen Transformator zu halten, der es erlaubt den elektrischen Strom sowohl für Beleuchtung, Violettstrahlen als für galvanokautische Eingriffe zu verwenden. Andernfalls muß man sich mit Akkumulatoren behelfen, und zwar mit solchen von 6 Elementen für das Licht und 2 stärkeren für galvanokautische Eingriffe. Für die Elektrolyse müssen wir ein Element mit Dauerstrom zur Verfügung haben. Ein Hochfrequenzapparat, am besten den von Heitz-Boyer, dient uns zur Anwendung der Diathermie, für Behandlung von Tumoren der Harnröhre und Darsonvalisation.

Zur Untersuchung und Behandlung der Frauen verwenden wir

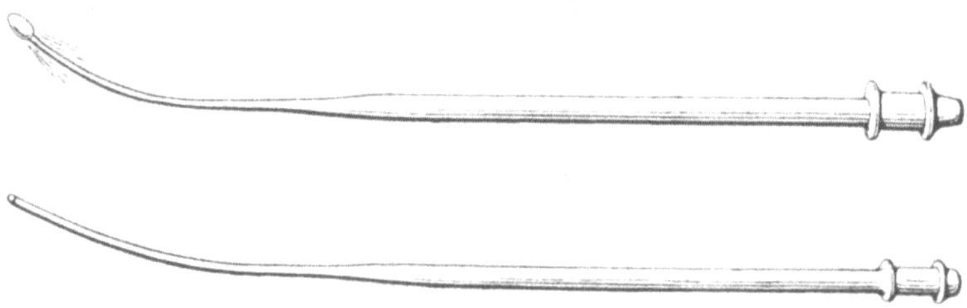

Abb. 18.

ein Spekulum nach Cusco, das eine mit zwei gleichen Klappen, das andere mit einer oberen kürzeren und einer unteren längeren Klappe (s. Abb. 17). Zum Austamponieren der Scheide benützt man Pinzetten ohne Sperrvorrichtung. Um die Krümmung des Uterus zur

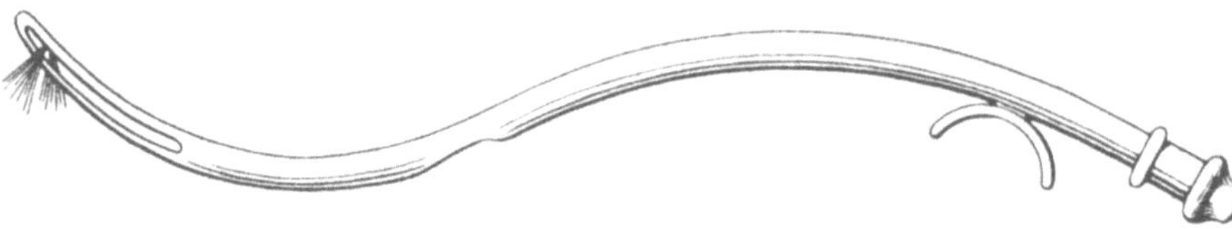

Abb. 19.

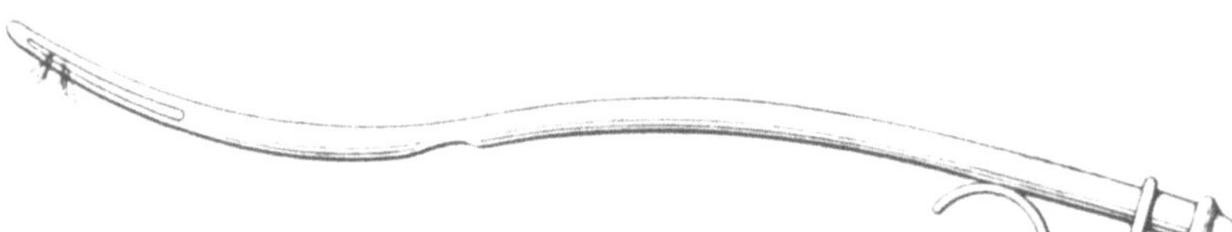

Abb. 20.

Wahl der Sonde bei intrauterinen Spülungen festzustellen, bedient man sich des Hysterometers mit Schiebringen. Zur Spülung des Uterushalses dienen rückläufige Katheter mit oder ohne knopfartige Erweiterung am vorderen Ende (siehe Abbild. 18), letztere bei Bestehen eines sehr engen Muttermundes. Zu den intrauterinen Spülungen gebrauche ich gerne die doppelläufigen Katheter nach Reblaud-Bozemann

(Abb. 19—20). Dieselben haben ein sehr kleines Kaliber, und doch ist ihr rückläufiger Kanal sehr weit, was dadurch erreicht wird, daß der zuführende Kanal in der Wandung des Instrumentes selber liegt. Diese Sonden werden mit kleinen Krümmungen hergestellt für Frauen, die noch nicht geboren haben, mit großer Krümmung für Frauen, die schon Kinder haben. Zur Durchspülung der Bartholinschen Drüsen bediene ich mich einer vorn gekrümmten Kanüle (s. Abb. 21), zur Behandlung der Skeneschen Drüsen gerader Kanülen. Zum Ausspülen der Scheide empfehle ich gläserne Kanülen nach Pozzi (Abb. 22). Die kurzen Nelatonsonden, die 15 cm lang sind und an der Seite und vorn durchlöchert sind, dienen zum Ausspülen der Blase der Frau (Abb. 23); meist ziehe ich Spülungen ohne Sonden mit einer Glaskanüle vor. Sollten die intrauterinen Sonden nicht in die Gebärmutter eindringen können, so muß man letztere zunächst mit Hegardbougies erweitern.

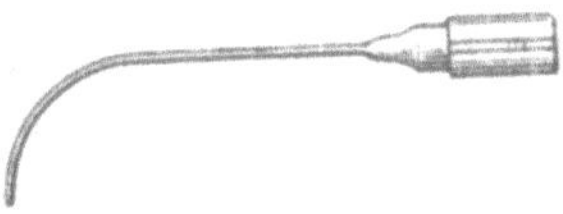

Abb. 21.

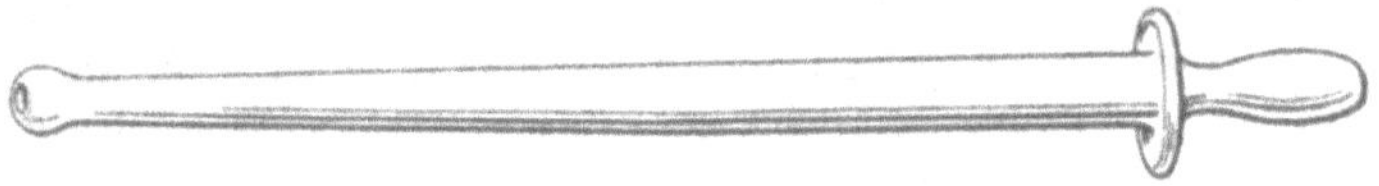

Abb. 22.

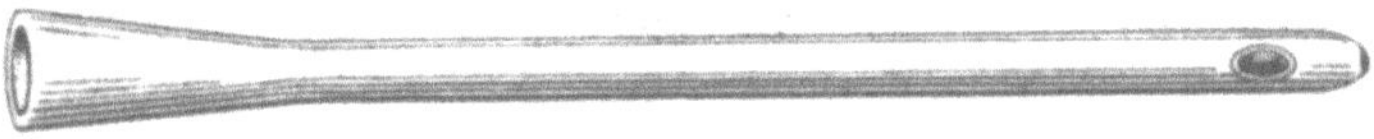

Abb. 23.

Was das anzuwendende Mikroskop betrifft, so muß dasselbe eine Immersionslinse 1/12 und 2 trockene Linsen 3 und 7 besitzen, ein Okular Nr. 3 genügt. Zur Färbung der Präparate soll man folgende Lösungen zur Verfügung haben: 1. eine wässerige Methylenblaulösung; es genügt eine große Menge Methylenblau auf den Grund der Flasche zu schütten und Wasser hinzuzufügen, sobald diese Lösung verbraucht ist; 2. die Gramsche Lösung; 3. absoluten Alkohol; 4. das Ziehlsche Reagens; 5. das Reagens nach Fraenkel; 6. wässerige Eosinlösung; 7. Lakmuspapier; 8 Zedernöl für die Immersion; 9. Xylol: letzteres dient dazu, das Öl von den Präparaten zu entfernen, die man aufbewahren will, und die Immersionslinse von Zeit zu Zeit zu reinigen. Am schonendsten freilich ist eine nach jeder Untersuchung vorgenommene Reinigung der Linsen vermittels Gemseleder.

II. Kapitel.

Die gonorrhoische Gefahr.

Urethritis und Gonorrhöe sind streng voneinander zu scheiden. Man darf unter keinen Umständen eine alte Harnröhrenentzündung ohne Gonokokken als chronischen Tripper bezeichnen. Diese Verwirrung der Begriffe besteht leider ziemlich oft bei den Ärzten, denen die genaue Diagnose ihres Falles entgeht. Bezeichnen wir also eine Harnröhrenentzündung ohne Gonokokken mit Urethritis und nennen wir Tripper nur eine Harnröhrenentzündung mit Gonokokken. Die Gonorrhöe kann natürlich auch durch Berührung mit Gegenständen, die mit frischem gonorrhoischen Eiter besudelt sind, erworben werden, alsda sind: Harnröhrenspritze, Kanüle, Thermometer, Wäsche, Nachttopf, Abortsitz. Doch ist diese mittelbare Art der Ansteckung ziemlich selten; man muß ihrer immerhin gedenken, wenn es sich um gonorrhoische Erkrankung der Frauen und vor allem der kleinen Mädchen handelt. Nachdem wir diese Ausnahmefälle erwähnt haben, muß gesagt sein, daß die große Quelle der gonorrhoischen Ansteckung der Koitus ist, welches auch seine Art und Abart sei. Um die verschiedenen Fälle gonorrhoischer Ansteckung der Männer zu verstehen und um das Dunkel aufzuhellen, das diese Ansteckung manchmal umgibt, muß man die ansteckenden Frauen in 3 Kategorien einteilen: 1. die mit akuter Gonorrhöe behaftete Frau; 2. die an chronischer Gonorrhöe leidende Frau; 3. die mit der Zeit gegen Gonorrhöe geimpfte Frau, deren Typus das Bordellmädchen darstellt. Die akute Gonorrhöe kann selbstverständlich in jedem Alter auftreten. Eine ältere Frau kann sehr wohl von Gonorrhöe angesteckt sein und dieselbe auf einen Liebhaber übertragen, aber im großen ganzen sind es junge Frauen, die im Beginn ihres Liebeslebens stehen, welche die Hauptquelle der Ansteckung darstellen. Sowohl im bezug auf die Syphilis wie im bezug auf die Gonorrhöe sind die jungen Frauen am gefährlichsten. Bei ihrem ersten, zweiten oder dritten Abenteuer im allgemeinen zieht sich die Frau ihren ersten Tripper zu. Wenn wir uns fragen, warum dies so schnell eintrifft, so müssen wir antworten, daß die gonorrhoische Ansteckung der Frau sozusagen notgedrungen erfolgt, während dieselbe Ansteckung beim Mann ein zufällige ist. Ich wiederhole oft, daß hundert Frauen notwendig sind, um einen Mann anzustecken, während ein einzelner Mann genügt, um eine gesunde Frau anzusteken. Dieses Verhältnis der Ansteckungszahl muß der Wirklichkeit ungefähr entsprechen, wenn wir die relativ geringe Zahl der vom Mann erworbenen Gonorrhöen bedenken und in Betracht ziehen, daß derselbe so oft die Frau wechselt, die doch meist gonorrhoisch infiziert ist. Beim Mann wird der eindringende Gonokokkus äußerlich niedergelegt, die einfachste Spülung durch Urinakt allein schon vertreibt ihn oft, bevor er sich hat festsetzen können. Bei der Frau dagegen wird er in den tiefsten Teilen ihrer Organe niedergelegt, in versteckte Falten, in welchen er einen Schutz gegen die rettende Spülung findet. Die Frau ist daher vom Beginn ihres Liebeslebens an der gonorrhoischen Ansteckung ausgesetzt. Mit etwas Übertreibung kann man sagen, daß eine Frau nicht gut drei oder vier Liebhaber haben kann, ohne mit Tripper angesteckt zu werden. Diese erste Gonorrhöe der Frau ist natürlich sehr akut, da sie meist schlecht oder gar nicht behandelt wird; nach einigen Monaten scheint es, daß diese Gonorrhöe erloschen ist, aber eine neue Ansteckung erfolgt alsbald, und so geht es weiter während der ersten drei bis vier Jahren des Liebeslebens der jungen Frau. Man kann jedoch feststellen, daß während dieser Epoche des Lebens der Prostituierten die Anfälle weniger akut und immer gutartiger werden, so daß sie allmählich unscheinbar verlaufen. Das ist die Wirkung der Impfung durch die eigenen Gonokokken. Auf jeden Fall sind diese Frauen während der ersten Jahre ihres Liebeslebens enorm ansteckungsfähig. Trotzdem schätze ich, daß diese Art Frauen nur eine auf zehn Ansteckungen auf ihrem Gewissen haben, die neun andern werden durch die Frauen der nächstfolgenden Kategorien hervorgerufen. Das ist dadurch zu erklären, daß sie lange Monate in den Spitälern zubringen und daß andererseits ihre Erkrankung so stark in Erscheinung tritt, daß dieselbe auch von weniger erfahrenen Männern sofort bemerkt wird. Die Mehrzahl der ansteckenden Frauen leidet an chronischem Tripper; während beim Manne meines Erachtens die chronische Gonorrhöe äußerst selten ist, ist sie bei der Frau eine häufige Erscheinung. Dies liegt in der Häufigkeit der extra-urethralen Herde bei der Frau, in denen der Gonokokkus sich jahrelang versteckt hält. Die mit chronischer Gonorrhöe behaftete Frau kann sehr wohl eine Prostituierte im wahren Sinne des Wortes sein, welche die akute Periode ihrer aufeinanderfolgenden Gonorrhöe überstanden hat und einen chronischen

Überrest behält; sie kann aber auch eine durchaus anständige Frau sein, eine Arbeiterin, Verkäuferin, eine Maitresse, die nur mit einem Freund verkehrt, auch eine verheiratete Frau, alles Frauen, die in ihrem ganzen Leben nur eine einzige Gonorrhöe erworben haben, dieselbe aber im chronischen Zustande beibehalten haben, da man nie versucht hat sie davon zu befreien. Diese Kategorie Frauen ist es, welche $^8/_{10}$ der Gonorrhöe bei Männern verursachen, von den zwei übrigen Zehntel wird $^1/_{10}$ durch mit akuter Gonorrhöe behafteten Frauen hervorgerufen, und $^1/_{10}$ durch Bordellmädchen. Auffallend ist, daß die Kategorie von Frauen, von denen wir eben sprechen, das absolute Vertrauen ihres Partners besitzen, und daß sie andererseits bei einigermaßen oberflächlicher Untersuchung als gesund erscheinen, so daß die Ärzte ihnen im besten Glauben ein Gesundheitszeugnis ausstellen. Man muß jedoch wissen, daß die Gonorrhöe der Frau nur auf Grund mikroskopischer Untersuchung nachgewiesen werden kann, und daß es oft mehrerer solcher Untersuchungen bedarf, um den Gonokokkus ausfindig zu machen; manchmal ist es notwenig, die postmenstruellen Tage abzuwarten, um dessen Nachweis zu liefern. Jedenfalls müssen wir eine verdächtige Frau wiederholten und gründlichen Untersuchungen unterwerfen, bevor wir sie für gesund erklären. Hat eine solche Frau nachgewiesenermaßen einen Mann mit Tripper angesteckt, so müssen wir, auch wenn wir den Gonokokkus nicht nachweisen können, annehmen, daß dieselbe in ihren Geschlechtsorganen einen Herd birgt, der uns zurzeit entgeht.

Das Bordellmädchen stellt durch das Gewerbe, dem es nachgeht, eine besondere Art Frau dar. Im Laufe der Jahre gelangt es zu dem von den Bordellinhabern wohlbekannten idealen Zustand, gegen Syphilis und Gonorrhöe geimpft zu sein. Diese Frauen, die aus der oben besprochenen ersten Kategorie ansteckender Frauen gezwungenermaßen hervorgehen, haben sich allmählich gegen den Gonokokkus geimpft infolge der Tatsache, daß die denselben tagtäglich in sich aufnehmen. Sie sind ebenso gegen die Syphilis geimpft, die sie unbedingt in den ersten vier Jahren ihres Gewerbes akquirieren, oder sie haben schon längst die Periode ansteckender syphilitischer Erscheinungen hinter sich. Da sowohl das Gewerbe der Prostituierten als ihre Ansteckungsgefahr sich immer gleich bleiben, so sind deren Folgezustände immer gleich. Eine gesunde Prostitution zu erwarten, ist eine Utopie. Keine Reglementierung, keine ärztliche Überwachung wird die krankhafte Entwicklung hintanhalten können, welche eine unentrinnbare Folge dieses traurigen Gewerbes ist. Was wir erstreben sollen, ist eine möglichst schnell vakzinierte Prostitution. Dieser Wunsch führt uns zu einem etwas seltsamen, aber doch logischen Schluß, nämlich die mit Gonorrhöe infizierten Prostituierten nicht zu behandeln; denn wenn wir sie vom Gonokokkus befreien, so ist dies zunächst eine unnütze Arbeit, denn 8 Tage nachher werden sie von neuem infiziert sein; das bekannte Faß der Danaiden ist dem gegenüber ein Kinderspiel. Es kommt dazu, daß wir ihnen keinerlei Dienst damit erweisen; denn statt eine zweite leichtere Gonorrhöe zu haben und nachher eine dritte, die noch leichter ist, wird bei der nächsten Ansteckung die Gonorrhöe ebenso heftig verlaufen wie die erste, weil wir die Sättigung ihres Organismus mit Gonokokken und Gonokokkentoxinen verhindert haben, welche den wünschenswerten Zustand der Immunität hervorruft und unterhält. Ich bin der Ansicht, daß es einer zehnjährigen Ausübung seines Gewerbes bedarf, bis ein Bordellmädchen gegen Gonorrhöe geimpft ist. Man darf natürlich den oben ausgesprochenen Verzicht auf Behandlung solcher Mädchen nicht auf die Spitze treiben. Dieselben können ruhig ihre desinfizierenden Spülungen vornehmen, und es wäre logisch bei älteren Bordellmädchen eine radikale Heilung der Gonorrhöe zu versuchen, die wohl zu erreichen wäre. Und doch ist das Bordellmädchen manchmal die Ansteckungsquelle der Gonorrhöe, sagen wir einmal auf zehn. Dies kommt daher, daß wenn es auch gegen die toxischen Wirkungen des Gonokokkus geimpft ist, es nicht gegen dessen Anwesenheit in den Geschlechtsorganen gewappnet ist. Das Bordellmädchen kann sehr wohl einige alte Gonokokken in seinen Schlupfwinkeln beherbergen oder auch einfach als unsauberes Gefäß dienen, in welchem die vom ersten Besucher niedergelegten Gonokokken dem zweiten übermittelt werden. Auch finden diese Übertragungen meist an den großen Besuchstagen, Samstag und Sonntag, und in den Stunden großen Andranges statt, in denen die Mädchen sich nur sehr schnell und oberflächlich nach jedem Verkehr spülen oder auch dieses ganz unterlassen. Wie dem auch sei, diese Ansteckungen sind selten. Es kommen auch noch andere Gründe dazu, um die relative Unschädlichkeit dieser Frauen zu erhöhen. Ihr Muttermund ist im allgemeinen durch einen Wattetampon verschlossen, und vor allem geben sie keine Gelegenheit ihre Genitaldrüsen zu leeren und deren Inhalt nach außen zu bringen, da sie an dem bei dem Partner hervorgerufenen Sinnesrausch nicht teilnehmen.

Es ist interessant zu wissen, zu welchen Zeiten eine mit Tripper behaftete Frau mehr oder weniger ansteckungsfähig ist. Es ist unbestreitbar, daß im Falle einer akuten Gonorrhöe jede Frau zu jeder Zeit in hohem Maße ansteckend ist. Anders liegt die Sache bei der chronischen Gonorrhöe. Damit hier eine Übertragung vor sich gehe, müssen, von Zufällen abgesehen, mehrere Bedingungen zusammenkommen, die dieselbe herbeiführen und erleichtern. Der höchste Grad der Ansteckungsfähigkeit der Frau ist in den Tagen erreicht, die unmittelbar der Regel folgen, besonders wenn die betreffende Frau sich vor dem Verkehr nicht ausspült. Dieselbe Frau kann außerhalb der postmenstruellen Tage und wenn sie sich vor dem Verkehr richtig ausspült, für den Mann gefahrlos sein. Sehr oft kommt es vor, daß man Monate, ja Jahre lang mit derselben Frau regelmäßig verkehren kann, ohne den Tripper zu erwerben. Man kann die Beobachtung machen, daß ein Mann mit einer gonorrhoisch infizierten Frau sozusagen eheliche Gemeinschaft teilt und daß er erst nach sechs, neun Monaten, einem Jahre von dieser Frau angesteckt wird. Ich habe eine Frau gekannt, welche seit elf Jahren verheiratet war, im Beginn ihrer Ehe von ihrem Mann mit Gonorrhöe infiziert worden ist, und seit fünf Jahren ein Verhältnis hat, während welcher Zeit ihr Liebhaber nie angesteckt worden ist; seit einem Jahre hat sie nun einen zweiten Liebhaber, und diesem überträgt sie nach einem Jahre ihre Gonorrhöe. Als Herd ihrer Gonokokken stelle ich die rechtseitige Bartholinische Drüse fest, welche keinerlei Zeichen von Entzündung aufweist. Ein anderer Fall betrifft eine Frau mit absolut gesund aussehenden Geschlechtsorganen, welche ihrem Freund nach einem Monat des Verkehrs einen heftig auftretenden Tripper anhängt; nach langem Suchen finde ich in dem vollkommen klaren durchschimmernden Schleim des Muttermundes zwei polynukleäre Zellen mit vier oder fünf stark degenierten, aber wohl erkennbaren Gonokokken. Eine verheiratete Frau, welche von ihrem Mann sechs Jahre vorher angesteckt worden war, hat seit zwei Jahren einen Freund, den sie erst am Schluß dieser Zeit ansteckt. Eine andere Frau, welche seit vier Jahren mit einem Freunde lebt und seit drei Jahren mit einem zweiten Freunde, hat den ersteren nie angesteckt, während bei dem zweiten im Beginn ihrer Bekanntschaft und nach drei Jahren eine Gonorrhöe ausgebrochen ist. Der einzige gonorrhoische Herd, den ich bei dieser Frau finden konnte, war eine Skenesche Drüse.

Man darf nicht glauben, daß diese Frauen kurz vor der Ansteckung ihrer Freunde eine frische Gonorrhöe erworben haben; in all diesen Fällen spricht die minimale Zahl der gefundenen Gonokokken und die Schwierigkeit dieselben nachzuweisen dafür, daß es sich um sehr alte Ansteckungen handelte. Der geringe Grad der Ansteckungsfähigkeit dieser diskreten Gonorrhöe der Frauen beruht darauf, daß die Gonokokken sehr selten sind und daß sie durch Spülungen vor dem Verkehr leicht aus dem Genitalschlauch entfernt werden. Es kommt dazu, daß der im Uterus befindliche Gonokokkus derart von der klebrigen Schleimsekretion des Muttermundes umgeben ist, daß er nicht leicht nach außen gelangt, abgesehen von den Tagen, die sich der Menstruation unmittelbar anschließen, zu welcher Zeit die schleimige Absonderung vorübergehend flüssiger wird (Janet 228). Aus all dem ist ersichtlich, daß die Ansteckung des Mannes durch solche Frauen schwerer ist, während die Ansteckungsfähigkeit der Frauen anhaltend besteht.

Die Männer sind übrigens der gonorrhoischen Ansteckung gegenüber mehr minder empfänglich. Die jungen Männer mit zarter Schleimhaut sind der Ansteckung immer mehr ausgesetzt wie die älteren Männer und die Greise, ebenso wie die Scheiden junger Mädchen und Frauen leichter infiziert werden als die Scheiden älterer und alter Frauen. Auch erhöhen manche anatomische Eigentümlichkeiten die Ansteckungsfähigkeit gewisser Männer: z. B. eine weite Harnröhrenöffnung, ein Meatus, der während der Erektion nach außen umgestülpt ist, eine Harnröhrenöffnung mit Grübchen, eine Hypospadie. Nach dem Vorgang Ricords (369) will ich in den folgenden Sätzen die Umstände zusammenfassen, welche die Übertragung einer Gonorrhöe begünstigen: Man wähle eine beliebige Frau, die ein leichtes Leben führt und eben erst die Regel gehabt hat, verkehre mit ihr, ohne daß die Frau sich vorher spült, und ohne daß man sich selbst nach dem Koitus abwäscht oder reinigt: und es wird ein außerordentlicher Zufall sein, wenn man unbeschadet aus diesem Verkehr hervorgehen wird.

Es ist übrigens nicht die Frau allein, welche den Tripper überträgt, der Mann überträgt ihn ebenfalls; bedauerlicherweise tun das Männer, die sehr wohl wissen, daß ihre Krankeit nicht vollständig geheilt ist, aber manchmal auch sind es Männer, welche die Gefahr nicht kennen, der sie ihre Partnerin aussetzen. Man darf daher nicht verfehlen, die Patienten auf die Ansteckungsgefahr aufmerksam zu machen, insbesondere darauf, daß ihre Gonorrhöe schon zur Zeit der Inkubation übertragbar ist. In dieser Zeit werden meist die verheirateten Frauen von ihren Männern angesteckt, die während der Ferien oder auf einer Geschäftsreise außerehelich verkehrt haben. Der Ehemann muß wissen, daß er nach jedem außerehelichen Verkehr sich einer Quarantäne von mindestens zehn Tagen unterwerfen muß, oder zum mindesten, daß er in dieser Zeit mit seiner Ehefrau nur mit Kondom verkehren darf.

Ein Mann kann auch ohne sein Wissen für die Frau gefährlich werden, wenn er sich von einem Tripper geheilt glaubt, welcher durch die Behandlung lediglich latent geworden ist. Dieser Mann hat z. B. längere Zeit Santal oder Kopaiva eingenommen, er hat keinen Ausfluß mehr, der Arzt hat ihn für gesund erklärt und ihm den Koitus erlaubt. Dieser Koitus kann sehr wohl infizierend wirken, wenn die Heilung nur scheinbar ist, was sehr oft nach Verabreichung von Balsamicis vorkommt.

Ich halte es für einen der größten Vorteile der Behandlung der Gonorrhöe vermittels der von mir eingeführten Spülungen von übermangansaurem Kali, daß dabei keinerlei Irrtum über die Heilung oder Nichtheilung des Trippers unterlaufen kann. Wenn nach der letzten Spülung noch Gonokokken übrig bleiben, so wird in der Überzahl der Fälle 48 Stunden nachher der Ausfluß wieder zum Vorschein kommen. Auf jeden Fall wenn man, um sicherer zu sein, fünf oder acht Tage nach der letzten Spülung abwartet und dann die Patienten die Bierprobe machen läßt, so kann man annehmen, wenn die letztere negativ ausfällt, daß der Patient vollkommen geheilt ist. Bei Verabreichung von Balsamicis dagegen können Latenzperioden von 14 Tagen und noch mehr nach dem Schluß der Behandlung unterlaufen, und wird sogar die Bierprobe viel an Beweiskraft einbüßen.

Man sollte meinen, daß die Gesamtheit der Patienten, die einen Spezialarzt aufsuchen, alle möglichen Fälle von Gonorrhöe mit all ihren Komplikationen aufweisen wird; auch habe ich dies im Beginn meiner Paxis beobachten können, besonders da damals die Anschauung weit verbreitet war, daß man den Tripper in der ersten Zeit seines Entstehens laufen lassen soll. »Laisser couler« war zu dieser Zeit das Motto. Ich habe immer wieder meinen Patienten ob dieser Vernachlässigung schwere Vorwürfe gemacht und darauf gedrungen, daß sie in ihrem Bekanntenkreis gegen diese unlogische Denkart Propaganda machen. Ich setzte ihnen auseinander, daß sie auf diese Weise sich alle Vorteile der Abortivbehandlung verscherzen, welche eine Gonorrhöe in drei Tagen heilen kann, und daß sie auf jeden Fall der Möglichkeit verlustig gingen, die Behandlungsdauer auf nur zwei bis drei Wochen und den Tripper auf die vordere Harnröhre beschränkt zu sehen, und daß sie ferner während dieser Zeit des Laufenlassens sich den schwersten Komplikationen wie Nebenhodenentzündungen aussetzen. Ich fügte hinzu, daß sie durch ihr spätes Erscheinen beim Arzte den Gonokokken Zeit gelassen haben, die Harnröhrenschleimhaut zu beschädigen und die Schleimhautläsionen der chronischen Urethritis mit ihren Nachkrankheiten wie Verengerungen der Harnröhre hervorzurufen. Diese Betrachtungen verfehlten ihren Eindruck nicht. Meine Patienten unterließen es nicht, ihren Freunden und Bekannten davon zu erzählen, und so kam es, daß die Patienten schon in den ersten Tagen der Erkrankung mich aufsuchten. Infolgedessen bekomme ich viel weniger Komplikationen wie Nebenhodenentzündungen, Prostataentzündungen zu behandeln und sehe auch viel weniger solcher Komplikationen während meiner Behandlung entstehen.

II. TEIL.

Die Gonorrhöe beim Mann.

III. Kapitel.

Diagnose der Gonorrhöe beim Mann.

Zuerst stellen wir das ungefähre Alter unserer Patienten fest, das insofern eine gewisse Bedeutung hat, als im allgemeinen die Gonorrhöe bei jungen Leuten heftiger und bösartiger auftritt wie bei älteren Männern. Ebenso wie die Scheide ausgewachsener Frauen keinen günstigen Nährboden für Gonokokken abgibt, während die Scheide kleiner Mädchen ein besonders geeignetes Terrain für dieselben bietet, widersteht die Schleimhaut der Harnröhre des älteren Mannes besser der Ansteckung, da dieselbe im Laufe der Jahre einem Gerbungsprozeß unterliegt. Wir müssen weiter fragen, ob der vorliegende Tripper der erste ist, den der Patient sich erworben hat. Ich habe in der Tat festgestellt, daß die Gonorrhöen an Heftigkeit verlieren, je häufiger dieselben sich wiederholen. Dies ist eine Tatsache, die man sich bei der Wahl der Behandlungsmethode immer vergegenwärtigen muß. Eine Behandlungsweise, welche leicht einen vierten Tripper heilt, kann sehr wohl bei einer ersten Ansteckung wirkungslos bleiben. Um die Wirksamkeit einer neuen Behandlungsart richtig einzuschätzen, müßte man nur eine erstmals auftretende Gonorrhöe danach behandeln. Wenn der Patient schon früher einmal einen Harnröhrenausfluß gehabt hat, so muß man ihn fragen, von welcher Art derselbe war, zu welcher Zeit derselbe aufgetreten ist, welche Behandlung angewendet worden ist, und vor allem ob von dieser ersten Erkrankung etwas zurückgeblieben ist; ob der Urin manchmal trübe gewesen ist, ob derselbe Fäden enthalten hat, ob morgendlicher Ausfluß bestanden hat, ob nach Exzessen in Venere oder in Baccho Rückfälle aufgetreten sind, ob Schwierigkeiten beim Urinieren auftreten oder der Patient häufiger wie früher Urin lassen muß? Dann müssen wir feststellen, wann der jetzige Ausfluß eingesetzt hat, wann die letzten

Koituse stattgefunden haben, welche der beteiligten Frauen bezüglich Ansteckung am verdächtigsten ist. Die Inkubationszeit der Gonorrhöe, welche 36 Stunden bis 8 Tage, selten länger, beträgt, gibt uns diesbezüglich beachtenswerte Fingerzeige; in sehr seltenen Fällen kann die Inkubationszeit 11, 14, 28 Tage betragen. Es scheint festzustehen, daß je länger die Inkubationszeit, umso weniger akut, heftig und bösartig die Gonorrhöe auftritt. Insbesondere habe ich feststellen können, daß bei langer Inkubationszeit die Abortivbehandlung die meisten Aussichten hat. Wenn die Angaben des Patienten mit der Wahrscheinlichkeit einer frischen Ansteckung nicht übereinstimmen, so muß man die Möglichkeit einer alten Gonorrhöe in Betracht ziehen. Wir müssen ferner zu erfahren suchen, ob während der Inkubationszeit ein Verkehr mit einer anderen gesunden Frau stattgefunden hat; in diesen Fällen ist auch diese Frau der Ansteckung ausgesetzt, und es ist erforderlich, daß dieselbe ärztlich untersucht wird und prophylaktische Maßnahmen bei ihr ergriffen werden. Bei unserem Patienten müssen wir ebenfalls zu erfahren suchen, ob eine Behandlung bereits begonnen worden ist und welcher Art dieselbe war.

Wenn wir den Penis des Patienten untersuchen, so stellen wir fest, ob der Meatus gerötet oder geschwollen ist, welche Form derselbe hat, ob derselbe Mißbildungen zeigt. Nur mit größter Behutsamkeit dürfen wir die Harnröhre in ihrer ganzen Länge abtasten, um deren Schwellungsgrad festzustellen. Wir werden uns aber hüten, einen Druck auf dieselbe auszuüben. Ich kann nicht genug die unglückselige Gewohnheit aller Patienten und leider auch vieler Ärzte verurteilen, die einen Druck und einen Zug auf das erkrankte Glied ausüben. Man wird auf diese Weise ganz bestimmt die Entzündung Morgagnischer Drüsen sowie die Bildung von Harnröhrenabszessen und paraurethralen Infiltraten und Phlegmonen hervorrufen. Dieses Vorgehen stellt eine brutale und unzeitgemäße Massage eines infizierten Organes dar, die sehr gefährlich sein kann; auch darüber müssen wir den Patienten bei seinem ersten Besuch belehren.

Um Harnröhrensekret aufzufangen, müssen wir Objektträger, eine brennende Alkohollampe oder einen Bunsenbrenner, einen mit einer Öse versehenen, vorher geglühten und abgekühlten Platindraht zur Verfügung haben. Man ergreift mit der linken Hand die Eichel des Patienten und öffnet die Harnröhrenöffnung, wobei ein genügender Tropfen zum Vorschein kommt. Es ist eine große Ausnahme, daß man gezwungen wäre einen leichten Druck auf die Eichel auszuüben, um diesen Tropfen in die Harnröhrenöffnung zu bringen. Mit der Öse nimmt man eine kleine Menge von diesem Tropfen weg und verreibt sie auf dem Objektträger. Es ist nicht richtig, den Tropfen vermittels eines anderen Objektträgers zu verreiben. Man muß auch verhüten, die gewonnene Materie zu verreiben, wenn sie schon begonnen hat trocken zu werden. Ist der Tropfen auf die angegebene Weise auf dem Objektträger ausgebreitet, so zieht man ihn zwecks Austrocknens zwei oder dreimal durch die Flamme. Wenn der Patient in die Sprechstunde kommt, nachdem er kurz vorher uriniert hat, so darf man sich nicht mit einer ungefähren Aufnahme des Tatbestandes begnügen, sondern muß ihn ersuchen zwei Stunden später nochmals zu erscheinen, damit man sich persönlich von der Anwesenheit der Gonokokken im Ausfluß versichern kann. Man darf auch nie die Diagnose »Gonorrhöe« auf das gelbe oder grüne Aussehen oder auf die Stärke des Urethralausflusses allein gründen. Wenn dies auch neunmal auf zehn stimmen mag, so muß dem Beginn der Behandlung ein einwandfreier mikroskopischer Nachweis des Gonokokkus vorausgehen. Ich habe wiederholt nicht nur Balanitiden gesehen, welche für Gonorrhöen gehalten worden sind, sondern auch starke grünliche augenscheinlich gonorrhoische Ausflüsse, welche von Ärzten für wahre Gonorrhöen gehalten worden waren, aber in Wirklichkeit nie Gonokokken enthielten. Man muß sich nie damit begnügen, den Gonokokkus zu vermuten, man muß ihn sehen. Wenn ein Patient sich vorstellt, der bereits behandelt worden ist, und wenn in seinem Ausflusse keine Gonokokken zu finden sind, so ziehe ich es vor, die Behandlung zu unterbrechen, bis die Gonokokken wieder im Ausfluß erscheinen, um meiner Sache sicher zu sein. Wir müssen bei der ersten Konsultation den Patienten des weiteren belehren, daß wir bei jeder folgenden Sitzung dessen Urin in genügender Menge sehen wollen. Er muß daher den Harn wenn möglich drei bis vier Stunden vorher anhalten. Es kommt manchmal vor, daß Patienten infolge einer großen Ängstlichkeit oder Schamhaftigkeit den Urin in der Sprechstunde nicht lassen können; in solchen Fällen lasse ich entweder in der Nähe des Patienten einen Wasserhahn laufen, oder lasse ihn eine seiner Hände in kaltes Wasser tauchen, oder auch ich lasse ihn allein im Zimmer.

Die Zweigläserprobe.

Von großer Bedeutung für die Diagnose und Behandlung der Gonorrhöe ist die Zweigläserprobe. Dieselbe ist die Grundlage, auf der jede Behandlung der Gonorrhöe aufgebaut ist. Sie zeigt uns vor dem Beginn einer jeden Behandlung, ob die Infektion auf die vordere Harnröhre beschränkt ist, oder ob sie schon die hintere Harnröhre mitergriffen hat; sie belehrt uns im Laufe der Behandlung, ob die hintere Harnröhre, die ursprünglich unbeschädigt war, ihrerseits nun auch erkrankt ist. Der erste Teil des gelassenen Urins spült alle Absonderungen aus der Harnröhre. Diese Absonderungen, sei es aus der vorderen Harnröhre, sei es auch aus der hinteren stammend, sind in der ersten Urinportion enthalten, welche sie trüben und mit Fäden durchsetzen. Der zweite Teil des Urins, der nunmehr eine gesäuberte Harnröhre durchläuft, gibt uns ein Bild des Urins, sowie er in der Blase enthalten ist. Wenn wir bedenken, daß die hintere Harnröhre sich nach der Blase zu entleert, ebenso wie die vordere Harnröhre nach außen, so kommen wir zu dem Schlusse, daß bei Bestehen einer Entzündung der hinteren Harnröhre der Blaseninhalt getrübt und reich an Fäden ist, und daß daher die zweite Urinportion ebenso getrübt und fadenhaltig ist; wenn dagegen die hintere Harnröhre gesund ist, bleibt die zweite Urinportion vollkommen klar. Man kann daher das Resultat der Zweigläserproben folgendermaßen zusammenfassen:

erste Urinportion trübe
zweite Urinportion hell } Urethritis anterior

erste Urinportion trübe
zweite Urinportion trübe } Urethritis anterior et posterior.

Bei dieser Besprechung bediene ich mich des Wortes Urethritis und nicht Gonorrhöe, weil diese Zweigläserprobe nicht nur für die Gonorrhöe, sondern auch für alle Arten der Urethritis gilt. Es muß beachtet werden, daß diese Proben einen absoluten Wert nur vor jeder Behandlung besitzt; denn eine einmalige Spülung der Harnröhre kann oft die zweite Urinportion, die trübe war, aufhellen, und doch besteht die Urethritis posterior weiter. Die Klarheit der zweiten Urinportion gibt übrigens auch vor jeder Behandlung nicht im wahren Sinne des Wortes einen absoluten Beweis der Beschränkung der Krankheit auf die vordere Harnröhre. Sie zeigt lediglich, daß die hintere Harnröhre keine oder nur geringe Absonderungen liefert, sie beweist aber nicht, daß sie nicht infiziert ist. Man muß nämlich wissen, daß die hintere Harnröhre ebenso wie die vordere ihre besondere Inkubationszeit hat. Während derselben bildet sich kein genügendes Sekret, um den Urin zu trüben, und doch besteht bereits die Infektion. Diese wird nach 2 bis 8 Tagen offensichtlich sein wie bei der vorderen Harnröhre. Manche klinischen Erscheinungen freilich erlauben uns, die Erkrankung der hinteren Harnröhre vor der Trübung der zweiten Urinportion zu vermuten, wenn nämlich der Ausfluß unter dem Einfluß der Spülungen nicht wie gewöhnlich aussetzt, sondern im stärkeren Maße auftritt, und wenn der Patient häufigeren und gebieterischen Harndrang verspürt. Sobald im Laufe der Behandlung der Ausfluß statt abzunehmen zunimmt, muß man an eine Urethritis posterior denken. Die Feststellung einer ersten trüben und einer zweiten klaren Urinportion gibt nur eine Wahrscheinlichkeit für das Bestehen einer Urethritis anterior, besonders im Falle einer chronischen Urethritis, deren Schleimabsonderungen gering sein können. Nur eine tagtäglich vorgenommene Kontrolle der beiden Urinportionen kann nach einigen Tagen unsere Diagnose befestigen, indem sie zeigt, daß die zweite Urinportion ebenso klar bleibt wie am ersten Tage der Erkrankung. Aber auch hier muß man, wenn es sich um einen alten Tripper mit geringen Absonderungen handelt, daran denken, daß auch die andauernde Klarheit der zweiten Urinportion keinen absoluten Beweis für die Beschränkung der Infektion auf die vordere Harnröhre ist und daß also diesbezüglich die Diagnose zweifelhaft bleibt. In solchen Fällen pflege ich die Harnröhre durchzuspülen, selbst wenn die zweite Urinportion mehrere folgende Tage klar bleibt. Ich habe bei manchen Patienten mit absolut klarer zweiten Urinportion eine Nebenhodenentzündung entstehen sehen. Wenn dagegen eine zweite Urinportion, die ursprünglich klar war, im Laufe der Behandlung trüber wird, so ist dies ein sicherer Beweis für die Miterkrankung der hinteren Harnröhre. Gewisse Irrtümer in der Beurteilung der Trübung der Urinportionen müssen freilich ausgeschlossen werden. So kann durch die Anwesenheit von Kristallen aus kohlensaurem Kalk oder phosphorsaurem Kalk eine Trübung des Urins hervorgerufen werden, die jedoch durch einen Zuschuß einiger Tropfen von Essigsäure verschwindet. Wenn dagegen der Urin Santal oder andere Balsamica oder auch Sperma in beträchtlicher Menge enthält, so wird der Zusatz von Essigsäure die Trübung verstärken. Bei fieberhaften Erkrankungen, bei großer Hitze während der Sommertage, welche eine Konzentration des Urins zur Folge hat, oder auch beim Aufstehen des Morgens, ist der Urin manchmal trübe und wolkig infolge der Anwesenheit harnsaurer Salze. Es genügt dann, denselben leicht zu erhitzen, um eine vollständige Klärung zu erzielen.

Nichtsdestoweniger sind die Urine des Morgens zur Beurteilung der Natur der Harnröhrenentzündung nicht besonders geeignet. Wie sehr auch der morgendliche Ausfluß zur mikroskopischen Untersuchung der geeigneste ist, der Urin des Morgens ist zur Feststellung der Erkrankungen der Harnröhre unzuverlässig.

Wie schon gesagt, kann die zweite Urinportion durch die Gegenwart des Samens getrübt werden, sei es daß es sich um *Spermatorrhöe* beim Urinakt, oder um Rücklaufen des Samens in die Blase beim Koitus, oder um nächtliche Pollution handelt. *Die plötzlich auftretende und unerwartete Trübung der zweiten Urinportion, die manchmal trüber ist wie die erste, ohne das die übrigen Krankheitserscheinungen eine Erkrankung der hinteren Harnröhre vermuten lassen, soll an Anwesenheit von Samen im Urin denken lassen* und den Arzt veranlassen, den Urin zu zentrifugieren und einer mikroskopischen Untersuchung zu unterwerfen. Diese Diagnose ist bei denjenigen Kranken leicht zu stellen, bei denen die erste Urinportion klar und die zweite Urinportion trübe ist. Schwieriger ist die Sache, wenn beide Urinportionen trübe sind. In diesem Falle kann die erste Urinportion durch die Harnröhrensekretion getrübt sein und die zweite durch den Samen. Es handelt sich dann um eine Spermatorrhöe während des Urinaktes bei einem Kranken mit Urethritis anterior. *Sehen wir dagegen bei einem Patienten mit sonst klaren Urinportionen plötzlich beide Urinportionen trübe werden, so spricht es für einen Rückfluß des Samens in die Blase.* Wir können also folgendes Schema aufstellen:

erste Urinportion klar zweite Urinportion trübe, enthält Sperma	Miktions-Spermatorrhöe
erste Urinportion gewöhnlich trübe zweite Urinportion zufällig trübe, spermahaltig	Miktions-Spermatorrhöe bei bestehender Urethritis anterior
erste Urinportion zufällig trübe, spermahaltig zweite Urinportion zufällig trübe, spermahaltig	Rücklauf des Spermas infolge Kontraktion oder Verengerung der Harnröhre.

Es gibt Fälle, in denen bei Trübungen der beiden Urinportionen die zweite Portion trüber wie die erste ist. Dieses kommt daher, daß sich auf dem Grunde der Blase ein leichter Satz von Salzen oder

Eiter gebildet hat; dieser Niederschlag tritt am Schluß des Urinaktes aus und trübt in hohem Maße die zweite Urinportion. Dies können wir beobachten bei starker Phosphaturie und heftiger Pyurie. Die Differentialdiagnose zwischen diesen beiden Annahmen wird durch Zusatz von Essigsäure gestellt, welche phosphathaltigen Urin klärt, sowie durch mikroskopische Untersuchung, die im Falle einer Pyurie Eiterzellen und oft zahlreiche Mikroben zeigt.

Fassen wir diese Angaben zusammen, so kommen wir zu folgendem Schema:

erste Urinportion trübe zweite Urinportion noch trüber; beide hellen sich auf nach Zusatz von Essigsäure	Starke Phosphaturie
erste Urinportion trübe zweite Urinportion noch trüber; der Urin riecht schlecht, enthält Eiter und Bakterien, hellt sich durch Essigsäurezusatz nicht auf.	Starke Pyurie.

In diesen Fällen kann man manchmal eine seltene Erscheinung beobachten: Wenn der intravesikale Bodensatz sehr reichlich ist, so fällt der erste Urinstrahl sehr trübe aus, der zweite weniger trübe, der dritte aber stark trübe. Dies kommt daher, daß der Niederschlag in der Blase die Höhe des Blasenhalses überragt. Infolgedessen tritt der Teil des Bodensatzes, der höher liegt als der Blasenhals, zuerst aus, dann kommt die Masse des Urins, die heller ist, und endlich der Niederschlag, der auf dem Grunde der Blase liegt. Einige Tropfen Blutes, die aus der vorderen Harnröhre stammen, können in diesem Falle die zweite Urinportion trüben, welche sonst sehr hell gewesen wäre. Wir müssen noch den Fall ins Auge fassen, in dem beide Urinportionen leicht, aber im gleichen Maße trübe sind; diese Urine riechen unangenehm, ihre Oberfläche ist mit einer glänzenden, oft glimmerartigen Haut überzogen; ein Zusatz von Essigsäure klärt einen solchen Urin überhaupt nicht auf. Es bleibt dann nur übrig, diesen Harn einer mikroskopischen Untersuchung zu unterwerfen; dieselbe zeigt, daß diese Trübungen durch eine Unmasse von Mikroben hervorgerufen sind, gewöhnlich einer einzigen Art, aber manchmal verschiedener Art. Das Auffallende dabei ist, daß dieser Urin keinerlei zellige Elemente enthält, weder Epithelzellen, noch Leukozyten; es handelt sich um Bakteriurie, welche wir wie folgt zusammenfassen:

erste Urinportion trübe, zweite Urinportion im gleichen Maße trübe; der Urin riecht schlecht, enthält massenhafte Bakterien ohne Eiter.	Bakteriurie.

Wenn wir auf Grund der Zweigläserproben die Klassifizierung unseres Patienten vorgenommen haben, so dürfen wir nicht vergessen, daß im Laufe der Behandlung die Sachlage sich ändern kann. Es kommt häufig vor, daß die hintere Harnröhre zuerst geheilt wird, während die vordere Harnröhre noch infiziert bleibt. Ergibt die Zweigläserprobe kein einwandfreies Resultat, insbesondere wenn die Harnröhrenabsonderungen nur in Form von Fäden im Urin auftreten, so kann man der Lösung dieser Frage näher rücken, indem man die vordere Harnröhre vor dem Urinlassen ausspült. Auf diese Weise werden die Fäden, welche aus diesem Teil des Kanals stammen, entfernt. Wenn der Patient nunmehr uriniert, so enthält diese erste Urinportion die Fäden aus der hinteren Harnröhre, die zweite Urinportion den Inhalt der Blase. Cromayer hatte früher vorgeschlagen, dem Patienten, bevor er Urin läßt, in die vordere Harnröhre eine Einspritzung einer Methylenblaulösung zu machen; auf diese Weise wären die Fäden, die aus der vorderen Harnröhre stammen, blau gefärbt, diejenigen aus der hinteren Harnröhre ungefärbt.

Vermutet man eine Infektion, eine Eiterung oder auch nur eine Kongestion der Prostata oder der Samenblasen, so muß man die Dreigläserprobe vornehmen. Dieselbe besteht darin, daß man den Patienten zunächst in ein erstes Glas urinieren läßt, dann in ein zweites und ihn zugleich auffordert, etwas Urin in der Blase zurückzuhalten. Hierauf massiert man seine Prostata oder seine Samenblasen, fängt das am Meatus zum Vorschein kommende Prostata- oder Samenblasensekret auf und läßt dann den Patienten in ein drittes Glas urinieren. Diese dritte Urinportion enthält das Sekret der Prostata und der Samenblasen. Zur mikroskopischen Untersuchung wird diese dritte Urinportion zentrifugiert.

Wir kommen so zu folgendem Schema:

erste Urinportion trübe zweite Urinportion trübe dritte Urinportion nach Massage der Prostata noch trüber, enthält Eiter und Bakterien.	Prostatitis

Die Untersuchung der Harnfäden gibt zwar interessante

Aufschlüsse; wenn man jedoch die Wahl hat, so muß man dieser Untersuchung diejenige des Ausflusses aus der Harnröhre vorziehen, da die Gonokokken in demselben stets zahlreicher und leichter aufzufinden sind wie in den Fäden. Die Fäden beider Urinportionen sind sehr verschieden in Form, Volumen, Dicke und Dichtigkeit. Ihr Aussehen gibt uns wertvolle Anhaltspunkte für die Diagnosenstellung und den Verlauf der Krankheit während der Behandlung. In einem sehr trüben Urin sind die Fäden nicht sichtbar, weil der Urin so undurchsichtig ist, daß man die Fäden nicht erkennt. In einem solchen Falle sind dieselben zahlreich vorhanden, groß, dick und sinken schnell auf den Grund des Glases, wo man sie durch den Glasboden hindurch erkennt. Es ist wichtig, sich von ihrer Anwesenheit zu überzeugen, weil man sehr wohl trüben Urin mit Fäden von solchem ohne Fäden unterscheiden muß. Urine, die leicht trübe oder klar sind, erlauben mit Leichtigkeit die verschiedenen Formen der darin befindlichen Fäden festzustellen. Dieselben können schwer sein, in klumpiger Form erscheinen, in Körnchenform, sie können im Urin schwimmen, lange Fäden bilden, als Häutchen auftreten, ganz leicht sein und an der Oberfläche des Urins schwimmen, oder schleimig und lufthaltig, sie können dann eine im Urin durchschwimmende Wolke bilden, welche Luftblasen enthalten. Diese Fäden bilden oft langgedehnte schleimige Schleier, die im Urin schwimmen. Man muß auch deren Färbung berücksichtigen, sie können kreideweiß sein, wenn sie mit Kristallen aus kohlensaurem oder phosphorsaurem Kalk durchsetzt sind, oder rot, wenn sie Blut enthalten. Selbstverständlich muß man deren Menge berücksichtigen.

Zwecks mikroskopischer Untersuchung fischen wir die Fäden vermittels der Öse eines Platindrahtes. Ist die Trübung der zweiten Urinportion sehr stark und ist das Bild, das wir aus dem Vergleich der verschiedenen Urinportionen gewonnen haben, nicht klar, so bleibt nur übrig, den Urin zu zentrifugieren und das Zentrifugat mikroskopisch zu untersuchen. Gelingt die Zentrifugation nicht recht, d. h. bildet sich kein Niederschlag, so setzt man dem Urin ungefähr $^1/_4$ seines Volumens absoluten Alkohol zu, welcher den Harn abklärt und die Bildung eines Bodensatzes erleichtert. Zu demselben Zwecke habe ich auch empfohlen, dem Urin einige Tropfen Ammoniak beizufügen, welche den im Urin befindlichen Schleim zum Gerinnen bringen, die alkalischen Salze ausspülen und auf diese Weise einen starken Niederschlag hervorrufen; dieser ist zwar manchmal schwer auf dem Objektträger auszubreiten, gestattet aber den

Nachweis anatomischer Zellen und Mikroben in einem klaren Urin, der ohne dies nicht hätte zentrifugiert werden können.

In manchen Fällen ist es erforderlich, den Samen mikroskopisch zu untersuchen. Wenn es sich nur darum handelt, die Anwesenheit von Spermatozoen festzustellen, sich ein Bild ihrer Zahl und deren Lebensfähigkeit zu machen und die im Sperma anwesenden Bakterien zu bestimmen, so genügt es den Samen kurze Zeit nach dessen Entleerung in einem Kondom mitbringen zu lassen. Wenn man jedoch die Untersuchung des Samens durch eine Kultur ergänzen will, so muß derselbe im Laboratorium des Arztes selbst entleert und sofort in den Brutschrank gebracht werden; es ist dies das einzige Mittel, absolut zuverlässige Resultate in bezug auf die Anwesenheit von Gonokokken im Samen zu erhalten. Zwecks mikroskopischer Untersuchung des Spermas wird derselbe auf einem Objektträger ausgebreitet und in der Luft getrocknet; um zu verhüten, daß dasselbe sich unter dem Einfluß der Waschungen des Präparates loslöst, begießt man dasselbe mit absolutem Alkohol und zieht es durch die Flamme, wobei man natürlich den Objektträger mit einer Pinzette und nicht mit den Fingern hält. Auf die Spermokultur werden wir später zurückkommen.

Wenn wir die Untersuchung des Urins beendet haben, so müssen wir durch eine vorsichtige Palpation des Gliedes uns vergewissern, ob nicht peri- oder paraurethrale Abszesse vorhanden sind oder vom Bulbus ausgehende Phlegmone sich zum Damm gesenkt haben und ob nicht Nebenhoden und Samenstrang entzündet sind. Wir müssen ferner nachsehen, ob nicht die Leistendrüsen mehr oder minder geschwollen sind, und dürfen nicht verfehlen, vor allem wenn dieselben größer und härter erscheinen wie es sonst bei Gonorrhöe der Fall ist, an das gleichzeitige Auftreten einer Syphilis oder eines weichen Schankers zu denken. In diesem Falle müssen wir Meatus, Frenulum, Vorhaut auf die Anwesenheit eines Geschwürs untersuchen und an das Bestehen eines harten Schankers im Innern der Harnröhre denken, den man durch Palpation, evtl. durch Urethroskopie feststellen kann. Es ist nicht selten, im Verlauf der Gonorrhöe einen harten Schanker sich entwickeln zu sehen, der zu gleicher Zeit erworben worden ist wie die Gonorrhöe. Der Nachweis der Spirochäten, der möglichst sofort vorgenommen werden soll, wird eine frühzeitige Behandlung der Syphilis erlauben (502, 503). Im Falle des Bestehens eines harten oder eines weichen Schankers, ferner bei Anwesenheit sekundärer syphilitischer Erscheinungen am Gliede verzichte ich auf die Behandlung der Gonorrhöe vermittels Spülungen. Wenn es sich bei den Kranken um eine akute Gonorrhöe handelt, so enthalte ich mich jeder Verordnung; bei subakuter Gonorrhöe verschreibe ich Balsamica. Sobald die syphilitischen Geschwüre vernarbt sind, nehme ich die Spülungen wieder auf. Dank der modernen Syphilisbehandlung geschieht dies in kurzer Zeit. Ich habe übrigens wiederholt beobachten können, daß die Behandlung der Syphilis mit Salvarsan einen sehr günstigen Einfluß auf den Verlauf der Gonorrhöe ausübt 245).

Sobald die ganze Urethra erkrankt ist, müssen wir auch unser Augenmerk auf die Prostata richten. Zur Untersuchung derselben stülpen wir einen Gummifingerling über unseren rechten Zeigefinger und fetten denselben gut ein, sei es mit Öl oder mit folgender Salbe, die Kaus und Janet angegeben haben:

Tragacanth	2,50
Glycerin	10,00
Wässerige Lösung von Acidum Salicylicum 1/1000	90,00

Es muß wohl nicht besonders erwähnt werden, daß man bei jedem Kranken dessen Allgemeinzustand beachten muß. Wenn er müde, fieberhaft ist, über Verstopfung klagt, so muß man an eine Prostatitis denken. In manchen Fällen wird es gut sein, den Urin auf Eiweiß und Zucker zu untersuchen; man muß auch gegebenenfalls an eine Miterkrankung der Augen, der Gelenke, auch des Herzens denken; doch sind diese Komplikationen heutzutage glücklicherweise selten.

Die mikroskopische Untersuchung der Sekrete.

Die mikroskopische Untersuchung der aufgefangenen Sekrete geschieht nach vorhergehender Färbung der Präparate. Die geläufigste Färbung ist diejenige mit Methylenblau. Das Präparat, das zunächst auf einen Objektträger ausgebreitet und durch die Flamme gezogen wird, wird augenblicklich gefärbt, indem man dasselbe mit einer wässerigen gesättigten Lösung von Methylenblau bedeckt; die Färbung tritt sofort ein, es ist unnötig einige Minuten zu warten oder das Präparat zu erhitzen. Man kann sofort das Präparat mit Wasser abwaschen, indem man den Objektträger entweder in einen Behälter mit Wasser taucht, oder besser ihn im fließenden Wasser abspült. Man muß sich daran gewöhnen, alle Präparate in gleicher Art und in gleicher Stärke zu färben; die Intensität der Färbung der Gonokokken ist differenzialdiagnostisch zu verwerten, wenn wir jederzeit die Färbung in gleicher Art und in gleicher Stärke anwenden. Ist das Präparat gut abgespült, so wird dasselbe mit Filtrierpapier getrocknet und rasch durch die Flamme gezogen. Es bleibt dann nur noch übrig, einen Tropfen Zedernöl auf das Präparat zu bringen, um es mit der Immersionslinse zu betrachten.

Vielen Untersuchern dient die Gramfärbung zum Nachweis der Identität des Gonokokkus. Der Gonokokkus ist gramnegativ. Er entfärbt sich nach Gram, während die anderen Mikroben, die ihm gleichen, z. B. die Staphylokokken stark gefärbt erscheinen. Ich muß freilich hinzufügen, daß ich persönlich auf diese Färbung verzichte. Ich bin der Ansicht, daß, wenn man den Gonokokkus gut kennt, die gewöhnliche Färbung mit Methylenblau genügt, abgesehen von einigen zweifelhaften Fällen von Gonokkoken, die man im Urin oder im Ausfluß der Frau findet. Die Gramsche Färbung kann dazu auch die Ursache großer Irrtümer sein. Mit Debains (246, 247) zusammen habe ich gezeigt, daß unter den Kokken, welche dem Gonokokkus gleichen, es auch solche gibt, die mehr oder minder vollständig nach Gram entfärbt werden und daher den Untersucher im Zweifel lassen. Wir haben wiederholt Kokken gefunden, die wir zweifarbig genannt haben, die ungefähr in gleichem Prozentsatz rot oder blau gefärbt werden. Wir haben eine große Anzahl urethrale Kokken nachgewiesen, die man in etwas oberflächlicherweise mit dem Sammelnamen Staphylokokken bezeichnet und welche gramnegativ werden, wenn sie sich auf Nährböden schlecht entwickeln oder gar absterben. Einzelne dieser Kokken geben bei ihrer ersten Kultur eine gewisse Anzahl gramnegativer Formen ab, die bei Überimpfung an Zahl abnehmen und von allein verschwinden. Wir sind überzeugt, daß hier eine Quelle zahlreicher Irrtümer vorliegt, die zur Folge hat, daß man oft selbst da Gonokokken gesehen hat, wo keine vorhanden sind.

Die Gramsche Färbung wird folgendermaßen vorgenommen:

1. Das Präparat wird mit einer kalten Lösung von Gentianaviolettlösung gefärbt, wie man sie auch für die Färbung der Tuberkelbazillus verwendet. Ich benutze zu diesem Zwecke die Fränckelsche Lösung, die sich auf unbestimmte Zeit hält, und folgendermaßen zusammengesetzt ist:

   Karbolsäurelösung .... 10 g
   Gesättigte, alkoholische Gentianaviolettlösung 90 g

   Damit die Resultate dieser Färbemethode unzweideutig seien und miteinander verglichen werden können, ist es ratsam, die

Färbung stets während der gleichen Zeitspanne einwirken zu lassen. Es genügt, das Präparat der Einwirkung mit Gentianaviolettlösung während einer Minute auszusetzen.

2. Die Lösung wird nun abgeschüttet, ohne das Präparat mit Wasser zu waschen; hierauf wird das Präparat mit der Gramschen Lösung benetzt, die wie folgt zusammengesetzt ist: destilliertes Wasser, 500 g Jodkali, 10 g, Jod, 5 g. Diese Lösung läßt man ebenfalls eine Minute einwirken.

3. Man schüttet die Gramsche Lösung ab, ohne auch dieses Mal mit Wasser nachzuspülen, gießt absoluten Alkohol auf das Präparat und läßt denselben auf dem Objektträger hin und her gleiten, bis die Entfärbung vollständig ist.

4. Nunmehr wird mit Wasser abgewaschen und das Präparat getrocknet.

5. Man färbt das Präparat nach, und zwar mit einer Lösung von Bismarkbraun oder mit einer wässerigen Lösung von Eosin, oder noch besser mit der Ziehlschen Karbolfuchsinlösung. Letztere wird folgendermaßen hergestellt: 1 Gramm Fuchsin wird in 10 Kubikzentimeter 96%igem Alkohol gelöst, dann 90 Kubikzentimeter 5%iger Karbolsäure zugesetzt.

Alle andern Kokken mit Ausnahme der Gonokokken erscheinen nach dieser Färbungsmethode ganz dunkelviolett, beinahe schwarz, während die Gonokokken bräunlich oder rosafarbig oder rot, je nach der Nachfärbung, erscheinen. Ich bin der Ansicht, daß, wenn die Gonokokken zahlreich vorhanden sind, die Gramsche Färbung überflüssig ist, und daß, wenn in dem Präparat nur ein oder zwei Gonokokken vorhanden sind, die Aussichten sie durch das Gramsche Verfahren zu finden, recht gering sind. Die Gramsche Färbung kann häufig zu Irrtümern führen infolge ungleichmäßigen Ausbreitens des Präparates, was ungleichmäßige Entfärbung der verschieden dicken Teile des Präparates herbeiführt. Auch ist die verschieden lange Zeit, während der die verschiedenen Untersucher die verschiedenen Lösungen einwirken lassen, die Ursache zahlreicher Irrtümer. Zum Vergleich haben manche Autoren empfohlen, die Gramsche Färbung nur auf die eine Hälfte des Präparates wirken zu lassen, so daß man die nicht nach Gram gefärbten Kokken mit denen, die nach Gram gefärbt sind, vergleichen kann. Giscard (143) bringt zu gleichem Zwecke auf den einen Teil des Präparates einen Tropfen Zedernöl, so daß dieser Teil der Einwirkung der Reagentien entzogen wird.

Die zellulären Elemente des Harnröhrenausflusses.

Die charakteristischen Bestandteile des eiterigen Harnröhrenausflusses stellen die Leukozyten oder polynukleären Zellen dar. In den freilich seltenen günstigen Fällen kann man den Körper der Leukozyten und seine Umrisse, ziemlich abgerundet, in der Form bläulich gefärbter Scheiben sehen, welche oft von Lücken durchsetzt sind und mit zwei, drei oder vier dicken Kernen versehen sind; diese letzteren erscheinen kugelartig oder haben die Form von Würsten (siehe Abb. 24). Für gewöhnlich ist der Körper der Leukozyten nicht sichtbar, und nur die Kerne erscheinen in ihrer charakteristischen

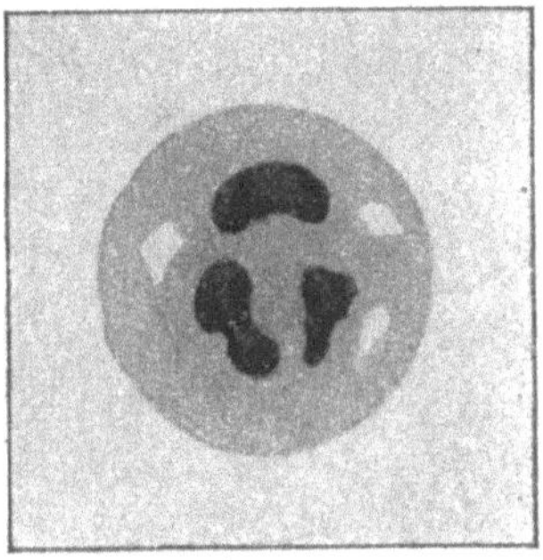

Abb. 24.

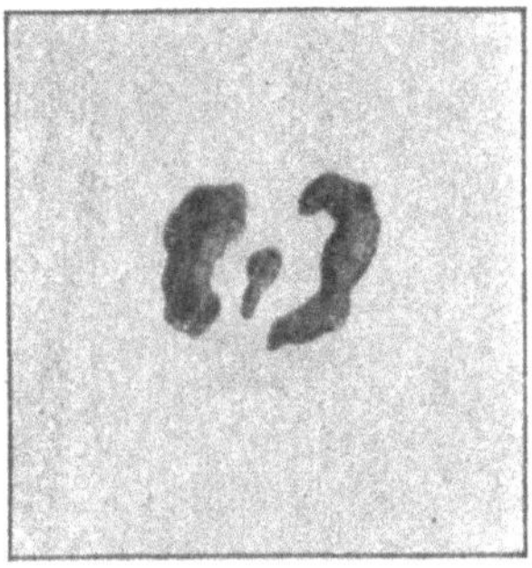

Abb. 25.

Gruppierung (Abb. 25). Immerhin lassen sich, wenn das zur Untersuchung dienende Material leicht schleimig und infolgedessen gleichartig hellblau gefärbt ist, die Umrisse der unsichtbaren Leukozyten auf dem blauen Grunde abgrenzen, weil der Körper der Leukozyten selbst nicht gefärbt ist (Abb. 26). In dem Harnröhrenausfluß finden wir des öfteren runde mononukleäre Zellen; es sind dies Epithelzellen, die in Sprossung begriffen sind. Sie entstammen erkrankten Teilen der Harnröhrenschleimhaut und sind ein Zeichen dafür, daß daselbst ein Wiederherstellungsvorgang sich abspielt. Die normale Harnröhrenschleimhaut ist mit einem schönen dreischichtigen Zylinderepithel besetzt. Dieses Epithel sieht man nie in den Absonderungen der Harnröhre, es dequamiert nicht; wenn es verschwindet so geschieht dies durch Schmelzung, ohne eine Spur dieses Zerfalles zu hinterlassen. Wenn aber dies Epithel einmal verschwunden ist, so haben die zwei tieferen Schichten des Epithels, welche durch runde Zellen gebildet werden, eine starke Tendenz sich zu vermehren und mehr oder minder dichte Lagen runder platter Zellen zu bilden, welche ihrerseits desquamieren und in dem Harnröhrenausfluß nachzuweisen sind. Die Anwesenheit dieser runden Zellen ist ein Zeichen relativ akuter frischer Entzündung der Schleimhaut. Dieselben sind ungefähr von derselben Größe wie die Leukozyten, sie sind rund, ihr Körper ist deutlich hellblau gefärbt, in ihrer Mitte weisen sie einen großen runden Kern auf, der sie fast vollkommen ausfüllt (Abb. 27).

Die normalen Zellen des Meatus und der Fossa navicularis sind durch enorme Plattenepithelzellen dargestellt, die mehr minder regelmäßig umrandet, deutlich hellblau gefärbt sind und in der Mitte

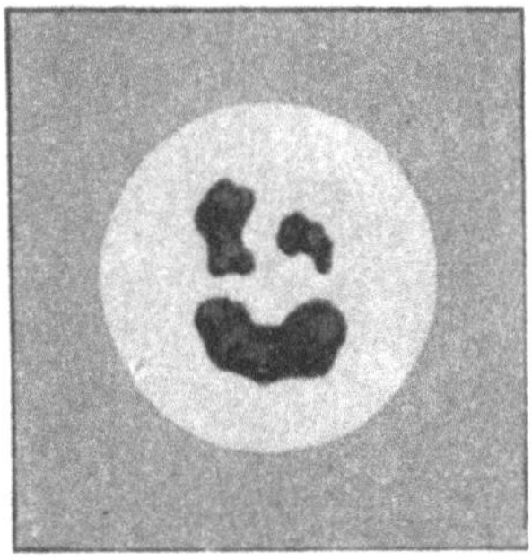

Abb. 26.

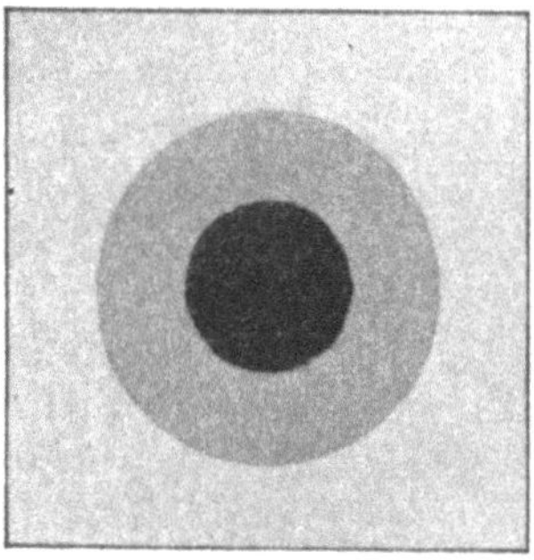

Abb. 27.

einen stark gefärbten runden oder häufig leicht ovalen Kern besitzen. Diese Zellen sind in jedem Ausfluß, den man am Meatus abnimmt, zu finden (Abb. 28). Das etwas kleinere Plattenepithel, das man im Ausfluß oder in den Fäden findet, stammt aus tieferen Teilen der Harnröhre (Abb. 29) und deutet auf eine Umwandlung der runden Zellen in geschichtetes Plattenepithel. Dieses Plattenepithel stellt für die Harnröhrenschleimhaut eine wahre Narbe dar. Es ist dies eine der Arten der chronischen Urethritis, welche von um so größerer Bedeutung ist, als es eine definitive Umformung des Epithels darstellt, die nie mehr rückgängig gemacht werden kann. Die Narben der Harnröhre, die aus geschichtetem Plattenepithel bestehen, können nie und nimmer in Zylinderepithel zurückverwandelt werden. Man darf jedoch die Bedeutung der Anwesenheit von Plattenepithel im Harnröhrenausfluß oder in den Fäden des Urins nicht übertreiben. Man findet sie fast ständig am Schluß der Behandlung der Gonorrhöe; man braucht also deshalb nicht eine endlose desquamierende Urethritis zu befürchten.

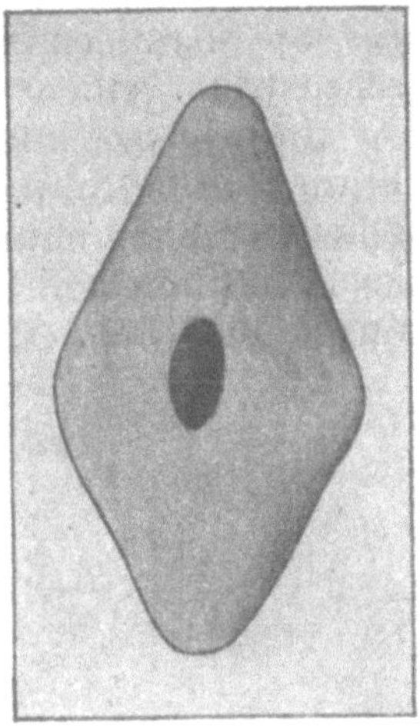

Abb. 28.

In diesen Fällen ist die Desquamation von Plattenepithel nur vorübergehend und schwindet mit dem Abschluß der Behandlung.

Es ist klar, daß die Zellen, die aus den erkrankten Urethraldrüsen und der Prostata stammen, sich in den Absonderungen der Harnröhre wieder finden müssen. Wahrscheinlich geschieht dies unter der Form runder mononukleärer Zellen in der Art derjenigen, die ich weiter oben beschrieben habe, aber kleiner. Immerhin glaube ich nicht, daß dieselben genügend charakterisiert sind, um ihre Anwesenheit in einem Präparat fest zu behaupten.

Die roten Blutkörperchen, die man in gewissen getrockneten und blaugefärbten Präparaten vorfindet, sind durch die Herstellung der Präparate stark entstellt. Gewöhnlich erscheinen sie dann als kleine sternförmige Tröpfchen, die eine gelbgrüne, manchmal grüne Farbe angenommen haben (Abb. 30). Wenn die Austrocknung nicht zu lange fortgesetzt worden ist, können

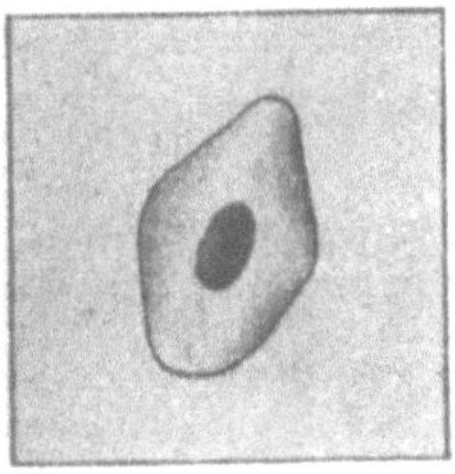

Abb. 29.

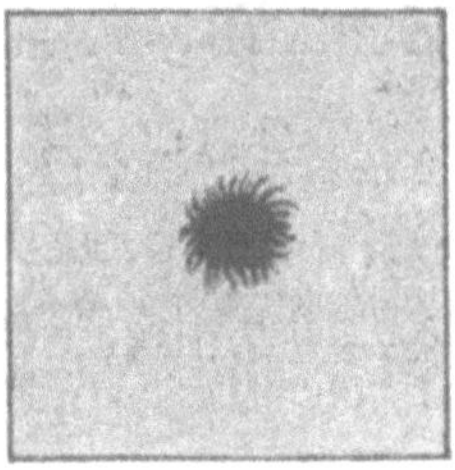

Abb. 30.

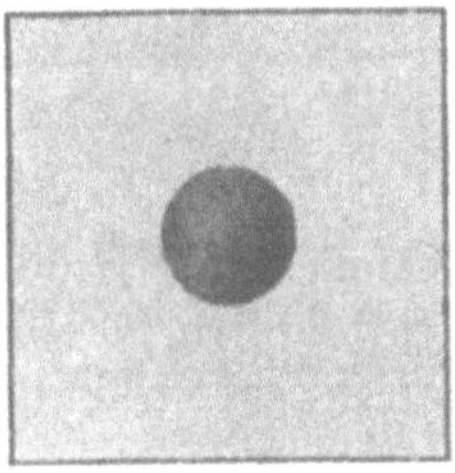

Abb. 31.

sie ihre runde Gestalt beibehalten haben, es ist aber nicht möglich, ihren Meniskus zu erkennen (Abb. 31).

Auch die Spermatozoen sind durch diese Art der Färbung stark verändert. Man sieht deren Schwanz nicht mehr, man erkennt nur ihren ovalen Kopf, der gegen den Ansatz des Schwanzes hin tiefblau gefärbt und am entgegengesetzten Teil der Zelle vollkommen entfärbt ist (Abb. 32). In günstigen Fällen, in denen das ganze Präparat leicht bläulich gefärbt ist, kann man den Schwanz des Spermatozoon glänzend weiß auf blauem Grund erscheinen sehen (Abb. 33).

In dem Samen sowie in dem Prostatasekret kann man runde lichtbrechende Körper erblicken, welche in ihrer Mitte einen kleinen schwarzen Stern mit drei oder vier Zacken enthalten und welche vollkommen Stärkekörnchen gleichen, es sind die sogenannten Corpora amylacea (Abb. 34). Man muß diesbezüglich auf eine seltsame

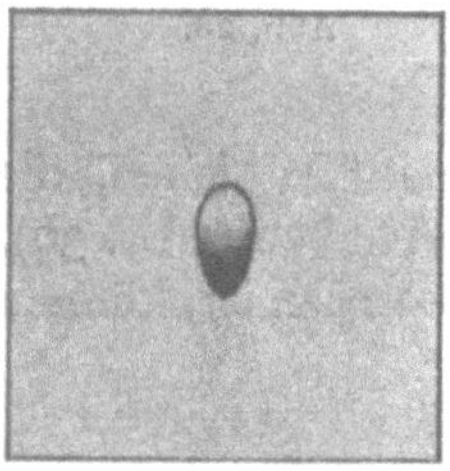

Abb. 32.

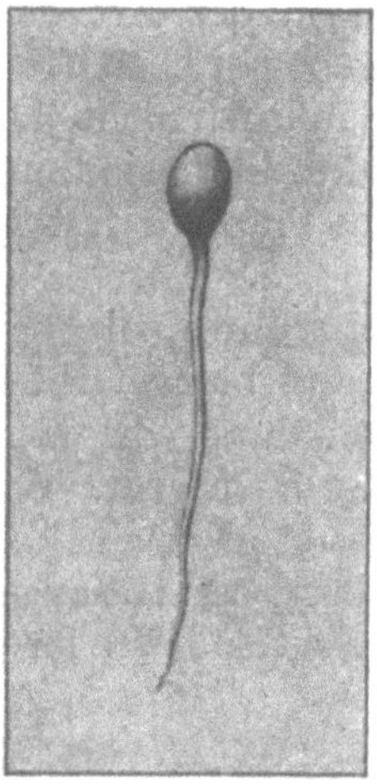

Abb. 33.

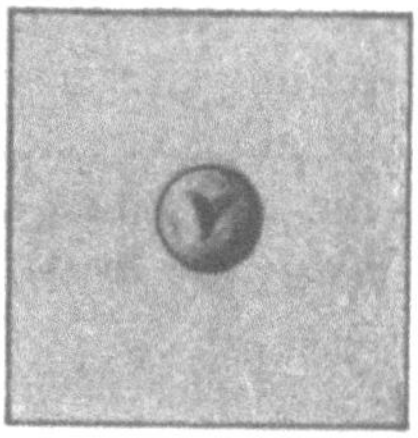

Abb. 34.

Quelle des Irrtums hinweisen, die daher kommt, daß uns der Samen gewöhnlich in Kondoms gebracht wird, welche oft mit Stärkepulver ausgepudert sind, die natürlich mikroskopisch ähnliche Stärkekörner aufweisen.

Die häufigsten Kristalle, die wir im Urin finden, bestehen aus Harnsäure, die rötlich ist, und harnsauren Salzen, die bräunlich sind, aus kohlensauren- und phosphorsauren Salzen, welche einen weißlichen lichtbrechenden Sand aus kleinen runden Körnchen bilden.

Der Gonokokkus.

Erst im Jahre 1837 hat Ricord (369) die Gonorrhöe von den übrigen Geschlechtskrankheiten getrennt. Der Gonokokkus selbst wurde 1879 von Neißer aus Breslau entdeckt. Die Spezifizität dieses Kokkus für die Gonorrhöe ist von Bumm im Jahre 1885 bewiesen worden, indem er bei einem Manne durch Überimpfung von aus einer

Kultur stammenden Gonokokken auf dessen Harnröhrenschleimhaut eine akute Gonorrhöe hervorrief. Der Gonokokkus ist ein von einer Kapsel umgebener Diplokokkus, welcher abgesehen von seiner Kapsel eine Länge von 1,6 μ und eine Breite von 0,8 μ hat; seine Form und vor allem seine Gruppierung sind in hervorragendem Maße charakteristisch, so daß es meistens überflüssig ist, dessen Natur durch eine Kultur zu beweisen. Ein isolierter Kokkus ist gebildet aus zwei Teilen, deren jeder die Form eines Semmels oder einer Halbkugel hat, und zwar ist die eine Hälfte von der andern durch einen hellen scharf abgezeichneten Zwischenraum getrennt, der allenfalls die Hälfte der Dicke eines jeden Kokkusteiles erreichen kann. Bei einem

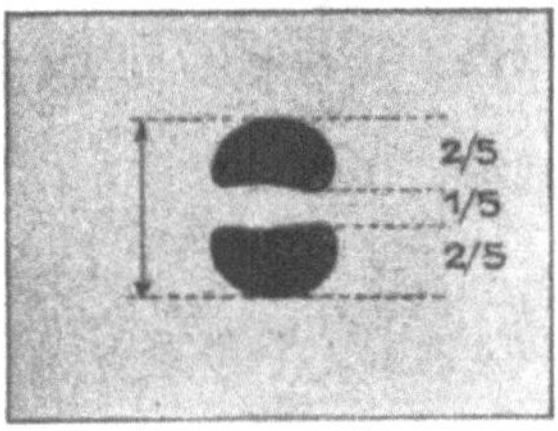

Abb. 35.

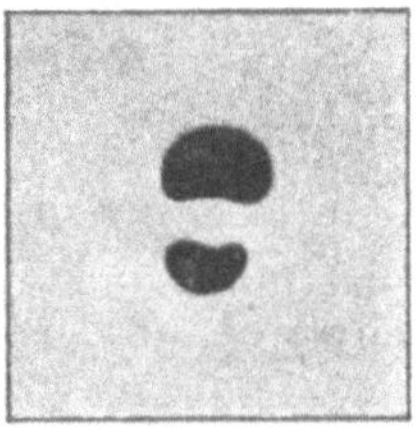

Abb. 36.

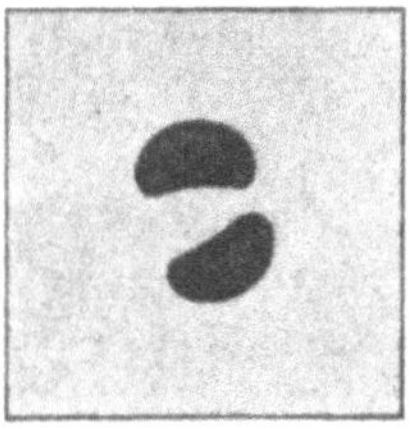

Abb. 37.

Gonokokkus würden also $^2/_5$ auf die obere Hälfte, $^1/_5$ auf den Spalt und $^2/_5$ auf die untere Hälfte fallen (Abb. 35). Bei diesen Maßen ist die Größe des Spaltes etwas übertrieben, aber ich will damit dieses erste hervorragende Unterscheidungsmerkmal des Gonokokkus festnageln: *einen breiten Spalt zwischen den beiden Zellen des Diplokokkus.* Der Zwischenraum wird dem Untersucher übrigens nicht immer gleich groß erscheinen: denn es genügt, daß der Gonokokkus sich um seine Achse dreht, damit dieser Spalt nur perspektivisch gesehen wird, und infolge dessen immer mehr sich verkleinert. Man wird nur hier und da einen gutgelagerten Gonokokkus finden können, der uns seinen Spalt in der richtigen Ausdehnung zeigt und damit unsere Diagnose befestigt. Wir wollen noch ausdrücklich betonen, daß die Größe der Gonokokken wechseln können; es gibt kleinere, welche nur eine Länge von 0,8 μ und eine Breite von 0,6 μ haben, andere eine Länge von 1,25 μ auf eine Breite von 0,7 μ. Die Gonokokken, die wir bei Frauen finden, sind meist dicker wie diejenigen der Männer. Sie erreichen eine Größe von 1,6 auf eine Breite von 0,8 μ. *Die beiden Teile des Gonokokkus sind nicht immer gleich groß* (Abb. 36). *Die beiden Teile des Gonokokkus können aufhören parallel zu liegen,* indem der eine Teil sich um dessen Ende dreht (Abb. 37). Der Spalt, der die beiden Teile des Gonokokkus trennt, wird nicht mehr von absolut parallelen Linien begrenzt, er ist leich bikonvex, die inneren sich gegenüberliegenden Flächen einer jeden Hälfte des Gonokokkus sind leicht konkav (Abb. 38).

Der Gonokokkus nimmt in hohem Maße die Färbung an und erscheint tief blau gefärbt; die Intensität seiner Färbung übertrifft diejenige sämtlicher andern Bestandteile des Präparates. Wenn man in einem gonokokkenreichen Präparat Umschau hält, besonders in einem solchen, das mit Ziehlscher Lösung gefärbt ist, so wird man

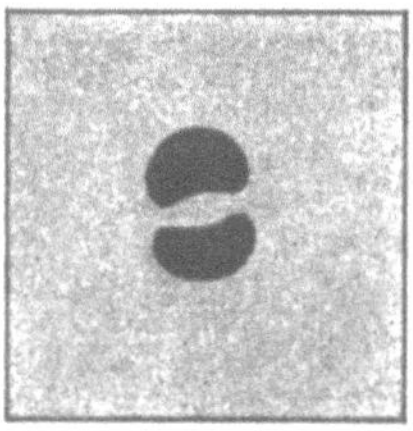

Abb. 38.

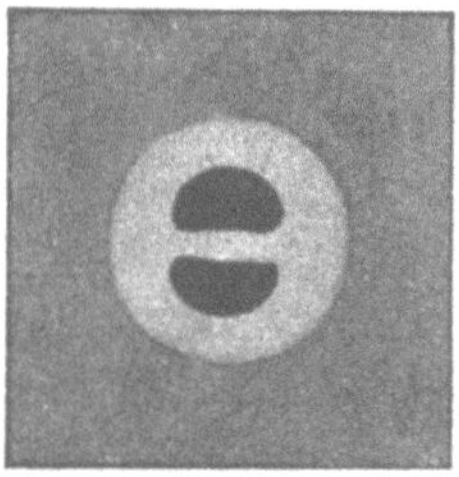

Abb. 39.

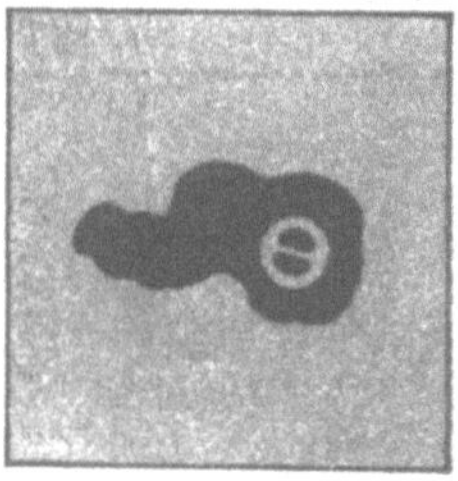

Abb. 40.

hier und da einen Gonokokkus finden, dessen Kapsel sichtbar ist. Es genügt dazu, daß dieser Gonokokkus sich frei in einer mehr schleimigen hellblau gefärbten Umgebung befindet. Seine Kapsel, die nicht gefärbt ist, umgibt ihn wie ein weißer Hof, welcher auf dem blauen ihn umgebenden Grunde gut absticht (Abb. 39). Ich glaube der erste gewesen zu sein, der auf diese morphologischen Eigentümlichkeiten des Gonokokkus aufmerksam gemacht hat (208). Diese Eigentümlichkeit wird noch stärker hervortreten, wenn der Gonokokkus auf einem stark gefärbten Kern liegt (Abb. 40). Diese Kapsel ist halb so dick wie der Gonokokkus breit ist. Zwei Gonokokken, die durch Spaltung aus einem entstanden sind, stellen ein Gonokokkenpaar dar. Diese Gruppierung ist so charakteristisch, daß sie für sich allein sehr oft erlaubt die Diagnose zu stellen. Wie man sieht, kann in einem einzigen Kokkus bereits der Gonokokkus erkannt werden; die Irrtümer werden belanglos, wenn es sich um ein Gonokokkenpaar handelt. Die Gonokokken, die verkapselt sind, sind voneinander durch eine nichtsichtbare Kapsel getrennt, sie können sich also nie direkt berühren. Es ist dies eines der besten Kennzeichen der Gonokokkongruppe. Da die Kapsel halb so dick ist, wie der Gonokokkus breit ist, so sind zwei frisch entwickelte Gonokokken, deren Kapseln sich berühren, der eine vom andern durch die Breite eines Gonokokkus getrennt (Abb. 41 u. 42). Beide Hälften dieses Gonokokkenpaares können die oben beschriebenen Verschiedenheiten aufweisen, sowohl bezüglich der Ungleichheit der beiden Hälften als des Mangels an Parallelismus (Abb. 43). Die Gonokokken vermehren sich durch Teilung, indem sich jeder halbe Gonokokkus in einen ganzen

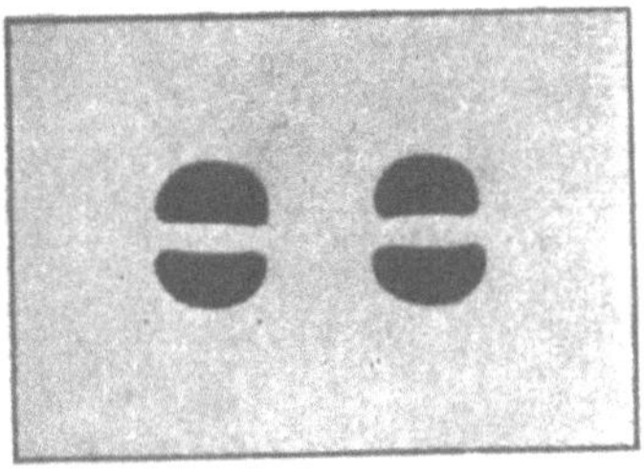

Abb. 41.

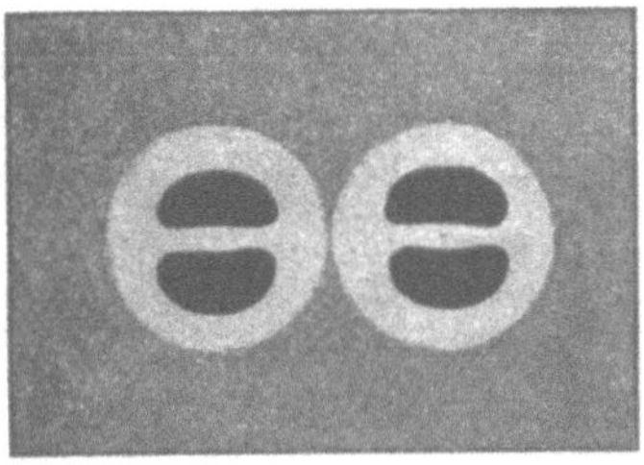

Abb. 42.

verwandelt; die Folge davon ist, daß der Teilungsstrich der beiden jungen Kokken perpendikulär zum Teilungsstrich des alten Kokkus verläuft (Abb. 44). Man kann manchmal den Beginn dieser Segmentation erblicken; jeder Teil des Gonokokkus nimmt dann die Form

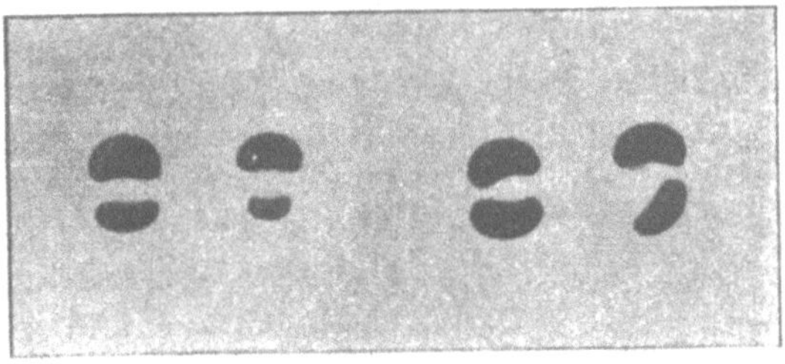

Abb. 43.

eines großen lateinischen B an. Diese Form kann entweder in einem Teil des Gonokokkus oder in beiden Teilen zugleich sichtbar sein (Abb. 45).

Gehen wir nunmehr zu der noch charakteristischeren Gruppierung zahlreicher Gonokokken über, welche in Form von Doldentrauben gelagert sind, und zwar entweder im Innern einer polynukleären Zelle oder auch ganz frei. In letzterem Fall sehen wir eine mehr minder große Anzahl von Gonokokken, die eine gut abgegrenzte

Gruppe bilden und von denen der eine den andern nicht berührt. Dieselben sind nach allen Richtungen hin orientiert, manchmal kann

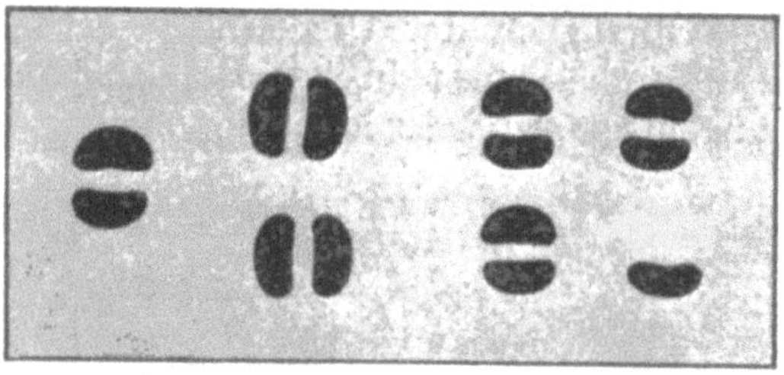

Abb. 44.

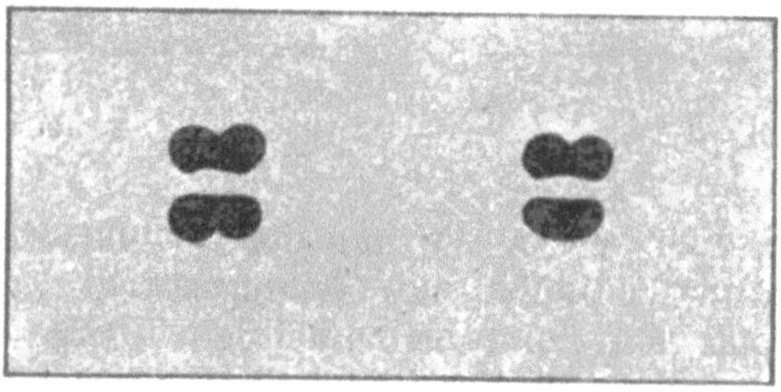

Abb. 45.

man zusammengehörige Paare erkennen. Diese Gruppierung erinnert einen an die Verteilung der Sterne am Himmel, man spricht daher von einer sternförmigen Lagerung. Alle einer solchen Gruppe angehörenden Gonokokken sind in gleichem Grade und stark gefärbt (Abb. 46). Ist der Grund des Präparates leicht blau gefärbt, so kann man beobachten, daß die Gruppe der freien Gonokokken sich von einer vollkommen hellen und glänzenden Scheibe abhebt, welche von dem blaugefärbten Grunde des Präparates absticht (Abb. 47). Dieses Bild kommt durch die Vereinigung der verschiedenen Kapseln der Gonokokken zustande. Die Gruppierung der Gonokokken zu einem abgerundeten Ganzen ist aus einer leukozytären Gruppierung derselben hervorgegangen nach Zerstörung der

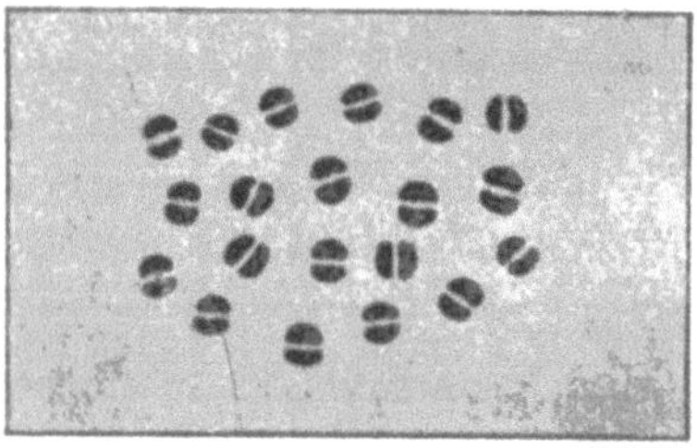

Abb. 46.

Leukozyten durch die Gonokokken. Die von Anfang an frei gelagerten Gonokokken weisen die eben besprochene Regelmäßigkeit nicht auf. Diese von vornherein freien Gonokokken trifft man entweder isoliert oder paarweise oder zu unregelmäßigen mehr minder zahlreichen Gruppen vereinigt an, manchmal auch in parallelen Strängen, doch ist die letztere Anordnung eine künstliche und durch das Ausbreiten des Präparates hervorgerufen.

Wir müssen die Frage aufwerfen, ob die Anwesenheit vieler freien Gonokokken in einem Präparat irgendwelche prognostische Bedeutung hat. Dies ist verschieden. Im Beginn einer Gonorrhöe wird man bei Untersuchung des ersten Tropfens massenhafte freie Gonokokken finden; es ist das eine ständige Tatsache im Falle einer frischen Infektion der vorderen Harnröhre und hat keine weitere Bedeutung. Diese freien Gonokokken verschwinden übrigens sehr schnell, schon nach einigen Stunden kann man sie nicht mehr erblicken. Sollten sie im Laufe der Behandlung wieder auftreten, so kann dies ein Vorzeichen der Invasion der hinteren Harnröhre sein; sie sind in diesem Falle eine ebenso flüchtige Erscheinung wie in dem vorhergehenden. Ihr Wiedererscheinen im Verlauf einer Urethritis posterior ist meist das Zeichen einer Infektion der Prostata. Dann wird freilich ihre Anwesenheit während der ganzen Dauer der Prostatitis bestehen bleiben; denn in dem Sekret der erkrankten Prostata sind die ständig freien Gonokokken vorherrschend. Es hat den Anschein, als ob das Prostatasekret für sie besonders nahrhaft und ihrer Entwickelung in hervorragendem Maße günstig sei. Die Prognose der Gonorrhöe ist daher allein durch ihre Anwesenheit in diesen Fällen nicht als schlimmer anzusehen. Ganz anders liegt aber der Fall, wenn die freien Gonokokken ständig in dem Harnröhrenausfluß zum Vorschein kommen; denn dann handelt es sich um einen Mangel an Widerstand des Organismus, der nicht in der Lage ist, eine genügende Phagozytose aufzubringen. In solchen Fällen muß man auf eine schwierige und langwierige Behandlung gefaßt sein.

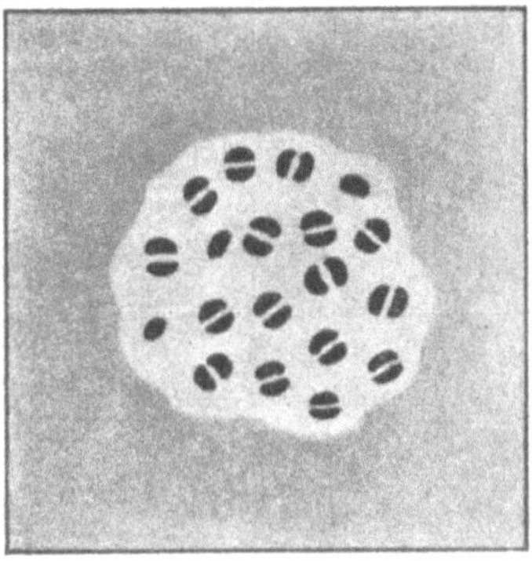
Abb. 47.

Im Innern eines Leukozyten ist die doldentraubenförmige Anordnung der Gonokokken geradezu klassisch. Diese Gruppierung findet man mehr in der akuten Gonorrhöe. Die Anzahl der in einem Leukozyten eingeschlossenen Gonokokken ist sehr verschieden. Manchmal sieht man nur einen oder zwei Gonokokken, andere Male ist der Leukozyt vollkommen damit ausgestopft. Stellen wir nun eine mittlere Anzahl von Gonokokken in einem Leukozyt mit sichtbarem Körper dar; unter diesen Gonokokken werden wir einen abbilden, der sich von einem Leukozytenkern abhebt und seine Kapsel erkennen läßt (Abb. 48). Man wird bemerken, daß die verschiedenen Gonokokken je nach ihrer Orientierung ungleiche Zwischenräume bieten; nur einige wenige zeigen einen maximalen Zwischenraum.

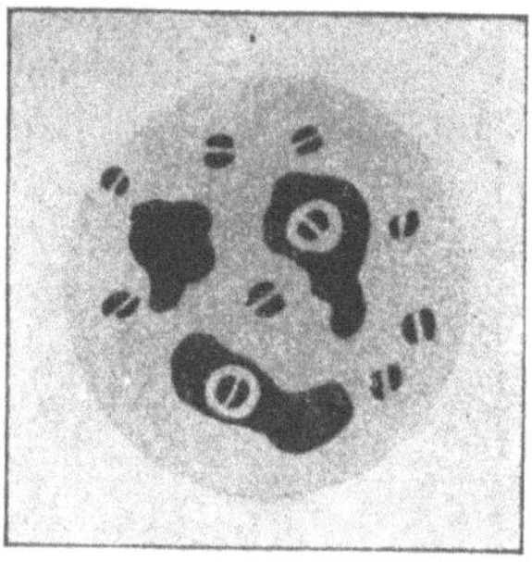

Abb. 48.

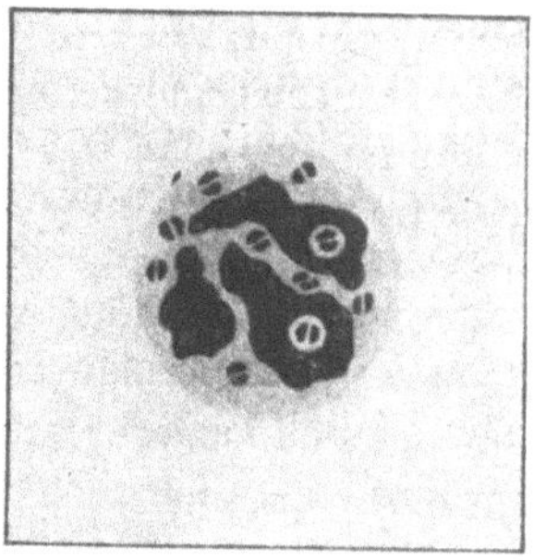

Abb. 49.

Ich habe oft bei der leukozytären Gruppierung ungleichmäßig gefärbte Gonokokken beobachten können, die einen sind viel blässer wie die andern. Das kommt meines Erachtens daher, daß die blaß erscheinenden Gonokocken auf der Rückseite des Leukozyts liegen, den wir eingestellt haben, also direkt auf dem Objektträger, und daß sie infolgedessen von der Färbungsflüssigkeit weniger inbibiert werden. Diejenigen Leukozyten, die aus der hinteren Harnröhre stammen und mehr minder lange Zeit mit dem Urin im Kontakt waren, haben die Tendenz, sich zusammen zu ziehen, sich zu sacken, indem sie ihre Kerne in einer engen Masse zusammendrängen und ihre Gonokokken mit einem Zellkörper umschließen, der zweimal kleiner als ein Leukozyt aus der vorderen Harnröhre ist (Abb. 49). Die intraleukozytären Gonokokken vermehren sich im Innern des Leukozyts. Im Gegensatz dazu sind die Gonokokken, die wir nun beschreiben werden und die sich auf den Epithelzellen entwickeln, an der Oberfläche dieser Zellen angeheftet und dringen nicht in ihr Inneres. Es gibt in der Tat eine noch charakteristischere Gonokokkengruppierung als die intraleukozytäre, nämlich ihre Lagerung auf einer großen

Epithelzelle der Fossa navicularis oder auf den kleineren Epithelzellen der tieferen Harnröhrenteile. Diese Zellen stellen ihrem Eindringen eine relativ widerstandsfähige Oberfläche entgegen. Die Anordnung dieser Gonokokken geschieht in absolut parallelen Serien (Abb. 50). Sollte man über die Anwesenheit von Gonokokken in einem Präparat Zweifel haben, so muß man eine der oben beschriebenen Anordnungen aufsuchen, um seiner Sache sicher zu sein.

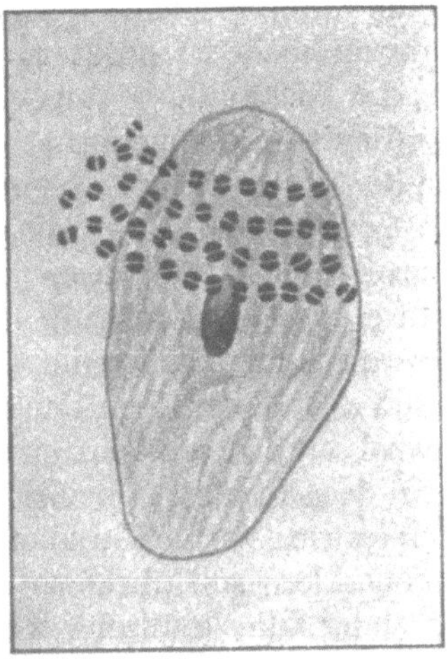

Abb. 50.

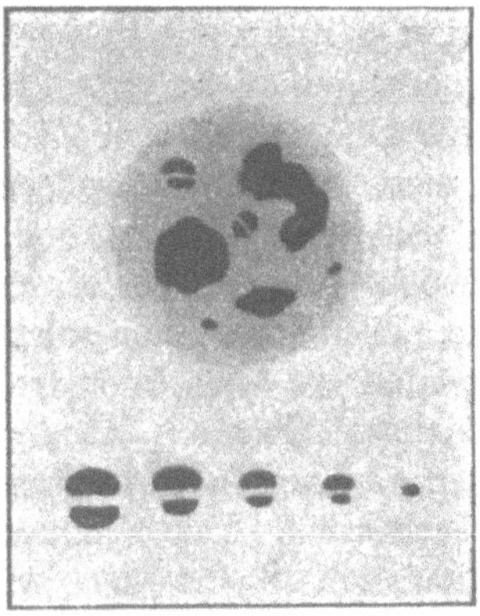

Abb. 51.

Die Gonokokken nehmen manchmal, sei es infolge der Behandlung, sei es infolge der langen Zeit, die sie bei demselben Menschen verweilen, sehr prägnante Degenerationsformen an. Diese Degenerationsformen müssen einem geläufig sein; denn sie geben uns wertvolle Fingerzeige für die Behandlung. Wenn man nach mehreren Spülungen in dem Ausfluß noch kräftige, stark gefärbte, in reichen Doldentrauben auftretende Gonokokken, sei es frei oder in Leukozyten, beobachtet, wie am ersten Tag der Erkrankung, so ist dieses ein Beweis, daß unsere Behandlung wenigstens zum Teil unwirksam ist und daß irgendwo ein Herd bestehen muß, der sich deren Einfluß entzieht. Hiermit ist uns schon viel geholfen, denn wir werden nun daran denken, die Drüse oder die Lakune aufzusuchen, welche diese Gonokokken gegen unsere Angriffe schützt. Man kann folgende Entartungserscheinungen an Gonokokken feststellen: Zunächst färbt sich der Gonokokkus schlechter, er wird kleiner, seine Gruppierungen werden magerer, sie enthalten ungleich große Gonokokken, die beiden Hälften dieser Gonokokken werden ebenfalls ungleich, sie verlieren ihre Semmelform, um abgerundet zu erscheinen, eine der Hälften besteht am Ende nur noch aus einem Punkt, um dann ganz zu verschwinden, so daß von dem zusammengeschrumpften Gonokokkus nur noch eine ganz kleine Kugel übrigbleibt (Abb. 51). Man muß am Ende der Behandlung diese deformierten Gonokokken erkennen können; denn dieselben lauern nur auf eine Gelegenheit, ihre ursprüngliche Vitalität zurückzugewinnen, sobald wir unzeitgemäß die Behandlung aussetzen. Hat man es mit nur seltenen Gonokokken zu tun, deren Formen und Gruppierungen nicht charakteristisch sind, so könnte man versucht sein die Diagnose durch Züchtung der Gonokokken zu präzisieren. Ohne dieses Verfahren, welches sicher große Dienste erweisen kann, hier kritisieren zu wollen, möchte ich auf ein anderes viel einfacheres und ebenso präzises Verfahren aufmerksam machen, es ist die Bierprobe. Läßt man einen solchen Patienten abends vor dem Schlafengehen mehrere Glas Bier trinken, so wird man den nächsten oder übernächsten Tag ein Wiederaufflackern des Ausflusses beobachten können, welcher dann zahlreiche und charakteristische Gonokokken aufweisen wird. Der Nachweis der Gonokokken soll übrigens nicht ausschließlich Sache des Mikroskopes sein; die klinische Untersuchung, das Ausfragen des Patienten, die Wiederholung der mikroskopischen Untersuchungen zu verschiedenen Tageszeiten, sollen den mikroskopischen Befund bekräftigen und im Zweifelfall die Frage entscheiden. Man muß den Gonokokkus nicht nur mit seinem Mikroskop, sondern auch mit seiner klinischen Überlegung suchen. Nehmen wir z. B. an, daß wir eines Morgens zahlreiche dem Gonokokkus gleichende Kokken finden, deren Natur uns freilich zweifelhaft ist: in diesem Falle nehmen wir von einer Spülung Abstand und erneuern am Abend desselben Tages die mikroskopische Untersuchung. Diesmal werden wir dann überhaupt keine Kokken finden; dies genügt, um zu beweisen, daß wir es des Morgens auch nicht mit Gonokokken zu tun hatten, denn sonst würden wir sie abends eher noch in viel größerer Anzahl gefunden haben. Es kommt auch folgender Fall vor: wir finden zahlreiche freie Kokken, die den Gonokokken zum Verwechseln ähnlich sehen, und doch ist keine dieser Kokken intrazellulär. Wenn es sich um Gonokokken handeln würde, so müßten wir zum mindesten einige innerhalb von Phagozyten treffen. Ein anderer Fall: wir finden, besonders bei Frauen, einige gonokokkenähnliche, ja sogar gramnegative Kokken, welche mit Bazillen zusammen innerhalb eines Leukozyts gelagert sind. Natürlich muß man einen solchen Befund kontrollieren, aber es ist sehr wenig wahrscheinlich, daß es sich um Gonokokken handeln wird.

Im allgemeinen darf die Diagnose Gonorrhöe nicht auf der Anwesenheit von nur einem oder zwei Diplokokken fußen, weil dieselben semmelförmig, frei oder selbst intraleukozytär gelagert sind, auch nicht wenn sie gramnegativ sind. In solchen Fällen muß man mit seiner Diagnose zurückhalten, eine Bierprobe vornehmen und deren Resultat abwarten.

Die Züchtung der Gonokokken.

Die Züchtung der Gonokokken ist schwierig und fordert in der Herstellung der Nährböden die allergrößte Genauigkeit. Das Hauptmerkmal des Gonokokkus ist: auf gewöhnlichen Nährböden nicht zu wachsen. Man soll nicht zaudern in zweifelhaften Fällen seine Zuflucht zu dieser Probe zu nehmen. Da der Gonokokkus der Kälte gegenüber sehr empfindlich ist, so wächst er nicht unterhalb 20° C. Es ist daher von großer Bedeutung, die Beschickung der Nährböden im Laboratorium selbst vorzunehmen, und zwar auf Röhrchen, die direkt aus dem Brutschranke genommen sind, die also im voraus auf 37° erwärmt sind. Um gonokokkenhaltigen Eiter zu transportieren, ohne die Vitalität der in ihm befindlichen Gonokokken zu schädigen, müßte man die betreffenden Röhrchen, die den Eiter enthalten, in einem transportablen Brutschrank unterbringen oder nach dem Vorschlag von Lebeuf (270) in einer Thermosflasche, die durch Wasser von 37° warmgehalten wird. Die Herstellung des Nährbodens, welchen wir auch wählen, verlangt eine sehr große Sorgfalt. Ein minimaler Unterschied in der Reaktion des Nährbodens kann denselben zum Entwickeln von Gonokokken unbrauchbar machen. Demonchy (89, 90) spricht diesem Faktor eine große Bedeutung zu; nach ihm soll p H ungefähr 6,5 betragen. Ich will hier nicht auf die Einzelheiten der Darstellung dieser Nährböden eingehen, dies würde zu weit führen. Ich verweise auf die glänzenden Dissertationen von Giscard (143) und Lebeuf (270). Der am meisten gebrauchte Nährboden ist die Aszitesgelatine. Giscard hat die Blutgelatine nach Pfeiffer so umgestaltet, daß er das Gesamtblut durch defibriniertes Blut ersetzt. Er streicht eine ganz dünne Schicht defibriniertes Menschenblut auf die schräge Oberfläche von peptonierter Gelatinebouillon auf. Lebeuf klassifiziert die Nährböden in der Reihe ihrer Eignung wie folgt:

1. Der Nährboden, der am wenigsten im Stiche läßt und die meisten und reichsten Kolonien gibt, besteht aus Gelatine-Leber-Menschenblut. Dieser Nährboden ist von Lebeuf selbst angegeben worden.
2. Menschenblut-Gelatine nach Bezançon und Griffon.
3. Bluthaltende Gelatine nach Pfeiffer und Giscard.

Für die weiteren Abimpfungen der Gonokokkenkolonien empfiehlt er die Gelatineaszites oder die Amingelatine von Demonchy, in welcher das gewöhnliche Pepton durch $^{20}/_{1000}$ Aminpepton Macquaire ersetzt ist und bei welcher man dem Bouillon kein Salz beifügt. In dem Kapitel über die chronische Gonorrhöe werde ich auf die Irrtümer zu sprechen kommen, die das Züchtungsverfahren in sich schließt.

Man bedient sich auch der Züchtung der Gonokokken auf zuckerhaltigen Nährböden, um die Authentizität des Gonokokkus festzustellen. Dieselben werden, abgesehen vom Gonokokkus, nach 24 Stunden von allen andern Kokken zum Fermentieren gebracht.

Die Diagnose einer gonorrhoischen Erkrankung, im Beginn derselben sehr leicht, wird dagegen recht schwer in etwas älteren und schon vorbehandelten Fällen und ist oft nur durch Reaktivierung der zweifelhaften, seltenen oder latenten Gonokokken möglich. Die Zahl der Gonokokken ist in solchen subakuten Fällen durch den Gebrauch der Balsamica sowie durch antiseptische Spülungen oder Einspritzungen oder auch unabhängig von jeder Behandlung durch die bloße Tatsache, daß die Krankheit schon seit sehr langem besteht, herabgesetzt. In anderen Fällen überschwemmen zahlreiche sekundäre Mikroben die Präparate, verdecken die seltenen Gonokokken, die sich darin befinden könnten, und machen sie unkenntlich. Endlich gibt es Fälle, in denen man keinerlei Mikroben findet, in denen man aber das Vorhandensein von Gonokokken vermutet, sei es weil wir den Eindruck haben, daß der Patient schlecht oder ungenügend behandelt worden ist, sei es daß er aufeinanderfolgende Rückfälle erlebt hat, die durch keinen Koitus verursacht oder erklärt sind. In solchen Fällen empfindet man das Bedürfnis, die versteckten oder schlafenden Gonokokken wieder zum Aufleben zu bringen, um sie wenigstens einen Augenblick zur Sicherstellung der Diagnose zu sehen. Zu diesem Zwecke müssen wir zunächst während drei Tagen jede lokale oder interne Behandlung unterbrechen, sodann eine Spülung nur der vorderen Harnröhre mit einer Lösung von oxycyansaurem Quecksilber 0,25/1000 vornehmen und dem Patient anordnen, am selben Abend mehrere Glas Bier zu trinken. Dieses Vorgehen hat zur Folge wenigstens vorübergehend die sekundären Mikroben verschwinden zu machen und die Vermehrung der Gonokokken anzuregen. Auf die sonstigen üblichen Methoden latente Gonokokken zu reaktivieren werden wir bei der Besprechung der chronischen Gonorrhöe näher eingehen.

Unter **sekundären Mikroben**, von denen wir bereits mehrmals gesprochen haben, verstehen wir alle anderen urethralen Mikroben abgesehen vom Gonokokkus. Ihrer Form nach können wir sie grosso modo einteilen in große und kleine Kokken, in Stäbchen, welche dick, kurz, lang, dünn, sehr klein sein können, in Diplokokken, Diplobakterien, Streptokokken, Streptodiplokokken, Streptobakterien, Streptodiplobakterien. Unter all diesen Abarten müssen wir die großen Sarcinen hervorheben, dicke aufgeschwollene Diplokokken mit sehr engem Zwischenraum, oft zu acht gruppiert; dann die Staphylokokken, die zu Klümpchen gruppiert sind, und sich berühren wie Kanonenkugeln, aussehen wie Froschlaich und manchmal die polynukleären Zellen ausfüllen und Gonokokken vortäuschen können. Es seien auch die kleinen Kokken erwähnt, die aussehen wie ein Bienenschwarm, die Enterokokken, welche große, etwas längliche Diplokokken sind, die in kurzen Ketten gruppiert erscheinen; ferner die ganz kleinen sehr dünnen Stäbchen, welche von der Glans oder der Vorhaut stammen und in Präparaten zu finden sind, die nicht mit der nötigen Sorgfalt und Sauberkeit abgenommen sind; diese Stäbchen können übrigens auch in das Innere der Harnröhre vordringen und sich daselbst vermehren. Endlich das **Bakterium Coli**, ein dickes mehr minder langes Stäbchen, welches, in dem Urethralausfluß gefunden, bezeichnend ist für eine Infektion des Harnsystems und dessen Anwesenheit uns veranlassen soll den Urin zu zentrifugieren. Ich möchte hier noch auf die Quelle eines Irrtums hinweisen: in der wässerigen Methylenblaulösung können sich mehr minder verzweigte Pilze entwickeln mit Sporen und Myzelien; diese Pilze können leicht in unsere Präparate gelangen und so Konfusion hervorrufen.

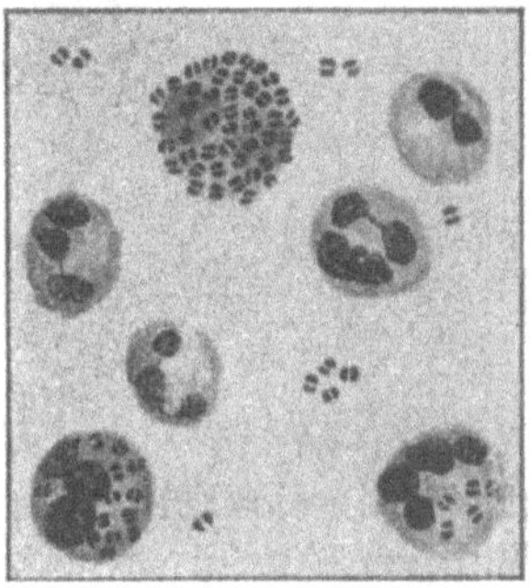

Abb. 52.

Es ist interessant die **Gruppierung der oben beschriebenen Zellen und Kokken je nach der Phase der Gonorrhöe** zu studieren. Untersuchen wir den Ausfluß im Beginn der Gonorrhöe, vor jeder Behandlung, so wird man in demselbsn massenhafte polynukleäre Zellen sehen, einige sehr große Epithialzellen der Fossa navicularis, gar keinen Schleim, zahlreiche intrazelluläre, sowie

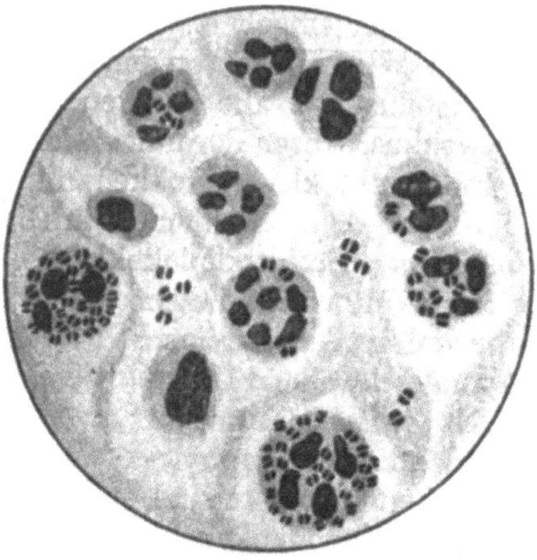

Abb. 53.

freie Gonokokken. Es ist dies der Typus des eitrigen gonokokkenhaltigen Ausflusses (Abb. 52). Untersuchen wir den Ausfluß desselben

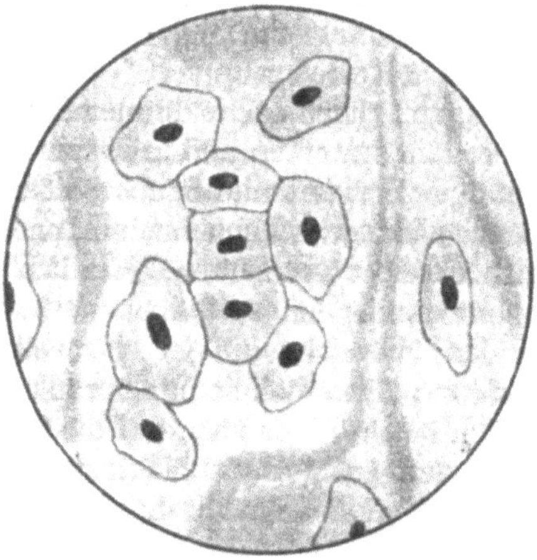

Abb. 54.

Patienten nach achttägiger Behandlung, so wird man konstatieren, daß die polynukleären Zellen an Zahl abgenommen haben und daß runde Zellen zu gleicher Zeit wie Epithialzellen mittleren Kalibers nachzuweisen sind. Alle diese Zellen sind in einer Schleimmasse eingelagert, welche durch ihre bläuliche Färbung auf dem Grund des Präparates erkenntlich ist, einige Gonokokken sind noch sichtbar, sei es in den Zellen selbst oder seltener in freiem Zustand. Dieses ist der Typus des muko-epithelio-purulenten Ausflusses. Er ist ein Zeichen dafür, daß die Heilung vorangeht (Abb. 53). Die Abbildung 54 stellt einen ausschließlich schleimig-epithelialen Ausfluß dar, frei von Leukozyten und Mikroben; denselben findet man manchmal am Schluß der Behandlung. Dieser rein epitheliale Ausfluß ist bezüglich der Prognose für das Verschwinden der Gonokokken als günstig zu verwerten; doch ist derselbe nicht das Ziel unserer Behandlung. Gewöhnlich macht sich die Heilung eher durch das allmähliche Seltenerwerden und Verschwinden der anatomischen Zellen und der Gonokokken erkennbar, ohne unbedingt zu diesem ausschließlichen Vorhandensein der Epithialzellen zu führen, welches ja schon ein Zeichen einer starken Veränderung des Harnröhrenepithels ist und auch nach dem Verschwinden der Gonokokken fortbestehen kann. Glücklicherweise ist diese Veränderung nicht definitiv; und diese Tendenz zur Plattenepitheldesquamation hört im allgemeinen von selbst nach mehreren Wochen auf. Sie hat nicht dieselbe Bedeutung wie die endlose Desquamation der Plattenepithelien der Harnröhrennarben, die man unter dem Namen von Argyrie bezeichnet, weil sie dem Mißbrauch starker Lösungen von Höllenstein zuzuschreiben ist.

IV. Kapitel.

Behandlung der Gonorrhöe beim Mann.

I. Beschreibung der Behandlungsmethoden.

Nachdem der Patient uriniert hat, säubert man die Eichel und den Meatus mit einem Wattetampon, der mit einer desinfizierenden Lösung getränkt ist, während die Ränder des Meatus mit der linken Hand auseinander gehalten werden. Es ist auch ratsam, die Reinigung des Meatus vor der Spülung vermittels der Kanüle vorzunehmen, indem man zwischen die ausgebreiteten Lippen der Harnröhrenöffnung den Strahl medikamentöser Lösungen aus einer Entfernung von 2—3 cm auffallen läßt.

Einspritzung vermittels Tripperspritze.

Es ist klar, daß bei lediglich auf die vordere Harnröhre beschränkter Infektion die Einspritzung vermittels einer Tripperspritze, eine logische Behandlungsmethode darstellt. Der Nachteil dieser Anwendung besteht darin, daß der Patient selbst im Verlauf der Erkrankung nicht feststellen kann, ob auch die hintere Harnröhre mitergriffen ist. Es kommt dazu, daß viele Patienten durch zu brüske Einspritzung selbst ihre hintere Harnröhre und auch ihre Blase infizieren. In der Hand der Ärzte dient die kleine Harnröhrenspritze zum Einbringen von Novokain, was das Eindringen der großen Spülungen in die hintere Harnröhre erleichtert; außerdem dient die Urethralspritze zum Injizieren der Argyrollösung bei der Abortivbehandlung der Gonorrhöe. Bei dem Gebrauch der Spritze (Abb. 8) füllen wir dieselbe gewöhnlich mit 7 ccm Lösung, man darf aber nicht an einer bestimmten Menge festhalten, da der Fassungsgrad derselben Harnröhre an den verschiedenen Tagen verschieden ist und von dem Grad der Entzündung und Schwellung der Harnröhrenschleimhaut abhängt. Bevor man die Spritze ansetzt, ist es empfehlenswert, die Luft aus derselben zu entfernen. Indem man das Glied mit der linken Hand faßt, den Meatus öffnet, fügt man das Endstück der Spritze dem Meatus an und läßt nun durch langsamen, aber progressiven Druck auf den Stempel der Spritze die Lösung in die Harnröhre eintreten, immer darauf bedacht, sofort aufzuhören, sobald die Harnröhre gefüllt ist. Dies ist der Fall, sobald der Stempel durch Gegendruck zurückgedrängt wird; dann ist es höchste Zeit, die Spritze abzusetzen. Nun drückt man mit den Fingern der linken Hand den Meatus möglichst nahe an seinen Rändern zusammen, um die eingespritzte Flüssigkeit während der gewünschten Zeit, im allgemeinen 5 Minuten, in der Harnröhre zurückzuhalten. Während dieser Zeit läßt man einige Male durch Öffnen des Meatus einige Tropfen der Lösung austreten; das hat den Zweck, auch die von den Fingern zusammengedrückten Teile der Harnröhrenschleimhaut der Einwirkung der medikamentösen Lösung auszusetzen. Nach 5 Minuten läßt man auch den Rest der in der Harnröhre befindlichen Lösung ablaufen, ohne jedoch die Harnröhre auszudrücken. Was von der Lösung von selbst in der Harnröhre zurückbleibt, soll man ruhig darin zurücklassen. Der Gebrauch einer Spritze nach Bonnaud, die mit einer Gummibirne versehen ist, oder auch eine einfachere Gummibirne mit kleinem olivenförmigen Ansatz ist zu verurteilen. Um den Einfluß der medikamentösen Lösung auf die Harnröhre zu verstärken, haben mehrere Autoren vorgeschlagen, diese längere Zeit in der Urethra zu lassen, so hat Neisser (336) empfohlen die Protargoleinspritzungen, die er gegen die Gonorrhöe empfiehlt, 15—20 Minuten in der Harnröhre festzuhalten, respektive wenn die Lösung während dieser Zeit ablaufen sollte, sie zu ersetzen (495). Motz läßt aus demselben Grunde den Kanal vermittels einer kleinen Binde hinter der Eichel abbinden. Es sind auch besondere Pinzetten aus Metall zu diesem Zwecke angegeben worden. Müller (333) gibt zu demselben Zwecke einen schröpfkopfartigen Apparat an, Ballenger (16) läßt die medikamentöse Lösung sehr lange im Innern der Harnröhre zurückhalten, indem er deren Öffnung nach der Einspritzung mit Kollodium verschließt. Auf die Details dieser Methode werden wir gelegentlich der Besprechung der Abortivbehandlung noch zurückkommen.

Spülungen der vorderen Harnröhre vermittels des Irrigators.

Die Spülungen der Harnröhre vermittels des Irrigators können in jeder Stellung des Patienten vorgenommen werden. Der Patient kann dabei auf dem Untersuchungstisch liegen, oder er kann stehen, oder auf einem Bidet sitzen. Ich ziehe die liegende Stellung vor. Vor der Spülung soll der Patient stets urinieren. Zur Spülung der vorderen Harnröhre soll der Irrigator in einer Höhe von 30 bis höchstens 50 cm über dem Operationstisch oder Bidet aufgehängt sein. Liegt der Patient auf dem Untersuchungstisch, so wird zwischen seine Beine ein ovales Becken gestellt, welches bis dicht an dessen Damm heranreicht, ohne jedoch auch den geringsten Druck auf denselben auszuüben. Die Spülflüssigkeit muß vorbereitet sein und zwar in der gewünschten Konzentration und soll den gewünschten Wärmegrad haben (38—40 ° C.). Im allgemeinen soll man nicht mehr wie einen Liter Lösung zu einer Spülung verbrauchen. Der Arzt erfaßt das Glied mit der linken Hand, ohne jedoch die Harnröhre irgendwie zusammenzudrücken, die Vorhaut wird zurückgeschlagen, und nachdem man die Klemme des Gummischlauchs mit einer Hand geöffnet hat, faßt man den Schlauch zwischen Zeigefinger und Daumen der rechten Hand direkt über der Kanüle. Man muß sich daran gewöhnen, bevor man die Flüssigkeit ausfließen läßt, eine starke Luftlage in die Kanüle eintreten zu lassen. Dies hat den Vorteil, die Schnelligkeit des Abfließens der Flüssigkeit überwachen zu können. Man sieht besser, wie die Spülflüssigkeit durch die Kanüle läuft, und wie dieses Abfließen stoppt, sobald die Flüssigkeit nicht mehr eindringt; ebenso sieht man dank der Luftblase, wie die Flüssigkeit infolge einer Kontraktion des Sphinkters oder bei einem Hustenanfall des Patienten in den Schlauch zurückläuft. Sobald man dieses beobachtet, muß man sofort die Kanüle absetzen, um das Aufsteigen der Flüssigkeit in den Schlauch zu verhüten. Man beginnt zunächst damit, vermittels des Strahles die Eichel, die Ränder des Meatus, dann den Meatus selbst zu waschen, indem man dessen Ränder mit der linken Hand auseinanderhält. Dann führt man das vordere abgerundete Ende der Kanüle zwischen die Lippen des Meatus ein und geht zur Spülung der vorderen Harnröhre über, indem man die Spülflüssigkeit möglichst allmählich in immer tiefere Teile derselben vordringen läßt. Es ist unnütz und gefährlich, das progressive Eindringen der Flüssigkeit durch einen Druck der Finger der linken Hand auf die Harnröhre zu regulieren. Noch gefährlicher ist es, die Bulbusgegend der Harnröhre durch einen großen Tampon zuzudrücken, oder gar dadurch, daß man den Patienten mit dem Damm auf den Rand eines Stuhles sitzen läßt, dies alles um das Eindringen der Spülflüssigkeit in die hintere Harnröhre zu verhüten. Diese Handhabung ist brutal, lädiert die Harnröhre und hat unzureichende Spülung der vorderen Harnröhre zur Folge. Es ist die Geschicklichkeit des Operateurs, welche das mehr minder tiefe Eindringen der Spülflüssigkeit regulieren soll. Der aufmerksame Arzt wird unter den Fingern seiner linken Hand die Harnröhre sich unter dem Druck der eindringenden

Flüssigkeit spannen spüren. Sobald er die Empfindung haben wird, daß die Harnröhre genügend gespannt ist, wird er die Kanüle entfernen und die Urethra sich entleeren lassen. Die Spülung der vorderen Harnröhre besteht also in einer Folge von Füllungen und Entleerungen derselben. Es ist gut, im Verlauf der Spülung drei oder viermal anzuhalten und die Harnröhre mit leichtem Druck zu entleeren, um ein Stehenbleiben derselben Flüssigkeitsmasse im Bulbus während der ganzen Spülung zu verhüten; es würde sonst dieser letztere Teil der vorderen Harnröhre der Spülung entzogen werden. Ich muß noch auf ein anderes manchmal vorkommendes Hindernis der Spülung der vorderen Harnröhre aufmerksam machen. Es ist dies das mögliche Zusammenschnüren der Harnröhre durch eine zu enge zurückgezogene Vorhaut. Diese Abschnürung, die sich hinter der Eichel bewerkstelligt, kann das Eintreten der Spülung in die Harnröhre vollauf behindern. Wenn man darauf nicht achtgibt, so kann es einem vorkommen, daß man die Spülung fortsetzt, ohne zu bemerken, daß dieselbe nicht in die tieferen Teile der Harnröhre hinein gelangt. Die geringe Menge der abfließenden Flüssigkeit müßte einen freilich auf das mangelhafte Eindringen derselben in die Harnröhre aufmerksam machen. Es genügt in solchen Fällen die Vorhaut vorzuziehen und die Spülung so fortzusetzen. Bei manchen Patienten bildet sich unter gewissen Bedingungen im Angulus penoscrotalis eine Knickung der Harnröhre, welche ebenfalls das Eindringen der Flüssigkeit über die Knickung hinweg verhindert. Sobald man dies bemerkt, muß man das Glied immer nach oben halten. Bei den Patienten mit Harnröhrenverengerungen gelangt die Spülflüssigkeit nur bis zu der verengten Stelle. Wenn man den Druck der Flüssigkeitssäule länger einwirken läßt, so kann man über diese Resistenz hinwegkommen. Andererseits gibt es Kranke, deren Sphinkter urethralis so wenig widerstandsfähig ist, daß derselbe trotz aller Mühen, die man sich gibt, um die Spülung auf die vordere Harnröhre zu beschränken, die Flüssigkeit in die Blase laufen läßt. Dies kommt insbesondere dann vor, wenn die Spülflüssigkeit ziemlich warm ist. Man soll daher im allgemeinen keine Spülflüssigkeit über 38° verwenden. Sollte trotzdem der Sphinkter nachgeben, so wird man bei solchen Patienten unverzüglich die ganze Harnröhre durchspülen. Sobald man nämlich in die hintere Harnröhre eindringt, so muß man es reichlich tun, da man sonst Gefahr läuft, dieselbe zu infizieren.

Urethro-vesikale Spülungen vermittels des Irrigators.

Diese Spülungen, welche wir auch Spülung der beiden Harnröhren, Spülung der Blase ohne Sonde, große Spülungen nennen, werden unter denselben Bedingungen ausgeführt wie die Spülungen der vorderen Harnröhre. Sie beginnnen damit, daß zunächst die vordere Harnröhre gespült wird, so wie wir es oben angegeben haben, und zwar mit einem halben Liter der Spülflüssigkeit. Hiernach versucht man die Spülflüssigkeit auch in die hintere Harnröhre gelangen zu lassen. Dazu drückt man die Kanüle längere Zeit an den Meatus an, um jedes Zurücklaufen der Flüssigkeit zwischen dem Glied und der Kanüle zu verhüten. Der Druck, den wir auf die Kanüle ausüben, um die Harnröhre abzuschließen, soll minimal sein, jedoch ausreichend, um das Abfließen der Flüssigkeit zu verhindern. Auch während dieser Handhabung muß darauf geachtet werden, die Harnröhre in ihrem Verlauf keinerlei Druck durch die Finger auszusetzen. Das Eindringen der Spülflüssigkeit durch den Sphinkter in die hintere Harnröhre und die Blase soll, wenn der Sphinkter nicht nachgibt, nicht dadurch forziert werden, daß man den Druck der Spülflüssigkeit auf den Sphinkter andauern läßt, sondern man wird versuchen, das Nachlassen der Kontraktion des Sphinkters durch mildere, rücksichtsvollere Mittel zu erreichen. Man wird den ersten Augenblick des Nachgebens des Sphinkters benutzen, um die Flüssigkeit eindringen zu lassen. Sobald dieser Muskel sich wieder zusammenzieht, wird man die Kanüle absetzen und so die Harnröhre sich entspannen lassen. Dieses Nachlassen und dieses Zusammenziehen des Muskels kann man übrigens an der Luftblase in der Kanüle leicht verfolgen. Um das Nachlassen der Kontraktion des Sphinkters herbeizuführen, fordert man den Patienten auf, zu urinieren, ohne zu stark zu drücken. Zu gleicher Zeit soll der Patient alle seine Muskeln, auch die seiner Arme, seiner Beine entspannen. Wenn der Kranke sitzt, soll er nicht steif dasitzen, sondern in schlaffer Haltung. Man soll nie versuchen durch stärkeres Erhöhen des Irrigators das Eindringen der Spülflüssigkeit in die hintere Harnröhre zu erzwingen, besonders nicht in den akuten Fällen der Gonorrhöe. Neun Zehntel der Spülungen der ganzen Harnröhre können bei einer Höhe des Irrigators von 60—90 cm oberhalb des Sitzes des Kranken durchgeführt werden; an diesen Druck soll sich der Patient selbst gewöhnen. Man soll nur ausnahmsweise und wenn es nicht anders geht, die Erhöhung des Irrigators benützen, um das Nachgeben des Sphinkters zu erreichen. Im Gegenteil, wenn derselbe nicht nachgibt, so muß unser erster Gedanke sein, den Druck zu erniedrigen. Die dadurch hervorgerufene Entspannung der Harnröhre begünstigt die spontane Öffnung des Sphinkters. Bleibt das Niederstellen des Irrigators ohne Erfolg, so haben wir immer noch Zeit den Druck zu erhöhen. Sollten wir bei der ersten Sitzung unser Ziel nicht errreichen, so wird man die gleichen Versuche auf den folgenden oder überfolgenden Tag verschieben. Dies wird vor allem bei hyperakuten Gonorrhöen erforderlich sein, wenn es sich nicht gerade um Patienten handelt, die diese Spülung schon kennen. In diesen Fällen wird man sich in den ersten Tagen mit Spülungen der vorderen Harnröhre begnügen und die Spülungen der hinteren Harnröhre erst wieder aufnehmen, wenn unter dem Einfluß der bisherigen Behandlung die Harnröhre weniger empfindlich geworden ist.

Es gibt noch weitere Mittel das Eindringen der Spülflüssigkeit in die hintere Harnröhre zu fördern. Tiefe Einatmungen, das Ablenken der Gedanken des Patienten durch Unterhaltung erleichtern oft das Nachlassen des Krampfes des Schließmuskels. Wohl das beste Mittel zur Erleichterung dieser Behandlung besteht in der Anästhesierung der vorderen Harnröhre mit Kokaïn. Ich empfehle eine Novokaïnlösung zu 1 %, von der man 3—4 cc in die Harnröhre einspritzt, und zwar nach der Spülung der vorderen Harnröhre und nachdem man durch leichten Druck dieselbe von der Spülflüssigkeit befreit hat. Man läßt dann die Kokaïnlösung ein oder zwei Minuten in der Harnröhre, legt ohne dieselbe abfließen zu lassen, die Kanüle am Meatus an, so daß die nun eintretende Spülflüssigkeit die Kokaïnlösung vor sich her in die hintere Harnröhre drängt. Der Druck der Spülflüssigkeit wird durch die Kokaïnlösung auf den Sphinkter fortgepflanzt. Nach zwei bis dreimaliger Anwendung der Novokaïnlösung kann man dieselbe bei vielen Kranken weglassen; bei anderen wird man sie stets verwenden müssen.

Ein anderes Mittel auch stark widerstrebende Schließmuskel zum Nachgeben zu zwingen, besteht darin, die Spülungen bei voller Blase vorzunehmen; der Patient hat dann schneller das Bedürfnis zu drücken, seine Blase zu leeren, und bei dieser Gelegenheit dringt die unter Druck befindliche Spülflüssigkeit ein. Wenn alle diese Mittel im Stich lassen, so kann man versuchen den Irrigator bis zu einem Meter zu erhöhen; dies ist die höchste Höhe, die ich zulasse. Wenn dann die Spülung bei diesem hohen Druck gelingt, so ist es manchmal möglich bei späteren Sitzungen auch mit niedrigerem Druck auszukommen. Ein anderer Faktor, der in hervorragendem Maße das Eindringen der Spülungen befördert, ist deren Wärmegrad.

Eine kühlere Spülflüssigkeit veranlaßt den Sphinkter sich zusammenzuziehen; wenn sie dagegen warm ist, so zwingt sie den Schließmuskel sich zu öffnen. Man darf daher nicht davor zurückschrecken, die Temperatur der angewandten Flüssigkeit bis auf 40 ° C zu erhöhen. Man wird oft erstaunt sein, wie leicht dann die Spülflüssigkeit eindringt. Da man natürlich in der Praxis die Temperatur der Spülflüssigkeit nicht immer genau feststellen kann, so muß man sich daran gewöhnen, dieselbe mit der Hand abzuschätzen. Man wird dann leicht sagen können, ob eine Spülung lau, warm oder heiß ist; die heißen Spülungen wird man nur in schwierigen Fällen anwenden. Manche Ärzte glauben gut zu tun die Spülungen so heiß zu verwenden, wie der Patient sie erträgt, da sie meinen, daß dieselben besonders wirkungsvoll sind und daß der Gonokokkus diese hohen Wärmegrade nicht ertragen kann. Ich bin nicht dieser Ansicht, da die Spülungen zu kurz dauern, um durch ihren Wärmegrad auf den Gonokokkus einzuwirken; vielmehr wird man, ohne einen Vorteil erzielt zu haben, die Harnröhre Verbrennungen aussetzen und dem Patienten lang anhaltende Schmerzen verursachen.

Kommen wir nun auf die Spülungen selbst zurück. Wenn es gelungen ist, die Flüssigkeit in die hintere Harnröhre eindringen zu lassen, so sieht man dieselbe mehr minder schnell an der Luftblase in der Kanüle vorbeifließen. Ist das Eindringen ziemlich regelmäßig und mittelmäßig schnell, so läßt man einfach weiter fließen, man muß aber jeder Zeit bereit sein den Schlauch zusammenzudrücken, z. B. wenn man spürt, daß der Sphinkter sich zusammenzieht. So erspart man dem Patienten die unangenehme Empfindung der Spannung infolge zu starken Druckes der Flüssigkeit bei beiderseits abgeschlossener Harnröhre. Sobald diese Kontraktion vorüber ist, beginnt man wieder mit dem Eindringenlassen der Flüssigkeit in die hintere Harnröhre. Es ist oft ratsam, zwischendurch nur die vordere Harnröhre auszuspülen; nachher dringt die Flüssigkeit wieder leichter in die hintere Harnröhre ein. Wenn die Flüssigkeit allzu schnell in die Blase dringt, so müssen wir diesen Ablauf verlangsamen, indem wir den Gummischlauch oberhalb der Kanüle leicht zusammendrücken. Man muß auch wissen, daß die Flüssigkeit im Augenblick der Ausatmung des Patienten am besten eindringt. Man muß deshalb bei Schwierigkeiten dem Patienten empfehlen, langsam und tief ein- und auszuatmen und muß die Ausatmung benützen, um die Spülflüssigkeit einlaufen zu lassen. Es gibt auch Patienten, bei denen es dem Arzte nicht gelingt, die Spülflüssigkeit einlaufen zu lassen, und die dieses leicht selbst fertig bringen, wenn der Arzt nicht zugegen ist. Wenn eine gewisse Menge Spülflüssigkeit eingeflossen ist, so wird der Patient Urindrang verspüren und seine Blase entleeren; dies wird im Verlauf der Spülung zwei bis dreimal der Fall sein. Manche Patienten müssen stehen, um ihre Blase entleeren zu können. Bei der Verwendung einer Lösung von übermangansaurem Kali muß man darauf achten, daß dieselbe wieder rot aus der Blase herauskommt; entleert der Patient die Flüssigkeit vollkommen entfärbt, so ist dies darauf zurückzuführen, daß der Patient noch Urin in seiner Blase zurückgehalten hatte oder daß die Spülung so langsam vor sich ging, daß der inzwischen abgesonderte Harn Zeit hatte die Lösung zu zersetzen. In diesem Falle müssen wir die Spülung noch einmal aufnehmen, bis nicht entfärbte Lösung entleert wird. Ich halte es für erforderlich, die Lösung sofort entleeren zu lassen. Manche Ärzte empfehlen den Patienten, die Spülflüssigkeit längere Zeit zurückzuhalten, da sie glauben, dadurch einen dauernden Erfolg zu erzielen. Es ist dies ein großer Irrtum. Wenn wir eine Lösung von übermangansaurem Kali in direkter Berührung mit dem Urin hinterlassen, so zersetzt sich dieselbe, und es bildet sich Manganbioxyd, welches unlöslich ist und die Wandung der Blase mit einem sandartigen Niederschlag überzieht. Nach Beendigung der Spülung der hinteren Harnröhre empfiehlt man dem Patienten dem Harndrang, der sich einstellen wird, nicht sofort nachzugeben, da ein sofort vorgenommenes Urinieren schmerzhaft ist und in unwiderstehlicher Weise schnell aufeinander sich einstellenden Harndrang nach sich zieht. Der durch das übermangansaure Kali hervorgerufene Harndrang ist oft mit Schmerzen im Steißbein und sogar mit Darmkoliken verbunden. Wenn diese sich einstellen, so ist es ratsam die Dosis der angewandten Flüssigkeit herabzusetzen und vor allem nur isotonische Lösungen zu verwenden. Man muß freilich hinzusetzen, daß diese unangenehmen Erscheinungen meistens dadurch hervorgerufen werden, daß der Patient zum Schluß der Sitzung seine Blase nicht richtig entleert hat.

Mildere Spülungen nenne ich solche, die mit zwei verschieden dosierten Lösungen ausgeführt werden, von denen die zweite viel verdünnter wie die erste ist. Man füllt den Irrigator mit der konzentrierten Lösung, macht mit derselben die Spülung der vorderen Harnröhre, wobei man einen halben Liter der Lösung verbraucht, füllt dann den Irrigator mit abgekochtem Wasser auf, so daß er nur halb so stark konzenzrierte Lösung enthält; diese Lösung dient zur Spülung der Blase. Diese „milderen Spülungen" sind in den Fällen resistenter Gonorrhöe indiziert, in denen es angezeigt ist, besonders starke Lösungen für die vordere Harnröhre zu benützen.

Gemischte Spülungen sind solche, in denen zwei verschiedene Lösungen gemischt sind, um zu gleicher Zeit auf die Harnröhre einzuwirken, jede in ihrer Art. So verbinde ich oft das übermangansaure Kali mit dem oxycyansauren Quecksilber bei der Behandlung von Gonorrhöen, die mit andersartigen Blaseninfektionen verbunden sind. Das übermangansaure Kali wirkt auf den Gonokokkus ein, das oxycyansaure Quecksilber auf die Mikroben der Blase. Ich verwende auch diese gemischten Spülungen in manchen Phasen der Gonorrhöe. Man kann nämlich beobachten, daß geringe Dosen zweier Mittel oft stärker wirken und weniger reizen als eine starke Dosis eines einzigen Mittels.

Isotonische Spülungen sind unter gewissen Vorbedingungen mit Vorteil anzuwenden, z. B. bei hyperakuten Gonorrhöen, im Beginn der Erkrankung bei Patienten, die ohne Erfolg eine Abortivkur mit Argyrol hinter sich haben, bei Patienten, deren Schleimhaut durch eine vorangegangene Behandlung gereizt worden ist, und überhaupt bei Kranken, deren Schleimhaut durch chemische Lösungen irritiert ist. Ich verwende sie endlich prinzipiell, sobald ich übermangansaure Lösung verwende, deren Konzentration 0,25/1000 übertrifft. Diese von Uteo (428) empfohlenen isotonierten Lösungen werden durch Zusatz von 7,5 Kochsalz auf einen Liter Lösung hergestellt.

Für Höllensteinlösungen verwendet er folgende Zusammenstellung:

Argentum Nitricum	2	Gramm
Kochsalz	14	„
destilliertes Wasser	1	Liter.

Urethro-vesikale Spülungen mit der Gummibirne oder einer großen Spritze.

Dieselben sind nicht zu empfehlen. Nachdem man die vordere Harnröhre ausgespült hat, drückt man das olivenförmige Endstück der Spritze in den Meatus ein und übt auf den Stempel der Spritze einen solchen Druck aus, daß der Sphinkter zum Nachgeben gezwungen wird. Der Druck, den man auf diese Weise mit der Hand erzielen kann, ist bedeutend stärker wie der Druck, den der Irrigator bei stärkster Erhöhung erreicht. Außerdem kann dieser Druck nicht ständig und nicht gleichmäßig sein. Man setzt daher bei der Anwendung dieser Apparate die entzündete Harnröhre Schädigungen aus, man ruft Entzündung der Prostata und Nebenboden hervor.

Urethro-vesikale Spülungen mit der Sonde.

Dieselben soll man nur ausnahmsweise und unter ganz bestimmten Bedingungen vornehmen, z. B. bei Harnretention eines Gonorrhoikers. Man muß natürlich bei solchen Kranken die Blase vermittels einer Sonde entleeren, so lange die Ursache dieser Retention besteht, und diese Sondierungen benützen, um zu gleicher Zeit die Harnröhre zu spülen. Man muß sie auch bei den wenn auch seltenen Patienten verwenden, bei denen die Spülung ohne Sonde absolut nicht durchzuführen ist. Zu diesen Spülungen gebraucht man Nelatonsonden Nr. 13 und 14, die gut eingeölt oder mit der oben angegebenen löslichen Salbe schlüpfrig gemacht sind. Vor der Sondierung wird man den Meatus mit einem Wattetampon reinigen, welcher mit einer Lösung von oxycyansaurem Quecksilber 0,25/1000 imbibiert ist. Man spült dann die vordere Harnröhre vermittels des Irrigators mit einem halben Liter einer Lösung von übermangansaurem Kali, welche in diesem Falle besonders verdünnt sein muß und zwar 0,05—0,10 auf 1000. Danach wird die vordere Harnröhre mit leichtem Druck von der zurückbleibenden Flüssigkeit befreit und die Sonde nach den Regeln des Katheterismus eingeführt. Man läßt sodann den Urin ablaufen und zwar ganz langsam, wenn die Rentention stark ist, um die durch die Entspannung verursachte Kongestion der Blasenwandung zu verhüten. Hiernach spült man die Blase und zum Schluß leert man sie vollständig. Während man die Sonde zurückzieht, läßt man von der Spülflüssigkeit in die Harnröhre laufen. Im Falle einer kompletten Retention müssen diese Sondierungen ein bis zweimal täglich vorgenommen werden.

Wenn man sich entschließt diese Spülungen bei Patienten vorzunehmen, die an keiner Harnretention leiden, so wird man nach ausgespülter Blase die Blase mit Spülflüssigkeit anfüllen und dann den Patienten auffordern, dieselbe nach zurückgezogener Sonde zu entleeren. Trotz aller Vorsichtsmaßregeln stellen diese Spülungen vermittels Sonden bei akuten Gonorrhöen eine gewisse Gefahr dar, sie verursachen leicht Entzündung der Nebenhoden. Wenn wir also nicht durch eine Harnretention zur Anwendung dieser Methode gezwungen sind, so sollen wir eher darauf verzichten. Die Spülungen vermittels Sonden sind natürlich angebracht bei Prostatikern, welche an inkompletter Retention leiden; denn in diesem Falle würde bei Spülungen ohne Sonde die Übermangansaurekalilösung in der Blase stagnieren und sich daselbst zersetzen unter Bildung von Manganbioxyd.

Über den Wert der Endoskopie in der Diagnose und der Behandlung der Gonorrhöe.

Die Endoskopie der Harnröhre sowohl bezüglich der Diagnose wie der Behandlung der Gonorrhöe nimmt in diesem Buche einen auffallend kleinen Teil ein. Darüber bin ich meinen Lesern einige Aufklärung schuldig. So wichtig die Besprechung der Urethroskopie in dem Kapitel der chronischen Urethritis sein mag, bei der Besprechung der Gonorrhöe tritt dieselbe nach meinem Dafürhalten ganz zurück. Habe ich doch das Gesetz aufgestellt, daß die Anwesenheit von Gonokokken in einer Harnröhre jedes Einführen eines voluminösen Instrumentes ausschließen soll. Dieses Prinzip habe ich im Beginn meiner Arbeiten über die Gonorrhöe aufgestellt und halte es auch heute noch energisch aufrecht. Die meisten meiner Kollegen haben sich dieser meiner Anschauung angeschlossen. Infolgedessen ist die Endoskopie bei der akuten und subakuten Gonorrhöe ausgeschlossen [1]). Bleibt die Frage der chronischen Gonorrhöe. Die wahre chronische Gonorrhöe ist diejenige, welche in den Herden mit Plattenepithel der Urethra sich verschanzt, sei es, daß es sich um angeborene anatomische Herde, oder zufällige pathologische Herde handelt, deren Entstehung der Umwandlung des normalen Epithels der Harnröhre oder ihrer Drüsen unter dem Einfluß der Krankheit oder schlechter Behandlung zuzuschreiben sind, Sich selbst überlassen, ohne jegliche Behandlung, wird diese Gonorrhöe, welches auch ihr Alter sein mag, unmöglich in den akuten oder subakuten Zustand zurückkehren, weil die Gonokokken in bestimmten Herden lokalisiert sind, die nicht in der Lage sind, sich ihrer zu entledigen, während der Rest der Schleimhaut mit denselben fertig geworden ist und sie nicht mehr zu befürchten braucht. In diesen Fällen chronischer Gonorrhöe ist die Urethroskopie gestattet. Die oben angegebene Definition derselben stimmt leider nur für die-

[1]) Ich gebe hier getreu die Anschauung Janets wieder, obwohl ich auf Grund reicher Erfahrungen zu einer gegenteiligen Anschauung gekommen bin. Ich habe wiederholt sowohl in meinen Abhandlungen in den Folia Urologica und in der Zeitschrift für Urologie, als auch in meinem Buch über die moderne Behandlung der Gonorrhöe gezeigt, daß es mir gelungen ist subakute und chronische Gonorrhöe vermittels urethroskopischer Behandlung und Eingriffe auszuheilen. Es bewährt sich hier wieder die alte Erfahrung, daß jeder Arzt mit derjenigen Methode die besten Erfolge erzielt, die er am häufigsten ausübt und deren Feinheiten er infolgedessen am besten kennt. (Asch.)

jenigen Fälle chronischer Gonorrhöe, die sich selbst überlassen sind. Wenn wir die Harnröhrenschleimhaut traumatisieren, so werden die vorher unverwundbaren Teile derselben verwundbar. Es tritt eine Reaktivierung mit all ihren unangenehmen Folgen ein. Infolgedessen müssen wir in der chronischen Gonorrhöe die Endoskopie, welche eine Reaktivierung zur Folge haben kann, meiden, wenn wir nicht unwiderlegbare Gründe haben, dieselbe vorzunehmen. Welches können dieselben sein? Die wahrscheinliche Anwesenheit von Wucherungen in der Harnröhre, das Aufsuchen der Öffnungen von Drüsenabszessen im Kanal. Die Kauterisation vereiterter Morgagnischer Lakunen und Drüsen der Harnröhre, wie sie sehr häufig von manchen Ärzten ausgeführt wird, lehne ich ab; denn für eine Drüse, die wir durch die Kauterisation zerstören, haben wir viele andere, welche unsichtbar sind und sich diesem Eingriff entziehen [1]).

Was erst recht die Endoskopie der hinteren Harnröhre betrifft, welche einen viel einschneidenderen Eingriff darstellt, so halte ich es für belanglos, zu wissen, ob das Verumontanum mehr minder geschwollen ist und ob Öffnungen einiger Prostatadrüsen klaffend sind und Eiter austreten lasssen. Diese Feststellungen sind nicht genügend, um die Gefahren auf sich zu nehmen, welche eine solche Untersuchng für den Patienten bedingen, in erster Linie die Entstehung einer Nebenhodenentzündung.

II. Allgemeine Betrachtungen über die Behandlung der Gonorrhöe.

1. Exspektative Behandlungsmethode.

Vor unserer Zeit herrschte in bezug auf die Behandlung der akuten Gonorrhöe allgemeiner Nihilismus. Dies kam daher, daß sobald die Ärzte eingriffen, die Krankheit sich verschlimmerte und Komplikationen eintraten. Diese entsagende Therapie wird auch heute noch von vielen nichtspezialistisch ausgebildeten Ärzten befolgt. In einer im Jahre 1914 herausgegebenen Abhandlung von Fromme (463) über die Gonorrhöe der Frau wird als Prinzip aufgestellt, daß man sich hüten soll in einem Fall von akuter Gonorrhöe des Uterushalses oder des Uterus irgenwie lokal einzugreifen, da man sonst auf ein Ansteigen der Erkrankung in die Tuben und bis in das

[1]) Dieses stimmt; aber im Verlauf der Krankheit gelangen immer wieder neue Abszesse bis zur Schleimhautoberfläche oder brechen durch dieselbe durch, so daß man bei regelmäßig wiederholter Untersuchung doch Aussicht hat, einen Abszeß nach dem andern in den Bereich seines Kauters und seiner übrigen therapeutischen Eingriffe zu bringen. (Asch.)

Peritoneum rechnen muß. Dieser bezüglich der Gonorrhöe der Frau auch heute noch weitverbreitete Verzicht auf eine tätige Behandlung wird auch von vielen Ärzten auf die einigermaßen akute Gonorrhöe des Mannes, vor allem bei Auftreten von Komplikationen, ausgedehnt. Je mehr ich mich nun in meine Studien über die Behandlung der Gonorrhöe vertiefe, umsomehr wird es mir klar, wie schädlich und unheilvoll für die Kranken diese Anschauungen sind, und umsomehr bin ich überzeugt, daß die lokale Behandlung in allen Phasen der Erkrankung angewendet werden kann und durch keine Akuität des Falles oder durch irgend eine Komplikation kontraindiziert ist. Es genügt, die Ursache zu kennen, welche eine lokale Behandlung gefährlich machen kann, um diese Nachteile zu vermeiden und nur den Nutzen aus der lokalen Behandlung zu ziehen. Ein Beispiel wird dies am besten beleuchten: Es wird fast als klassische Vorschrift angesehen in Gegenwart einer gonorrhoischen Prostatitis sich jeder lokalen Behandlung zu enthalten. Warum? Weil man sehr oft im Anschluß an diese Behandlungsversuche eine Verschlimmerung des Entzündungszustandes der Prostata und vor allem einen starken Prozentsatz von Nebenhodenentzündungen beobachtet hat. Was ist nun in Wirklichkeit die Folge dieser unvorsichtigen Tatenlosigkeit? Eine gewisse Anzahl von Prostataabszessen, die chirurgisch geöffnet werden müssen.

Im Gegensatz zu diesem Standpunkt pflege ich meine mit Prostatitis behafteten Patienten ruhig weiter zu spülen. Ich setze lediglich die Konzentration der Kalilösung auf 0,05—0,10/1000 herunter, sobald eine Prostataentzündung auftritt oder besser gesagt, sobald ich deren Entstehen festsetze. Bei der Untersuchung der Prostata nehme ich von jeder Massage, von jedem noch so leichten Druck auf dieselbe Abstand; denn jede Erhöhung der Konzentration der angewandten Lösung, der geringste unzeitgemäße Fingerdruck auf die Prostata, hat schon den nächsten Tag eine Nebenhodenentzündung zur Folge. Ich kann versichern, daß mit der von mir eingeschlagenen Therapie meine Prostatitiden ohne Komplikationen und ohne daß Bettruhe erforderlich gewesen wäre, zur Heilung gelangen. In den vier Jahrzehnten, seitdem ich praktiziere, habe ich nur drei Patienten gesehen, die der Bettruhe bedurften und habe nie einen Prostataabszeß sich entwickeln sehen, dessen Inzision erforderlich gewesen wäre. Renaud (364) und Carle (57) haben neuerdings wieder versucht die exspektative Behandlung, gefolgt von der Verordnung von Balsamicis, zu Ehren zu bringen. Es ist sicher, daß die mit dieser Behandlung erzielten Resultate nicht schlecht sind. Ich gebe sogar zu, daß wenn es aus äußeren Gründen nicht möglich ist, den Patienten einer Behandlung mit regelmäßigen Spülungen zu unterwerfen, diese Therapie noch das beste Mittel ist, den Kranken zu heilen, ohne ihn der Gefahr von Komplikationen auszusetzen. Ich ziehe es bei weitem vor, einen Kranken nach dieser Methode behandelt zu sehen, als ihm Einspritzungen in die vordere Harnröhre mit der kleinen Spritze machen zu lassen, zu einer Zeit, in der seine hintere Harnröhre bereits erkrankt ist, oder zu sehen, daß man bei ihm zweimal wöchentlich eine Instillation vornimmt. Man darf nicht vergessen, daß die Gonorrhöe eine zyklische Erkrankung ist, welche durch Erschöpfung des Gonokokkenwachstums eine spontane Tendenz zur Heilung hat, und daß es infolgedessen nahe liegt, sich dieser natürlichen Evolution zur Heilung zu bedienen und sie durch antiphlogistische Verordnungen zu unterstützen. Hierher gehören das Verschreiben reichlicher Flüssigkeitsaufnahmen, das Verordnen von Bädern, von alkalischen Mineralwässern usw. Damit muß man sich aber auch dann begnügen. Fügt man antiseptische Einspritzungen hinzu, so verhindert man das Anhäufen der Gonokokken und dadurch das Absterben derselben, welcher Vorgang ja eben durch das Anhäufen derselben bedingt ist; infolgedessen kann man unter solchen Umständen nicht mehr auf die Spontanheilung rechnen. Wenn man sich schon zur exspektativen Behandlung entschließt, so muß man dieselbe ohne jede Einschränkung und lange Zeit walten lassen, bis zur vollkommenen Spontanheilung der Gonorrhöe, und erst ganz zuletzt die Balsamica heranziehen, um die bereits ermatteten Gonokokken, welche schon bereit sind von selbst zu verschwinden, vollständig zu erledigen. Diejenigen Ärzte, welche zunächst sechs bis acht Tage den Tripper laufen lassen, bevor sie die Krankheit aktiv bekämpfen — und es ist dies eine von vielen praktischen Ärzten bevorzugte Methode — sind in der Tat unlogisch. Die exspektative Behandlung, gefolgt von einer Verordnung der Balsamica in sehr hohen Dosen, stellt dagegen eine Behandlung der Gonorrhöe dar, die trotz ihrer großen Nachteile manchmal annehmbar ist. Sie soll aber nur ein Notbehelf sein. Man soll sie nur dann anwenden, wenn die antiseptischen Methoden unausführbar sind, und man muß hoffen, daß die Einrichtungen und die Organisation der Polikliniken und der Spitäler die Anwendung der Spülungen immer mehr verallgemeinern werden.

Untersuchen wir nun, welches eigentlich die Nachteile der exspektativen Behandlung sind. Dieselben sind sehr beträchtlich und können eine unheilvolle Rückwickung auf das ganze Leben des Patienten haben. Es sind dies die schweren Schädigungen, welche die gonorrhoische Erkrankung in der Schleimhaut der Urethra verursachen, Änderungen, die allzu oft letzten Endes zur chronischen Entzündung der Harnröhre, zu Verengerungen, zu dauerhaften Störungen in dem Bau und der Tätigkeit der Drüsen der Harnröhre und der Prostata führen und so chronische glanduläre Urethritis und chronische Prostatitis zur Folge haben; es sind Störungen der Genitalsphäre, die die Unfruchtbarkeit verursachen und allzu oft dauernd sind. Es ist die ganze Folge derjenigen Komplikationen der Gonorrhöe, welche wir von der Vergangenheit geerbt haben und die wir heutzutage mit fast absoluter Sicherheit durch die Methode der Spülungen vermeiden, wenn dieselben möglichst frühzeitig angewandt werden, bevor die Gonokokken Zeit gehabt haben, ihre gewöhnten Läsionen in den Harn- und Geschlechtsorganen hervorzurufen. Aus diesem Grunde halte ich daran, die Gonorrhöe lokal anzugreifen, sobald der Patient sich uns vorstellt, und dies, welches auch der Grad der Akuität der Erkrankung sei. Es ist doch wirklich unnütz, mit dem Eingreifen zu warten, bis der Gonokokkus schwerere und tiefere Läsionen hervorgerufen hat. Es ist andererseits klar, daß dieser Kampf gegen eine Krankheit im akuten, ja sogar im hyperakuten Zustand mit der größtmöglichen Vorsicht, Sorgfalt und Vorbedacht und nach bestimmten Regeln geführt werden muß, wenn man sich nicht der Gefahr aussetzen will, mehr zu schaden wie zu nützen.

Doch gehen wir zunächst auf die exspektative Methode ein, so wie sie Ricord (369) erdacht und angewandt hat. Diese Methode, von ihm die Methode des „laisser couler“ genannt, bestand darin, zunächst die Zunahme des Ausflusses durch heiße Bäder, Tees, alkalische Getränke zu fördern. Freilich stellte er sich den Wirkungsweg dieser Therapie falsch vor. Er meinte, daß dieselbe die Entzündung der Harnröhre lindern sollte, während sie doch in Wirklichkeit zum Absterben der Gonokokken gerade durch das Übermaß ihrer Entwicklung führt. Jene falsche Deutung hat sich bis zum heutigen Tag gehalten; denn man kann tagtäglich Ärzte sehen, welche ihren Patienten doppeltkohlensaueres Natron verordnen und ihnen zu gleicher Zeit Spülungen verabreichen. Diese beiden Behandlungen widersprechen sich, sie sind unvereinbar, denn das doppeltkohlensauere Natron fördert die Entwicklung der Gonokokken, während die Spülungen sie einschränken. Das Unheil ist natürlich nicht sehr groß, da die Spülungen die größere Wirkung ausüben und den Einfluß des doppeltkohlensauren Natrons überwiegen. Aber diese Kombination zweier Behandlungen bleibt ein unlogisches Vorgehen. Nachdem der Ausfluß zwei bis drei Wochen lang sehr stark geblieben war und der Patient in dieser Zeit durch alle Phasen und alle Unannehmlichkeiten einer hyperakuten Gonorrhöe sich hindurchgearbeitet hatte und manchen Komplikationen ausgesetzt war, wurde der vorher grüngelbe dicke Eiter weiß und dünnflüssiger. Dieser Augenblick, auf den Arzt und Patient mit Ungeduld warteten, stellte den Abschluß des ersten Aktes dieser Behandlung dar. Nun ging man zum zweiten Akt über, welcher darin bestand, den Patienten mit Balsamicis vollzupfropfen; dabei wurde dessen Flüssigkeitsaufnahme erheblich herabgesetzt, um eine größere Konzentration der Balsamica im Urin zu erreichen. Man verordnete täglich neun Pillen, die je 0,6 Opium, Kubeben, Kopahiva enthielten oder 6—12, ja 16 Kapseln von Kopahiva oder Santal, indem man deren Dosen zunächst erhöhte und nachher allmählich abnehmen ließ. Mit einigem Glück konnte man mit dieser Behandlung einen Tripper in 6 Wochen heilen. Das waren die günstigen Fälle. Die schlimmen Fälle zeigten einen Rückfall, sobald man die Balsamica wegließ. Dann ließ man diesen Tripper wieder drei Wochen laufen, um nacher von neuem die Balsamica zu verordnen, so ging dies vier bis sechs Monate weiter. Im Anschluß an diese Behandlung bestanden während sehr langer Zeit schleimig-eiterige Ausflüsse, die wohl nicht gonorrhoischer Natur waren und welche man mit Einspritzungen von Sulfaten, Alaun, Bismuth usw. bekämpfte. Trotz aller ihrer Fehler muß man zugeben, daß diese Behandlungsmethode logisch war und mit einer gewissen Folgerichtigkeit angewandt wurde. So war es streng verboten, im Beginn der Gonorrhöe Balsamica zu verabreichen, bevor man den Ausfluß einige Zeit sich selbst überlassen hatte und der oben besprochene weiße dünnflüssige Ausfluß zum Vorschein kam. Es war damals eine klassische Anschauung, daß man mit der vorzeitigen Verordnung von Balsamicis die ewige Dauer einer Gonorrhöe verschuldete.

2. Die Balsamica.

Die Fortschritte in der Behandlung der Gonorrhöe durch die Balsamica bestanden lediglich in dem Emporschießen einer unglaublichen Menge neuer Präparate. Früher kannten wir nur nach altem Rezept Kopahiva, Kubeben, welche zusammen verordnet, nach Ansicht der Überzeugten das wirkungsvollste Balsamicum darstellten, und das Santal. Heutzutage haben wir eine ganze Anzahl solcher Präparate zu unserer Verfügung, deren Wirkung in der Hauptsache auf dem Santal beruht. Jede dieser Spezialitäten hat eine ganze Bibliographie hervorgebracht, die vollen Lobes ist, aber leider sind alle Autoren, welche auf wissenschaftlicher Basis den Einfluß der Balsamica festzustellen suchten, zu dem Schluß gelangt, daß dieselben wirkungslos sind. Max Roth (375), welcher den Einfluß einer großen Anzahl solcher Präparate verglichen hat, findet, daß das Santal das wirkungsvollste ist, aber er kommt zu dem Schluß, daß die Balsamica keinerlei keimtötenden Einfluß ausübt. Paul Asch (5) hat die erzielten Resultate bei drei Serien von Kranken verglichen und studiert. Die erste Serie umfaßt Patienten, welche nur mit Balsamicis behandelt worden sind, die zweite solche, welchen Balsamica verordnet waren und die zu gleicher Zeit selbst Einspritzungen vornahmen, die dritte Serie solche, die Balsamica einnahmen, und bei denen Spülungen nach meiner Methode vorgenommen wurden. Die zwei ersten Serien ergaben einen hohen Prozentsatz von Urethritis posterior und von Komplikationen, die dritte Serie einen sehr niederen Prozentsatz dieser Zwischenfälle. Saar (386) berichtet über 50 Fälle von Gonorrhöe, die lediglich mit Gonosan behandelt wurden. Er stellt die Abnahme der Schmerzen, die Verminderung des Ausflusses, aber keinerlei Beeinflussung der Gonokokken fest. In 80 Prozent der Fälle konnten dieselben nach der Behandlung in großer Anzahl im Ausfluß nachgewiesen werden. Neisser (336) verurteilt das Einnehmen von Balsamicis, welche seiner Ansicht nach die Symptome vermindern, aber die Krankheit nicht beseitigen. Er fürchtet sie, weil sie zu einer Scheinheilung führen und so zu einer zu frühen Unterbrechung der antiseptischen Behandlung verleiten. Diese Anschauung teile ich voll und ganz. Nichtsdestotrotz bin ich mit Ricord und Fournier der Meinung, daß die Balsamica einen zerstörenden Einfluß auf die Gonokokken ausüben, unter der Bedingung freilich, daß dieselben durch eine vorhergehende Periode des Laufenlassens geschwächt sind und daß man sehr hohe Dosen dieser Präparate anwendet (siehe Carle 57, Paul Vidal 434). Bezüglich der Balsamica ist noch eine andere Frage aufgeworfen worden, das ist ihr prophylaktischer Einfluß auf die Entstehung der Komplikationen der Gonorrhöe. Cooper (72), David (79), Paul Asch (5) sprechen ihr diese Eigenschaft zu und empfehlen deren frühzeitigen Gebrauch von Beginn der Urethritis anterior an, um eine Ansteckung der hinteren Harnröhre zu verhüten. Paul Asch macht darauf aufmerksam, daß die Balsamica, welche durch den Urin ausgeschieden werden, nur einen sehr vorübergehenden Einfluß auf die vordere Harnröhre ausüben, welche sie nur gelegentlich jedes Urinaktes passieren, während die hintere Harnröhre und die Blase Tag und Nacht von diesem mit Balsamicis gesättigten Urin umspült werden, darin baden, so daß eine viel bedeutendere Wirkung auf die hintere Harnröhre zustande kommt, als auf die vordere, und man infolgedessen auf einen prophylaktischen Einfluß gegen die Infektion der hinterne Harnröhre rechnen kann. Diese Anschauung läßt sich verteidigen, aber ich fürchte, daß der gewünschte Erfolg nur mit sehr hohen Dosen erreicht werden kann, welche für den Patienten unangenehm sind. Es wäre interessant zu sehen, ob das Urotropin, welches viel besser vertragen wird, in dieser Beziehung nicht eine stärkere Wirkung entfaltet [1]).

Hache empfiehlt zu gleichem Zweck die Verordnung von Kapseln die je 0,1 Salol, Santalol und Urotropin enthalten. Lavenant hat ebenfalls gute Resultate mit der Verschreibung von Balsamicis in der nachgonorrhoischen Zeit erzielt. Was mich selbst anbetrifft, so empfinde ich nicht das Bedürfnis, die Balsamica mit den Spülungen zu vereinen. Ich mache denselben den Vorwurf, den Ausfluß versiegen zu lassen und auf künstliche Weise die Anwesenheit der Gonokokken in dem Rest der Harnröhrenabsonderungen zu unterdrücken. Dieser Umstand hindert mich, den Verlauf der Krankheit genau zu befolgen und die Wirkung meiner Spülungen zu beurteilen, ohne andererseits damit die Behandlung günstig zu beeinflussen. Ich bleibe bei der Ansicht, daß man dieselben nur nach einer langen Periode des Laufenlassens verschreiben soll. Sie können uns immerhin Dienste erweisen in Fällen, in denen die Spülungen der hinteren Harnröhre nicht gelingen, wenigstens während einiger Tage. Sie erleichtern in diesen Fällen die Spülung, indem sie die Harnröhre weniger empfindlich machen, und schützen auf jeden Fall vor den bedrohlichen Komplikationen, die bei unvollständiger Spülung leicht eintreten. Im Beginn der Erkrankung sind sie auch am Platze, wenn der betreffende Kranke auf Reisen ist und keine Gelegenheit hat einen Arzt zu konsultieren oder sich zu behandeln. Er wird sich dann seinem Arzte in einem Zustand geringerer Akuität vorstellen, was das Einleiten der lokalen Behandlung erleichtert. In solchen Fällen darf man nicht plötzlich die Balsamica weglassen, sondern wird deren Dosis in den ersten Tagen während Vornahme der Spülungen allmählich herabsetzen.

---

[1]) In der Frage der Verordnung innerer Mittel bei Gonorrhöa anterior zur Verhütung einer Infektion der hinteren Harnröhre mache ich keinen Unterschied zwischen Balsamicis und Urotropin (3 mal 0,5 g) oder Salol (3 mal 1 g). Ich halte all diese Präparate für gleich wertvoll. (Asch.)

3. Antiseptische Behandlung der gonorrhoischen Urethritis. Allgemeine Regeln. Die verschiedenen zur Zeit gebräuchlichen Methoden.

Zurzeit stehen sich zwei hauptsächliche Methoden der antiseptischen Behandlung der Gonorrhöe gegenüber, eine jede natürlich mit zahlreichen Variationen. Es sind dies meine Methode der Spülungen vermittels Lösungen von übermangansaurem Kali und andererseits die Methode kleiner prolongierter Einspritzungen nach Neisser (495). Diese beiden Methoden weichen in allem voneinander ab. Nicht nur, daß die angewandten antiseptischen Mittel andere sind, sondern wir haben es hier mit ganz verschiedenen Anschauungen über die Bedingungen der antiseptischen Behandlung der Gonorrhöe zu tun, ebenso wie über das Ziel, das wir damit erreichen wollen.

Behandlungsmethode nach Professor Neisser.

Die von Neisser für seine Methode aufgestellten Gesetze finden wir in seinen eigenen Veröffentlichungen (336 und 495), ebenso wie in den seiner Schüler, insbesondere von Weiß (440), Zeiler (452), Wyeth (448); ihnen schließen sich an: Finger (123), R. Stein (408), Wossidlo (446). Die Hauptlinien der Neisserschen Methode sind folgende: 1. Die Gonokokken, welche auf der Oberfläche der Harnröhrenschleimhaut wachsen, abtöten; 2. diejenigen Gonokokken, welche in die Epithelzellen gedrungen sind, und diejenigen, welche in den Falten der Schleimhaut und in den Öffnungen der Drüsen versteckt sind, abtöten oder wenigstens ihr Wachstum hintanhalten; 3. hierzu solche Medikamente auswählen, welche die natürlichen Reaktionserscheinungen: Hyperämie, Entzündung, epitheliale Desquamation, nicht stören, solange die Gonokokken noch in der Tiefe der Gewebe stecken oder deren Anwesenheit daselbst vermutet werden kann. Neisser tritt also für Zerstörung und definitive Vernichtung der Gonokokken womöglichst ohne Verstärkung, aber auch ohne Verhinderung der Entzündung und der Absonderungen der Schleimhäute ein (Bacterizide Therapie). Wenn wir diese Regeln zusammenfassen, so sehen wir, daß Neisser empfiehlt, diejenigen Gonokokken, an die man herangelangen kann, durch die lokale desinfizierende Behandlung abzutöten und das benachbarte Gebiet derart zu beeinflussen, daß dasselbe einen schlechten Nährboden für die Entwicklung der tiefer gedrungenen Gonokokken abgibt. Er hält also die Tiefenwirkung der Medikamente für weniger wichtig als die Unterstützung, welche dieselben den gewöhnlichen Verteidigungsmitteln des Organismus bringen kann: der Hyperämie, der Entzündung, der Phagozytose. Die gewählten Lösungen sollen diese natürlichen Verteidigungsmittel unterstützen und nicht ihnen entgegenarbeiten. 4. Nach sicherer Unterdrückung der Gonokokken soll man gegen die weiterbestehenden klinischen Symptome vorgehen. (Adstringierende Therapie.) Um dieses Programm zu verwirklichen, empfiehlt Neisser: 1. Alle Fälle von Gonorrhöe, auch die akuten, antiseptisch behandeln; 2. die Behandlung mit rein antiseptischen Mitteln beginnen, welche keinerlei adstringierende Wirkung ausüben, die Entzündung der Schleimhaut nicht herabsetzen und die Ausscheidung der Gonokokken durch die Phagozytose nicht verhindern; hierher gehören das Protargol, das Argonin; 3. nach einiger Zeit, wenn man annehmen kann, daß die tiefer gedrungenen Gonokokken im Verschwinden begriffen sind, die Behandlung mit adstringierenden antiseptischen Lösungen fortsetzen; hierher gehören das Argentum nitricum, das Albargin, das Ichthargan, das Argentamin; 4. endlich wenn man sicher ist, daß die Gonokken verschwunden sind, die Behandlung vermittels reiner Adstringentia, wie Zinksalze, Zinc. sulfuricum, Zinc. sulfocarbolicum, Bismuth, Alaun, zu Ende führen. 5. Im Fall von Komplikationen von seiten des Blasenhalses, der Prostata, der Nebenhoden unterbricht Neisser sofort jegliche lokale Behandlung.

Als lokale Behandlung empfiehlt er prolongierte Injektionen mit der Urethralspritze für die vordere Harnröhre, Instillationen vermittels der Instrumente von Ultzmann oder Guyon für die hintere Harnröhre. Diese prolongierten Injektionen bei der Behandlung der vorderen Harnröhre werden viermal täglich vorgenommen und sollen jedesmal 20 Minuten dauern. Um das Nachlassen des Sphinkters infolge Ermüdung zu vermeiden, unterbricht man die Einspritzung nach 10 Minuten, man wartet 2 Minuten ab und nimmt dann die zweite Einspritzung von zehn Minuten Dauer vor. Zu diesen Einspritzungen verwendet Neisser eine Protargollösung, der 5 Prozent Antipyrin beigefügt ist. Die Neissersche Spritze hat eine Kapazität von 12 ccm. Um die Flüssigkeit solange in der Harnröhre zu behalten, empfiehlt er nach der Einspritzung die Spritze nicht wegzunehmen, sondern vermittels derselben die Harnröhre abzuschließen. Zu den Instillationen der hinteren Harnröhre bevorzugt er das Argentum nitricum wegen des Niederschlags, den es in der hinteren Harnröhre läßt, vor den Silbereiweispräparaten, welche zu schnell in die Blase abfließen. Um die reizende Wirkung des Höllensteins auszuschalten, fügt er dieser Lösung ½ Prozent Alypin bei. Eine eingehende gute Beschreibung dieser Methode finden wir bei Bruck in seiner Arbeit über die Gonorrhöe (44). Er erwähnt daselbst den Vorschlag Heinrichs (173), bei bestehender Entzündung der hinteren Harnröhre eine mit einem Ballon versehene metallische Sonde einzuführen, deren Ballon den Blasenhals abschließt, um in der hinteren Harnröhre einen Druck zu erzeugen und auf diese Weise die Lösung in die Drüsen derselben und in die Nebenhoden eindringen zu lassen. Bruck schließt die Anwendung dieses Apparates bei akuter Gonorrhöe aus; ich halte denselben auch sonst nicht für zweckdienlich.

Meine Behandlungsmethode vermittels Spülungen.

Meine Methode der kleinen und großen Spülungen mit einer Lösung von übermangansaurem Kali, welche ich im Jahre 1892 empfohlen habe, (192, 198, 225, 489) beruht auf folgenden Prinzipien: 1. Die Oberfläche der Schleimhaut von ihren Gonokokken befreien; 2. der Entwickelung der Gonokokken, welche in die Tiefe gedrungen sind, Hindernisse in den Weg legen, indem man soviel wie möglich das Herbeischaffen der Leukozyten verhindert, welche die Vermehrung der Gonokokken zu begünstigen scheinen, indem sie ihnen eine Raststätte bieten; 3. es der Natur überlassen, die wenig zahlreichen und geschwächten Gonokokken zu zerstören, die die Behandlung übrig läßt, und dabei bedenken, daß diese natürlichen Kräfte sich umso besser auswirken können, als das infizierte Organ weniger entzündet und dem normalen anatomischen Zustand am nächsten ist; 4. diese Heilkräfte der Natur verlieren ihre Wirkung nur in den mit Plattenepithel versehenen sklerosierten Geweben wie z. B. in den Überresten glandulärer Abszesse, den paraurethralen Gängen und sogar den normalen Divertikeln der Harnröhre, wenn dieselben tief genug sind, um durch den vorüberfließenden Harn nicht ausgespült zu werden. In diesen Fällen ist es erforderlich, die Behandlung durch chirurgische Zerstörung der sozusagen gepanzerten Schlupfwinkel der Gonokokken und durch Desinfektion der Divertikel, die ihnen ein Obdach geben, zu ergänzen.

Diese Anschauung, die uns offenbar den natürlichen Heilkräften unterordnet, muß uns jederzeit gegenwärtig sein. Der Arzt, dem diese Auffassung abgeht, wird sich im Kampf gegen den Gonokokkus vereinsamt fühlen und seine Aktionsmittel in unvernünftiger Weise vermehren, immer stärkere Mittel anwenden, kurzum einen blinden Eifer an den Tag legen. Um das oben erwähnte Programm zu verwirklichen, habe ich folgende Prinzipien aufgestellt: 1. Alle Fälle von Gonorrhöe sofort lokal behandeln, welches auch der Grad ihrer Akuität sein mag. Die hyperakuten Fälle, für welche dieses Gesetz bestritten werden könnte, sind in einer gut geleiteten Privatpraxis unbekannt; in den Polykliniken oder Spitälern ist es wohl logischer, in solchen Fällen die exspektative Behandlung einzuschlagen. 2. Die Behandlung auf die wirklich erkrankten Teile der Harnröhre beschränken und ja davon Abstand nehmen, die anderen Teile durch prophylaktische Spülungen schützen zu wollen; bei alleiniger Entzündung der vorderen Harnröhre bleiben also die Spülungen auf diese beschränkt. 3. Als desinfizierendes Mittel das übermangansaure Kali anwenden und zwar in einer Konzentration, die dem Entzündungszustand der Harnröhre umgekehrt proportional ist. 4. Niemals die Lokalbehandlung im Fall von Komplikationen, welche es auch seien, unterbrechen; diese Komplikationen erfordern lediglich eine Herabsetzung der Konzentration der angewandten Lösungen und noch behutsameres Vorgehen bei den Spülungen. 5. Jedes Einführen eines Instrumentes in die gonorrhoisch infizierte Harnröhre unterlassen, ausgenommen in den absolut torpid verlaufenden und streng lokalisierten Fällen sowie bei kompletter Retention des Urins. Bei jeder gonorrhoischen Erkrankung ist blinder Eifer des behandelnden Arztes gefährlich und dies umsomehr, je akuter die Erkrankung verläuft. Ein Beispiel unter vielen anderen: Ein Patient, der zum erstenmal an akuter Gonorrhöe erkrankt ist, wird im Beginn der Erkrankung vibratorischen Massagen der Harnröhre unterworfen, wobei er blutet. Nachher blutet er noch zweimal, infolge nächtlicher Erektionen. Vier Monate später stelle ich eine Verengerung der Harnröhre fest, die nur ein Bougie Nr. 11 durchläßt. Ich wiederhole: wir müssen absolut verhüten, daß die Harnröhre unserer Gonorrhoiker, auch der chronisch Erkrankten, blutet. 6. Jede lokale Behandlung wenigstens während eines Monates aussetzen, sobald das Verschwinden der Gonokokken sicher ist; eine nachfolgende adstringierende Behandlung ist gewöhnlich überflüssig und sollte nur stattfinden, wenn die katarrhalischen Erscheinungen länger wie einen Monat anhalten. Eine Ausnahme mache ich für die Desinfektion der Harnröhre vermittels oxycyansaurem Quecksilber im Falle einer postgonorrhoischen sekundären Infektion.

Die großen Vorteile meiner Methode bestehen darin, gleich vom Beginn der Behandlung an jede Spur einer Entzündung der Harnröhre und jeden Ausfluß verschwinden zu lassen und vor allem jede Möglichkeit einer Komplikation auszuschließen. Einen Nachteil der Methode könnte man darin sehen, daß vielleicht zwei auf zehnmal die definitive Heilung längere Zeit auf sich warten läßt und somit eine Verlängerung der Behandlung erforderlich ist. Es gibt permanganoresistente Gonokokken ebenso wie Bruck (44) argentoresistente gefunden hat. Diese Permanganoresistenz ist oft einem diagnostischen Irrtum zuzuschreiben, z. B. dem Übersehen eines extraurethralen Herdes, einer zu tiefen Morgagnischen Lakune, oder auch einer intraurethralen Wucherung, welche den Gonokokkus als Obdach dient; aber sehr oft ist sie die Folge einer schlecht geleiteten Bekämpfung des Gonokkokus durch schlecht regulierte Konzentration der Lösungen oder durch Einschieben zu großer Zwischenräume zwischen den einzelnen Spülungen. Das Ausfallen der sonntäglichen Spülungen ist sehr oft die Ursache protrahierter Behandlungen. Sobald der Ausfluß trotz der Spülungen weiter besteht, so muß man eine kurze Serie zweimal täglich vorgenommener schwächerer Spülungen einschalten, sehr oft kann man dann nach kurzer Zeit wieder sich mit einer Spülung täglich begnügen, ohne daß der Ausfluß wieder auftritt. Wenn man dagegen nach vollkommenem Verschwinden des Ausflusses einzelne seltene Gonokokken in den Urinfäden findet, so ist es ratsam das übermangansaure Kali durch oxycyansaures Quecksilber oder Argyrol zu ersetzen. Manche Spezialärzte wie z. B. De Sart (91, 92) ziehen dem übermangansauren Kali das Argyrol vor und haben damit gute Resultate, andere in gleicher Weise mit dem oxycyansaueren Quecksilber. Doch glaube ich sagen zu können, daß das oxycyansauere Quecksilber viel mehr für die terminalen Phasen der Gonorrhöe geeignet ist, wenn jede Spur von Entzündung verschwunden ist, als für die mehr minder akuten Perioden im Beginn der Erkrankung.

4. Spülung oder Einspritzung?

Diese Frage teilt auch heute noch die Spezialärzte in zwei Lager: die einen in Anlehnung an Neisser machen daraus eine Prinzipienfrage, indem sie der Anwendung der Urethralspritze gegenüber den Spülungen den Vorzug geben, welches auch die soziale Lage des Patienten sei; andere dagegen, zu dehnen zähle ich mich selbst, ziehen die Spülungen vor, lassen aber die kleinen Einspritzungen in Ausnahmefällen zu, z. B. bei der Abortivbehandlung oder bei durch äußere Umstände gerechtfertigter Selbstbehandlung. Ich gebe zu, daß in einer überfüllten Spitalsprechstunde die Ausübung der Spülungen auf gewisse Schwierigkeiten stößt, die jedoch in Zukunft bei besserer Organisation überwunden werden können. Carle (57) anerkennt die glänzenden Erfolge der Spülungen nach meiner Methode und wendet sie gerne in seiner Praxis an, verordnet jedoch der Mehrzahl seiner Patienten Einspritzungen mit einer Spritze von 12 ccm Inhalt. Seine diesbezügliche Abhandlungen (52, 53, 55, 56) beziehen sich freilich nur auf die Abortivbehandlung, wofür eine solche Methode wohl am Platze ist, da zu dieser Zeit noch selten die hintere Harnröhre miterkrankt ist. Guiard (153) dagegen macht Einspritzungen mit einer größeren Spritze in der ausgesprochenen Absicht, die Lösung in die hintere Harnröhre eindringen zu lassen. Dieses Vorgehen muß ich verurteilen, da dabei die Gefahr eine Ansteckung der hinteren Harnröhre näher rückt. .Schindler (394) behandelt die gonorrhoische Urethritis posterior stets mit Protargol, das er vermittels einer Spritze in die Harnröhre dringen läßt. Der Protargollösung fügt er Kokain im Verhältnis von 0,25/100 bei. Er läßt die Patienten selbst die Einspritzung mehrmals täglich vornehmen und zwar bis drei Spritzen nacheinander. Er behauptet, nie die Entwickelung einer Nebenhodenentzündung bei dieser Behandlung erlebt zu haben.

Ich komme bezüglich der Wahl zwischen den beiden sich gegenüberstehenden Behandlungsmethoden zu folgendem Schluß: Die Spülung ist die Methode der Wahl, die stets angewendet werden muß, wenn der Patient regelmäßig der Arzt aufsuchen kann. Man kann diese Spülungen allenfalls dem Patienten selbst überlassen, wenn derselbe eine gewisse Geschicklichkeit besitzt und mit der Ausführung der Spülung gut Bescheid weiß. Es genügt dann, wenn der Patient alle 2 bis 3 Tage zwecks Überwachung und Angabe der Konzentration der Lösung zum Arzt kommt. Ich ziehe es bei weitem vor, mir die Mühe zu geben, einem Patienten die Kunst des Spülens beizubringen, wie ihn über die Handhabung der Spritze zu belehren. Die Einspritzung vermittels der letzteren ist stets eine Quelle von Gefahren. Die Harnröhre enthält immer eine große Anzahl von Bakterien und Kokken, welche durch einen einzigen Stoß des Stempels der Spritze zum Bulbus, ja in die hintere Harnröhre geschleudert werden können, wenn nämlich der überraschte Sphinkter sich nicht dagegen anstemmt. Man darf auch nicht vergessen, daß bei Behandlung durch den Patienten selbst der Schließmuskel sich viel weniger in Verteidigungsstellung befindet, als bei Behandlung durch den Arzt. Nur, wie gesagt, zur Abortivbehandlung mit Argyrol lasse ich die kleine Spritze zu (Carle 54), aber nur, wenn ich sie selbst verwende, und da passiert es mir manchmal, daß die Lösung ohne meinen Willen in die hintere Harnröhre vordringt. Diese Angst vor der kleinen Spritze wird auch von Uteau geteilt.

Niemand wird je erfahren, wieviele Komplikationen, besonders Entzündungen der Prostata, der Nebenhoden der Anwendung der kleinen Spritze zuzuschreiben sind [1]).

5. Allgemeine Regeln betr. der Behandlung der Gonorrhöe mit Spülungen von Lösungen von übermangansaurem Kali.

Diese Spülungen sind in allen Fällen von Gonorrhöe am Platze, sei es, daß es sich um einfache Gonorrhöe der vorderen Harnröhre handelt, auch wenn sie noch so akut auftritt, oder auch um Gonorrhöe der hinteren Harnröhre, selbst wenn sie mit Komplikationen verbunden ist. Man muß doch bedenken, daß die akuten Erscheinungen und die Komplikationen der Gonorrhöe durch die intensive Entwicklung der Gonokokken nicht nur hervorgerufen, sondern auch unterhalten werden. Wenn wir nun diese Entwicklung der Gonokokken zurückdämmen, so werden alle diese Erscheinungen sofort die Tendenz zeigen abzunehmen, und wir werden auf diese Weise die Entstehung neuer Herde und Komplikationen verhüten. Die Ansicht, daß es für die Harnröhre eine Erholung bedeute, wenn man ihr die Spülungen vorenthält, ist ein Irrtum; es gibt nur eine einzige Ausnahme für diese Regel, das ist die Entstehung einer Nebenhodenentzündung. Sobald diese auftritt, gehen in der Tat alle Entzündungserscheinungen der Harnröhre zurück, um erst wieder zum Vorschein zu kommen, wenn die Nebenhodenentzündung sich zurückbildet. Während dieser Zeit können wir natürlich die Spülungen aussetzen, müssen sie aber wieder aufnehmen, sobald der Ausfluß erneut zum Vorschein kommt. Zu der Entscheidung, ob die Spülung auf die vordere Harnröhre beschränkt sein soll oder auf die hintere Harnröhre übergreifen darf, stellen wir folgendes Gesetz auf: Ist die Gonorrhöe auf die vordere Harnröhre beschränkt, so sollen auch die Spülungen auf die vordere Harnröhre beschränkt bleiben; bei Gonorrhöe der gesamten Harn-

[1]) Darin gebe ich Janet recht; diese Gefahren kann man jedoch vermeiden, wenn man nach meinem Vorschlag auch in solchen Fällen, die nicht abortiv behandelt werden können, anfangs nur 2 ccm der medikamentösen Lösung einspritzen läßt und nur ganz allmählich entsprechend der Abnahme der Entzündungen auf 4 bis 5 ccm übergeht. Ich habe feststellen können, daß die Gonorrhöe viel länger wie man gewöhnlich annimmt auf die vordersten Abschnitte der vorderen Harnröhre beschränkt ist und bei günstiger Behandlung beschränkt bleibt. Man muß nur dem Patienten die Anordnung geben, die Einspritzung bei nach unten gehaltenem Gliede in der Richtung von unten nach oben zu machen und das Glied solange nach unten zu halten, als die Lösung darin verweilen soll, im Durchschnitt fünf Minuten. (Asch.)

röhre sollen dagegen die Spülungen auf die ganze Harnröhre und die Blase ausgedeht werden. Diese, wie es scheint, durchaus logische Forderung wird jedoch nicht von allen Ärzten anerkannt. Viele Ärzte ziehen es vor, vom Beginn der Infektion an, wenn diese also bestimmt noch auf die vordere Harnröhre beschränkt ist, die ganze Harnröhre durchzuspülen, um, wie sie sagen, sicherer und wirkungsvoller die vordere Harnröhre in ihrer ganzen Ausdehnung zu reinigen, zu desinfizieren und um die hintere Harnröhre vor Ansteckung zu bewahren. Noguès ist dieser Methode treu geblieben. Paul Delbet nahm die Spülungen der vorderen und hinteren Harnröhre bei jeder Gonorrhöe vor, die fünf oder mehr Tage bestand. Hühner (181) empfiehlt die Spülungen der ganzen Harnröhre bei jedem Fall von Gonorrhöe. Dieselbe Ansicht hat Deschamps (95), welcher nach Spülung der vorderen Harnröhre mit zwei Liter Wasser den danach gelassenen Urin zentrifugiert und dabei gefunden hat, daß die hintere Harnröhre in drei auf fünf seit zwei oder drei Tagen bestehenden Fällen infiziert ist, in drei auf vier Fällen, wenn der Ausfluß seit fünf Tagen besteht, in jedem Fall, wenn der Ausfluß seit acht Tagen vorhanden ist. Er kommt also zu dem Schluß, daß vom zweiten Tag an die hintere Harnröhre infiziert sein kann und daß man daher prinzipiell die ganze Harnröhre von Anfang an ausspülen soll. Auch Uteau (427) sowie Doré teilen diese Ansicht. Ich kann mich diesen Autoren nicht anschließen. Ich habe Fälle von beginnender, offenbar auf die vordere Harnröhre beschränkter Gonorrhöe gesehen, in denen ich vom ersten Tage an die ganze Harnröhre ausgespült habe und in denen trotzdem die hintere Harnröhre miterkrankt ist. Die Infektion der hinteren Harnröhre wird durch Spülung der ganzen Harnröhre nicht mit absoluter Sicherheit verhindert. Es ist dagegen sehr wohl möglich, daß die Spülung einer gesunden hinteren Harnröhre die Kokken der vorderen Harnröhre dahin verpflanzt und sie dort sich entwickeln läßt. Andererseits ist die Spülung der hinteren Harnröhre oft schmerzhaft, schwierig, traumatisierend, insbesondere bei unerfahrenen und nervösen Patienten. Sie kann sogar in diesen Fällen eine Prostatitis verursachen. Warum nun Kranke dazu verurteilen, wenn es nicht unbedingt erforderlich ist? Beschränken wir also die großen Spülungen auf die Fälle der Urethritis posterior und spülen wir bei Gonorrhöe, die nur die vordere Harnröhre ergriffen hat, lediglich die vordere Harnröhre. Es ist dies viel logischer. Es wird immer Zeit sein, beim ersten Anzeichen der Infektion der hinteren Harnröhre zu den großen Spülungen überzugehen, was umso leichter sein wird, als durch die bisherige Behandlung die Entzündung der vorderen Harnröhre vermindert sein wird. Wenn wir jedoch einen Patienten vor uns haben, dessen Schließmuskel in solchem Grade nachgiebig ist, daß derselbe die Spülflüssigkeit, ohne daß wir es wollen, durchläßt, so ist es richtiger, eine Spülung der ganzen Harnröhre vorzunehmen, da bei Eindringen unzureichender Menge der Spülflüssigkeit die hintere Harnröhre viel leichter infiziert wird als bei richtiger Spülung unter Druck. Ich selbst verwende bei gonorrhoischer Urethritis anterior nur Spülungen der vorderen Harnröhre. Bei dieser Behandlung schätze ich, daß in drei auf zehn Fällen die hintere Harnröhre von der Infektion mitergriffen wird.

In folgendem wollen wir einige *allgemeine Regeln bezüglich der Konzentration der anzuwendenden Lösungen von Kalihypermanganicum aufstellen*: Die Dosis der Lösung soll umgekehrt proportional der Akuität der Gonorrhöe sein. Je akuter dieselbe ist, um so schwächer soll die Lösung sein. Nimmt die Akuität der Erkrankung unter dem Einfluß der Behandlung ab, so gehen wir natürlich zu stärkeren Lösungen über. *Jedem Entzündungsgrad der Harnröhre entspricht eine Dosis optima*, die man mit einiger Erfahrung leicht festsetzen wird. Hier einige Anhaltspunkte, welche zur Feststellung der geeignetsten Konzentration der Lösungen in den verschiedenen Fällen dienen können:

Beide Urine trübe	entzündete Harnröhre	0,05 ‰
	nicht entzündete Harnröhre	0,10 ‰
Beide Urine trübe mit schweren Fäden		0,15 ‰
Beide Urine klar	mit schweren Fäden	0,20 ‰
	mit leichten Fäden	0,25 ‰
Die Behandlung zieht sich in die Länge oder macht keinen Fortschritt mehr		0,30 ‰
Die Behandlung dauert weiter an		0,35 ‰

Es gibt übrigens einzelne Fälle, in denen man dazu geführt wird, viel stärkere Lösungen zu verwenden, Lösungen von 0,40—0,75 ‰. Wenn solche Lösungen in eine Harnröhre gebracht werden, die frei von jeder Entzündung ist und schon an die Spülung gewöhnt ist, so ist keine Gefahr damit verbunden. Man darf zu solch konzentrierten Lösungen seine Zuflucht nur nehmen, wenn man die Wirkungslosigkeit verdünnter Lösungen und den guten Einfluß progressiver Konzentration der Lösungen festgestellt hat. Wenn man mit unserer Methode der Behandlung Bescheid weiß, so wird man sich schnell davon überzeugen, daß für jeden Zustand der Harnröhre eine Dosis optima existiert und daß es sich nur darum handelt, dieselbe zu finden. Es kann einem in hartnäckigen Fällen gerade so oft vorkommen, eine plötzliche Verbesserung durch Verminderung als durch Erhöhung der Dosen zu erzielen. Das Aussehen und die mikroskopische Untersuchnug des Ausflusses werden uns in dieser Beziehung Fingerzeige geben.

Ich erinnere mich eines Patienten, dessen Ausfluß zunahm und dessen Gonokokken kräftiger wurden, wenn man die Konzentration von 0,25 ‰ überstieg; alles besserte sich, sobald man zu dieser Dosis zurückkehrte. Auf jeden Fall sollen die Dosen, welche 0,35 ‰ übersteigen, als große Ausnahme gelten und nur in renitenten Fällen angewendet werden, deren Behandlungsdauer die normale Zeit überschreitet. Man wird besonders bei Mißerfolgen einer ersten Serie von Spülungen dazu geführt werden, die Konzentration der Lösungen zu erhöhen. Damit die Harnröhre die stark konzentrierte Lösung besser ertrage, ist es ratsam, von 0,30 ‰ ab dieselben zu isotonieren und sie in der Weise zu mildern, daß man zum Schluß der Spülung die Lösungen von einer Konzentration von 0,40 ‰ ab mit abgekochtem Wasser verdünnt. Die allmähliche Zunahme der Konzentration der Spülung ist eine Vorbedingung für den Erfolg dieser Methode; sie gestattet gegen die Gewöhnung der Harnröhre an das übermangansaure Kali anzukämpfen.

Die Wirkungsart des übermangansauren Kali auf die Gonokokken, besonders auf die tiefer in der Schleimhaut gelegenen, ist uns so ziemlich unbekannt. Die Erfahrung zeigt uns jedoch, daß eine zu schwache Dosis die Kokken unbeeinflußt lassen und eine zu starke Dosis ihre Virulenz erhöhen kann, statt sie zu zerstören; daß weiter die längere Wiederholung derselben Konzentration, selbst wenn sie die Dosis optima für den betreffenden Fall darstellt, die Wirkung herabsetzt und den Gonokokken erlaubt neue Kräfte zu sammeln. Ich habe früher geglaubt, die Wirkung des übermangansauren Kalis durch den hervorgerufenen Andrang von serörer Flüssigkeit, d. h. durch das Entstehen seröser Durchtränkung der Gewebe erklären zu können. Dies war zu einer Zeit, als ich viel stärkere Lösungen wie heutzutage anwendete, Lösungen von 0,25 ‰ bis 0,75 ‰, ja sogar von 1 ‰; die Abortivbehandlung begann ich mit einer Lösung von 2 ‰. Bei dieser Konzentration tritt natürlich eine starke seröse Reaktion, die sogar serosanguinolent sein kann, auf. Mir schien diese seröse Flüsisgkeit der Entwicklung der Gonokokken hinderlich zu sein. Solange dieselbe bestand, konnte ich keine Gonokokken auffinden; wenn der Ausfluß aber eitrig wurde, erschienen auch die Gonokokken wieder. Ich nahm an, daß diese seröse Infiltration auch in der Tiefe der Schleimhaut, selbst in den Lymphgefäßen und den Ganglien der Leiste, welche unter dem Einfluß der Spülungen anschwollen, vor sich ging. Die Resultate, welche ich damals erzielte, waren viel besser wie meine heutigen. Die meisten Heilungen besonders in den Fällen beginnender Gonorrhöe stellten sich nach 7 bis 12 Tagen ein. Wenn ich trotzdem mich entschloß, die Dosen herabzusetzen, so kommt das daher, weil ich zu jener Zeit sehr oft ein Andauern jenes serösen Harnröhrenausflusses weit über das Verschwinden der Gonokokken hinaus beobachten mußte. Dieser Ausfluß hielt Wochen, manchmal Monate lang an. Die Behandlungsmethode, so wie ich sie heutzutage ausübe, dauert viel länger; ich verhindere aber mit fast absoluter Sicherheit diese postgonorrhoischen Ausflüsse. Diese seröse Reaktion, welche ich früher erstrebte, ist fast unsichtbar geworden und hält nicht von einer Spülung zur andern an, aber sie besteht immer noch und ich schreibe auch heutzutage die Heilwirkung des übermangansauren Kali derselben zu. Diese Anschauung wird von Bruck (44, 46) und von Moller (475) geteilt, welche zwar von den Spülungen mit übermangansaurem Kali keinen Erfolg bei Abortivbehandlung der Gonorrhöe gesehen haben, aber dieselben für die weitere Behandlung gonorrhoischer Urethritis für sehr angebracht halten. Den günstigen Einfluß der Spülungen schreiben sie dem Umstand zu, daß dabei die Falten der Schleimhaut auseinander gehalten und gleichzeitig eine starke Hyperämie und seröse Durchtränkung der Schleimhaut hervorgerufen wird, welche ihrerseits die heilende Ausscheidung und Entfernung der Gonokokken begünstigt. Ich glaube, daß abgesehen von dieser letzteren Wirkung die durch das übermangansaure Kali bewirkte Reaktion eine Bakteriolyse eintreten läßt und die gewohnten Verteidigungsmittel des menschlichen Körpers auf den Plan ruft, die leukozytäre und epitheliale Phagozytose. Mit Vorliebe verfolge ich im mikroskopischen Bilde die Phasen des Kampfes, den ich gegen die Gonokokkenfamilie führe. Alle zwei bis drei Tage stelle ich ihre Zahl, ihre Form, ihr Aussehen fest. Wenn dieselben ungleich, blaß, schlecht gefärbt, wenig zahlreich erscheinen, wenn ihre beiden Hälften einander ungleich erscheinen und verschieden stark gefärbt sind, besonders wenn sie bis zu Monokokken zusammengeschrumpft sind, so habe ich die angenehme Empfindung, daß ich ihrer Herr werde und sehe der weiteren Entwicklung der Krankheit mit Gemütsruhe entgegen. Wenn ich aber gutgeformte Gruppen sehe, kräftige, gut gefärbte Gonokokken, so fühle ich mich unterlegen und sehe mich veranlaßt die Dosis meiner Lösung vorsichtig und allmählich zu erhöhen. Wenn nun trotz dieser Erhöhung der Dosis die Gonokokken weiter kräftig und blühend erscheinen, so schließe ich daraus, daß ein extraurethraler Herd besteht, der sich der Wirkung meiner Spülungen entzieht: tiefe Morgagnische Lakunen, Tysonitis, Littritis, Kowperitis, Prostatitis, Vesikulitis. Ich suche diesen Herd ausfindig zu machen und die Behandlung dementsprechend zu ergänzen. Diese extraurethralen Herde sind hartnäckig und besonders wenn sie einem entgehen, die Ursache einer sehr langen Dauer der Behandlung, welche den schwerwiegendsten Vorwurf darstellen, den man meiner Behandlungsmethode hat machen können. Ich bin der Ansicht, daß jedwede Methode diesem Vorwurf ausgesetzt ist. Auf diese prostahierte Behandlung werde ich später eingehen.

Was die Häufigkeit der Spülungen anbelangt, so sollen dieselben umso schneller aufeinander folgen, je stärker die Infektion ist und je intensiver die Entzündungserscheinungen auftreten. In den sehr akuten Fällen soll man, wenn irgend möglich, dreimal täglich Spülungen vornehmen; wo dies ausgeschlossen ist, soll man sich mit zwei Spülungen im Tag begnügen, und zwar während drei bis fünf Tagen. Es wird selten vorkommen, je nach der Virulenz der Gonokokken, daß man noch einige Tage länger zweimal täglich Spülungen vornehmen muß. Wenn die Gonorrhöe, die wir zu behandeln bekommen, das akute Stadium überschritten hat und wenn die Entzündungserscheinungen gering sind, so wird man sich von Anfang an mit einer Spülung täglich begnügen. Die Behandlung der ganz frischen Fälle, dann wenn die Abortivbehandlung unmöglich erscheint, wird folgendermaßen eingeleitet werden: die ersten vier bis fünf Tage wird man morgens und abends eine Spülung vornehmen. Sollte der Patient zum ersten Male nachmittags sich vorstellen, so wird man sofort, sowie am selben Abend spülen, sofern es sich um eine sehr akute Gonorrhöe handelt; andernfalls wird man die zweite Spülung auf den nächsten Vormittag vertagen. Vom fünften Tag ab macht man nur noch eine Spülung täglich. Um die Zwischenräume zwischen je zwei Spülungen möglichst präzis zu gestalten, halte ich drei Sprechstunden täglich ab, in der Frühe, nachmittags und abends. Um den Übergang von zwei Spülungen täglich am besten zu bewerkstelligen, bestelle ich den Patienten nach der letzten abendlichen Spülung auf den Nachmittag des folgenden Tages, sodann auf den übernächsten Nachmittag, um möglichst achtzehnstündige Zwischenräume zwischen die zweimal täglich und einmal täglich vorgenommenen Spülungen einzuschalten. Wenn in diesem Augenblick der Ausfluß nicht zu stark ist, nehme ich noch am selben Abend eine zweite Spülung vor, was mir gestattet, wenn ich es für nötig finde, noch zwei Intervalle von achtzehn Stunden einzuschalten, bevor ich zu einem solchen von 24 Stunden übergehe. Diese Genauigkeit bürgt einem die Schnelligkeit der Heilung. Nach dieser Zeit bleibt man bei der einmal täglich vorgenommenen Spülung, der Ausfluß wird schnell abnehmen. Zunächst wird die zweite Urinportion klar werden, dann die erste Urinportion; die Harnfäden werden täglich dünner und leichter werden, die Gonokokken immer seltener und sie werden offenbare Zeichen ihrer Ermüdung bieten. Die Konzentration der Lösung, welche die ersten Tage 0,05 bis 0,10 auf 1000 beträgt, steigt zunächst auf 0,15, dann auf 0,20 und endlich auf 0,25. Auf dieser Höhe soll man während des größten Teils dieser Behandlungsperiode bleiben. Wenn trotz dieser Vorsichtsmaßregeln der Ausfluß noch mehrere Tage stark bleibt, so darf man nicht zögern, eine kurze Serie von zweimal täglich vorgenommenen Spülungen wieder aufzunehmen; gewöhnlich wird dann nach zwei bis drei Tagen der Ausfluß aufhören, und man wird sich auf eine Spülung täglich wieder beschränken können. Es kommt endlich der Tag, an dem jeder Ausfluß verschwunden, der Urin klar, ziemlich frei von Fäden ist, oder nur ganz wenige leichtschleimige durchsichtige an der Oberfläche des Urins schwimmende Fäden enthält. Weder in dem minimalen Ausfluß noch in den Fäden wird man jetzt Gonokokken nachweisen können. Zur Untersuchung muß man mit Vorliebe den morgendlichen Ausfluß, respektive die Fäden des Morgenurins untersuchen. Man wird nun nach zwei bis drei Tagen die Spülung zu 0,25 ‰ fortsetzen und dieselben eventuell auf 0,35 ‰ erhöhen, wenn das Aussehen der Fäden nicht ganz zufriedenstellt. Man muß die Heilung kontrollieren, indem man die Intervalle zwischen zwei Spülungen vergrößert. Selbstverständlich darf während der ganzen Zeit dieser Behandlung keinerlei Unterbrechung derselben eintreten. Einige Stunden Verspätung der Spülungen können genügen eine Verstärkung des Ausflusses zu bedingen, das Ausfallenlassen einer Spülung kann einen wahren Rückfall zur Folge haben. Die Harnröhre gewöhnt sich an den Rhythmus der Spülungen, dem man sie unterwirft; die kleinste unangebrachte Änderung beantwortet die Harnröhre mit verstärktem Ausfluß. Nehmen wir z. B. zwei Patienten in derselben Periode ihrer Erkrankung, der eine bekommt täglich eine Spülung, der andere täglich zwei; wenn wir nun bei dem letzteren plötzlich von zwei Spülungen täglich zu einer Spülung übergehen, so werden wir eine kleine Zunahme des Ausflusses bei ihm beobachten können, während dem ersteren derselbe Zwischenraum sehr gut bekommt, weil er daran gewöhnt ist. Für die mit akuter Gonorrhöe behafteten Patienten, ebenso wenig für ihre Ärzte gilt die Sonntagsruhe, wenn man sich nicht den schlimmsten Enttäuschungen in der Behandlung aussetzen will. Es gibt nichts Unheilvolleres im Verlauf der Behandlung einer Gonorrhöe als die Gonokokken wieder aufleben zu lassen; dieselben sind dann viel schwerer zu unterdrücken; dies ist auch die hauptsächlichste Ursache der Permanganoresistenz. Ich gebe zu, daß diese fast mathematische Genauigkeit in der Regelung der Spülungen eine der großen Nachteile meiner Methode ist, da sie für Patient und Arzt manchmal recht störend ist; aber das ist die Conditio sine qua non ihres Erfolges. Wenn man schon Gonorrhoiker behandelt, so muß man sich dieses Prinzip ständig vor Augen halten, weil man sonst seinen Kranken keinen Dienst erweist, sondern im Gegenteil denselben schadet. Sich selbst überlassen, wäre die Gonorrhöe allmählich ausgeheilt; bei in unregelmäßigen Zwischenräumen vorgenommenen Spülungen, besonders wenn die Spülungen ohne jede Logik fallen gelassen und wieder aufgenommen werden, wird man die Erkrankung sich verewigen sehen, denn die auf solche Weise applizierten Spülungen sind nicht imstande, die Gonorrhöe zu heilen, und verhindern dazu die natürlichen Heilkräfte zu wirken.

Die Prüfung der Heilung wird folgendermaßen ausgeführt: Um das Verschwinden der Gonokokken mit Vorsicht zu kontrollieren, werden wir den Zwischenraum zwischen zwei Spülungen zunächst auf 36 Stunden und dann auf 48 Stunden erhöhen. Diese Untersuchung muß natürlich genauestens und wiederholt vorgenommen werden. Damit der größere Intervall zweier Spülungen voneinander als gelungen gelten darf, muß danach eine Verbesserung des Zustandes eintreten oder zum mindestens darf keine Verschlechterung festzustellen sein. Waren z. B. vor dem längeren Zwischenraum beide Urinportionen klar und trübt sich nach demselben die erste Urinportion, wenn auch nicht in hohem Grade, so ist diese Probe nicht als gelungen anzusehen. Man muß, ohne lange die Gonokokken aufzusuchen, zu einer Spülung täglich zurückkehren, dies umsomehr, wenn sich ein noch so kleiner Morgentropfen einstellen sollte; in diesem würde man übrigens leicht Gonokokken nachweisen können. Wenn es gut geht, wird man einen 48 stündigen Zwischenraum abwarten. Diese gestaffelten Zwischenräume haben zum Zweck, einen eventuellen Rückfall so schnell wie möglich zu erkennen. Einer der großen Vorteile der Spülungen mit übermangansaurem Kali ist, daß sie einen über die Heilung nicht im Unklaren lassen. Ihre Wirkungsdauer ist proportional dem Infektionsgrade der Harnröhre. Dieser Wirkungsdauer entspricht die Staffelung der Zwischenräume der Spülungen; sobald wir diese Wirkungszeit übersteigen, beginnen die Gonokokken sich zu vermehren wie am ersten Tage der Erkrankung, einige Stunden genügen um uns schöne Gruppen in voller Vermehrung zu zeigen. Während bei der exspektativen Behandlung und unter dem Einfluß von Balsamicis die Gonokokken in einen dauernden Zustand der Subaktivität übergehen, der einem eine Heilung vortäuschen kann, so ist man mit meiner Behandlungsmethode einem solchen Irrtum nie ausgesetzt. Wenn man die Behandlung vor der definitiven Heilung abbricht, so wird die Gonorrhöe wieder beginnen, als ob man nichts gegen sie getan hätte. In der Mehrzahl der Fälle, wenn man sich nicht zu sehr beeilt die Heilung zu prüfen und wenn die Vermutung dieser Heilung auf eine genaue Beobachtung des Zustandes unseres Patienten beruht, genügt eine Serie Spülungen, aber man wird gezwungenermaßen auch Fällen begegnen, in denen man zwei, drei und vier Serien vornehmen muß. Ich will freilich gleich hinzufügen, daß die folgenden Serien oft kurz, ja sehr kurz sein können. Ich erinnere mich eines Patienten, bei dem eine einzige Spülung die Heilung herbeigeführt hat, nachdem das Aussetzen der Spülungen die Gonokokken wieder zum Vorschein gebracht hatte.

Da unter diesen Umständen die Zahl der Spülungen sehr steigt, so entwickelt sich ein Zustand der Angewöhnung der Schleimhaut an das übermangansaure Kali; dies ist ein sehr wichtiger Punkt, auf den man Rücksicht nehmen muß. Man muß eine Behandlung so gestalten, daß man die Konzentration der Lösungen ganz allmählich zu steigern imstande ist, und muß sich daher im Beginn einer Behandlung mit möglichst verdünnten Lösungen behelfen, damit man später je nach Bedarf zu stärkeren Spülungen übergehen kann. In einer zweiten Serie von Spülungen beginnt man mit Lösungen von 0,20 oder 0,25 ‰, letztere nur wenn man vorher schon stärkere Lösungen gebraucht hat; nach einigen Tagen erhöht man die Konzentration auf 0,30, sodann auf 0,35 ‰. Sollte eine noch längere Behandlung erforderlich sein und sollten wir eine dritte Serie von Spülungen machen müssen, so wird man nicht zögern allmählich zu einer Konzentration von 0,40 steigend bis 0,75 ‰ überzugehen. Von einer Konzentration von 0,30 ‰ an verwendet man besser isotonische

Lösungen; bei einer Konzentration, die 0,40 ‰ übersteigt, ist es ratsam die oben geschilderten gemilderten Spülungen anzuwenden.

Man darf nicht glauben, daß die Erhöhung der Dosis unserer Spülungen die einzige Waffe ist, die wir gegen hartnäckige Fälle besitzen. Der Umstand, daß eine Gonorrhöe nicht heilen will, muß uns veranlassen, genauere Untersuchen über die Ursachen dieses Mißerfolges anzustellen, insbesondere die mikroskopischen Untersuchungen zu vervielfältigen. Wenn es sich dabei herausstellt, daß die Gonokokken offenbare Zeichen ihrer Schwäche, ihres Absterbens zeigen, so ist die Heilung im Anrücken und wir können uns damit begnügen, die Dosen zu erhöhen; man wird auf diese Weise mit Sicherheit Herr der Gonokokken werden. Wenn es sich dagegen herausstellt, daß trotz normaler Zwischenräume zwischen den einzelnen Spülungen die Gonokokken ihre kräftigen Formen in der ursprünglichen Zusammenstellung beibehalten, so ist dies ein Beweis dafür, daß unsere Spülungen nicht alle Gonokokken erreichen und daß irgendwo Gonokokkenherde sich befinden, an die wir nicht herankommen. Auf diese Schlupfwinkel der Gonokokken und ihre Lokalisation werden wir später zurückkommen. Stellen wir einstweilen fest, daß sobald wir diese versteckten Gonokokkenherde gefunden und wir die entsprechende Behandlung eingeleitet haben, der Ausfluß versiegen wird. Ich erinnere mich eines Patienten, den ich auf diese Weise innerhalb vier Tagen von seinen Gonokokken befreit habe, nachdem ich ihn vorher während sieben Monaten umsonst behandelt hatte, und zwar von dem Tage an, an dem ich bei ihm eine Morgagnische Lakune an der unteren Wand der Harnröhre festgestellt hatte, an einer Stelle, an der man dieselben sonst nie findet. Bei diesem Patienten hätte man die Lösungen auf 1 bis 2 ‰ erhöhen können ohne jeden Erfolg; man mußte diesen Gonokokkenherd finden und ihn desinfizieren.

Wenn der Kampf gegen die Gonokokken sich in die Länge zieht und wir den Eindruck haben, daß das übermangansaure Kali seine Wirkung eingebüßt hat, so ist es besser, statt dessen Konzentration zu erhöhen, zu einem anderen Mittel überzugehen, und Spülungen mit Argyrol oder oxycyansaurem Quecksilber einzuleiten. Im allgemeinen hat mir in solchen Fällen das oxycyansaure Quecksilber mehr Dienste geleistet als das Argyrol. Ich verdanke ihm vor allem meine Erfolge in denjenigen Fällen, in denen kein Ausfluß mehr besteht, der Urin vollkommen klar ist und nur einzelne ganz leichte durchsichtige Fäden enthält, in denen wenige Gonokokken nachweisbar sind. Wenn diese Änderung der Lösungen nicht zu dem gewünschten Ziele führt, so wird sie auf jeden Fall den Zweck erfüllt haben, die Harnröhre des übermangansauren Kalis zu entwöhnen; das übermangansaure Kali wird nach einer Unterbrechung von mehreren Tagen durch andere Spülungen seine volle Kraft und seine volle Wirkung zurückgewinnen.

Nach alledem dürfen wir also die Intervalle zwischen zwei Spülungen nur dann erhöhen, wenn wir von der Heilung der Gonorrhöe überzeugt sind. Solange der Meatus zusammengeklebt ist, solange eitriger Ausfluß besteht und der Urin schwere zu Boden sinkende Fäden enthält, müssen wir an der Heilung zweifeln, auch wenn der Ausfluß und die Fäden keine Gonokokken enthalten, und müssen rücksichtslos die Spülungen in Abständen von 24 Stunden fortsetzen. Dieses muß dann auch die Regel sein, deren Überschreiten man im allgemeinen mit einem Rückfall bezahlen müßte. Es gibt jedoch Ausnahmen, die man kennen muß, um nicht die Behandlung zu verewigen und endlos Patienten zu behandeln, die schon längst keine Gonokokken mehr beherbergen. In diesen Fällen haben wir es mit einer Reizung der Harnröhre durch die Behandlung selbst zu tun, der gonorrhoische Ausfluß wird durch einen chemischen Reizausfluß ersetzt. Dieser Ausfluß kann so eitrig und so stark sein wie der gonorrhoische, beide Urine können getrübt erscheinen, nur fehlt der Gonokokkus. Wenn also durch eine Behandlung der Ausfluß in keiner Weise beeinträchtigt wird, ohne daß man jedoch in demselben durch wiederholte Untersuchungen an verschiedenen Tagen Gonokokken, selbst entartete, nachweisen kann, so muß man sich fragen, ob man nicht ohne es zu wissen das Ziel überschritten hat. In solchen Fällen müssen wir trotz aller Entzündungserscheinungen die Behandlung aussetzen, um diese Frage zu lösen. Wenn noch Gonokokken vorhanden sind, so werden dieselben bald in der Absonderung der Harnröhre erscheinen; wenn dagegen keine mehr da sind, so werden die Entzündungserscheinungen unter dem Einfluß des Aussetzens der Behandlung allmählich zurückgehen und ganz verschwinden. Bei einem meiner Patienten waren nach zweimonatlichem täglichen Spülungen beide Urinportionen noch stark getrübt, seit 14 Tagen hatte ich aber keine Gonokokken mehr bei ihm finden können. Das Aussetzen der Behandlung ließ Ausfluß und Trübung des Urins alsbald verschwinden, Gonokokken kamen nicht mehr zum Vorschein.

Ein anderer Umstand, der uns irreführen kann, besteht in der Entwicklung in der Harnröhre, meist in der Fossa navicularis, einer sekundären Infektion, gegen die das übermangansaure Kali nicht ankommen kann. Dieselbe hat einen weißen mehr minder starken Ausfluß besonders morgens zur Folge; derselbe wird stärker, wenn man die Spülungen seltener macht, wodurch man in der Ansicht, daß es sich um einen gonorrhoischen Ausfluß handelt, bestärkt wird. Die mikroskopische Untersuchung wird uns jedoch zeigen, daß wir einen meist aus Plattenepithel bestehenden Ausfluß vor uns haben, der nur sekundäre Mikroben mit Ausschluß der Gonokokken enthält. Eine einzige Spülung mit oxycyansaurem Quecksilber von 0,15 bis 0,25 ‰ wird genügen, diesen Ausfluß verschwinden zu lassen. Wenn man zu dieser Zeit die Kalispülungen noch nicht aussetzen will, so können wir beide Mittel in einer Lösung vereinen. Man kann z. B. oxycyansaures Quecksilber 0,15 und übermangansaures Kali 0,25 auf einen Liter Wasser verwenden. Wir möchten bei dieser Gelegenheit nur erwähnen, daß das oxycyansaure Quecksilber mit jeglichen Jodpräparaten unvereinbar ist, auch mit der äußerlichen Anwendung von Jodtinktur. Die gleichzeitige Anwendung des oxycyansauren Quecksilbers und eines Jodpräparates kann schwere Folgen nach sich ziehen, sogar den Tod des Patienten herbeiführen.

Wenn die drei Zwischenräume, die zur Kontrolle der Heilung dienen, gut verlaufen sind, so wird jede Behandlung ausgesetzt und dem Patienten aufgetragen, sofort zu erscheinen, wenn sich der geringste Ausfluß zeigen würde. Ich unterwerfe alle meine Patienten während sieben bis acht Tagen dieser Beobachtung. Im allgemeinen freilich wird eine fünftägige Beobachtungszeit genügen.

Um diese Serie von Proben zu ergänzen, ordnet man die sogenannte Bierprobe an. Damit diese Kontrolle einen Wert besitzen soll, muß natürlich ausgeschlossen sein, daß der Patient während der Behandlungsdauer regelmäßig Bier getrunken hat. In diesem Falle wäre die Bierprobe zweck- und wertlos. Dieselbe besteht darin, daß man den Patienten am Abend außerhalb der Mahlzeit drei bis vier Glas Bier trinken läßt und denselben am anderen Morgen sowie am übernächsten Morgen untersucht. Wenn daraufhin kein Rückfall eintritt und keine Gonokokken in etwaigem Ausfluß und Fäden nachweisbar sind, so ist dies praktisch gleichbedeutend mit Heilung.

Doch kann man zur größeren Sicherheit den Patienten, der diese Reizungsprobe überstanden hat, auch noch einer Entleerungsprobe durch Koitus unterwerfen. Es wäre möglich, daß vereinzelte Gonokokken, welche ganz im Grunde einer tiefen Drüse versteckt liegen, der Bierprobe entgangen wären. Der Koitus, welcher die natürliche Entleerung dieser Drüse hervorruft, wird ihn aus seinem Versteck hinaustreiben und in dem morgendlichen Ausfluß des nächsten Tages zum Vorschein bringen. Es ist dies sicher eine gute Kontrolle, aber ich halte es für unnötig, den Patienten derselben zu unterziehen, da man sich damit begnügen kann, die Folgen einer gelegentlichen nächtlichen Pollution zu beobachten. Auf jeden Fall muß man dem Patienten die Pflicht auferlegen, diesen Versuchskoitus nur mit Kondom auszuführen. In der Überzahl der Fälle werden diese verschiedenen Proben nur den Zustand der Heilung bestätigen, welche durch die erfolgreiche Einschaltung eines Zwischenraums von 48 Stunden als wahrscheinlich gelten kann. Immerhin kann es von Zeit zu Zeit vorkommen, daß in der achttägigen Kontrollzeit oder nach der Bierprobe oder Koitusprobe ein Rückfall eintritt. In solchen Fällen muß man die Behandlung mit Spülungen von übermangansaurem Kali in einer Konzentration von 0,20 oder 0,25 ‰ wieder aufnehmen und die Konzentration wenn nötig allmählich erhöhen. Es kann aber auch vorkommen, daß das beobachtete Wiederauftreten eines Ausflusses nicht dem Gonokokkus zuzuschreiben ist, sondern sekundären Mikroben oder auch die Folge einer einfachen nicht bakteriellen Entzündung der Harnröhre ist. Auf diese Fälle werden wir später zurückkommen.

Es wird manchem Leser auffallen, daß ich auf die zahlreichen Methoden der Reizungen der Harnröhre zur Feststellung der Heilung der Gonorrhöe, die von vielen Seiten empfohlen worden sind, hier nicht näher eingehe. Meines Erachtens sind dieselben nur bei der chronischen Gonorrhöe am Platze, in unseren Fällen würden sie eine unnütze Traumatisierung der Harnröhre darstellen. Nach der Behandlung der akuten Gonorrhöe auf Grund meiner Methode kommt der Gonokokkus bei Aussetzen der Spülungen sofort und sehr leicht wieder zum Vorschein, wenn er nicht vollkommen abgetötet ist. Eine einzige Ausnahme bildet das Vorhandensein extraurethraler Herde, in welchen die Gonokokken längere Zeit verbleiben können, ohne Entzündungserscheinungen hervorzurufen; diese Latenz kann eine längere Zeit anhalten, die Desinfektion dieser Herde muß mit Geduld und Ausdauer vorgenommen werden. Hierüber werden wir in einem besonderen Kapitel sprechen.

Verordnung innerlicher Mittel bei gleichzeitiger Behandlung mit Spülungen. Diät. Wert des Suspensoriums. Behandlungsdauer.

Sobald man sich für die Behandlung der Gonorrhöe vermittels Spülungen entschließt, tritt die innerliche Behandlung vollkommen zurück, dermaßen, daß ich für meinen Teil vollkommen darauf verzichtet habe. Abgesehen von Komplikationen wie Infektionen der Blase oder gonorrhoischem Rheumatismus verordne ich nie innere Mittel. Viele Ärzte halten es für richtig, den mit Spülungen behandelten Patienten Urotropin zu verschreiben, sie scheinen nicht zu wissen, daß das Urotropin ausschließlich auf den Harn wirkt, während der Gonokokkus sich doch exklusiv in der Wandung der Harnröhre entwickelt. Es besteht also wenig Aussicht den Gonokokkus vermittels Urotropins zu treffen. Der Gonokokkus hat keinerlei Tendenz, sich im Urin selbst aufzuhalten oder gar zu vermehren. Es ist daher vollkommen unnütz, den Urin gegen denselben zu desinfizieren. Manche Ärzte verordnen mit dem Urotropin zusammen doppeltkohlensaures Natron. Dies ist ein Nonsens, denn das Urotropin kann nur in einem sauren Mittel zur Wirkung gelangen. Bleiben die Balsamica. Hat man Interesse daran ihre Wirkung mit derjenigen der Spülungen zu verbinden? Ich selbst bin nicht dieser Ansicht; denn die Balsamica haben eine ausgesprochen austrocknende Wirkung auf die Absonderungen der Harnröhrenschleimhaut, sie entziehen mir dadurch jede Kontrolle der durch meine Spülungen herbeigeführten Heilungsfortschritte. Bei Sättigung der Patienten mit Balsamicis erscheint die Harnröhre schöner wie sie wirklich ist, die Gonokokken verschwinden aus dem Ausfluß; die mikroskopischen Untersuchungen, welche im Verlauf der Behandlung vorgenommen werden, haben nicht den geringsten Wert; man ist über den Verlauf der Krankheit vollkommen irre geführt. Die Bestimmungen der Konzentration der anzuordnenden Spülungen werden viel schwieriger. Wir sind nicht mehr gewarnt, wenn ein Gonokokkenherd sich unserer Bekämpfung entzieht. Ich würde alle diese Nachteile noch in den Kauf nehmen, wenn dank der Kombination der Spülungen mit der Verordnung innerer Mittel die Behandlungsdauer verkürzt und der Prozentsatz der Komplikationen herabgesetzt würde; ich habe mich aber davon nicht überzeugen können.

Die Diät der nach meiner Methode behandelten Kranken soll eher regelmäßig als streng sein. Wenn ich meine Ansicht scharf fassen soll, so würde ich sagen, ein Glas Wein jede Woche einmal genommen schadet mehr als eine Flasche Wein, die der Patient täglich zu sich nimmt. Da bei meiner Behandlungsmethode die Akuität der Erkrankung schnell abnimmt, so spielt die Diät keine große Rolle. Man kann ganz gut dem Patienten erlauben, so zu leben, wie er es gewöhnt ist; natürlich soll er Exzesse in Baccho vermeiden, besonders

Bier, ebenso soll er alkalische Getränke, kohlensaure Getränke beiseite lassen. Jeder Geschlechtsverkehr ist selbstverständlich untersagt. Besonders bei Urethritis posterior muß man dem Patienten empfehlen körperliche Anstrengungen und Ermüdungen, längere Märsche, jeglichen Sport, auch größere Autotouren zu vermeiden. Man darf auch die Psyche unserer Kranken nicht vernachlässigen; denn ich bin überzeugt, daß die nervösen Patienten, die hypochrondrisch veranlagten, die unruhigen ihre Gonorrhöe dadurch verschlimmern, daß ihre Gedanken stets auf ihre Krankheit gelenkt sind. Sie lädieren ihre Harnröhre durch ständiges Abfühlen und Drücken derselben und rufen durch ihr Aufgeregtsein Phosphaturie hervor.

Von vielen Ärzten wird das Tragen eines Suspensoriums empfohlen. Meines Erachtens kann dasselbe leicht schädlich wirken, wenn es, was man oft beobachten kann, schlecht angelegt ist. Fast immer schnürt es die Harnröhre am Angulus penoscrotalis ab, infolgedessen kann es an dieser Stelle durch Zusammendrücken der erkrankten Schleimhaut schwere Komplikationen hervorrufen, so Phlegmonen, welche später zu Verengerungen führen, oder Abszesse der urethralen Drüsen. Man soll also bei Urethritis gonorrhica anterior das Tragen eines Suspensoriums verbieten; bei Urethritis posterior, vor allem in den akuten Fällen, ist es vielleicht zu empfehlen. Sobald die zweite Urinportion klar ist, halte ich das Tragen eines Suspensoriums für überflüssig. Auf jeden Fall muß der Arzt sich stets davon überzeugen, ob das Suspensorium gut sitzt; wenn dasselbe die Harnröhre einengt, so muß sofort die betreffende Öffnung des Suspensoriums durch einen Schnitt erweitert werden. Ich warne vor den Klappen mancher Suspensorien, welche das Glied zusammendrücken und traumatisieren [1]).

Die Behandlungsdauer der Gonorrhöe ist die große Sorge der Patienten und der Ärzte, Sie fragen nie, ob eine Gonorrhöe gut behandelt worden ist, ob sie keine Komplikationen gezeitigt hat, ob sie keine Alterationen der Organe zurückgelassen hat, sie fragen nur, wie lange die Behandlung gedauert hat. Und doch ist das Wichtigste für die Männer, die eine Gonorrhöe durchgemacht haben, vollkommen auszuheilen und zwar ohne Komplikationen und ohne Folgeerscheinungen. Wenn dieses Resultat erreicht ist, selbst wenn die

---

[1]) Bezüglich dieser Klappen bin ich der Meinung, daß, wenn dieselben richtig gebaut und gut angelegt sind (Glied nach oben!), gerade das Zusammendrücken der Harnröhre am Angulus penoscrotalis durch Ausgleichen des Winkels verhindert wird und so die Gefahr einer Phlegmone oder eines Abszesses bedeutend herabgesetzt ist. (Asch.)

Behandlung lange gedauert hat, so muß man sich glücklich schätzen. Wenn man absolut auf kurze Behandlungsdauer sieht, so soll man nur Kranke in Behandlung nehmen, die noch keine akute Entzündungserscheinungen zeigen. Im übrigen sind neun Zehntel meiner Patienten in diesem Zustand, dabei spreche ich nicht von den Abortivbehandlungen, die in 50 Prozent der Fälle in drei Tagen zur Heilung führen; die andern heilen in drei bis vier Wochen, seltener brauche ich fünf bis sechs Wochen. Eine Serie von 334 Spitalkranken habe ich im Durchschnitt in 42 Tagen geheilt; eine andere Serie von 568 Kranken bietet eine durchschnittliche Behandlungsdauer von 41 Tagen.

Sofern wir eine große Anzahl Gonorrhoiker zu behandeln haben, werden wir Fälle finden, die zur großen Genugtuung der Ärzte und Patienten schnell heilen, dann solche, die eine Behandlungsdauer von mittlerer Länge beanspruchen, und endlich eine Reihe von Fällen, die eine protrahierte Behandlung erforderlich machen. Diese letzteren Fälle könnten bei manchen Ärzten den Wert meiner Methode herabsetzen. Man darf jedoch nicht vergessen, daß sie meiner Methode nicht eigen sind. Die Heilung dieser Fälle läßt auf sich warten, weil der Gonokokkus schwer zu erreichen ist und sich unserer Aktion mehr weniger entzieht. Nichts beweist, daß eine andere Methode nicht auf dieselben Schwierigkeiten stoßen würde. Man muß Geduld haben und bei der einmal gewählten Methode beharren. Man darf nicht wie manche Ärzte von einer Methode zur andern springen, nur weil man nicht sofort den erhofften Erfolg gehabt hat. Wenn man geduldig die Spülungen fortsetzt und dabei genau die Lokalisation der Schlupfwinkel des Gonokokkus zu präzisieren sucht, wird man die Heilung erzwingen, und an diesem Tag wird man leicht die zwei, drei oder vier Monate vergessen, die die Behandlung gedauert hat. Wir müssen auch bedenken, daß zur Zeit der exspektativen Behandlung der Gonorrhöe ein Tripper oft 6 Monate gedauert hat, daß andererseits diese schweren Heilungen bei unserer Methode nur ein- oder zweimal auf zehn Kranke zu finden sind. Wir kommen daher zu dem Schlusse, daß bezüglich der Schnelligkeit der Behandlung unsere Methode keiner anderen nachsteht. Der große Vorteil unserer Methode besteht in der Verhinderung aller Komplikationen abgesehen von Prostatitis. Wenn ich mich recht erinnere, habe ich in den vier Jahrzehnten meiner Tätigkeit nur folgende Komplikationen erlebt: zweimal gonorrhoische Gelenkentzündung, leichte Sehnenscheidenentzündung des Extensors der großen Zehe und Arthritis des Kniees; ungefähr zehn Nebenhodenentzündungen, zwei Samenblasenentzündungen. Die Prostatitis heilt übrigens sehr gut in einem Monat und hat nie zur Bildung eines Abszesses geführt, der einen chirurgischen Eingriff erfordert hätte. Abgesehen von einem Fall von Harnröhrenzerreißung infolge Erektion, habe ich nie eine Verengerung der Harnröhre als Folge meiner Behandlung sich entwickeln sehen.

Die Ausführung der Spülungen durch den Patienten selbst erleichtert in hervorragendem Maße die Anwendung meiner Methode. Man soll natürlich nicht prinzipiell dagegen sein, aber man soll sie nur unter bestimmten Bedingungen zulassen, wenn Aussicht besteht, daß die Spülungen so ausgeführt werden, daß sie nicht schaden können. Im Beginn einer Gonorrhöe ist dies vollkommen ausgeschlossen. Die Festsetzung der Dosen ist in diesem Augenblick sehr schwierig und kann von einem Tag zum andern wechseln; es wäre gefährlich, den Patienten in diesem Stadium der Krankheit ohne jegliche Überwachung zu lassen. Man soll auch die Ausführung der Spülungen keinem Patienten überlassen, der wenig gewandt ist und dem antiseptisches Verfahren vollkommen fremd ist. Ich selbst bin davon abgekommen, die Spülungen den Patienten zu überlassen, nachdem ich eine große Reihe von Blaseninfektionen infolge Selbstspülungen erlebt habe. Wir können also diese nur bei intelligenten gewandten Patienten erlauben, bei denen die Spülungen leicht vor sich gehen und zwar nur zur Zeit des Abklingens der Gonorrhöe, wenn die Behandlung sich in die Länge zieht, oder bei einer zweiten Gonorrhöe eines Patienten, dessen erster Tripper schon durch Spülungen behandelt worden ist, und auch erst, nachdem der Arzt den Beginn der Behandlung geleitet hat. In Polykliniken und Spitälern wird man wohl wegen des Mangels einer genügenden Anzahl geeigneter Krankenwärter nicht anders können, als zu den Selbstspülungen zu greifen. (Siehe meine Abhandlungen 209, 223 sowie 230—235.)

III. Behandlung der verschiedenen Arten der gonorrhoischen Urethritis.

1. Gonorrhöe der vorderen Harnröhre.

Es versteht sich von selbst, daß die Diagnose „vordere Harnröhrenentzündung“ während der ganzen Behandlungszeit kontrolliert werden muß und zwar durch Beobachtung der zweiten Urinportion, welche bei einer auf die vordere Harnröhre beschränkten Gonorrhöe immer klar bleiben soll. Die Zunahme des Ausflusses trotz der Spülungen, sowie das Auftreten häufigen und gebieterischen Urindranges, werden unsern Verdacht auf Erkrankung der hinteren Harnröhre erwecken. Andererseits kann eine Gonorrhöe, die ursprünglich die ganze Harnröhre ergriffen hatte, im Verlauf der Behandlung sich auf die vordere Harnröhre zurückziehen. Man soll sich übrigens nie beeilen letzteres anzunehmen. Die zweite Urinportion klärt sich oft im Verlauf der Behandlung sehr leicht und sehr schnell auf; es wäre sehr gewagt daraus die Beschränkung der Infektion auf die vordere Harnröhre zu folgern. Der Übergang der großen Spülungen in solche der vorderen Harnröhre allein ist nur dann statthaft, wenn im Verlauf protrahierter Behandlung die hintere Harnröhre bestimmt Zeit gehabt hat auszuheilen und nur einige Divertikel oder paraurethrale Gänge die Heilung der vorderen Harnröhre hintanhalten.. Bei Beschränkung der Infektion auf die vordere Harnröhre soll sich natürlich unsere Bekämpfung auf diese beschränken. Es ist sicher, daß Einspritzungen vermittels der Harnröhrenspritze, wenn dieselben vorschriftsmäßig und oft ausgeführt werden, die Gonorrhöe der vorderen Harnröhre heilen können, aber es gibt wenige Patienten, welche diese Einspritzungen richtig ausführen können. Unzählbar sind die Fälle von Infektionen der Blase, die ich bei dieser Behandlungsmethode festgestellt habe. Sobald man aber mit diesen Einspritzungen den Arzt beauftragen muß, so ist es schon besser, daß dieser eine gute Spülung der Harnröhre vornimmt, die reichlicher und wirkungsvoller ist als die kleine Einspritzung. Wenn wir eine Substanz verwenden, die unbestimmte Zeit in der Harnröhre verbleiben kann, ohne sich zu zersetzen, wie das Protargol oder das Argyrol, so könnten wir mit der kleinen Spritze die vordere Harnröhre damit ausfüllen und dieselbe solange in der Harnröhre lassen, bis sie eine genügende Wirkung ausgeübt haben wird, sagen wir fünf Minuten. Dieses Verfahren wende ich bei der Abortivbehandlung der Gonorrhöe an, bei der ich die Lösung eventuell nach dem Vorschlag Neissers (495) auch 15—20 Minuten in der Harnröhre lasse. Das übermangansaure Kali dagegen zersetzt sich sehr schnell im Kontakt mit den Geweben und kann daher nur in Form von Spülungen volle Wirkung erzielen. Ich habe daher für die Behandlung der Gonorrhöe der vorderen Harnröhre die Spülungen mit übermangansaurem Kali gewählt und die Einspritzungen von Argyrol vermittels der kleinen Spritze für die Abortivbehandlung reserviert.

Abortivbehandlung der beginnenden Gonorrhöe.

Nachdem wir die Anwesenheit des Gonokokkus festgestellt haben und die Zweigläserprobe uns einen vollkommenen klaren zweiten Urin gezeigt hat, haben wir gefolgert, daß wir eine auf die vordere

Harnröhre beschränkte Gonorrhöe vor uns haben. Die Genauigkeit dieser Diagnose ist umso wahrscheinlicher, je frischer der Ausfluß ist. Eine Abortivbehandlung verspricht Erfolg, wenn der Patient sich uns früh genug vorstellt und zwar vor jeder akuten Entzündungserscheinung. Diese Abortivbehandlungsmethode soll das Ideal sein, das jeder Arzt erstreben soll, denn bis jetzt hat keine andere Methode so glänzende Resultate erzielt. Die Belehrung der Kranken über die enormen Vorteile, welche ihnen eine Abortivbehandlung unmittelbar nach Auftreten der ersten Krankheitserscheinungen bietet, ist vonnöten. Das Gelingen einer Abortivbehandlung, welche den Patienten innerhalb dreier Tage von seinem Leiden befreit, stellt eine große Genugtuung für den Arzt dar. Man soll nicht versuchen, die Grenze abzustecken, innerhalb deren der Versuch einer Abortivbehandlung zulässig ist. Es gibt Fälle, in denen auch nach 48 Stunden der Ausfluß weniger eitrig und die Harnröhre weniger entzündet ist als in anderen nach drei Stunden. Im allgemeinen sind die Fälle, die sich in den ersten 12 Stunden nach Auftreten des Ausflusses dem Arzt vorstellen, zur Abortivbehandlung geeignet, insbesondere wenn es sich um eine längere Inkubationszeit handelt. Das Alter eines Ausflusses ist übrigens schwer festzustellen, diese Feststellung hängt in erster Linie von der Empfindlichkeit des Patienten, von der Aufmerksamkeit, die er seinem Körper schenkt, ab. Dazu kommt, daß wenn der Ausfluß bei Tage bemerkt wird, der Kranke sofort zum Arzt gehen kann; wenn der Ausfluß dagegen sich während der Nacht einstellt, so kann er natürlich von dem Kranken nur bei dessen Erwachen konstatiert werden. Es kann dadurch ein Irrtum von ein bis acht Stunden in der Abschätzung des Alters der Krankheit unterlaufen. Im allgemeinen je mehr aufeinanderfolgende Anfälle von Gonorrhöe ein Mann durchmacht, umso weniger brutal und akut sind die Erscheinungen. Bei gleicher Anzahl aufeinander folgender Gonorrhöen ist die Akuität der Erscheinungen verschieden je nach der Virulenz des Gonokokkus und je nach der Natur des Befallenen, d. h. nach dem Nährboden, den derselbe abgibt, und nach den Verteidigungsmitteln, über die sein Organismus verfügt. Es ist klar, daß wir eine Gonorrhöe, die uns in den ersten Stunden ihrer Entwicklung entgegentritt, viel schneller heilen können als eine solche, die wir erst nach mehreren Tagen zu sehen bekommen, daher stammt der Gedanke der Abortivkur. In dieser Periode der Erkrankung hält sich der Gonokokkus noch auf der Oberfläche der Schleimhaut auf, er ist noch nicht in die Tiefe der Morgagnischen Lakunen und in die Kanäle der Urethraldrüsen eingedrungen. Es ist dies eine nicht wiederkehrende Gelegenheit, denselben an Ort und Stelle mit einigen sehr starken Einspritzungen zu vernichten, welche ihn an den oberflächlichen Epithelzellen zu erreichen imstande sind. Diese Kenntnis hat leider zu Mißbräuchen geführt; um ganz sicher zu sein den Gonokokkus abzutöten, hat man massive Dosen von Höllensteinlösungen eingespritzt, welche zugleich mit den Parasiten das Harnröhrenepithel zerstört. Diese Methode konnte natürlich Erfolge aufweisen, aber um den Preis unwiderruflicher Zerstörung der Schleimhaut. Mißlingt diese Behandlung, so hinterläßt sie die Harnröhre in einem solchen Zustand, daß wir für längere Zeit auf jede lokale Behandlung verzichten müssen. Die Abortivbehandlung der Gonorrhöe kann mit jeder antiseptischen Lösung, die konzentriert genug ist, um den Gonokokkus abzutöten, in ganz kurzer Zeit ausgeführt werden; man muß jedoch verlangen, daß diese Substanz keine zerstörende Wirkung auf die Schleimhaut ausübt.

Ich habe früher eine Abortivbehandlung vermittels übermangansaurem Kali vorgeschlagen (488 und 194). Ich nahm Spülungen mit einer Lösung von 0,25 bis 1 Gramm, ja sogar 2 Gramm auf einen Liter vor und zwar während der drei ersten Tage je zwei Spülungen, am vierten Tage eine Spülung nachmittags und eine oder zwei Spülungen während der folgenden Tage, je nach dem Zustand des Patienten. Die Heilung erfolgte meist in sechs Tagen. Hier ein Beispiel dieser Behandlung:

	vormittags	nachmittags	abends
1. Tag	1 ‰		0,25 ‰
2. Tag	0,50 ‰		0,25 ‰
3. Tag	0,50 ‰		0,50 ‰
4. Tag	—	0,50 ‰	—
5. Tag	1 ‰	—	0,25 ‰
6. Tag	—	1/500	—

In meiner ersten Zusammenstellung hatte ich auf 15 Fälle zehn Schnellerfolge in sechs bis zehn Tagen. In meiner Arbeit aus dem Jahre 1898 (199) hatte ich auf 122 Fälle 24 Heilungen in sechs bis acht Tagen, 51 in acht bis fünfzehn Tagen. In den übrigen 47 Fällen ist die Abortivkur mißlungen. Bei diesen 122 Fällen wandte ich die oben angegebenen Konzentrationen an oder ich begann mit einer Lösung von 1 ‰ oder sogar 1/500, ging dann während drei bis vier Tagen auf Lösungen von 0,25 ‰ über und endete mit einer Spülung täglich von 0,30 bis 0,35 ‰, bei längerer Behandlung bis 0,50 ‰. Später ging ich nie über 0,75 ‰ im Beginn der Behandlung hinaus, doch waren die Resultate viel weniger zufriedenstellend. Ich habe mich deshalb entschlossen, zur Abortivbehandlung das übermahngansaure Kali durch Argyrol zu ersetzen.

Das Argyrol ist ein nukleinsaures Silber, welches 30 Prozent Silber enthält; es hat eine starke Tiefenwirkung und ruft keinerlei Entzündungen hervor, es besitzt trotzdem eine ausgesprochen bakterizide Kraft. Es wurde von Barnes und Hille aus Philadelphia erfunden und im Medical Record vom 24. Mai 1902 beschrieben. Es ist empfehlenswert, nur das in Amerika hergestellte Argyrol zu verwenden, denn die in Europa fabrizierten Ersatzpräparate, wie das Phytol von Pierre Albarran (De Sard 93) oder das Vitargyl von Pointet und Girard enthalten nur 20 Prozent Silber. Als Abortivmittel zur Behandlung der Gonorrhöe wurde das Argyrol zuerst von Kervin (258), Swinburne (415), Belfield, Brandsford Lewis (38) empfohlen. Die ursprünglich festgesetzte Behandlungsmethode vermittels Argyrol wurde von De Sard (92) in praktischer Weise in der Weise umgeändert, daß er zwei Einspritzungen zu 10 Prozent täglich empfahl. Nach den Studien, die ich selbst über diese Methode vornahm (206, 207, 217, 235, 238, 491), kam ich zu dem Schlusse, daß man dieselbe in den ersten 48 Stunden nach Erscheinen des Ausflusses anwenden kann, sofern die Schleimhaut der Harnröhre keine Entzündungserscheinungen aufweist. Sollte schon 12 Stunden nach Einsetzen des Ausflusses derselbe sehr stark und eitrig sein und die Schleimhaut der Harnröhre dabei geschwollen erscheinen, so hat es keinen Sinn die Abortivbehandlung zu beginnen. Wenn nach 48 Stunden keine Entzündungserscheinungen vorhanden sind, so kann man die Abortivbehandlung mit Aussicht auf Erfolg einleiten. Als Vorbedingung dieses Erfolges gilt das Vorhandensein eines kleinen seropurulenten oder sogar eitrigen Tropfens ohne jede Entzündungserscheinung von seiten der Harnröhrenwandung. Ich verfahre folgendermaßen: Nach Abwaschen des Gliedes und des Meatus lege ich um dasselbe einen dicken Wattetampon, damit die Haut nicht befleckt wird. Die angewandten Argyrollösungen sollen am besten unmittelbar vor deren Verwendung hergestellt werden, da einigermaßen ältere Lösungen die Harnröhre stark reizen und eine Verletzung derselben herbeiführen können. Die frischen Lösungen werden dagegen, auch wenn sie stark konzentriert sind, glänzend ertragen. Gewöhnlich bereite ich die Lösungen für den Tagesbedarf vor. Die Argyrollösung soll mit kaltem destilliertem Wasser hergestellt werden und eine Konzentration von 20 Prozent haben. Man löst also 2 Gramm Argyrol in 10 ccm destillierten Wassers; die vollkommene Lösung des Argyrols nimmt 10 Minuten in Anspruch. Ich spritze 5 ccm dieser

Lösung ein, wobei ich verhüte dieselbe in die hintere Harnröhre dringen zu lassen; dabei soll man das Glied möglichst nahe am Orifizium Urethrae halten, um auch die vordersten Teile der Schleimhaut der Wirkung des Mittels auszusetzen. Zum selben Zweck ist es ratsam, während der fünf Minuten, welche die Lösung in der Harnröhre verbleibt, von Zeit zu Zeit einige Tropfen austreten zu lassen. Wenn man nach fünf Minuten den Rest der Lösung ablaufen läßt, so soll man davon Abstand nehmen, durch Druck die letzten Tropfen aus der Harnröhre zu entfernen. Zum Schluß reinige ich das Glied und die Umgebung von dem überfließenden Argyrol und lege einen kleinen Wattetampon auf die Eichel, welcher durch einen Kondom festgehalten wird. Ist der Patient das erstemal vormittags oder nachmittags in der Sprechstunde erschienen, so findet die zweite Behandlung am selben Tage abends statt; hat die erste Behandlung abends stattgefunden, so wird die zweite auf den folgenden Morgen verlegt. Man muß dem Patienten ans Herz legen, nach dieser Behandlung den Urin solange wie möglich zurückzuhalten und zu diesem Zwecke die aufgenommene Flüssigkeitsmenge auf das Notwendigste zu beschränken. Er soll wenn möglich zwischen einer Behandlung und der nächstfolgenden keinen Urin lassen. Diese Empfehlungen gelten für die drei ersten Tage der Behandlung; während dieser Zeit werden zweimal täglich mit einer Lösung von 20 Prozent Einspritzungen vorgenommen. Dieselben werden im allgemeinen gut vertragen; nur am ersten Tage klagt der Patient manchmal über starkes Brennen beim Urinlassen. Sollte diese Schmerzempfindung andauern und sehr stark werden und die Schleimhaut der Harnröhre dabei anschwellen, sollte insbesondere blutiger Ausfluß sich einstellen oder sollten einige Tropfen Blutes am Schluß des Urinaktes zum Vorschein kommen, so müßte man die Konzentration der Lösung auf 10 ja sogar auf 5 Prozent herabsetzen. Sobald die Entzündungserscheinungen verschwinden, erhöht man die Konzentration wieder auf 10 und 20 Prozent. Mit frisch hergestellten Lösungen sind diese starken Reaktionen sehr selten. Um den oben erwähnten blutigen Ausfluß zu vermeiden, muß man dem Patienten anheimstellen, nur unter leichtem Druck Urin zu lassen und das Urinieren nicht zu forcieren, damit die durch die Einspritzung empfindlich gewordene Schleimhaut nicht brutalisiert werde. Man muß jeden Morgen eine mikroskopische Untersuchung des Ausflusses vornehmen. Schon nach der ersten Behandlung müssen die Gonokokken verschwinden; die Anwesenheit eines einzigen Gonokokkus stellt bezüglich der Prognose der Abortivbehandlung ein schlechtes Anzeichen dar. Trotzdem darf man deshalb die

Flinte nicht ins Korn werfen und soll die Behandlung einige Tage fortsetzen. Wenn jedoch die Gonokokken sich von einer Sitzung zur andern vermehren, so hat es keinen Wert diese Behandlung fortzusetzen. Man muß dann zu methodischen Spülungen übergehen. In den normal verlaufenden Fällen wird man nach der sechsten Einspritzung die Behandlung aussetzen und den Patienten auf 24 Stunden später bestellen. Ist die Abortivbehandlung gelungen, so wird man keinerlei Ausfluß, keinen Faden im Urin mehr feststellen können. Das nunmehr vollkommen normale Aussehen des Meatus steht in seltsamem Kontrast zu dem Zustand, den wir im Verlauf der Behandlung vorfinden. Wenn der Patient sich uns vorstellt, ohne seit der vorhergehenden Behandlung uriniert zu haben, so werden wir einen sehr stark eitrigen mit Argyrol vermischten Tropfen vorfinden, der den Anfänger leicht entmutigen könnte; diese starke Reaktion nimmt nach dem ersten Tage ab. Ist die Abortivkur gelungen, so werden wir dem Patienten empfehlen, sich genau zu beobachten und bei dem geringsten Ausfluß zur Sprechstunde zu kommen. Diese soll er auf jeden Fall am fünften Tag nach Beendigung der Behandlung aufsuchen. Wenn man auch dann nichts Abnormes feststellen kann, so läßt man ihn am selben Abend die Bierprobe machen. Stellt sich 48 Stunden nach derselben kein Ausfluß ein, so ist die Heilung als absolut sicher anzusehen. Sollte in irgendeiner Periode der Abortivbehandlung und der nachfolgenden Beobachtungszeit ein Rückfall festzustellen sein, so wird man zu methodischen Spülungen der vorderen Harnröhre vermittels übermangansaurem Kali schreiten. Dieselben werden in diesen Fällen sehr gut vertragen, denn die Schleimhaut zeigt keine Spur von Entzündung. In solchen Fällen tritt die Heilung meist viel schneller ein, als wenn keine Abortivbehandlung vorangegangen wäre. Manche meiner derartig behandelten Patienten sind in 15 Tagen geheilt worden. Man kann im allgemeinen sagen, daß die in dieser Weise nach Mißlingen der Abortivkur behandelten Patienten schnell heilen und daß bei ihnen die Gonorrhöe auf die vordere Harnröhre beschränkt bleibt. Diesbezüglich haben Tissot und Thévenard (496, 497) interessante Beobachtungen veröffentlicht, welche von De Sard (480) und Carle (507) besprochen wurden. Meine eigene die Abortivbehandlung betreffende Aufstellung ergibt folgende Resultate: Von mehr als 400 Fällen sind 50 Prozent als gelungen zu betrachten, darunter hatte in 75 Prozent der Ausfluß weniger als 12 Stunden bestanden, in 50 Prozent 12 bis 24 Stunden, in 25 Prozent mehr als 24 Stunden. Die postgonorrhoischen Reizurethritiden sind nach dieser Behandlung sehr selten, sofern man frische Lösungen von Argyrol verwendet und die Dosis dem Entzündungsgrad der Schleimhaut entsprechend wählt.

Die Kombination von Spülungen von übermangansaurem Kali und Einspritzungen von Argyrol ist sehr wirkungsvoll, man muß jeodch diese Methode nur mit größter Vorsicht anwenden, da sie leicht eine Zerreißung der Harnröhre zur Folge hat. Man nimmt zuerst eine Spülung der vorderen Harnröhre mit eier isotonischen Lösung von übermangansaurem Kali 0,15 °/oo vor, dann eine zweite Spülung mit physiologischer Kochsalzlösung. Für beide Lösungen verwendet man je einen halben Liter. Die zweite Lösung hat den Zweck, die Harnröhre von dem zurückgelassenen übermangansauren Kali zu befreien, weil dieselbe das Argyrol zersetzen würde. Zum Schluß macht man eine Einspritzung von Argyrol zu 20 Prozent. Es ist mir letzthin gelungen auf diese Weise in zwei Tagen eine Gonorrhöe zum Heilen zu bringen, nachdem eine Abortivkur mißlungen war. Zur Abortivkur selbst verwende ich diese Methode nicht mehr, seitdem ich einen Fall zwar geheilt habe, aber dabei eine Hämaturie hervorgerufen habe, welche mehrere Tage anhielt und von einer einfachen drei Wochen anhaltenden Urethritis gefolgt war. Doch verwende ich sie gerne bei der allerersten Behandlung der Abortivkur mit Ausschluß der folgenden und wenn nach Mißlingen eines ersten Versuches eine Abortivkur noch Aussicht auf Erfolg hat.

Unter den zahlreichen Abortivmethoden, die empfohlen worden sind, möchte ich die originelle von Ballenger und Elder (96) angegebene Einsiegelung einer 5prozentigen Argyrollösung hervorheben. Diese Autoren verwenden eine Argyrollösung von 5 Prozent einmal täglich während fünf Tagen und halten dieselbe durch ein besonders Verfahren während möglichst langer Zeit in der Harnröhre zurück. Um den Meatus abzuschließen, bestreichen sie die Eichel mit Kollodium; diese Einsiegelung soll die Lösung während wenigstens sechs Stunden täglich in der Harnröhre zurückhalten. Es ist von größter Wichtigkeit, die gesamte Argyrollösung solange in der Harnröhre festzuhalten, bis das Kollodium völlig getrocknet ist und sich gehärtet hat. Ballenger und Elder haben mit dieser Methode 650 Kranke in drei bis sechs Tagen geheilt. Am sechsten Tage ließen sie die Bierprobe vornehmen. Diese Behandlung hat keinerlei Nachteil, auch wenn sie nicht zur Heilung führt. Das Kollodium wird vermittels eines mit Azeton genäßten Wattebauschs entfernt. Der Patient muß das Einnehmen von Flüssigkeiten auf ein Minimum beschränken, um die Einspritzungen möglichst lange behalten zu können. Nachdem er uriniert hat, trinkt er in der Zeit zwischen diesem Urinakt und dem Zubettegehen einen Liter lithiniertes Wasser oder ein anderes nicht reizendes Mineralwasser. Auf diese Weise wird seine Harnröhre gut ausgespült und die durch die Einspritzungen hervorgerufene Reizung der Harnröhre gemildert. Den andern Morgen soll er natürlich nur wenig Flüssigkeit aufnehmen, um nach der folgenden Einspritzung den Urin wieder lange anhalten zu können. Sollte der Kollodiumverband nicht halten, so soll der Patient sofort zum Arzt zurückkehren zwecks Vornahme einer zweiten Einspritzung. Im allgemeinen führt eine Behandlung von fünf Tagen zum Ziele; die Dosis von 5 Prozent ist genügend, am Ende der Behandlung kann man auf 2 oder 3 Prozent zurückgehen. Diese Behandlungsmethode verdient ernste Nachprüfung; ein Nachteil derselben besteht darin, daß der Verband sich lösen kann und daß dann die Argyrollösung die Wäsche beschmutzt. Die Methode erfüllt auf jeden Fall die hauptsächlichste Vorbedingung jeglicher Abortivkur, das Argyrol in ständiger Weise mit der Schleimhaut in Berührung zu lassen. Es ist auch versucht worden, den Verschluß des Kanals mit Hilfe von Pinzetten oder kleinen stumpfen Klammern zu bewirken. Solche Vorgehen muß ich, weil gefährlich, ablehnen.

Ich will noch erwähnen, daß ich früher meinen Patienten, abgesehen von der 20prozentigen Argyroleinspritzung, die ich selbst in der Frühe vornahm, noch eine 5prozentige Argyrollösung zum Selbsteinspritzen nach jedem Urinakt mitgab. Ich habe damit gute Erfolge erziehlt, wenn der Patient vorsichtig vorging. Doch ziehe ich es vor, die Einspritzungen zweimal täglich persönlich vorzunehmen.

Bei den freilich seltenen Patienten, die oberhalb des Meatus eine kleine Vertiefung haben, und vor allem bei den mit Hypospadie behafteten Kranken, kann es vorkommen, daß diese Grübchen oder diese paraurethralen Gänge, welche das Orifizium Urethrae umgeben, mit Gonorrhöe infiziert sind, während die Harnröhre selbst frei geblieben ist. In diesen Fällen muß man die Abortivbehandlung auf die infizierten Herde beschränken und die Harnröhre lediglich vor einer nachträglichen Infektion mit Gonokokken behüten, indem man den Meatus mit einer Lösung von oxycyansaurem Quecksilber 0,25 ‰ abspült und eventuell den vordersten Teil des Gliedes in einer verdünnten Argyrollösung badet. Die Abortivbehandlung der paraurethralen Gänge selbst geschieht vermittels kleiner Spritzen mit stumpfen Kanülen, wobei man eine Argyrollösung von 20 Prozent verwendet. Gewöhnlich genügen 2 bis 3 Sitzungen zur Heilung.

Das Mißlingen einer Abortivkur ist manchmal, wie sich später herausstellt, der Anwesenheit einer besonders tiefen Klappe von Guérin zuzuschreiben, einer ungewöhnlich vertieften Morgagnischen Lakune, welche fast ständig ein oder zwei Zentimeter hinter dem Meatus liegt. Dieser Befund muß bei einer durch einen eventuellen zweiten Tripper bedingten Abortivkur berücksichtigt werden, indem man diese Klappe einer direkten Behandlung unterzieht.

Das Argyrol fleckt sehr stark die Wäsche. Um diese Flecken zu entfernen, verfährt man auf folgende Weise: 1. man spült in fließendem Wasser die Wäsche und seift dieselbe tüchtig ein, um das Argyrol zu entfernen, das nicht zu sehr eingedrungen ist; 2. man durchtränkt die gefleckte Stelle der Wäsche mit einer Lösung von übermangansaurem Kali, die man einige Minuten einwirken läßt; 3. man entfärbt mit Natrium bisulfuricum. Bei frischen Flecken ist der Erfolg vollkommen, bei älteren läßt er zu wünschen übrig. In Amerika verwendet man zu demselben Zweck eine Lösung von Sublimat 1/500.

Beendigung einer nicht geglückten Abortivkur.

Selbstverständlich wird man, sobald man das Mißlingen einer Abortivkur festgestellt hat, zu Spülungen der vorderen Harnröhre mit übermangansaurem Kali übergehen, ohne den Gonokokken Zeit zu lassen sich zu kräftigen und zu vermehren. Während zwei oder drei Tagen wird man je nach den Fällen noch zwei Spülungen täglich vornehmen und zwar mit einer Lösung von 0,10 bis 0,15 ‰; hiernach geht man zu einmal täglich vorgenommenen Spülungen von 0,20 bis 0,25 ‰ über, bis man eine Heilung erzielt zu haben glaubt. Für die Weiterbehandlung gelten die von uns oben festgesetzten Regeln. Im allgemeinen heilen dann diese Patienten schnell aus; manchmal natürlich zieht sich die Behandlung in die Länge, und die Gonorrhöe geht auf die hintere Harnröhre über. Ich muß hier einen einzigen Fall meiner Praxis erwähnen, in welchem am zweiten Tag der Abortivkur die Erkrankung auf die hintere Harnröhre übergegangen ist und am fünften Tag der Behandlung eine Arthritis gonorrhoica des rechten Kniees und eine Gonokokkämie eingetreten sind.

Gonorrhoische Urethritis anterior, die schon eine Zeitlang besteht und subakut verläuft.

Das Bestehen dieser Erkrankung muß mit Vorsicht und Zweifel angenommen werden, denn es ist selten, daß eine ältere Gonorrhöe nicht beide Teile der Harnröhre ergriffen hätte. Wenn ich solche Fälle zu behandeln habe, so gehe ich meist vor, wie wenn eine Miterkrankung der hinteren Harnröhre bewiesen wäre. Die geringen Absonderungen machen die Zweigläserprobe unzuverlässig, doch kann man, sofern man überzeugt ist, daß die hintere Harnröhre nicht erkrankt ist, und niemals erkrankt war, oder daß dieselbe vor der vorderen Harnröhre geheilt ist, sich mit Spülungen der vorderen Harnröhre begnügen. Es kann übrigens nicht schaden, die Behandlung mit letzteren Spülungen zu beginnen, und später nötigenfalls dieselben auf die hintere Harnröhre auszudehnen. Man verwendet in solchen Fällen Lösungen von übermangansaurem Kali zu 0,10 bis 0,15 ‰ und zwar eine einzige Spülung täglich während drei bis vier Tagen; dann erhöht man die Lösung auf 0,20 ‰ bis zum Erscheinen ganz leichter Fäden im Urin. Von diesem Augenblick an verwendet man Lösungen von 0,25 ‰ bis zum Tage, an dem man eine Heilung annehmen kann. Hierauf setzt man diese Spülungen in Intervallen fort. Die gewöhnliche Dauer dieser Behandlung beträgt zwei bis drei Wochen. Diese Fälle umfassen auch solche, die vorher exspektativ behandelt worden waren oder zwei Wochen lang Balsamica eingenommen hatten. Unter diesen Voraussetzungen kann man die Heilung leicht und schnell erwirken.

Beginnende Urethritis gonorrhoica anterior noch ohne akute Entzündungserscheinungen, aber der Abortivkur nicht zugängig.

Die Gonorrhöe in dieser Periode ihrer Entwicklung stellt einer der häufigsten Fälle dar, die wir zu behandeln haben. Wir finden bei ihr einen eitrigen Tropfen, eine Trübung der ersten Urinportion, während die zweite klar ist, in dem Ausfluß zahlreiche polynukleäre Zellen, einige große Plattenepithelzellen der Fossa navicularis, zahlreiche intraleukozytäre, sowie freie kräftige Gonokokken. Die Behandlung wird vom ersten zum dritten Tag in zweimal täglich ausgeführten Spülungen der vorderen Harnröhre mit einer Lösung von übermangansaurem Kali 0,10 ‰ bestehen, am vierten Tag einer einzigen Spülung derselben Lösung. An diesem Tage hat der Ausfluß stark abgenommen, die erste Urinportion ist etwas weniger trübe und zeigt schwere Fäden, die mikroskopische Untersuchung des morgendlichen Tropfens ergibt zahlreiche polynukleäre Zellen, seltene kleine epithiale Plattenzellen, einige runde mononukleäre Zellen, seltene intraleukozytäre, aber noch kräftige Gonokokken; die freien Gonokokken sind äußerst selten geworden oder nicht mehr vorhanden. Wenn dieselben noch nachzuweisen sind und auch fernerhin in dem Ausfluß immer wieder zum Vorschein kommen, so ist das eher ein schlimmes Vorzeichen. Sie lassen eine lange und schwere Behandlung infolge der ungenügenden Verteidigung des Organismuses durch seine natürlichen Mittel voraussehen. Am fünften Tag macht man eine Spülung täglich mit einer Lösung von 0,15 ‰, bis die erste Urinportion hell wird, aber noch schwere Fäden erkennen läßt. Sobald diese Urinportion sich aufgehellt hat, geht man zu einer Dosis von 0,20 ‰ über. Der morgendliche Tropfen ist dann schleimig eitrig geworden und hat an Größe abgenommen. Bei der mikroskopischen Untersuchung findert man Schleim, wenige polynukleäre Zellen, ziemlich zahlreiche Zellen von Plattenepithel, die kleiner sind, sehr selten deformierte Gonokokken und nur einige wenige kräftige intraleukozytäre. Die nächstfolgenden Tage wird man zur selben Zeit wie die vorhergehenden Tage gleichstarke Spülungen vornehmen, bis die Fäden in dem ersten klaren Urin ganz leicht werden. Dann geht man zu Lösungen von 0,25 ‰ über; der Ausfluß ist in dieser Phase minimal, hell und schleimig, die Fäden klein, fein und leicht, der Ausfluß enthält nebst Schleim zahlreiche Plattenepithelzellen, ganz selten degenerierte, kleine, schlecht gefärbte Gonokokken, welche oft nur als Monokokken erscheinen. Nach Verschwinden der Gonokokken wird man diese Spülung in 24stündigen Intervallen noch drei Tage fortsetzen, hierauf einen Zwischenraum von 36 Stunden zulassen, einen zweiten von ebenfalls 36 Stunden und einen dritten von 48 Stunden; die Konzentration der Spülungen setzt man auf 0,30 bis 0,35 ‰ hinauf. Wenn nach diesen Zwischenräumen die Heilung wahrscheinlich erscheint, so setzt man die Behandlung aus und läßt nach 5 oder 6 Tagen die Bierprobe vornehmen. Diese Behandlung dauert im allgemeinen drei bis vier Wochen, in günstigeren Fällen zwei bis drei Wochen, in ungünstigeren bis zwei Monaten.

Akute gonorrhoische Urethritis anterior.]

Vom ersten zum dritten oder vierten Tage zweimal tägliche Spülungen der vorderen Harnröhre mit einer Lösung von übermangansaurem Kali . . . . 0,05 ‰
den folgenden Tag eine Spülung nachmittags . . . . 0,10 ‰
den darauffolgenden Tag zwei Spülungen . . . . 0,10 ‰
den nächstfolgenden Tag eine Spülung nachmittags . . . . . 0,10 ‰
der darauffolgenden Tag zwei Spülungen . . . . 0,10 ‰
den nächsten Tag eine Spülung nachmittags . . . . 0,15 ‰
die folgenden Tage mittags oder nachmittags je nach der gewählten Stunde eine Spülung täglich . . . . 0,15 ‰
wenn der Urin klar wird und schwere Fäden enthält . . . . . 0,20 ‰

wenn der Urin klar ist und nur leichte Fäden zeigt .... 0,25 ‰
wenn man Heilung annehmen kann, noch drei Tage je eine Spülung .... 0,25 ‰
dann wenn alles normal erscheint: 1. Intervall von 36 Stunden,
2. Intervall von 48 Stunden,
3. Intervall von 48 Stunden,
wenn noch irgendein Zweifel besteht: 4. Intervall von 48 Stunden;
fünftägige Beobachtungszeit, Bierprobe, gewöhnliche Dauer der Behandlung vier bis sechs Wochen, in Ausnahmefällen zwei Monate und mehr.

Hyperakute Gonorrhöe der vorderen Harnröhre.

Im allgemeinen wird man dieselbe selten zu sehen bekommen, weil im Fall einer besonders starken Akuität der Erkrankung meist die hintere Harnröhre schon miterkrankt ist oder im Begriffe ist zu erkranken. Sollte das nicht der Fall sein, so sind die Aussichten, daß die hintere Harnröhre im Verlauf der Behandlung infiziert werden wird, sehr groß. Das Schema der Behandlung dieser Fälle ist das gleiche wie das in den vorhergehenden Zeilen beschriebene, mit dem Unterschied, daß in den ersten vier bis sechs Tagen nur eine Konzentration der Lösungen von nur 0,05 ‰ zur Anwendung kommt. Diese hyperakuten Fälle verlangen enorm viel Vorsicht und Behutsamkeit. Die Anschwellung der Harnröhre verhindert die richtige Ausführung der Spülungen, und man muß darauf bedacht sein, ganz allmählich, unter leichtem Druck die Wandungen der Harnröhre voneinander zu entfernen; die ersten Spülungen sind infolgedessen nur unvollständig, doch erfüllen sie immerhin den Zweck, die Erscheinungen hyperakuter Entzündung herabzusetzen und in den nächsten Tagen vollständigere Spülungen zu ermöglichen. Die Dauer der Behandlung beläuft sich in diesen Fällen auf vier bis sechs Wochen, manchmal aber auch auf längere Zeit. Die Erkrankung greift sehr oft auf die hintere Harnröhre über; in Wirklichkeit ist die hintere Harnröhre bei Beginn der Behandlung bereits infiziert, aber dieselbe ist noch im Zustand der Inkubation und sondert noch nicht genug ab, um die zweite Urinportion zu trüben. Abgesehen von diesen Fällen, die ziemlich häufig sind, wird im Verlauf der Behandlung die hintere Harnröhre in 20 bis 30 Fällen auf 100 mitergriffen. In einer Statistik von 251 Fällen habe ich 57 Fälle auf die hintere Harnröhre übergreifen sehen, das ist also 22,6 Prozent (240). Diesen Übergang der Erkrankung auf die hintere Harnröhre muß man möglichst früh ausfindig machen, um ihn sofort durch Spülungen der ganzen Harnröhre zu bekämpfen. Als Zeichen eines solchen Übergangs können wir verwerten: das Fortbestehen oder das Zunehmen des Ausflusses trotz der Spülungen der vorderen Harnröhre, häufigeren und unbezwingbaren Urindrang. Diese Krankheitserscheinungen können der Trübung der zweiten Urinportion mehrere Stunden vorangehen. Man könnte sich also auf das Erscheinen dieser Symptome verlassen, um zu einer Spülung der hinteren Harnröhre überzugehen, doch ist es besser, die Trübung der zweiten Urinportion, so leicht sie auch sein mag, abzuwarten.

2. Gonorrhöe der vorderen und hinteren Harnröhre.

Es scheint logisch zu sein, bei einer Erkrankung der vorderen und hinteren Harnröhre die ganze Harnröhre durchzuspülen, und trotzdem gibt es eine Reihe Ärzte, die anderer Meinung sind und die befürchten, bei einer Spülung der ganzen Harnröhre alle möglichen Komplikationen herbeizuführen. Dem Hauptvertreter dieser Ansicht, Hogge (184), werde ich folgende Beobachtung entgegenhalten. Ich wurde letzthin zu einem jungen Kranken gerufen, welcher am 23. Tage seiner ersten Gonorrhöe an schwerer gonorrhoischer Arthritis mit Hydarthrose des rechten Kniees, Schwellung des rechten Tibiotarsalgelenkes und an beiderseitiger metastatischer Ophtalmie litt. Ich erkundigte mich natürlich nach der bisherigen Behandlung und war sehr erstaunt zu hören, daß bei dem Patienten täglich Spülungen mit übermangansaurem Kali vorgenommen worden waren. Mein Erstaunen war wohl erklärlich, denn in den 40 Jahren meiner spezialärztlichen Tätigkeit hatte ich noch nie bei einem Patienten, der mit solchen Spülungen behandelt worden war, die Entwicklung einer gonorrhoischen Arthritis gesehen. Die einzige Ausnahme hatte bis jetzt ein Fall von leichter Sehnenscheidenentzündung der Extensoren des linken Fußes gebildet, welche am vierten Tage der Behandlung eingetreten war und in wenigen Tagen verschwunden war, ohne daß der Patient zur Bettruhe verurteilt gewesen wäre. Ich stand also in der Tat hier vor dem ersten schweren Fall gonorrhoischer Arthritis im Verlauf einer Behandlung mit Spülungen. Bei weiterer Untersuchung stellte ich fest, daß bei dem Patienten eine akute Gonorrhöe der vorderen und hinteren Harnröhre in voller Blüte bestand, obwohl 24 Stunden vorher eine Spülung ausgeführt worden ist; der Ausfluß war sehr stark, beide Urinportionen sehr trübe. Auf Befragen stellt sich alsbald heraus, daß trotz dieses Befundes der behandelnde Arzt nur die vordere Harnröhre spülte, wie er sagte, aus Angst vor den unheilvollen Spülungen der hinteren Harnröhre. Dies erklärt alles;

wir ziehen aus dieser Beobachtung die Lehre, daß die Ärzte, welche bei Erkrankung der ganzen Harnröhre nur die vordere Harnröhre behandeln oder von jeder lokalen Behandlung absehen, in einer großen Anzahl von Fällen ihre Kranken sehr schweren Zwischenfällen aussetzen, die sie bei größeren Spülungen hätten vermeiden können. Die einzige Ausnahme für diese allgemeine Regel könnte ich in dem Falle einer hyperakuten Gonorrhöe sehen, wenn der zweite Urin vollkommen trübe ist und am Schluß des Urinaktes blutig gefärbter Urin austritt. Wenn man solche Symptome sieht, so kann man auf ein baldiges Eintreffen einer Nebenhodenentzündung rechnen. Es sind dies übrigens sehr seltene Fälle. Vielleicht kann man in solchen Fällen die Nebenhodenentzündung noch vermeiden, wenn man dem Patienten eine absolute Bettruhe und antiphlogistische Behandlung verordnet, aber auch dies ist nicht sicher.

Etwas ältere totale gonorrhorische Urethritis ohne jede akute Erscheinung.

Dies ist für die Behandlung der günstigste Fall. Je länger eine Gonorrhöe gedauert hat, umso leichter ist sie zu heilen, sofern sie nicht vorher schon mit Spülungen von übermangansaurem Kali behandelt worden ist. Eine Gonorrhöe der vorderen und hinteren Harnröhre, bei der man zunächst eine exspektative Behandlung eingeschlagen hatte und deren Heilung man dann durch Verordnung von Balsamicis erreichen wollte, wird unter dem Einfluß von Spülungen von übermangansaurem Kali auffallend schnell heilen. Das Schema der Behandlung ist folgendes: Eine einzige Spülung täglich mit übermangansaurem Kali 0,10 ‰ solange, bis die Flüssigkeit ohne Schwierigkeit durch den Sphinkter durchtritt, dann erhöht man die Konzentration auf 0,15 ‰ und 0,20 ‰, bis der Urin klar wird und nur ganz leichte Fäden zeigt; von diesem Augenblick an verwendet man eine Lösung von 0,25 ‰; sobald man Intervalle von 36 bis 48 Stunden zuläßt, von 0,30 und 0,35 ‰. Beobachtung von fünf bis sechs Tagen; Bierprobe, Heilung. Die Behandlung dauert gewöhnlich zwei bis drei Wochen.

Subakute Gonorrhöe der vorderen und hinteren Harnröhre neueren Datums.

Dies ist der häufigste Fall, den wir zur Behandlung bekommen. Auch hier sind die Aussichten der Behandlung günstig. Wir finden die erste Urinportion trübe, die zweite leicht trübe, starken Ausfluß mit geringer Entzündung von seiten der Harnröhrenwand; im Ausfluß zahlreiche polynukleäre Zellen, schon einige runde mononukleäre Zellen, sehr zahlreiche intraleukozytäre und freie Gonokokken. Man muß gleich bei der ersten Spülung versuchen, in die hintere Harnröhre einzudringen, was gewöhnlich leicht gelingt. Bei der geringsten Schwierigkeit macht man eine Injektion von Novokain 1%. Während der drei ersten Tage nimmt man täglich zwei Spülungen zu 0,10 ‰ vor; am vierten Tag eine Spülung nachmittags zu 0,10 ‰; in dieser Periode ist der Ausfluß schon viel geringer, der erste Urin leicht trübe mit schweren Fäden, der zweite schon beinahe klar. Vom fünften Tag an mittags oder nachmittags, aber immer zur selben Zeit, eine Spülung täglich von 0,15 ‰, bis der erste Urin klar wird mit noch schweren Fäden. In diesem Augenblick ist der Tropfen minimal, schleimigeitrig, die erste Urinportion klar oder kaum getrübt, mit dicken schweren Fäden, die zweite Urinportion ebenfalls klar mit dicken schweren Fäden, welch letztere jedoch kleiner und weniger zahlreich sind als die der ersten Urinportion. Die mikroskopische Untersuchung des Ausflusses ergibt Schleim, zahlreiche polynukleäre Zellen, einige wenige runde mononukleäre Zellen, einige kleine Plattenepithelzellen, ziemlich seltene Gonokokken, die intraleukozytären noch kräftig. Von diesem Tag an werden Spülungen der ganzen Harnröhre mit einer Lösung von 0,20 ‰ vorgenommen, bis das erste Glas vollkommen klar ist und nur noch leichte Fäden enthält. Zu dieser Zeit kann man morgens keinen Ausfluß mehr finden, der zweite Urin ist vollkommen klar; der eventuelle Morgentropfen zeigt viel Schleim, nur ganz wenige Zellen, vor allem einige polynukleäre Zellen, die kleinen Plattenepithelzellen nehmen zu, die sehr seltenen Gonokokken sind nur schwer zu finden. Man geht dann zu Spülungen mit einer Lösung von 0,25 ‰ über, eventuell bis 0,30 ‰ und 0,35 ‰. Zu dieser Zeit bestehen die Fäden nur aus Schleim und kleinen epithelialen Zellen ohne Gonokokken. Die weitere Behandlung ist wie üblich. Die Behandlungsdauer beträgt 30 bis 40 Tage, manchmal zwei Monate. Wenn die Spülungen von Anfang an ohne Schwierigkeiten die hintere Harnröhre erreichen, kann man manchmal in drei bis vier Wochen zur Heilung gelangen, besonders wenn der betreffende Patient früher schon eine Gonorrhöe gehabt hat. Je mehr Gonorrhöen man gehabt hat, um so weniger akut treten die folgenden auf und um so leichter sind sie zu heilen.

Akute Gonorrhöe der vorderen und hinteren Harnröhre.

In diesen Fällen finden wir einen sehr starken eitrigen Ausfluß, Schwellung der Lippen des Meatus, welche leicht ektropiert sind, weiche Anschwellung der ganzen vorderen Harnröhre, häufigen Urindrang, Trübung der beiden Urinportionen. Der Ausfluß enthält sehr zahlreiche polynukleäre Zellen, einige große Plattenepithelzellen der Fossa navicularis, auf denen wir paralelle Reihen von Gonokokken sichten, außerdem sehr zahlreiche auf das ganze Präparat verteilte Gonokokken, ziemlich zahlreiche runde mononukleäre Zellen. Eine solche Gonorrhöe ist mit großer Vorsicht und Behutsamkeit, mit Geduld und Ausdauer zu behandeln. Jeder brutale Eingriff hat eine Komplikation zur Folge. Jeder zu starke Druck auf die Harnröhrenwandungen verursacht peri- und paraurethrale Entzündungen; die Anwendung zu stark konzentrierter Lösungen, der übertriebene Druck der Spülungen rufen Entzündungen der Prostata und der Nebenhoden hervor; ein etwas eingehendes Abtasten der Prostata hat unweigerlich eine Nebenhodenentzündung zur Folge. Alle Missetaten, die man gewöhnlich den großen Spülungen vorwirft, sind allein der Brutalität und dem Mangel an Behutsamkeit der Behandelnden zuzuschreiben. Das Schema der Behandlung dieser akuten Fälle ist folgendes: Man beginnt mit zweimal täglich vorgenommenen Spülungen von 0,05 °/₀₀, wobei man nicht sofort darauf bestehen soll in die hintere Harnröhre einzüdringen. Diese Versuche den Sphinkter zum Nachgeben zu bringen müssen gerade in diesen Fällen mit besonderer Zartheit unternommen und beim geringsten Widerstand aufgegeben werden. Man wird gut tun vorher die Harnröhre durch Novokain zu anästhesieren und die Spülflüssigkeit möglichst warm anzuwenden. Sobald die Lösung leicht den Sphinkter durchdringt, werden die Entzündungserscheinungen rasch abnehmen, der Urin klarer werden, und können wir dann zu einer Konzentration von 0,10 °/₀₀ übergehen. Mit dieser Lösung machen wir zum erstenmal nur eine Spülung im Tag, an dem darauffolgenden Tag zwei; den nächsten Tag machen wir eine einzige Spülung nachmittags zu 0,10 °/₀₀, die nun folgenden Tage zwei zu 0,10 °/₀₀; nur wenn die Besserung sehr ausgesprochen ist, begnügen wir uns mit einer solchen Spülung im Tag, dann gehen wir zu Spülungen von 0,15 °/₀₀ einmal im Tag über, solange die erste Urinportion trübe bleibt und schwere Fäden enthält. Wenn dieser Urin klar wird, aber noch schwere Fäden zeigt, steigen wir auf 0,20 °/₀₀. Wenn der Urin unter dieser Behandlung nicht vollkommen klar wird, so müssen wir das Bestehen einer Prostatitis annehmen. In den meisten Fällen nimmt die Besserung zu, der Morgentropfen wird schleimigeitrig, minimal, man findet nur ganz wenige Gonokokken, und diese sind degeneriert. **Wenn man zu diesem Zeitpunkt einen ausgesprochen eitrigen Ausfluß konstatiert und bei der mikroskopischen Untersuchung sich kräftige Gruppen intraleukozytärer Gonokokken vorfinden, so muß man an paraurethrale Herde denken, vor allem an eine Infektion der tiefen Morgagnischen Lakunen.** Bei normaler Besserung unserer Fälle wird man zu Dosen von 0,30 bis 0,35 ‰ übergehen und die Behandlung mit den üblichen Intervallen fortsetzen. Die gewöhnliche Behandlungsdauer beträgt 40 bis 60 Tage; einzelne dieser Fälle heilen schneller, andere dagegen nehmen noch längere Zeit zur Heilung in Anspruch.

Hyperakute Gonorrhöe der vorderen und hinteren Harnröhre.

Nachdem ich lange darüber im Zweifel war, bin ich nun doch zu der Ansicht gelangt, daß man gut tut, sofern man über die nötige Erfahrung verfügt, auch die akutesten Fälle sofort mit Spülungen zu behandeln. Solche Fälle, sich selbst überlassen, verbleiben während einer sehr langen Zeit, mindestens während eines Monates in diesem hyperakuten Stadium. Die damit Behafteten sind während dieser ganzen Zeit den schwersten Komplikationen ausgesetzt: Entzündung eines oder beider Hoden, welch letztere fast immer Unfruchtbarkeit zur Folge hat, gonorrhoischem Gelenkrheumatismus, der monatelang dauern und bleibende Ankylosen nach sich ziehen kann, Verengerungen der Harnröhre und sogar Gonokokkämie, die ausnahmsweise auch den Tod herbeiführt. Die sofortige antiseptische Behandlung bietet übrigens nur in den allerersten Tagen große Schwierigkeiten. Was man bei ihrer Durchführung riskiert, ist höchstens eine leichte, schnell heilbare Prostatitis ohne jede Gefahr einer Abszeßbildung der Prostata. Während mehrerer Tage, drei bis zehn Tage, nimmt man zweimal täglich Spülungen der vorderen Harnröhre mit einer Lösung von 0,05 ‰ vor, ohne zu versuchen den Sphinkter zu überwinden; zu große Hast in dieser Beziehung könnte die schwersten Störungen hervorrufen, insbesondere eine Harnretention verursachen, welche unter den obwaltenden Umständen eine große Gefahr darstellen würde. Diese Spülungen der vorderen Harnröhre setzen wir fort, bis die Entzündungserscheinungen der vorderen Urethra zurückgegangen sind. Der Ausfluß wird natürlich weiter bestehen, weil er ja durch die Gonokokken der hinteren Harnröhre genährt wird, aber nichtsdestoweniger wird der phlegmonöse Zustand der Harnröhrenwandung abnehmen, das Urinieren und die Erektionen werden nicht mehr so schmerzhaft sein wie vordem.

Zur Vermeidung dieser nächtlichen äußerst unangenehmen Erektionen will ich ein Vorgehen erwähnen, das ich in einer Schweizer Klinik habe anwenden sehen. Man bindet dem Patienten um die Lenden ein Handtuch, das man im Rücken mit einem großen Knoten befestigt; dieser Knoten zwingt ihn, die Seitenlage einzunehmen, was das Auftreten von Erektionen in einem gewissen Grade verhindert. Unter dem Einfluß unserer Behandlung hört auch der blutiggefärbte Ausfluß auf, wenn solcher bestanden hat. Im allgemeinen soll man nie auf eine Harnröhre, die blutet, irgendwelchen Druck ausüben, sei es, daß diese Blutung von sich aus eingetreten ist, oder daß dieselbe durch eine therapeutische Maßnahme hervorgerufen worden ist. Man könnte sonst Gefahr laufen, die eingespritzte Flüssigkeit und vielleicht mit ihr die Gonokokken in die kleinen Blutgefäße oder in die lymphatischen Räume hineinzudrücken. Man muß übrigens sein Möglichstes tun, um die Blutung einer infizierten Harnröhre zu vermeiden. Jede brutale Behandlung der Harnröhre, welche den Mikroben Tür und Tor öffnet, kann Anfälle von Gelenkrheumatismus, ja von Gonokokkämie zur Folge haben.

Erst wenn es uns durch die Spülungen der vorderen Harnröhre gelungen ist, ein bemerkenswertes Abnehmen der hyperakuten Entzündungserscheinungen herbeizuführen, — und hierbei darf die dazu nötige Zeit keine Rolle spielen — kann man versuchen nach tiefer Anästhesierung der vorderen Harnröhre mit Behutsamkeit und Vorsicht die hintere Harnröhre auszuspülen. Selbstverständlich muß die Vornahme der Spülungen der ganzen Harnröhre unser Ziel bleiben, das wir möglichst schnell erreichen müssen. Eine zu lange Verzögerung derselben wäre für die Adnexen der hinteren Harnröhre sowie für den gesamten Organismus von Schaden. Ich erinnere mich eines Patienten, bei dem gerade während dieser Zeit, in der man zögerte die hintere Harnröhre zu spülen, gonorrhoische Arthritis des Kniees und der beiden Daumen eingetreten ist. Bei Patienten, die schon früher Spülungen der hinteren Harnröhre bekommen haben, soll man überhaupt nicht lange damit warten. Die Spülung soll unter niederem Druck stattfinden, wobei der Irrigator 40 cm über dem Sitz des Patienten aufgehängt ist, die Spülflüssigkeit soll eine Temperatur von 38 bis 40° C. haben. Man soll sich nie im voraus vornehmen, an diesem oder jenem Tage müsse der Sphinkter überwunden werden; dies muß an dem Tag geschehen, an dem er nach Rückgang der Entzündungserscheinungen und bei vorsichtiger Ausführung der Spülungen von selbst nachgibt. Die weitere Behandlung entspricht derjenigen der akuten totalen Gonorrhöe der Harnröhre. Die Behandlung in unseren Fällen, kann zwei bis drei Monate in Anspruch nehmen. Aber dies spielt gar keine Rolle, wenn unsere Patienten mit einer vollkommen gesunden Harnröhre und gesunden Nebenhoden aus ihrer schweren Erkrankung hervorgehen.

3. Protrahierte Behandlung.

Ich nenne so diejenigen Behandlungen, die nicht zur Heilung führen und dies, ohne daß ein anatomischer Befund diesen Mißerfolg erklären könnte. Wir verstehen ohne weiteres, daß eine Gonorrhöe mit extraurethralen Herden, die sich der Einwirkung unserer Spülungen entziehen, schwerer zu heilen ist wie eine normale Gonorrhöe und daß deren Heilung erst eintreten kann, wenn diese Schlupfwinkel erkannt und behandelt sind. Es gibt aber auch Fälle, in welchen sich ohne diese Voraussetzung die Behandlung in die Länge zieht. Meistens dürfte dieses auf eine mangelhafte Ausführung der Behandlung zurückzuführen sein, entweder sind die Dosen schlecht ausgewählt oder die Zwischenräume zwischen den einzelnen Spülungen nicht richtig angesetzt. Man muß wissen, daß eine Behandlung, die allen Erfolg verspricht, durch eine einzige unterlassene Spülung oder durch zu frühes Ansetzen eines Intervalles von 36 oder 48 Stunden in Frage gestellt werden kann. In diesem Falle haben wir es mit einem Rückfall zu tun, der viel schwerer zu heilen ist als die erste Attacke. Man hat den Eindruck, als ob die Wirkung des übermangansauren Kalis erschöpft wäre. Wenn man später die gleichen Fehler wiederholt, so werden Ausfluß und Gonokokken trotz aller Spülungen nicht nur nicht verschwinden, sondern zunehmen. Die Behandlung mit übermangansaurem Kali ist verpfuscht worden. Können wir sagen, daß diejenigen Gonokokken, deren Vermehrung wir durch unser Verschulden zugelassen haben, permanganoresistent sind? Dies wäre eine bequeme Anschauung, die jedoch nicht erwiesen ist. Wir kennen nicht genügend die Wirkungsart unseres Mittels auf die mehr oder minder tief in der Harnröhrenschleimhaut gelegenen Gonokokken, um Vermutungen über die Bedingungen aufzustellen, welche die Wirkung unseres Mittels unterbinden. Wir müssen alles ins Werk setzen, um diese protrahierten Behandlungen durch eine bis ins Äußerste gehende Regelmäßigkeit der Intervalle von 12 und 24 Stunden zu vermeiden, trotz Feiertage, trotz Sonntagsruhe, und uns davor hüten, zu schnell zu den längeren Zwischenräumen von 36 und 48 Stunden überzugehen.

Diese Zwischenräume sollen dazu dienen, die Heilung zu kontrollieren; wir dürfen also zu ihnen erst übergehen, wenn wir selbst von dieser Heilung überzeugt sind. Es genügt nicht, das gute Aussehen der Harnröhrenabsonderung und der Fäden festzustellen, wir müssen durch wiederholte mikroskopische Untersuchungen an mehreren aufeinander folgenden Tagen die Überzeugung gewinnen, daß kein Gonokokkus mehr vorhanden ist. Es ist mir mehr wie einmal vorgekommen, daß ich den Übergang zu längeren Intervallen hinausgeschoben habe, weil ich in einem einzigen Präparat einen einzigen Gonokokkus oder Reste von Gonokokken gefunden habe. Es kann natürlich in einer großen Praxis immer wieder vorkommen, daß man einen solchen Gonokokkus übersieht und unberechtigterweise zu einem längeren Zwischenraum der Behandlung übergeht. Man nimmt dann sofort die täglichen Spülungen auf und zwar mit einer weniger konzentrierten Lösung; wenn der Rückfall starke Entzündungserscheinungen hervorgerufen hat, so genügen ein oder zwei Spülungen mit schwachen Lösungen, manchmal eine kurze Serie von zweimal täglich vorgenommenen Spülungen im allgemeinen, um die Harnröhre in den vorherigen Zustand zu versetzen. Hiernach wird man zu der ursprünglichen Konzentration zürückgreifen und dieselbe sogar bei den folgenden Spülungen erhöhen. Man wird Lösungen von 0,25 bis 0,30, 0,35, 0,40 ‰ anwenden. Diese Konzentration wird im allgemeinen bei einer zweiten Serie von Spülungen genügen. Sollte auch diese zweite Serie nicht zum Ziele führen, so kann man eine dritte Serie versuchen mit Lösungen von 0,40 bis 0,75 ‰. In diesen Fällen verwende ich gerne die gemilderten Spülungen, von denen ich schon gesprochen habe. Diese Behandlung einer Harnröhre mit konzentrierten Lösungen kommt nur in Frage, wenn der Urin vollkommen klar ist und die Schleimhaut keinerlei Entzündungserscheinungen zeigt. Sollte auch diese dritte Serie erfolglos bleiben, so kann man annehmen, daß nach dieser Zeit — es sind wohl drei Monate verlaufen — das übermangansaure Kali seine Wirkung eingebüßt hat, man muß es daher, eventuell schon bei der dritten Serie, durch ein anderes Mittel ersetzen, da diese starken Lösungen von übermangansaurem Kali leicht schleimige postgonorrhoische Entzündungen der Harnröhre verursachen, welche man umso weniger vorhersehen kann, als sie sich erst nach Aufhören der Spülungen entwickelt. Ich sehe andererseits von einer Verwendung des übermangansauren Kalis auch ab, wenn mich ein Patient aufsucht, der schon anderweitig eine mehr oder minder gut geregelte Behandlung mit diesem Mittel und insbesondere mit stark konzentrierten Lösungen durchgemacht hat.

Am liebsten ersetze ich das übermangansaure Kali durch oxycyansaueres Quecksilber 0,15 bis 0,40 ‰ und Argyrol 2 bis 10 ‰, letzteres in Spülungen von je $^1/_2$ Liter. Das oxycyansauere Quecksilber ruft in solchen Fällen in sehr kurzer Zeit die Heilung herbei. Es verursacht eine nur geringe Reaktion der Schleimhäute, klärt den Urin schnell auf. Man wird mich nun fragen, warum ich das oxycyansaure Quecksilber nicht von Anfang an bei der Behandlung der Gonorrhöe verwende. Man könnte es natürlich tun und eine Gonorrhöe auf diese Weise heilen, aber trotzdem ist das Resultat weniger gut. Wenn wir das oxycyansauere Quecksilber zur Behandlung einer eiternden Harnröhre heranziehen, so vermindert es nicht diese Eiterung, sondern vergößert dieselbe eher und unterstützt dadurch die Vermehrung der nicht abgetöteten Gonokokken. Meines Erachtens ist dasselbe nur gegen Ende der Erkrankung mit Vorteil anzuwenden, wenn unter dem Einfluß der Spülungen mit übermangansaurem Kali jede Eiterung verschwunden ist. Das oxycyansauere Quecksilber ergänzt das übermangansaure Kali, es kann dieses nicht ersetzen.

Am Schluß der Behandlung, die sich etwas in die Länge zieht und in der das übermangansaure Kali seine Wirkung einzubüßen scheint, besonders wenn beide Urinportionen trübe bleiben, ohne daß man eine Prostatitis feststellen kann, verwende ich gern eine Mischung beider Mittel zu gleichen Dosen. Diese Kombination von übermangansaurem Kali und oxycyansaurem Quecksilber ist bei denjenigen Kranken auch angezeigt, die gegen Ende der Behandlung keinen Ausfluß mehr haben, aber in den wenigen kleinen Fäden ihres Urins noch vereinzelte Gonokokken aufweisen. Das Argyrol in Spülungen von 2—10 ‰ hat mir weniger gute Resultate in diesen Fällen gegeben, ich bediene mich dessen aber gerne vorübergehend während einiger Tage, um die Harnröhrenschleimhaut des übermangansauren Kalis zu entwöhnen; nach dieser Unterbrechung übt das übermangansaure Kali eine bedeutend verstärkte Wirkung aus und führt zur Heilung. In denjenigen Fällen, in denen die hintere Harnröhre mit Bestimmtheit vor der vorderen Harnröhre abgeheilt ist, verwende ich das Argyrol in Form von Stäbchen, welche in Kakaobutter 5,10 bis 20 Prozent Argyrol enthalten. Diese Stäbchen, die bis zum Bulbus eingeführt werden, vergehen unter dem Einfluß der Körperwärme und können ihre Wirkung bis zum nächsten Urinakt ausüben. In der Tat wirkt das Argyrol nur in einer Konzentration von 5 bis 20 Prozent richtig ein, eine Dosis, die man ja in Spülungen schon wegen des hohen Preises dieses Mittels nicht erreichen kann. Man muß nur wissen, daß das Argyrol in dieser hohen Dosis eine Eiterung und die Bildung dicker Filamente hervorruft, sonst könnte man Gefahr laufen, durch eine Behandlung das Verschwinden dieser Filamente herbeiführen zu wollen, die wir ja selbst hervorgerufen haben.

Was nun das Protargol anbelangt, so kann ich mich von einem gewissen Mißtrauen demselben gegenüber nicht frei machen. Das Protargol wirkt meines Erachtens schädlich auf das Urethralepithel ein; daher verwende ich es nur sehr selten in der Bekämpfung des Gonokokkus. Das Protargol ist eher am Platze bei der Behandlung der postgonorrhoischen Urethritiden.

Abgesehen von der Erhöhung der Dosen des übermangansauren Kalis und der Anwendung von Ersatzmitteln haben wir bei langdauernder Behandlung noch ein Mittel zur Verfügung: die Vakzinetherapie. Diese Methode ist noch recht jung, um genau geregelt zu sein. Die gonorrhoischen Impfstoffe, seien es die Stockvakzinen oder die Autovakzinen, sind sehr verschieden voneinander durch die Art ihrer Herstellung und die Zahl der darin befindlichen Gonokokkenkörper. Die einen enthalten diese Gonokokkenkörper in Natur, die andern nur deren Lysate; die einen sind polyvalent, die andern monovalent; die einen sind mit dem Gonokokkus allein hergestellt, die andern mit Gonokokken in Verbindung mit einer oder mehreren Arten sonstiger Mikroben; sie können sogar auch gar keinen Gonokokken enthalten. Diese Vakzinen können uns im Falle protrahierter Behandlung sicherlich große Dienste erweisen, sie dürfen uns aber nicht veranlassen die lokale Behandlung aufzugeben, die sie bis jetzt nur unterstützen können.

Ich muß immer wieder betonen, daß man während jeder längere Zeit dauernden Behandlung stets auf die verschiedensten extraurethralen Herde fahnden muß. Ich könnte eine große Anzahl von Fällen zitieren, die vorher monatelang ohne Erfolg in Behandlung gewesen waren und bei denen ich als Grund dieses Mißerfolges die Anwesenheit einer anormalen Falte feststellte, welche die Fossa navicularis in zwei Teile teilte, oder in welchen ich mehr oder minder tiefe Lakunen oder Vegetationen fand, deren Nichtbehandlung die Heilung bisher unmöglich machte. Wenn bei wiederholter mikroskopischer Untersuchung die Gonokokken trotz aller Spülungen gleichstark erscheinen, in gleicher Anzahl nachzuweisen sind, so muß man an einen paraurethralen oder urethralen Herd denken, der unsern Spülungen nicht zugänglich ist. Wenn die Gonokokken dagegen geschwächt, schlecht gefärbt, sehr klein, degeneriert, manchmal nur als Monokokken erscheinen, so kann man daraus schließen, daß unsere Spülungen überall wo es nötig ist, ihre Wirkung ausüben, daß diese Wirkung aber ungenügend ist, und daß wir daher entweder ihre Konzentration erhöhen oder zu einem anderen Mittel greifen müssen. Sollten wir in allen Präparaten freie Gonokokken in größerer Anzahl finden und sollten dieselben sogar zahlreicher sein als die intraleukozytären Gonokokken, so ist dies von übler Vorbedeutung, denn es ist ein Beweis der mangelhaften Resistenz des Organismus, die Phagozytose ist ausgeblieben. Diese Fälle führen zu einer sehr langen Behandlung. Die Impfstoffe, insbesondere die Autovakzinen können uns hier große Dienste erweisen, indem sie die Defensivkräfte des Organismus stärken. In solchen sich lang hinziehenden Erkrankungen muß man oft Rückschau halten und feststellen, wie weit die Infektion ausgedehnt ist; es kommt öfter vor, daß man dann erkennt, daß die hintere Harnröhre schon lange geheilt ist und daß nur die vordere Harnröhre behandelt zu werden braucht. Wenn in einem solchen Fall die zweite Urinportion während mehrerer aufeinander folgender Tage vollkommen klar bleibt, so ist man berechtigt nur noch die vordere Harnröhre auszuspülen. Sollte die zweite Urinportion sich nachträglich trüben, so wird man natürlich zur Spülung der ganzen Harnröhre zurückkehren.

Im allgemeinen darf man auch nicht außer acht lassen, daß es Fälle gibt, in denen der Ausfluß infolge der reizenden Wirkung der Spülung selbst weiter besteht. Man erkennt dies an dem Mißverhältnis zwischen der Stärke des Ausflusses und der großen Anzahl der Leukozyten einerseits und der geringen Zahl von Gonokokken andererseits. Man braucht dann nur zu schwächeren Lösungen überzugehen, um den Ausfluß herabzusetzen und verschwinden zu machen. Es kommt auch vor, daß die übertrieben lange Fortsetzung der Spülungen einen eitrigen Ausfluß unterhält und zwar ohne Gonokokken; dieser Ausfluß verschwindet, sobald man die Behandlung aussetzt. Unzählbar sind die Fälle, in denen ich wegen angeblich hartnäckigen Gonorrhöen zu Rate gezogen, die Heilung durch Aussetzen der Behandlung sehr schnell erzielte. Man darf sich daher auf das Aussehen des Morgentropfens allein nicht verlassen, sondern muß öfters dessen Zusammensetzung mikroskopisch kontrollieren. Die Heilung kann erzielt werden, auch wenn noch infolge der Reizung durch die Spülungen ein leichter eitriger Ausfluß besteht. Wenn man in solchen Fällen an mehreren aufeinanderfolgenden Tagen die Anwesenheit von Gonokokken vermißt, so wird man ruhig zu längeren Intervallen übergehen; man wird dann aus der Abnahme des Ausflusses und dem Fehlen der Gonokokken ersehen, daß wir unser Ziel erreicht und sogar überschritten haben. In diesen Fällen gehen alle Krankheitserscheinungen infolge des längeren Aussetzens der Spülungen zurück, statt wie es bei Anwesenheit der Gonokokken der Fall wäre zuzunehmen.

Soll man die mechanischen Behandlungsmethoden gegen Schluß der akuten Gonorrhöe anwenden?

Von vielen Ärzten werden gegen Schluß der akuten Gonorrhöe die urethroskopischen Untersuchungen, die Untersuchungen vermittels Knopfsonden, die Dilatationen, die Massagen der Harnröhre laufend angewendet. Lefur (280, 281, 283, 284) empfiehlt die Massage der Harnröhre auf Béniqués in der Endperiode eines jeden akuten Trippers. Persönlich verwerfe ich alle diese Behandlungen. Ich sehe jede Einführung eines Instrumentes in eine mit akuter Gonorrhöe behafteten Harnröhre, selbst wenn die Erkrankung im Abklingen begriffen ist, als gefährlich an. Ich habe mich stets nach dieser Vorschrift gerichtet, und ich glaube, daß meine Kranken sich darüber nicht zu beklagen haben. Nur in besonderen Ausnahmefällen sehe ich von dieser Regel ab: 1. wenn ein Gonorrhoiker an vollkommener Harnretention erkrankt; 2. wenn bei einem mit sehr enger Striktur behafteten Gonorrhoiker eine Harnverhaltung im Anzug ist; 3. wenn die notwendige Spülung der hinteren Harnröhre ohne Sonde nicht zu bewerkstelligen ist, was übrigens sehr selten eintrifft. Zu den dann notwendigen Sondierungen verwendet man Nelatonsonden Nr. 13 und 14, zur Erweiterung der Strikturen filiforme Bougies, höchstenfalls meine konischen Béniqués mit Leitsonden Nr. 16—20. Auf diese Weise ist der gesetzte Traumatismus auf ein Minimum reduziert. Was die starken Erweiterungen und die Massagen einer mit akuter Gonorrhöe behafteten Harnröhre anbetrifft, so verwerfe ich dieselben absolut. Solche Verfahren sind meiner Ansicht nach äußerst gefährlich, ihre Wirkung zweifelhaft; sie haben meist in der vorderen Harnröhre Entzündungen der Littréschen Drüsen, in der hinteren Harnröhre Entzündungen des Nebenhodens, der Samenblasen, der Prostata zur Folge. Diese Gefahren bestehen solange, als die in der Harnröhre und deren Drüsen verschanzten Gonokokken mobilisiert werden können. Darunter verstehe ich solche Gonokokken, welche eine genügende Virulenz besitzen, um die Harnröhre zu überschwemmen, sobald man sie sich selbst überläßt. Bei der Besprechung der chronischen Gonorrhöe werden wir freilich sehen, daß dieses nicht immer der Fall ist. Es kommt eine Zeit, wo der Gonokokkus durch die lange Dauer seines Lebens und durch die Verteidigung des menschlichen Organismus geschwächt, in seinen Schlupfwinkeln versteckt bleibt und unfähig wird, wenn er aus denselben heraustritt, die Harnröhrenschleimhaut wieder zu infizieren, es sei denn, daß durch Exzesse oder durch besondere Umstände, wie die Menstruation bei der Frau, seine Virulenz vorübergehend gesteigert ist. So kommt es, daß Gonokokken, welche in der Prostata und in anderen extraurethralen Herden verborgen liegen, obwohl diese Schlupfwinkel mit der Harnröhre in direkter Verbindung sind, dieselbe niemals infizieren, wenn sie auch jeden Augenblick dieselbe überfluten; bei den Frauen werden wir die paraurethralen Drüsen von Skene infiziert vorfinden, während die Harnröhre selbst gesund bleibt, wir werden den Uterus infiziert sehen, welcher seine gonokokkenhaltigen Absonderungen in die Scheide austreten läßt, während diese selbst und die Vulva sowie die Harnröhre gesund bleiben. In solchen Fällen kann man an mechanische Behandlung denken. Solange aber der Gonokokkus mobilisierbar ist, d. h. auf seinem Träger von einer Stelle zur anderen gebracht, daselbst einen neuen Herd hervorrufen kann, muß man jeden Traumatismus der betreffenden Organe vermeiden, wenn man nicht sehr ernste Komplikationen hervorrufen will. Während meiner ganzen vierzigjährigen Tätigkeit habe ich in den von mir behandelten Fällen nur zehnmal Nebenhodenentzündung sich entwickeln sehen. Ich wäre neugierig zu erfahren, ob die Anhänger der mechanischen Behandlungsmethode gleich günstige Resultate aufzuweisen haben. Diejenigen, welche die mechanischen Verfahren als wirksam empfehlen, sind zum Teil Opfer einer Illusion. Sie glauben die in den Drüsen versteckten Gonokokken auszutreiben, aber wer beweist denn, daß die Gonokokken sich nur gerade in diesen Drüsen verstecken? Verbergen sie sich nicht auch in den subepithelialen und periglandulären Räumen, wie man es an den Schnitten der gonorrhoischen Harnröhre sehen kann? Einiger ausgetriebener Gonokokken wegen erzeugen wir einen Entzündungszustand der Harnröhre, welcher der Entwicklung derjenigen Gonokokken, an die wir nicht herankommen, in ganz besonderem Maße günstig ist. Wir dürfen nicht glauben, daß wir in dem Kampf gegen die Gonokokken allein sind und daß wir zur Erlangung der Heilung verpflichtet sind, dieselben bis auf den letzten Gonokokkus selbst abzutöten und auszutreiben. Vergessen wir nicht, daß die Heilkraft der Natur unsere beste Verbündete ist und daß sie nur die Verminderung der Zahl der Gonokokken und ihre Schwächung abwartet, um in Erscheinung zu treten und die Gonokokken durch ihre kräftigen Mittel zum Verschwinden zu bringen; die einzige Voraussetzung des Erfolges ihres Eingreifens ist, daß wir nicht durch falsche Maßnahmen ihre Aktion untergraben.

4. Postgonorrhoische Phase.

Dieselbe beginnt sofort nach Feststellung des Verschwindens der Gonokokken. Meist verläuft sie ohne jede Zwischenfälle; die Harnröhre bleibt auch nach Aussetzen der Spülungen trocken, der Urin bleibt klar und frei von Fäden. In dieser Periode kann jedoch das Verschwinden der Krankheitserscheinungen hintangehalten werden durch Infektion der Harnröhre mit sekundären Mikroben und durch das Fortbestehen eines schleimigen, ja schleimigeitrigen mikrobenfreien Ausflusses, welcher die Folge der Reizung der Harnröhre durch die Krankheit selbst oder durch die Behandlung ist. (Siehe Noguès 341).

Sekundäre postgonorrhoische Infektionen.

Dieselben können sofort nach Aussetzen der Spülungen auftreten, schon während der Beobachtungszeit oder später im Verlauf eines Monates. Im allgemeinen beobachtet man dieselben in den ersten 8 bis 10 Tagen nach Aussetzen der Behandlung. Sie treten mit einem weißen starken Ausfluß in Erscheinung, welcher den Patienten glauben macht, daß ein Rückfall seiner Gonorrhöe sich einstellt. Man wird jedoch in seinem Ausfluß keine Gonokokken finden, nur außer polynukleären Zellen und großen Epithelzellen aus der Fossa navicularis eine Unmenge Mikroben, die das ganze Gesichtsfeld ausfüllen. Im allgemeinen ist nur eine Mikrobenart jeweils vertreten; manchmal sind es Kokken, manchmal Stäbchen, die entweder frei, intraleukozytär oder intraepithelial gelagert sind. Wird am Beginn einer solchen Infektion eine Behandlung eingeleitet, so werden diese Mikroben nicht tiefer in die Harnröhre noch in die Schleimhaut derselben eindringen; doch steht fest, daß diese Bakterien, sich selbst überlassen, immer tiefer in die Harnröhre, sogar bis in den hinteren Teil der Harnröhre vordringen und die tiefsten Schichten der Schleimhaut überschwemmen können. Auf diese Weise entsteht eine richtige Harnröhrenentzündung durch sekundäre Infektion. Findet man intraleukozytäre sekundäre Mikroben, so ist dies meines Erachtens ein Beweis dafür, daß die Infektion tiefere Schichten der

Schleimhaut ergriffen hat. Die Behandlung besteht in ein oder zwei täglichen Spülungen der vorderen Harnröhre mit einer Lösung von oxycyansaurem Quecksilber 0,20 bis 0,25 ‰. Sollte nach einigen Tagen die Heilung nicht eintreten, so führe ich gerne nach der Spülung bis zum Bulbus einen Stift, der oxycyansaures Quecksilber enthält, ein. Diese sekundären Infektionen, welche meist leicht zu heilen sind, können mehrmals auftreten. Dieselben werden durch die normalerweise auf der Eichel und der Vorhaut befindlichen Mikroben hervorgerufen, welche in dem betreffenden Augenblick in dem Meatus und der Fossa navicularis einen günstigen Nährboden finden, da dieselben noch feucht und in einem besonderen Zustand von Rezeptivität für Mikroben sind. Um deren Entwicklung und deren wiederholtes Auftreten zu vermeiden, empfehle ich den Patienten, welche eine lange Vorhaut haben, sich täglich Eichel und Harnröhrenöffnung mit einem Wattetampon zu reinigen, der mit einer Lösung von oxycyansaurem Quecksilber 0,25 ‰ getränkt ist. Nach zwei bis drei Wochen ist diese Vorsichtsmaßregel überflüssig, da dann die Harnröhre ihren gewöhnlichen Widerstand gegenüber der Invasion sekundärer Mikroben wiedererlangt hat.

Einfache postgonorrhoische Urethritis.

Dieselbe tritt charakteristischerweise erst mehrere Tage nach Aussetzen der Behandlung auf; man sieht dann einen schleimig-serösen klaren Ausfluß auftreten, manchmal aber auch einen schleimigeitrigen oder sogar eitrigen Ausfluß, der das Aussehen eines richtigen gonorrhoischen Ausflusses hat; doch wird man in demselben nie irgendwelche Gonokokken oder sonstige Mikroben finden. Im Urin treten wieder Fäden auf, auch kann man mehr oder minder ausgesprochene Trübung der ersten Urinportion, seltener der zweiten, feststellen. Die rothaarigen und blonden Patienten, deren Schleimhaut auf chemische Einflüsse stärker reagieren, sind dem Auftreten dieser einfachen Urethritiden häufiger ausgesetzt wie andere Patienten. Diese Harnröhrenentzündung wird durch den schlechten Zustand des geschädigten Harnröhrenepithels hervorgerufen, welcher seinerseits eine Folge der Invasion der Gonokokken sowie der Behandlung selbst ist. Das auf diese Weise lädierte Harnröhrenepithel schützt schlecht die Harnröhre gegen den reizenden Einfluß des Urins. Meines Erachtens ist dieser Umstand die Hauptursache der Entstehung der uns beschäftigenden Form von Harnröhrenentzündungen; es wäre daher ein großer Fehler, dieselben chemisch behandeln zu wollen. Alle Einspritzungen, Spülungen, Instillationen, welche man in einem solchen Falle vornehmen wollte, würden die Krankheit nur verschlimmern statt sie zu bessern. Begnügen wir uns daher damit, diese postgonorrhoischen Ausflüsse sich selbst zu überlassen. Es ist ein Irrtum zu glauben, daß eine starke Verdünnung des Urins durch Aufnahmen großer Mengen Flüssigkeit die Entzündungserscheinungen mildern würde. Solch verdünnte Urine haben im Gegenteil durch ihre unnormale Dichtigkeit, welche unzeitgemäße osmotische Phänomene erzeugt, einen reizenden Einfluß auf die Harnröhre. Es ist ebenso falsch anzunehmen, daß ein alkalischer Urin eine gereizte Harnröhre beruhigen würde; das Gegenteil ist der Fall. Die Harnröhre ist das Durchfließen eines sauren Urins gewöhnt, der ihr in gesunden Tagen nicht schaden kann. Es kommt dazu, daß die Alkalinisation des Urins den großen Nachteil hat, die Fällung kohlensaurer und phosphorsaurer Salze hervorzurufen, welche die Harnorgane sozusagen versanden und mechanisch reizen. Der Kranke soll nur nach Bedarf trinken und soll alles meiden, was seinen Urin alkalisch machen könnte, insbesondere Mineralwässer mit doppeltkohlensaurem Natron. Auch den Einfluß von Terpentin, das oft verordnet wird, kann ich nicht anerkennen. Ganz gute Dienste erweisen einem oft in solchen Fällen Abwaschungen des Damms, der Geschlechtsorgane und des Unterleibes mit kaltem Wasser und kalte Bäder, wenn die Saison es erlaubt.

Verlust der Elastizität der Harnröhre.

Der reizende Einfluß des Urins auf die Harnröhre wirkt sich umsomehr aus, als dieselbe infolge der überstandenen Erkrankung ihre Elastizität in hohem Maße eingebüßt hat. Eine solche Harnröhre hält kleine Urinmengen nach dem Urinieren lange zurück, statt sie, wie es normalerweise vor sich geht, bis auf den letzten Tropfen nach außen zu befördern. Man kann diesen Nachteil bis zu einem gewissen Grade bekämpfen, indem man den Patienten nahe legt nur dann zu urinieren, wenn ein wirkliches Bedürfnis dazu sich einstellt, und nach dem Urinieren einen leichten Druck auf die Bulbusgegend auszuüben. Dieser Verlust der Elastizität der Harnröhre sowie eine Schwellung der Prostata sind die beiden Ursachen des lästigen Nachträufelns, über das unsere Patienten so oft klagen.

Wenn nach einem Monat expektativer Behandlung die Erscheinungen der einfachen postgonorrhoischen Urethritis andauern oder zunehmen, so ist es angebracht, eine lokale Behandlung vorzunehmen. Ich gebe den Vorzug der Einführung fetter Substanzen in die Harnröhre. Dies kann unter der Form medikamentöser Bougies, welche unter dem Einfluß der Körpertemperatur vergehen, oder in der Form von mit Salben dick eingefetteten metallenen Sonden, oder der Einspritzung flüssiger fettiger Substanzen, geschehen. Ich lasse meist kleine Urethralstäbchen vermittels eines Mandrins bis zum Bulbus einführen; die Stäbchen (siehe Abb. 55) sind 3 cm lang, ihr Kaliber entspricht 16 Charrière, ihr Gewicht ist 0,50 Gramm, das eine der beiden Enden ist abgerundet, das andere enthält eine kleine Höhlung, die bestimmt

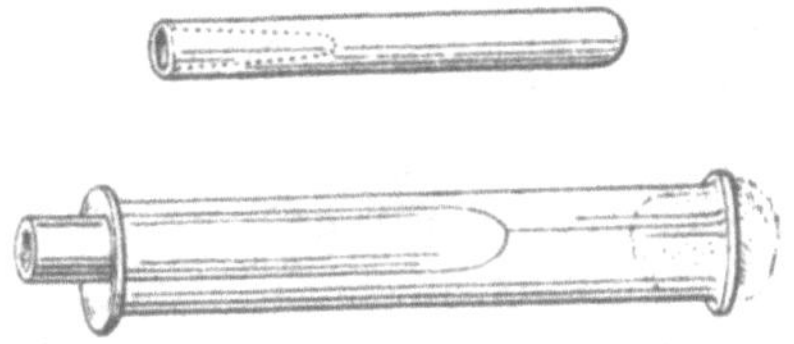

Abb. 55.

ist den Mandrin (Abb. 56) zur Führung aufzunehmen. Die Stäbchen selbst werden in kleinen Glasröhren aufbewahrt, die auf beiden Enden mit einer Gummiklappe oder Watte verschlossen sind. Sie bestehen aus Kakaobutter, der das gewünschte Medikament beigemischt ist. Der zur Einführung erforderliche Mandrin besteht aus Hartgummi, ist 23 cm lang, hat ein Kaliber von 7 Charrière [1]). Die Bougies

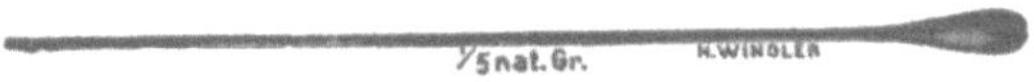

Abb. 56.

dürfen keinerlei reizende Medikamente enthalten; am besten ist es solche anzuwenden, die nur aus reiner Kakaobutter bestehen ohne jede Zugabe eines Medikamentes. Sollte man sich zur Beimischung eines Medikamentes entschließen, so dürfen nur mildwirkende Substanzen verwendet werden. Ich empfehle Urethralstifte mit Zinkoxyd 1/10, mit Protargol 0,02 bis 0,04 pro Bougie, Ichthyol 0,05 oder eine Mischung von Zinkoxyd und Ichthyol und zwar in folgender Zusammensetzung: Kakaobutter 5,50 g, Zinkoxyd 1,50 g, Ichthyol 0,20 g.

Die Einführung dieser Bougies soll sofort nach dem Urinieren stattfinden, nachdem man Eichel und Meatus mit oxycyansaurem Quecksilber 0,25 ‰ desinfiziert hat. Ich empfehle gerne, der Ein-

[1]) Um die Anwendung eines solchen Mandrins durch die Patienten selbst zu umgehen, lasse ich die Bougies Chaumel, welche die Länge der vorderen Harnröhre haben, einführen. (Asch.)

führung der Bougies eine Spülung der vorderen Harnröhre vorauszuschicken mit einer Lösung, welche der Zusammensetzung der Stifte entspricht, also entweder mit physiologischer Kochsalzlösung, mit Zinkum aceticum 1 ‰, mit einer Mischung von Zinkum aceticum und Ichthyol, je ein Gramm auf 1000, Albargin 0,15 bis 0,30 ‰ vor dem Einführen eines Protargolstäbchens, mit Ichthyollösung 3 ‰, vor dem Einführen eines Ichthyolstäbchens.

Hat man das Stäbchen in die Harnröhre gebracht, so verschließt man dieselbe mit einem Wattetampon, den man mit einer Binde oder einem Kondom festhält. Am besten wird das Stäbchen vor dem Schlafengehen eingeführt, weil es nachts am längsten in der Harnröhre zurückbehalten werden kann. Ich lasse im allgemeinen alle 3 bis 5 Tage je ein Stäbchen einführen, zunächst eine Serie von 6. Ich setze dann die Behandlung aus, um zu sehen, ob die Urethritis ausgeheilt ist oder ob eine neue Serie von 6 Stäbchen verwendet werden soll. Nötigenfalls wenn der schleimige Ausfluß anhält, kann man ein oder zweimal täglich Urethralbougies, die nur aus reiner Kakaobutter bestehen, einführen lassen. Zu dieser Zeit wird man den Geschlechtsverkehr erlauben, der manchmal einen günstigen Einfluß auf die Heilung ausübt. Zu früh zugelassen, kann derselbe freilich eine Zunahme des Ausflusses hervorrufen.

Spät auftretende und primäre einfache Urethritiden.

Die einfache Urethritis tritt oft erst Monate nach Abheilung der Gonorrhöe, mit Vorliebe im Frühjahr auf. Sie hat die Tendenz jedes Jahr zur selben Zeit wiederzukommen. Als deren Ursache sehe ich die Alterationen an, welche Krankheit und Behandlung in der Harnröhre gesetzt haben. Man kann dieselbe aber auch bei Männern beobachten, die nie eine Gonorrhöe gehabt haben; man spricht dann von primärer einfacher Harnröhrenentzündung. Sei es nun, daß sie primär auftritt oder postgonorrhoischer Natur ist, wird sie durch folgende Bedingungen, Tatsachen, Befunde hervorgerufen (siehe Noguès 341, Janet 197, 229):

1. Schlecht ausgeführte prophylaktische antigonorrhoische Maßnahmen; hierher gehört die Verwendung ungeeigneter Substanzen, wie Eau de Cologne, Jodtinktur, Eau de Javelle; die Verwendung zu stark konzentrierter antiseptischer Lösungen oder deren Einführung zu weit in die Harnröhre hinein; die zu häufige Wiederholung prophylaktischer Maßnahmen, auch wenn dieselben regelrecht vorgenommen werden, die Verwendung zersetzter Lösungen und Präparate.

2. Die sexuellen Aufregungen enthaltsamer Männer, denen sie nicht nachgeben wie zur Zeit der Verlobung; das Heiraten ist dann die beste Behandlung. Die Enthaltsamkeit an sich kann eine Urethrorhöea hervorrufen, besonders bei den Männern, die einen starken sexuellen Trieb haben: Urethrorhöea ex libidine.
3. Die Entzündungen infolge sexueller Übertreibungen: protrahierter Koitus, unterbrochener Koitus, zu häufige Wiederholung des Koitus, besonders bei gleichzeitigen Exzessen in Baccho. Bei empfindlichen Männern kann schon der Wechsel in der Partnerin eine solche Urethritis herbeiführen. Ich erinnere mich eines Patienten, bei dem lediglich das Durchtreten des Samens durch die Harnröhre dieselbe während mehrerer Wochen schmerzhaft machte.
4. Der Koitus während oder sofort nach der Regel. Manche Frauen wirken zu dieser Zeit chemisch reizend, der Kontakt ihrer Absonderung kann sehr wohl eine einfache Entzündung der Harnröhre des Mannes hervorrufen. Ich habe einen Fall von einfacher totaler Urethritis mit nachfolgender Entzündung des Nebenhodens bei einem Mann beobachtet, der mit einer Frau verkehrt hatte, welche während eines Monates denselben Tampon in der Scheide gelassen hatte. Ich glaube auch die Beobachtung gemacht zu haben, daß manche Gonokokkenträgerinnen bei ihren Partnern manchmal eine Gonorrhöe erzeugen, manchmal aber auch nur eine einfache Urethritis, je nachdem sie ihre Gonokokken übertragen, oder durch den bestehenden Ausfluß nur chemisch reizen.
5. Man muß wissen, daß die Konzentration des Urins allein im Sommer bei großer Hitze, besonders bei Männern die stark schwitzen, eine einfache Entzündung der Harnröhre hervorrufen können. Solche Patienten erzählen, daß sie nur in gewissen Sommern ihren Ausfluß bemerken. Die starke durch Dampfbäder hervorgerufene Transpiration ebenso wie die Lichtbäder können die gleichen Folgen haben. Auch die Konzentration des Urins bei an Nierensteinen leidenden Patienten verursachen manchmal eine Urethritis simplex.
6. Der Mißbrauch reizender, stark gewürzter Speisen, alkoholischer Getränke, vor allem das Bier (Biertripper), bei manchen der Mißbrauch von weißem Wein; diese alkoholischen Exzesse wirken umsomehr, wenn sie zu einer Zeit verübt werden, in der der Betreffende infolge starker Transpiration in einem Zustand von Oligurie sich befindet. Auch manche in übertriebener Menge

genommene Medikamente, wie Phosphorsäure, Urotropin (Asch), Antipyrin, können solche Entzündungserscheinungen hervorrufen.

7. Die chemischen Veränderungen des Urins unter dem Einfluß gewisser Krankheiten, besonders der fieberhaften Krankheiten, wie Grippe, ebenso des Diabetes. Prinzipiell fahnde ich bei Männern, die ohne auffindbare Ursache an einfacher Urethritis leiden oder über Schmerzen während des Urinlassens klagen, nach Zucker. Ich habe auf diese Weise schon manchen Fall von Diabetes zu erkennen vermocht, der bisher unerkannt geblieben war.

8. Die Traumatismen der Harnröhre: Lange Reisen in der Eisenbahn, in Side-Car, die brutal vorgenommenen Sondierungen.

Alle diese Vorbedingungen führen umso schneller zu einer Entzündung der Harnröhre, wenn zu gleicher Zeit eine gewisse Harnverhaltung besteht, wenn die Harnröhre ihre Elastizität verloren hat und sich nach dem Urinlassen ungenügend entleert. Diese einfachen Harnröhrenentzündungen können einen hohen Grad von Akuität erreichen, sie können einen seropurulenten Ausfluß vortäuschen, der absolut dem gonorrhoischen gleicht. Ohne mikroskopische Untersuchung wäre es unmöglich, die Diagnose zu stellen; ich habe unter dem Einfluß und als Folge dieser einfachen Urethritiden Entzündung der Littréschen Drüsen, Entzündung der Nebenhoden, Verengerungen der Harnröhre in einigen Tagen entstehen sehen. In den letzten Fällen hatte wohl die Harnröhre den größten Teil ihres Epithels verloren. Es kann vorkommen, daß bei einem zunächst mit Urethritis simplex Behafteten sich nachträglich eine Gonorrhöe einstellt. Die Behandlung der Gonorrhöe wird dadurch in nichts geändert, denn die Absonderungen der einfachen Urethritis hören unter dem Einfluß der Spülungen von übermangansaurem Kali auf, und nach Heilung der Gonorrhöe bleibt die Harnröhre trocken. In Ausnahmefällen freilich können die Erscheinungen einer einfachen Harnröhrenentzündung 2 Wochen nach Heilung der Gonorrhöe wieder auftreten.

Man muß sich hüten diese einfachen Urethritiden mit chronischer oder akuter Gonorrhöe zu verwechseln. Diese letzteren können oft unter dem Bilde einer einfachen Urethritis verlaufen. Wenn daher ein Patient, den wir vorher nicht gekannt haben, mit den Erscheinungen einer einfachen Harnröhrenentzündung zu uns kommt, so ist es ratsam ihm eine Bierprobe zu verordnen und eine Spülung der vorderen Harnröhre mit oxycyansaurem Quecksilber vorzunehmen. Wenn Gonokokken vorhanden sind, so werden sie nach diesem

Verfahren zum Vorschein kommen, sicher aber, sobald wir Urethralstifte einführen. Die Urethritis simplex unterscheidet sich von der chronischen Urethritis durch die anatomische Integrität der Harnröhrenschleimhaut und die Rückkehr zur vollkommenen Gesundung, sei es infolge der Behandlung oder auch ohne Behandlung. Es ist ein großer Fehler, eine Urethritis simplex mit all den Behandlungen zu bekämpfen, die bei chronischer Entzündung der Harnröhre am Platze sind. Die meisten einfachen Entzündungen der Harnröhre heilen von selbst.

V. Kapitel.

Komplikationen der Gonorrhöe beim Mann.

I. Komplikationen der Gonorrhöe bedingt durch anatomische Anomalien und pathologische Prozesse im Bereich des Penis, der Harnröhre und des paraurethralen Gewebes.

1. Gonokokkenherde im Penis und in der Harnröhre.

Diese Herde sind sehr häufig; wenn sie nicht erkannt sind, so unterhalten sie endlos die Gonorrhöe. Sie sind die Ursache der meisten hartnäckigen Fälle (Janet 201), sie sind es, welche nebst den Gonokokkenherden in der Prostata und in den Samenblasen die wirklich chronische Gonorrhöe des Mannes bedingen. Das Glied und die Harnröhre können angeborene Mißbildungen zeigen, welche den Gonokokken als Obdach und Schlupfwinkel dienen, andererseits können sich unter dem Einfluß der Gonorrhöe in der Harnwandung und in deren Umgebung lymphangitische und glanduläre Abszesse entwickeln, welche sich durch mehr oder minder lange Gänge nach außen entleeren und nach ihrer Heilung als Fisteln und paraurethrale Gänge bestehen bleiben können. Die kleinen verhärteten Taschen, welche sie zurücklassen, sowie ihre Ausführungsgänge stellen ideale Schlupfwinkel für die Gonokokken dar. Dieselbe Rolle können Papillome der Harnröhre spielen, auch sind Verengerungen der Harnröhre und Hypertrophie der Prostata von Bedeutung für den Verlauf der Gonorrhöe.

a) Urethrale Schlupfwinkel, gebildet durch angeborene Mißbildungen des Gliedes und der Harnröhre.

Unter der Haut des Rückens des Gliedes kann ein langer Kanal verlaufen, der am Sulkus balanopräputialis nach außen mündet, und der andererseits unter dem Os Pubis blind verläuft (Lejars, siehe Fig. 57, Le Fort [493], Tarnowski). Ich selbst habe einen kleinen angeborenen Gang im Frenulum beobachtet, der 4 cm lang war und dessen äußere Wandung so dünn war, daß er sozusagen subepidermal verlief; dieser Gang war von 3 Öffnungen durchbohrt, so daß er in vier kleine Tunnels verlief, er war mit Gonokokken infiziert; die Öffnung desselben und die Pinselung des Grundes mit Jodtinktur heilten sofort diese Gonorrhöe aus.

Die Vorhaut im Zustand angeborener Phimosis kann neben einer großen Anzahl anderer Mikroben auch Gonokokken beherbergen; man findet sie in dem Eiter, der aus dem Vorhautsack von Gonorrhoikern, die eine Balanoposthitis haben, abläuft. Die Phimosis macht oft die Behandlung einer Gonorrhöe sehr schwierig. Manchmal ist

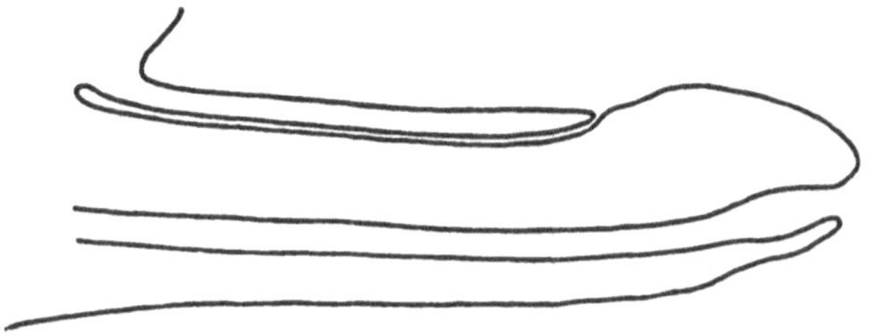

Abb. 57.

die Öffnung des Vorhautsackes so eng, daß man Mühe hat den Meatus zur Vornahme von Spülungen zu finden. In einem solchen Fall muß vor der Spülung der Vorhautsack reichlich desinfiziert werden. Es wäre wünschenswert, daß man jede Vorhaut, die eine Phimosis bedingt, abschneidet, man würde so manche Ansteckung verhindern, da die enge und schwer sauber zu haltende Vorhaut sehr anfällig ist; man würde auf diese Weise die Behandlung der Gonorrhöe, der Syphilis und des weichen Schankers erleichtern. Eine lange Vorhaut kann sehr wohl eine ausnahmsweise lange Inkubation der Gonorrhöe bedingen, indem der Gonokokkus sich zunächst unter der Vorhaut entwickelt und erst später auf die Harnröhre übergreift. Auch die paraurethralen Gänge können die Ursache solcher sich folgenden Infektionen sein, welche die Inkubationsdauer der Gonorrhöe endlos verlängern. An der Stelle, wo die Schleimhaut in die Haut übergeht, kann man oft kleine Vertiefungen wie Taubennester beobachten, welche die Vorhautöffnung umgeben. Ich habe deren bis 6 in einem Falle gesehen (Abb. 58). Sie werden vom Gonokokkus nicht infiziert, da ihre Wandung aus Haut besteht, aber sie können den gonorrhoischen Eiter, der aus der Urethra abläuft, aufnehmen und zurückhalten.

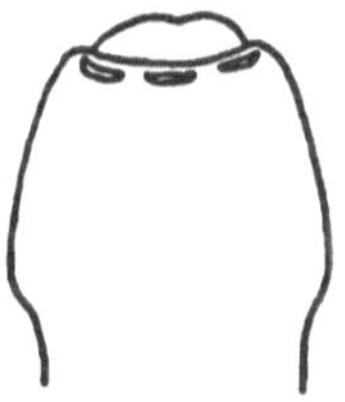

Abb. 58.

Ich habe einmal eine Zyste des Frenulums gesehen, die so

groß wie eine große Linse war und nach außen eine kleine Öffnung hatte; ihre äußere Wandung war so dünn, daß man das eingespritzte übermangansaure Kali durchscheinen sah. Diese Zyste hatte keinerlei Verbindung mit der Harnröhre, sie war lediglich in der Vorhaut gelegen. Im Fall einer Gonorrhöe wäre sie sicher infiziert worden. Das Entfernen ihrer äußeren Wandung genügt, um den Patienten davon zu befreien.

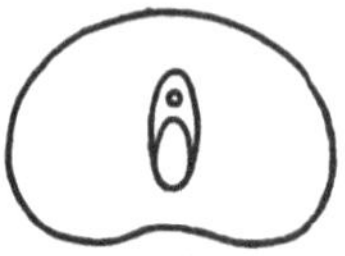

Abb. 59.

Eine *ausgesprochene Enge des Meatus* hat die Bildung einer Tasche unmittelbar hinter demselben zur Folge. Diese Taschen

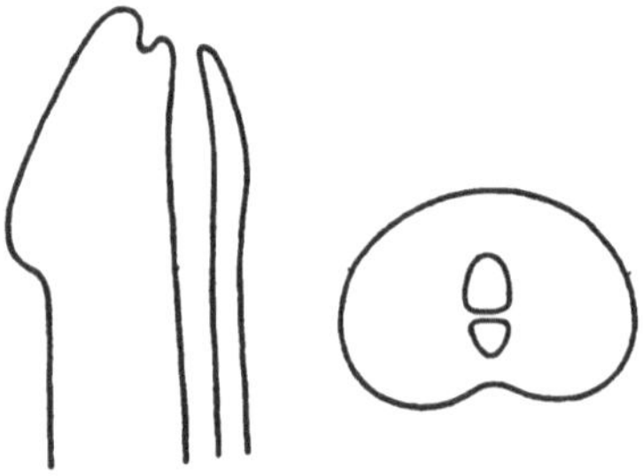

Abb. 60.

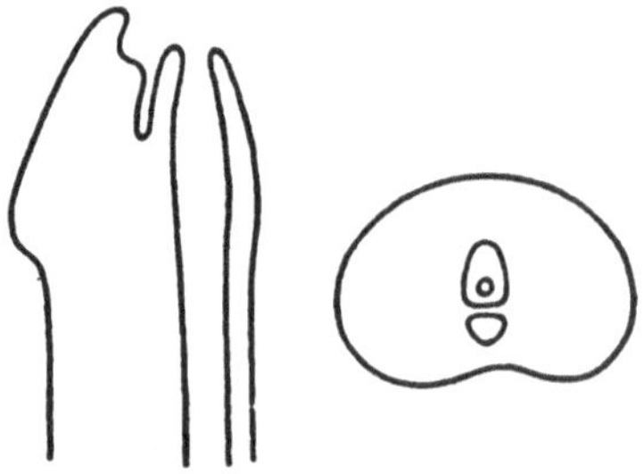

Abb. 61.

werden durch die Spülungen ausgedehnt und gut ausgespült. Man muß lediglich in solchen Fällen eine Kanüle mit enger Öffnung und spitzerem Endstück auswählen. Eine *Meatotomie* ist bei beste-

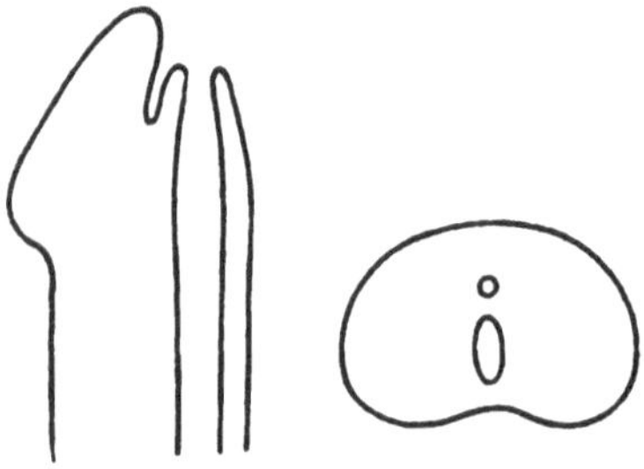

Abb. 62.

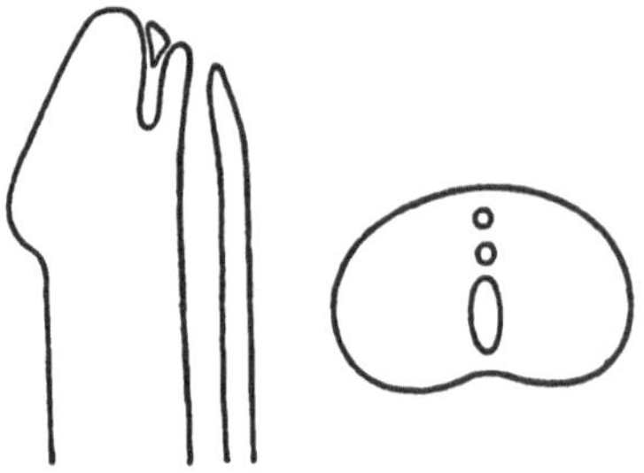

Abb. 63.

hender Gonorrhöe zu vermeiden, da die dadurch entstehende Wunde sich entzünden könnte; auch wird auf jeden Fall durch die Meatotomie die erste Spülung sehr schmerzhaft gestaltet und die Behandlung gestört. Manchmal ist der Meatus, der von außen normal aussieht, innen durch eine feine *Membran*, die von der oberen Kommissur ausgeht, teilweise abgeschlossen und die Öffnung der Harnröhre dadurch bedeutend eingeengt. Diese kleine Membran kann man ruhig einschneiden. In der Nähe der Insertion dieser Membran öffnet sich manchmal ein kurzer blind endender Kanal (Abb. 59), in den man einen Platindraht (Abb. 10) einführen kann. Es kommt auch vor, daß es den Anschein hat, als ob zwei Öffnungen der Harnröhre beständen: dies ist auf das Bestehen einer kleinen Höhle oberhalb des Orificium der Harnröhre zurückzuführen, die von diesem durch eine transversale Brücke getrennt ist (Abb. 60 a und b). Der Grund dieser Höhle ist

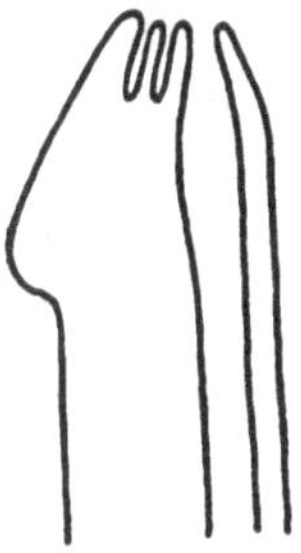

Abb. 64.

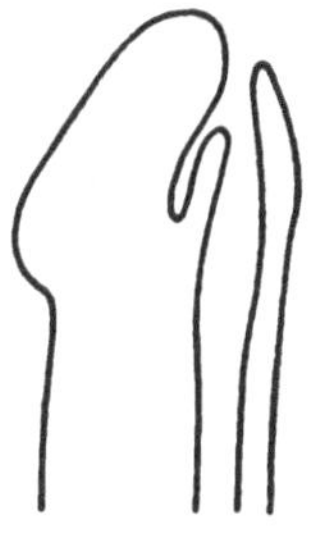

Abb. 65.

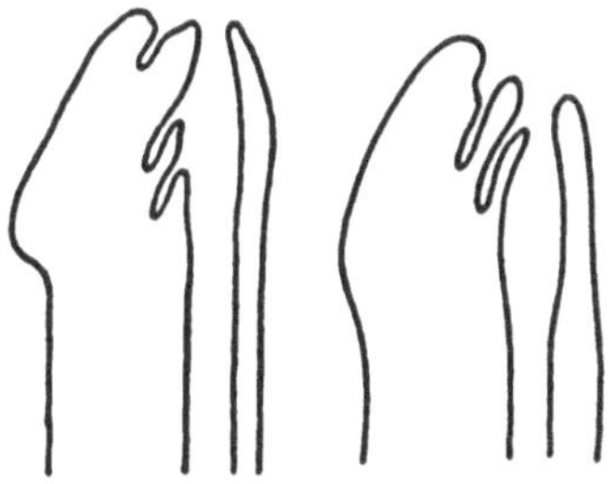

Abb. 66.

glatt; in deren Mitte kann man manchmal eine kleine Öffnung sehen, in die man einen Platindraht einführen kann und die in einen feinen Kanal von 1 bis 10 Millimeter Tiefe übergeht (Abb. 61 a und b). In selteneren Fällen besteht an Stelle der Vertiefung nur dieser feine Kanal.

Unter den angeborenen paraurethralen Gängen der Eichel und der Fossa navicularis unterscheiden wir solche, die oberhalb des Meatus münden und Divertikeln der Lippen des Meatus. Die ersteren enden entweder an der oberen Kommissur des Meatus (Abb. 62) oder mehr oder minder tief in der Fossa navicularis (Abb. 65). Dieser Kanal kann eine doppelte Öffnung haben, d. h. sich in der Nähe seines Überganges in die Schleimhaut der Eichel teilen (Abb. 63 a und b). Es können aber zwei parallele Gänge bestehen, deren Öffnungen von vorne gesehen an die Abbildung 63 b erinnern, die aber im Durchschnitt den in der Abb. 64 gezeichneten Verhältnissen entsprechen. Abb. 65 zeigt uns denselben kleinen Gang, der sich unterhalb des Meatus in die Fossa navicularis wirft. Man kann dessen Öffnung leicht erblicken, wenn man die Ränder des Meatus auseinanderhält. Es ist nicht selten, diese Disposition mit einem zweiten Kanal verbunden zu sehen, der noch tiefer in der Fossa navicularis endet und dem ersteren parallel

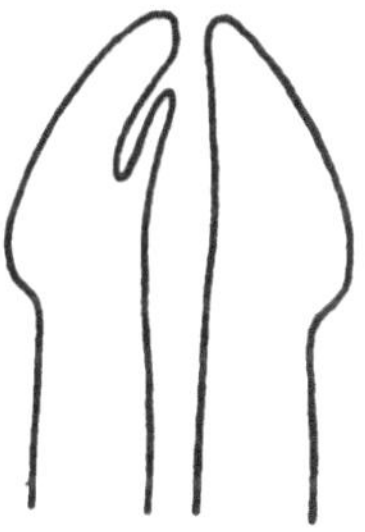

Abb. 67.

läuft (Abb. 66). Endlich können wir eine Verbindung des suprameatischen Grübchens, das in einen feinen Kanal übergeht, mit einem zweiten, sogar dritten Gang sehen, welcher unterhalb des Meatus in die Fossa navicularis mündet (Abb. 66 a und b). Diese angeborenen Gänge können sich auch lateral befinden, was jedoch selten ist. Im allgemeinen stammen die lateral verlaufenden Gänge von der Öffnung

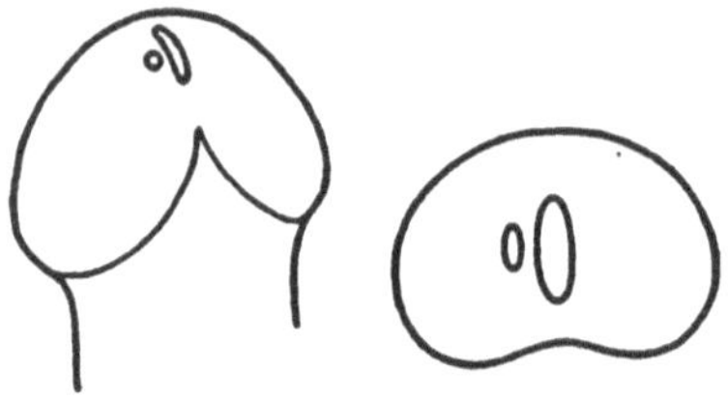

Abb. 68 u. 69.

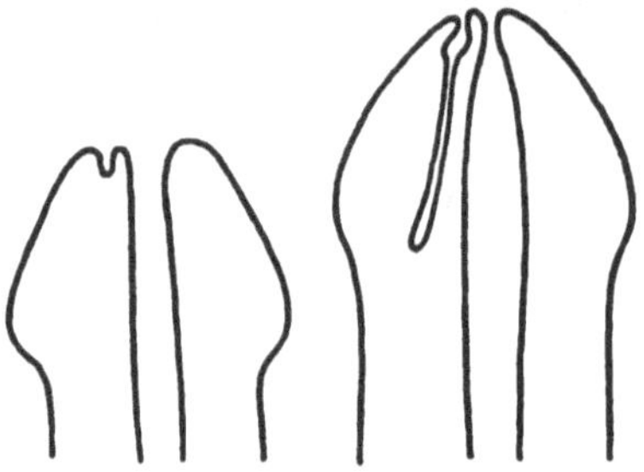

Abb. 70.

kleiner paraurethraler Gänge in den Sulkus. Die Öffnung dieser angeborenen Gänge kann man mit einem feinen Stylet in der Fossa navicularis aufsuchen (Abb. 67).

Was nun die Divertikel der Meatusränder anbetrifft, so kann man ziemlich häufig an einem derselben eine kleine zirkuläre

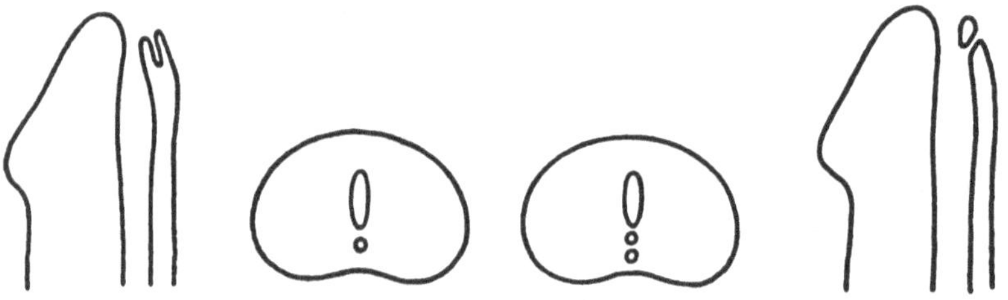

Abb. 71.

(Abb. 68) oder schlitzartige (Abb. 69) Öffnung finden, welche mit einer kleinen runden Tasche in Verbindung steht, die die Lippen des Meatus an dieser Stelle etwas vorwölbt (Abb. 70 a). Dieses kleine Divertikel kann in einen langen feinen Gang übergehen, welcher der Urethra parallel läuft und die ganze Eichel durchläuft (Abb. 70 b). Bei den Kanälen, die unterhalb des Meatus sich nach außen öffnen, sieht man an der unteren Kommissur des Meatus eine kleine Öffnung (Abb. 71 a und b), die doppelt sein kann (Abb. 71 c), wenn sie sich teilt wie der Gang, den wir in der Abb. 63 b im Durchschnitt sehen. Diese Öffnungen sind der Ausgangspunkt eines kleinen paraurethralen Ganges, welcher entweder blind verläuft (Abb. 71 a) oder weiter unten mit der Fossa navicularis in Verbindung steht (Abb. 71 d) oder auch sich bis zum Sulcus balanopräputialis fortsetzt und da mit einer kleinen Tasche endet, die unmittelbar unter dem Frenulum

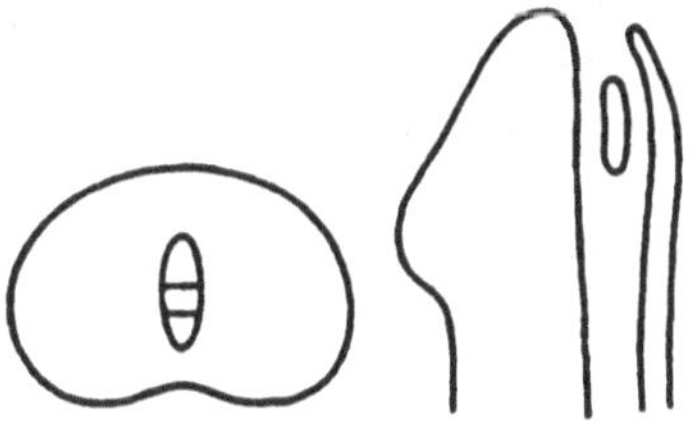

Abb. 72.

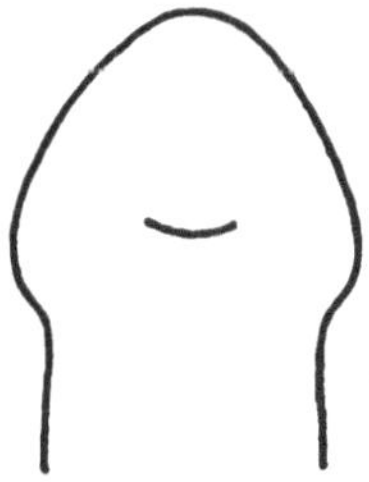

Abb. 73.

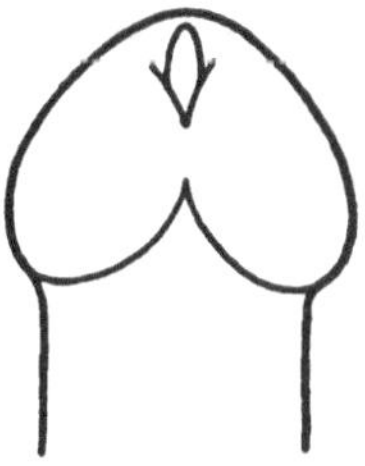

Abb. 74.

gelegen ist (Abb. 97). In letzterem Falle handelt es sich um einen zufällig entstandenen fistulösen Gang, der infolge des Öffnens eines Abszesses der Frenulumgegend unterhalb des Meatus entstanden ist. Einmal habe ich eine transversale Gewebsbrücke der Fossa navicularis beobachtet (Abb. 72 a und b), ihre Feststellung hat mich

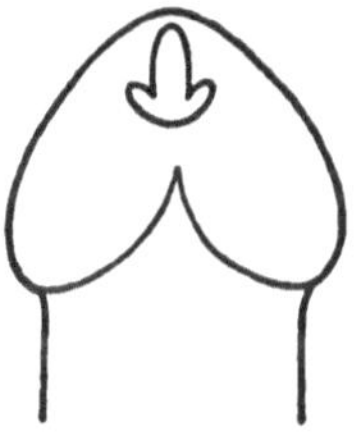

Abb. 75.

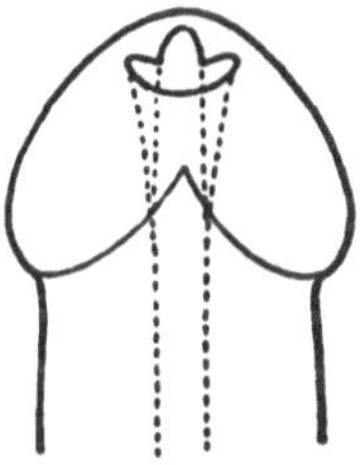

Abb. 76.

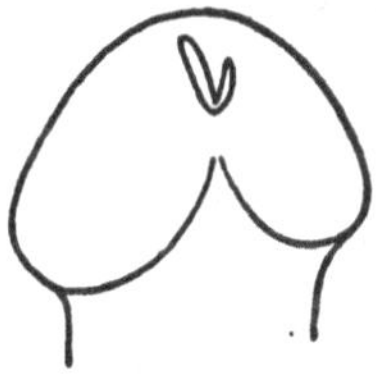

Abb. 77.

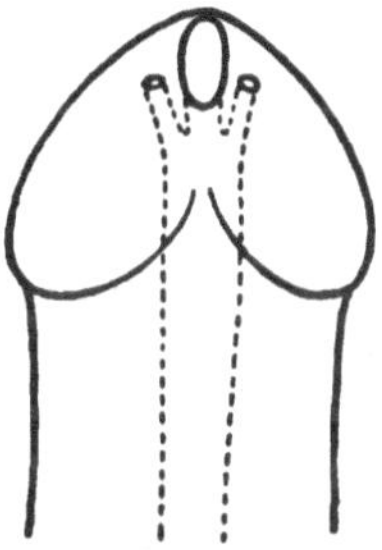

Abb. 78.

instand gesetzt, in 14 Tagen eine Gonorrhöe zu heilen, die bisher anderweitigen sechsmonatigen Anstrengungen widerstanden hatte.

Der Meatus der mit Hypospadie behafteten Männer geht am Sulcus balanopräputialis in einen meist transversalen Schlitz über (Abb. 73). Zwischen dieser Form und der normalen gibt es natürlich Übergänge, die zur Bildung eines Meatus in Form eines Ankers führen; der Meatus behält sein normales Aussehen bei, öffnet sich aber weiter unten wie gewöhnlich und läßt an seinem unteren Teil zwei kleine laterale Hörner erkennen (Abb. 74). Wenn man jedoch die Ränder des Meatus auseinander hält, so sieht man, daß er die Form eines Ankers zeigt (Abb. 75). Die eben erwähnten lateralen Hörner setzen sich in die Fossa navicularis als zwei vertikale Falten fort (Abb. 76); diese Falte kann auch auf einer einzigen Seite vorhanden sein (Abb. 77). Nehmen wir an, daß diese lateralen Hörner sich vereinigen und daß nur ihre Enden durchgängig bleiben, so haben wir eine Disposition vor uns, wie sie in den Abb. 78 und 79 dargestellt ist. Wir finden dann zwei kurze laterale paraurethrale Gänge vor, welche nach außen rechts und links vom Meatus sich öffnen und andererseits nach einem

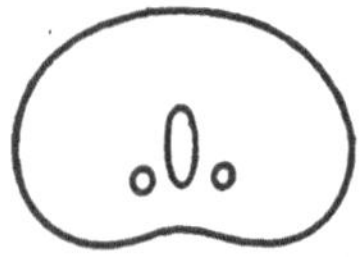

Abb. 79.

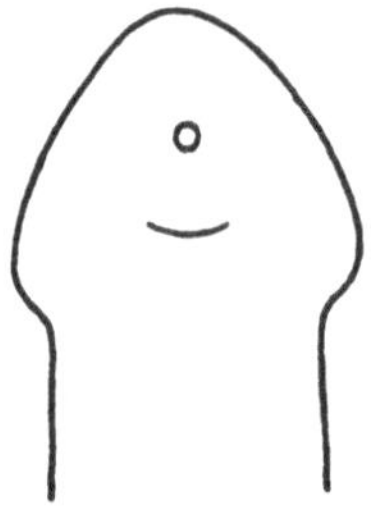

Abb. 80.

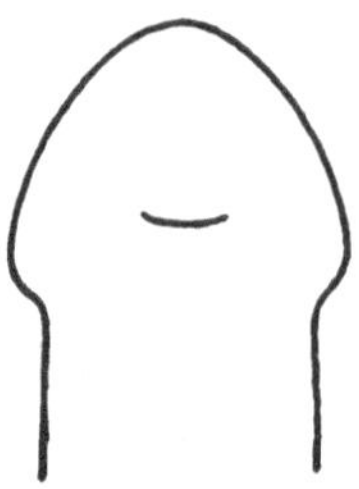

Abb. 81.

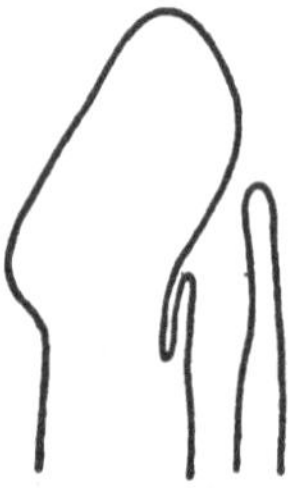

Abb. 82.

kurzen Verlauf mit der Harnröhre in Verbindung stehen. Der Meatus, den wir bei ausgebildeter Hypospadie vorfinden, zeigt gewöhnlich eine mehr oder minder große Zahl kleiner paraurethraler angeborener Gänge. welche folgende Anordnungen zeigen können. Eine Reihe derselben verläuft median, es können deren 1 bis 4 vorhanden sein; wenn dieselben in größerer Anzahl auftreten, so sind sie übereinander gereiht wie die Röhren einer Panschen Flöte, und ihre Öffnungen liegen auf verschiedenem Niveau oberhalb und unterhalb des transversalen Meatus. Ist nur ein solcher Kanal vorhanden, so ist er gewöhnlich oberhalb des Meatus zu finden (Abb. 80), er kann aber auch tiefer und sogar unterhalb des Meatus im Innern der Harnröhre liegen (Abb. 81 und 82). Die Abb. 83 zeigt uns eine Serie von 4 median verlaufenden Kanälen, von denen drei außerhalb der Urethra münden und einer innerhalb derselben. Eine zweite Sorte dieser Kanäle verläuft lateral, sei es auf einer einzigen Seite der Fläche, welche den Meatus überragt oder paarweise auf beiden Seiten dieser Fläche. In der Abb. 84 sehen wir einen einzigen lateralen Gang, in der Abb. 85 vier solcher Gänge, welche paarweise angeordnet sind; diese lateralen Gänge können, statt blind zu enden, mit ihrem unteren Ende in die Harnröhre ausgehen (Abb. 86) oder in eine seitliche Tasche auslaufen, welche rechts und links vom Meatus in der Höhe des Sulcus balanopräputialis gelegen ist (Abb. 87 und 89). Diese Taschen ihrerseits können unabhängig von der Harnröhre sein (Abb. 87) oder mit ihr in Verbindung stehen (Abb. 88 und 89). Abb. 90 stellt die verwickeltste Anordnung solcher Gänge dar; die ich zu beobachten Gelegenheit

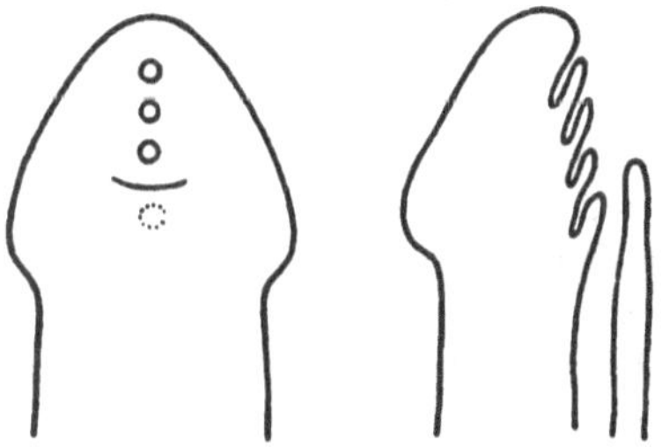

Abb. 83.

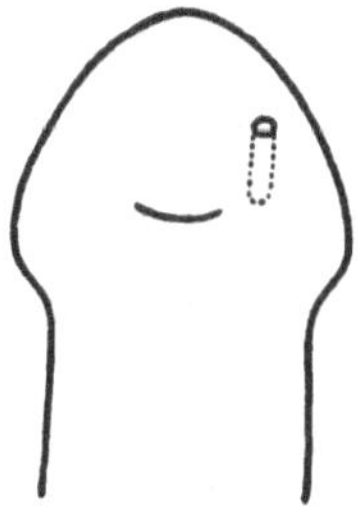

Abb. 84.

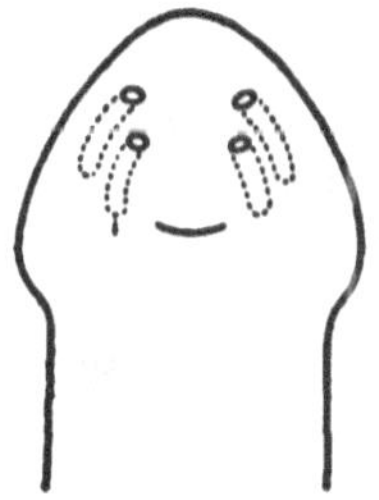

Abb. 85.

hatte. Sie zeigt drei mediale Gänge, drei laterale auf der rechten Seite, vier laterale auf der linken Seite, wovon der dritte in einen Sack endet und der vierte mit der Harnröhre in Verbindung steht.

Die angeborenen Schlupfwinkel der Gonokokken, die sich in der Harnröhre selbst befinden, sind ausschließlich durch die anormal

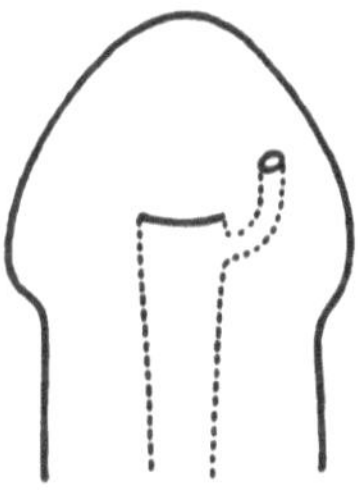

Abb. 86.

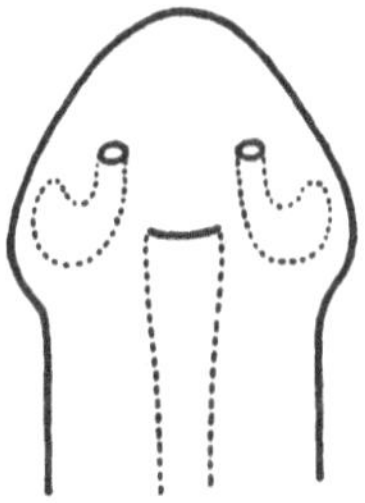

Abb. 87.

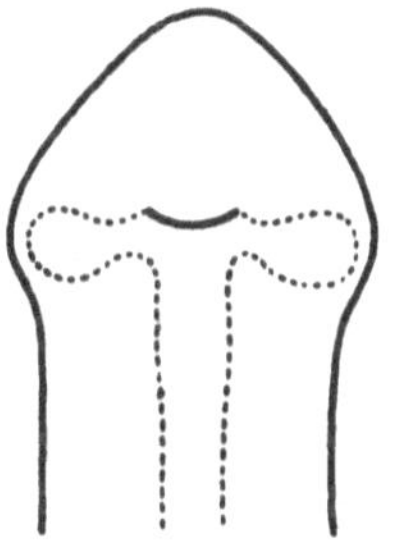

Abb. 88.

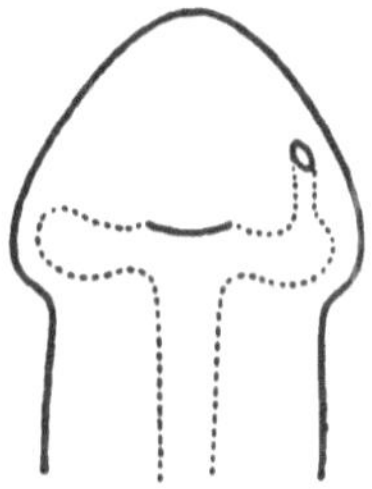

Abb. 89.

entwickelten Morgagnischen Lakunen dargestellt. Die dem Meatus am nächsten liegende dieser Lakunen ist die größte und tiefste: es ist die Valvula Guerini. Es ist im allgemeinen die einzige, die den Gonokokken als Obdach dient, sie kann eine Tiefe von 10 bis 12 mm erreichen (Abb. 91), wir können dieselbe mit einem Platindraht abmessen (Abb. 92). Es wäre jedoch ein Fehler zu glauben, daß wir berechtigt wären, die Morgagnischen Lakunen eines jeden Patienten derart zu untersuchen. Man könnte auf diese Weise sehr wohl eine Lakune infizieren, die bis dahin gesund geblieben ist. Auf jeden Fall müssen wir während der akuten Periode der Gonorrhöe von einer solchen Untersuchung Abstand nehmen; wir dürfen sie nur vornehmen, wenn wir triftige Gründe für die Annahme ihrer Erkrankung haben und nur in einer Harnröhre, die frei ist von jeder akuten Entzündungserscheinung und dann nur nach Spülung der vorderen Harnröhre (Janet 234, 244). Eine Infektion der Morgagnischen Lakunen kann unter folgenden Voraussetzungen vermutet werden: Die Anwesenheit der oben beschriebenen anormalen Harnröhrenöffnungen kann das Vorhandensein einer sehr tiefen Valvula Guerini vermuten lassen, spricht aber noch nicht für das Bestehen einer Infektion derselben. Diese können wir annehmen, wenn bei sich lang hinziehender Behandlung die hintere Harnröhre schon längst geheilt erscheint, die Infektion

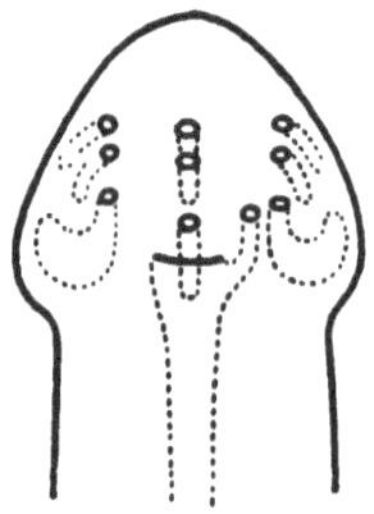

Abb. 90.

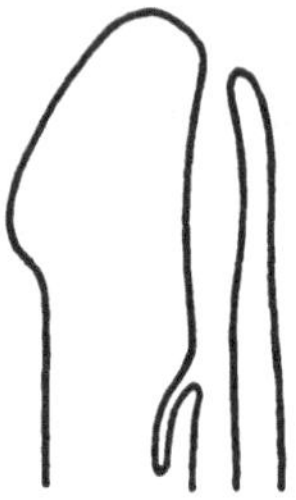

Abb. 91.

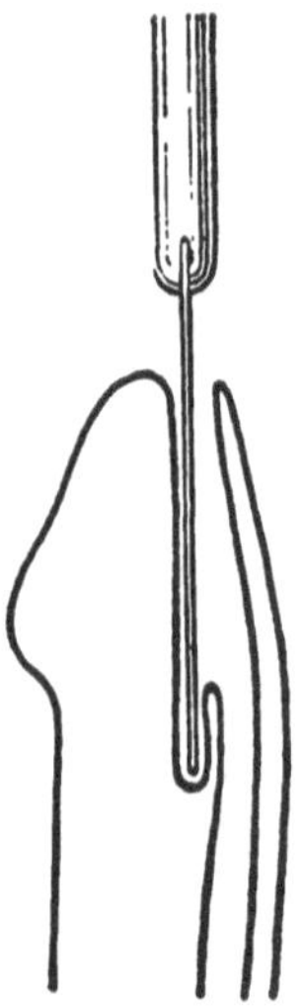

Abb. 92.

der vorderen und insbesondere der vordersten Harnröhre dagegen bestehen bleibt. Diese Beschränkung der Erkrankung auf den vordersten Teil der Urethra kann man aus folgenden Feststellungen schließen: 1. Trotz aller Spülungen ist ein kleiner eitriger dicker Tropfen mit zahlreichen kräftigen Gonokokken nachweisbar; 2. der erste Urin ist trotz dieses Tropfens auffallend klar, was beweist, daß die Infektion stark lokalisiert sein muß; 3. wenn dieser Urin Fäden enthält, so sind in denselben keine Gonokokken nachzuweisen; 4. in demselben Tropfen können wir gonokokkenfreie und gonokokkenreiche Stellen nebeneinander finden. Wir sehen dann ganze Partien des Präparates vollkommen frei von Gonokokken und plötzlich eine einzige kleine Stelle mit Gonokokken vollgepropft; 5. wenn man große Zwischenräume zwischen zwei Spülungen einsetzt, so tritt kein förmlicher Rückfall ein, die Harnröhre bietet keine Zeichen von Entzündungen und doch findet man in dem kleinen Tropfen, der schwer zu gewinnen ist, starke intraleukozytäre und freie Gonokokken.

b) Urethrale Schlupfwinkel, gebildet durch lymphangitische und glanduläre Abszesse.

Im Verlauf der akuten Gonorrhöe treten häufig lymphangitische Stränge auf, deren häufigster längs des Rückens des Gliedes verläuft und unter dem Os Pubis blind endet. Man kann auch solche beobachten, die kürzer sind und vom Sulcus balanopräputialis ausgehen und in der Vorhaut enden. Es ist sehr selten, daß solche Stränge zu Abszessen führen; meistens heilen sie aus, ohne Spuren zu hinterlassen. Ich habe nie eine Abszeßbildung der lymphangitischen Stränge, die auf dem Rücken des Penis verlaufen, gesehen; dagegen konnte ich einige Male ein Abszedieren der in der Vorhaut befindlichen lymphangitischen Stränge beobachten. Die auf diese Weise

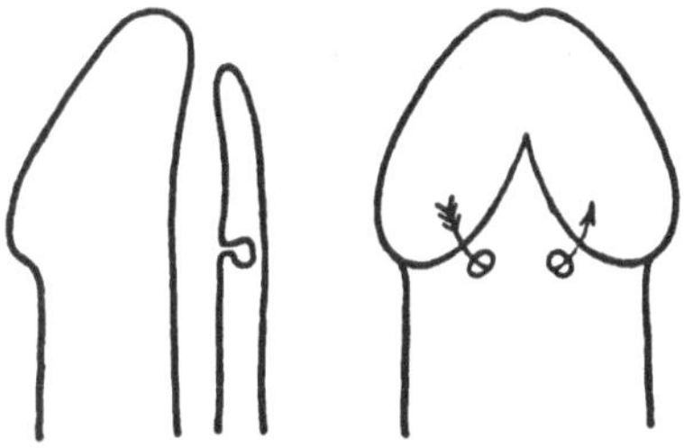

Abb. 93.

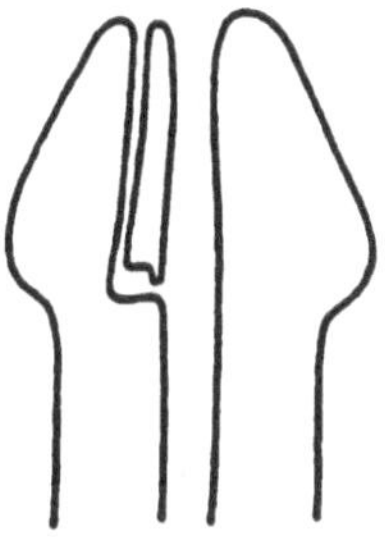

Abb. 94.

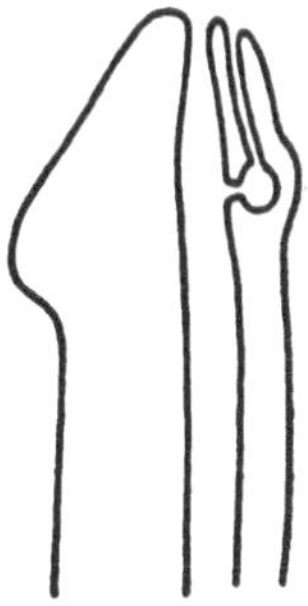

Abb. 95.

infizierten Stränge stehen mit der Harnröhre nicht in Verbindung und heilen nach Inzision und antiseptischem Verband. Sollten sie ausnahmsweise als Gonokokkenherde weiter bestehen, so müßte man dieselben extirpieren. Die Schlupfwinkel, welche durch Abszedierung der Harnröhrendrüsen entstehen, sind viel häufiger und hartnäckiger.

Der häufigste derselben ist der intrafrenuläre Abszeß, er bildet sich im Verlauf der akuten Gonorrhöe und wird gewöhnlich einer Vereiterung der Tysonschen Drüse zugeschrieben. Ich glaube eher, daß es sich um die Infektion einer Harnröhrendrüse handelt, welche sich in der Gegend des Frenulums befindet. Ich komme zu dieser Auffassung durch den Umstand, daß diese Abszesse, abgesehen von ihrer Entleerung nach außen sozusagen immer mit der Urethra in Verbindung stehen (Abb. 93). Ich bin überzeugt, daß die Häufigkeit dieser Abszesse der bedauerlichen Gewohnheit der Kranken und mancher Ärzte zuzuschreiben ist, die Harnröhre rücksichtslos auszudrücken, um Ausfluß zu gewinnen. Wenn dieser Abszeß reif geworden ist, so sucht er auf dem direktesten Wege nach außen durchzubrechen, sei es rechts vom Frenulum oder auf beiden Seiten (Abb. 93) oder auch auf einem längeren indirekten Wege, indem er längs der Harnröhre einen Ausläufer schickt, welcher an einer der Lippen des Meatus (Abb. 94) oder an der unteren Kommissur auf der Medianlinie endet (Abb. 95). Bestehen diese beiden Arten der Öffnung zusammen, was ziemlich häufig der Fall ist, so bekommen wir einen Abszeß, der einerseits sich in die Harnröhre öffnet, andererseits rechts und links vom Frenulum oder beiderseits durchbricht und durch einen parallel der Harnröhre verlaufenden Ausläufer bis zum Meatus gelangt, in dessen Lippen (Abb. 96) oder dessen unteren Kommissur (Abb. 97) er sich öffnet. Ein solcher Abszeß kann sich auch durch

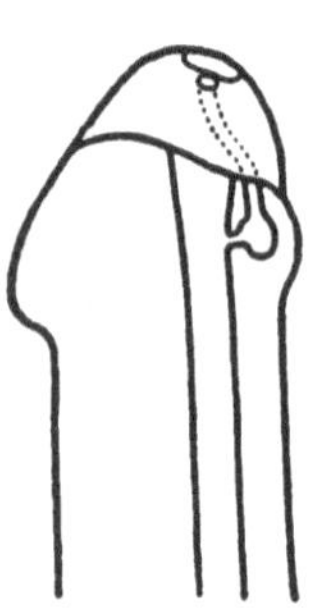

Abb. 96.

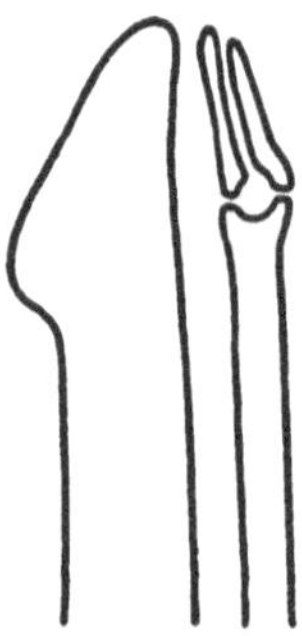

Abb. 97.

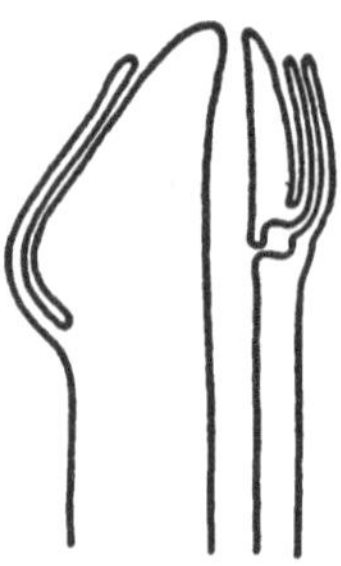

Abb. 98.

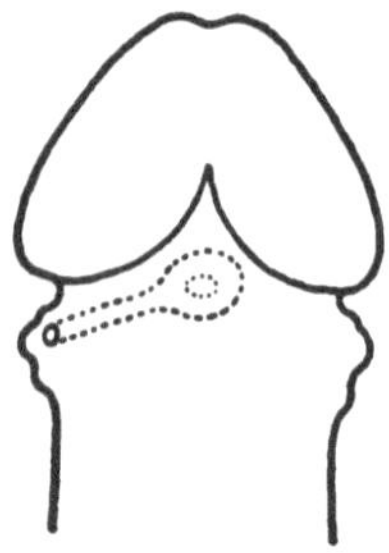

Abb. 99

die beiden Blätter der Vorhaut durcharbeiten und, an der Haut angelangt, sich dort öffnen, sei es am Rande der Vorhaut (Abb. 98) oder seitwärts an irgendeiner Stelle ihrer Oberfläche (Abb. 99). Den kompliziertesten Verlauf, den ich in dieser Beziehung gesehen habe, konnte ich bei einem Patienten beobachten, den Guyon operiert hat; von der intrafrenulären Tasche aus, welche sich in die Harnröhre und nach außen geöffnet hatte, verlief ein langer knotiger Gang fast bis zum Angulus penoscrotalis, auf seinem Verlauf bot er drei Schwellungen, welche durch kleine fistulöse Öffnungen nach außen durchgebrochen waren (Abb. 100).

Die seitlichen Abszesse des Sulcus balanopräputialis trifft man sehr häufig; sie sind wahrscheinlich die Folge einer Infektion der Tysonschen Drüsen. Sie stehen in keiner Verbindung mit der Harnröhre, öffnen sich aber im allgemeinen durch einen kleinen Gang, welcher die Harnröhre entlang läuft und inmitten einer der Ränder des Meatus nach außen gelangt (Abb. 101). Wenn sie nicht von außen infiziert werden, so bilden sie eine kleine abgeschlossene Tasche, welche an dem feinen Kanal hängt, der im Meatus mündet. Urethrale glanduläre Abszesse können sich an jeder Stelle der vorderen Harnröhre bilden, sie haben immer die Neigung längs der Harnröhre zu verlaufen und am Sulcus balanopräputialis sich zu entleeren, viel eher wie auf direktem Wege die Haut zu erreichen, um sich nach außen zu öffnen. Es ist übrigens ratsam, diese Tendenz zu unterstützen und diese Abszesse im Sulcus zu eröffnen, viel eher als an der Stelle der Vorhaut, die sie vorwölben. Sollte sich eine Fistelbildung anschließen, so ist dieselbe im Sulcus viel weniger störend (Abb. 103) als an der Haut, welche sie mit der Harnröhre verlötet (Abb. 102). Am häufigsten treten diese Abszesse an der unteren Wand der vorderen Harnröhre auf, weniger häufig in der Skrotal- oder in der Perinealgegend. Dagegen sind diese Gegenden viel mehr der Sitz phlegmonöser urethraler und periurethraler Erscheinungen während des akuten Verlaufes der Go-

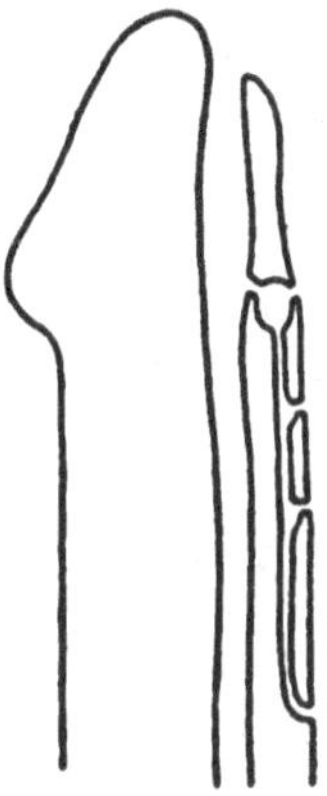

Abb. 100.

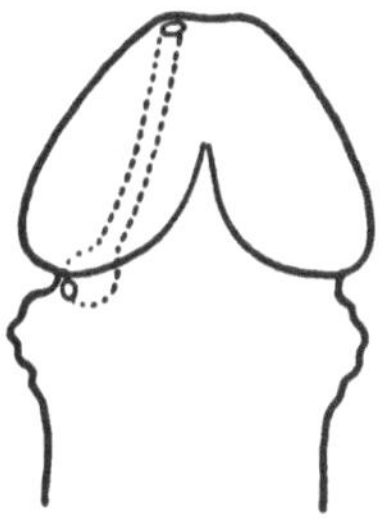

Abb. 101.

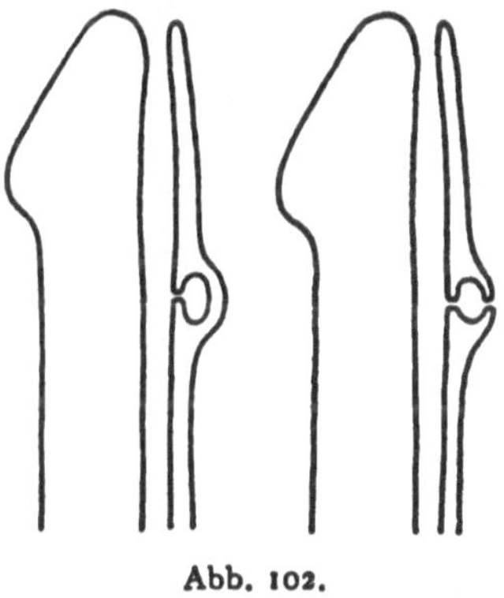

Abb. 102.

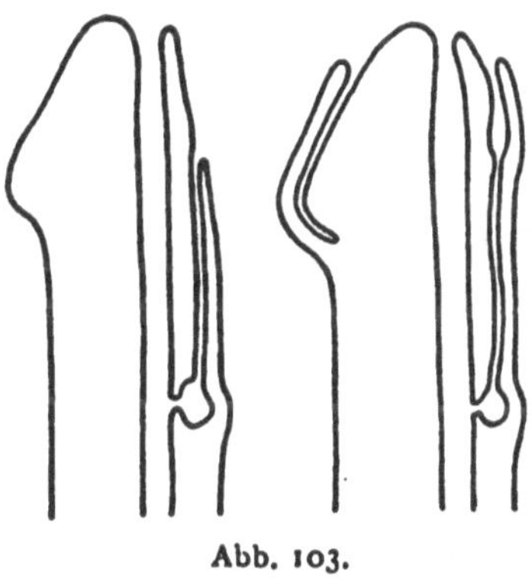

Abb. 103.

norrhöe. Diese glandulären Abszesse können unter dem Einfluß feuchter Verbände sich resorbieren und verschwinden, vielleicht nach spontaner Entleerung in die Harnröhre. Doch muß man sie meist von außen öffnen. Sie hinterlassen oft einen harten Knoten, der einen kurzen fistelartigen Gang enthält. Die spontane Resorption und das völlige Verschwinden dieser glandulären Abszesse werfen eine sehr folgenschwere Frage auf: bleiben in der virtuellen Höhle dieser Drüsen Gonokokken zurück oder ist sie desinfiziert? Ist der Kranke wirklich geheilt oder ist er infolge weiterbestehender Infektion dieser Höhlen und Gänge eines schönen Tages einem Rückfall ausgesetzt? Kann man ihm den Ehekonsens erteilen? Ich will hier eine in dieser Beziehung lehrreiche Krankengeschichte mitteilen: Der Patient hatte im Verlauf seiner ersten Gonorrhöe einen solchen glandulären Abszeß. Um ihm die Bildung einer Fistel zu ersparen, lasse ich diesen Abszeß unter dem Einfluß feuchter Verbände sich resorbieren; er scheint vollkommen auszuheilen. Es bleiben keine fühlbaren, abtastbaren Spuren des Abszesses zurück, und doch bekam der Patient zwei Jahre später, obwohl er nur mit einer stets als gesund befundenen Frau verkehrt hat, einen Rückfall des Trippers mit Rückfall desselben paraurethralen Abszesses. Zweite scheinbare Heilung der Gonorrhöe und des Abszesses, der ohne Spur zu hinterlassen, verschwindet. Ein Jahr später dritter gleichartiger Rückfall. Ich war schon fest entschlossen, den Abszeß diesmal von außen zu öffnen, aber in der vorangehenden Nacht war der Abszeß nach der Harnröhre durchgebrochen, man fühlte nur noch eine kleine inoperable Schwellung; urethroskopisch war die Durchbruchsstelle nicht festzustellen. In den Zwischenräumen zwischen den Rückfällen erscheint die Harnröhre stets vollkommen normal, der Patient kann sich ohne unangenehme Folgen alle Exzesse erlauben, eine in dieser Periode vorgenommene Spermokultur fällt negativ aus. Die Anwendung von Impfstoffen hat uns in diesem Falle im Stich gelassen. Einen Ehekonsens in diesem Falle könnten wir nur erteilen, wenn man die infizierte Höhle von außen öffnen und desinfizieren würde.

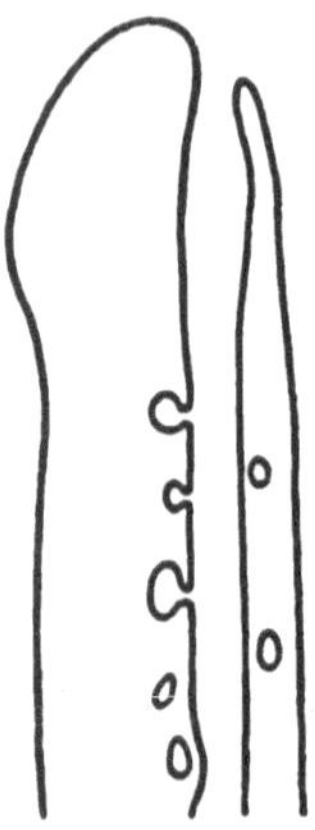

Abb. 104.

Die Littréschen Drüsen können sich entzünden und zwar sowohl im Verlauf einer Gonorrhöe wie einer einfachen Harnröhrenentzündung, ohne zu einer Abszeßbildung zu führen. Diese kleinen Drüsen sind dann verhärtet und fühlen sich wie Gerstenkörner an. Sie entleeren sich meist in die Harnröhre unter ganz leichtem Druck; man kann dann in ihrer auf diese Weise gewonnenen Absonderung Gonokokken feststellen; manchmal sind sie vorübergehend oder definitiv abgeschlossen und bilden kleine Zysten (Abb. 104). Viele Spezialärzte wenden nach dem Beispiel von Oberländer (265) gegen diese Drüsen mechanische Mittel an, die ich verurteilen muß.

Wir müssen noch die Entzündung der Cowperschen Drüsen erwähnen, welche sich in die perineokrurale Falte öffnen und einen mit Gonokokken infizierten fistuloesen Gang zurücklassen können.

c) Urethrale Papillome.

Die Papillome des Meatus, der Fossa navicularis und der tieferen Teile der Harnröhre können den Gonokokken ewig als Schlupfwinkel dienen, man muß sie daher entfernen. Sobald die akuten Erscheinungen zurückgegangen sind, wird man sie mit einer gekrümmten Schere (Abb. 105) abschneiden oder mit dem Galvanokauter oder durch Hochfrequenzströme zerstören. Den Stumpf der Papillome wird man mit dem Galvanokauter ätzen. Die tiefer gelegenen Papillome der Harnröhre kann man nur im Endoskop entfernen, am besten vermittels der endoskopischen Platinschlinge oder auch des endoskopischen Galvanokauters oder auch einfach mit der Kürette. Ich ziehe den Hochfrequenzstrom dem Galvanokauter vor.

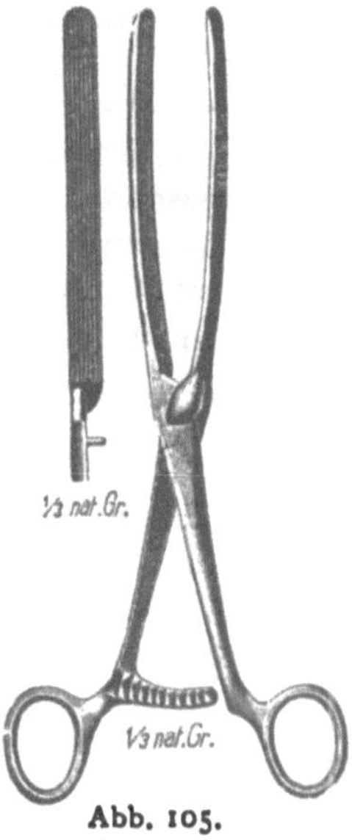

Abb. 105.

Entwicklung und Behandlung der Gonokokkenherde in Urethra und Penis.

Die Schlupfwinkel der Gonokokken, die wir bislang beschrieben haben, stellen immer ein Hindernis für die Heilung des Trippers dar; es ist selbstverständlich, daß man dieselben entfernen oder sie desinfizieren muß, um zur Heilung zu gelangen. Es ist aber interessant, sich zu fragen, was aus diesen Schlupfwinkeln werden würde, wenn wir sie sich selbst überließen. In dieser Beziehung müssen wir scharf unterscheiden zwischen den angeborenen Herden und denen, die infolge der Abszeßbildung der urethralen Drüsen entstehen. Die ersteren können heilen, die letzteren behalten endlos ihre Gonokokken. Man kann dies leicht bei den mit Hypospadie und angeborenen Gängen der Eichel behafteten Männern feststellen, welche im Verlauf einer ersten Gonorrhöe eine Eiterung dieser Gänge durchgemacht haben und bei denen die Infektion ohne jede Behandlung der Gänge verschwunden ist. Bei den Kranken dagegen, welche Träger einer subfrenulären mit einem Gang verbundenen Tasche sind, sehen wir die erste Gonorrhöe ausheilen, aber nach einer gewissen Zeit einen Rückfall eintreten; diese Rückfälle wiederholen sich, bis die Patienten ihre extraurethralen Herde behandeln lassen. Dieser Unterschied im Verlaufe der Infektion der angeborenen und der erworbenen Gänge ist folgendermaßen zu erklären: Im ersten Falle haben wir geschmeidige lebende mit Plattenepithel versehene Gänge vor uns. Dieses Epithel ist sehr dünn und entspricht dem Epithel der Fossa navicularis. In einem solchen Gang können die Defensivkräfte des Organismus zur Verwertung kommen; die Gonokokken, die sich in einen solchen Gang wagen, können durch Leukozyten phagozytiert werden, sie können durch das Serum, in dem die Schleimhaut badet, bakteriolysiert werden. Im Gegensatz dazu finden wir in den Gängen und Taschen, die sich im Anschluß an einen Abszeß entwickeln, eine dicke skerosierte Wandung mit mehrschichtigem hornigem Plattenepithel. Gerade in diesen Plattenepithelzellen scheint sich der Gonokokkus besonders leicht zu halten, er ist daselbst sozusagen außerhalb des Organismus, unnahbar den natürlichen Heilkräften, über die der Organismus verfügt. Wenn wir in solchen Fällen gegen die Gonokokken nicht mit Kauterisation oder Extirpation ihres Nährbodens vorgehen, so ist eine Heilung ausgeschlossen.

Behandlung der paraurethralen Gänge.

Die Herde, die sich in der Vorhaut befinden, können durch äußerliche Desinfektion geheilt werden. Die paraurethralen Gänge, sowohl die kongenitalen als diejenigen, welche sich im Anschluß an Abszesse entwickelt haben, werden gewöhnlich durch Ausspülung vermittels geeigneter Kanüle, durch chemische Ätzung, galvanokautisch oder durch Elektrolyse behandelt; in hartnäckigeren Fällen ist ein Einschnitt von außen oder chirurgische Entfernung der Gänge und Taschen am Platze.

Die Morgagnischen Lakunen werden mit Vorliebe durch einfache Ausspülung behandelt, und zwar vermittels dünner vorn abgestumpfter Platinkanüle (Abb. 11), die man auf eine 2 ccm haltende Spritze steckt. Man muß dieselbe natürlich mit größter Vorsicht in die Drüse oder den Kanal einführen; es ist gut, wenn man den Grund der Lakune oder des Ganges spürt, die Kanüle etwas zurückzuziehen, bevor man die Einspritzung beginnt. Man muß sich hüten, mit der Kanüle den geringsten Druck auf den Grund der Lakune auszuüben, weil man denselben sonst eindrücken kann, und die Einspritzung dann in die lymphangitischen periurethralen Räume gelangt. Wenn man zur Einspritzung Argyrol verwendet, so würde man in solchen Fällen die Gegend des Frenulums, die Ränder des Meatus und den Sulcus balanopraeputialis sich schwarz färben sehen. Diese Färbung verschwindet übrigens den nächsten Tag. Zur Einspritzung in tiefer in der Harnröhre liegende Lakunen und Gänge bedient man sich einer langen knieförmig gebogenen Kanüle in der Länge des endoskopischen Tubus (Abb. 106). Die Spülungen der Gänge sind natürlich wirksamer, wenn dieselben an ihren beiden

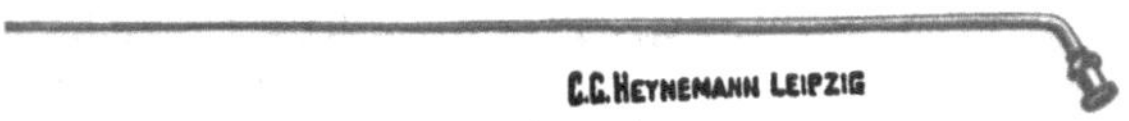

Abb. 106.

Enden geöffnet sind. Man muß jedoch beachten, daß die von beiden Enden aus behandelten Gänge die Tendenz haben, enger zu werden, so daß man nach wenigen Tagen die Kanüle nicht mehr einführen kann. Um dies zu verhindern, führe ich einen doppelten Seidenfaden in diese Kanäle ein und lasse ihn während der Behandlung liegen. Dieser Faden hält den Gang offen, drainiert und erleichtert sehr die Spülungen. Um einen solchen Faden einzuführen, benütze ich einen sehr feinen Bronzefaden zur Katheterisierung des Ganges. Der kleine in Abb. 14 abgebildete Spatel erleichtert es, diesen Faden bis zum Meatus zu führen. Das Ende dieses Fadens, das nach außen zu liegen kommt, lasse ich in eine Öse enden. In diese Öse führe ich den Seidenfaden ein und ziehe das ganze durch den Meatus; so befindet sich dann der Seidenfaden am Platze. Die beiden Enden des Seidenfadens werden dann verknotet (siehe Abb. 107 und 108).

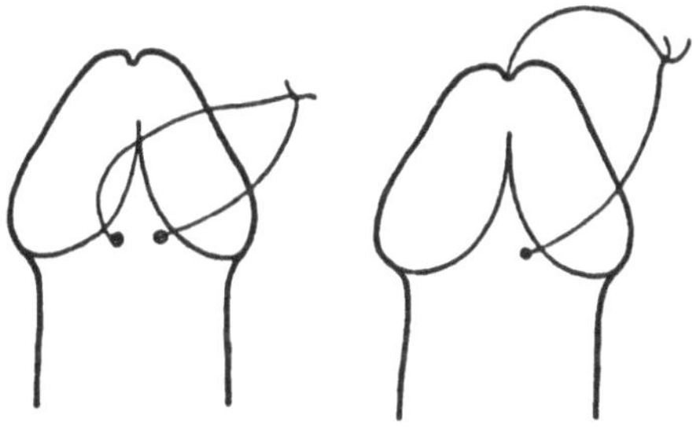

Abb. 107 Abb. 108.

Man muß vermeiden, einen Urethralabszeß, der eben erst inzidiert worden ist, mit Hilfe einer Kanüle durchzuspritzen, weil man sonst Gefahr läuft, Lösungen in das Unterhautzellgewebe eindringen zu lassen. Man muß einige Tage abwarten, bis die Ränder des Einschnittes zu vernarben beginnen. Die Konzentration der eingespritzten Lösungen kann sehr stark sein, da man kein Epithel zu schonen hat; nur für den Fall, daß der Abszeß mit der Harnröhre in Verbindung steht, hat man auf das Epithel der letzteren Rücksicht zu nehmen.

Dieses kann man dadurch erreichen, daß man nach Spülung mit der desinfizierenden Flüssigkeit eine sehr verdünnte Lösung derselben nachspritzt. Ich verwende zu diesen Spülungen Lösungen von Argyrol 20 % oder übermangansaures Kali 1 bis 2 %. Diese Einspritzungen müssen während der ganzen Behandlung der Urethra fortgesetzt werden, weil sonst der Gang von der Harnröhre aus frisch infiziert werden könnte.

Die Behandlung der Taschen und Gänge vermittels Kauterisation hat zum Zweck, die infizierte Schleimhaut des Gonokokkenherdes zu zerstören und die Verwüstung und Verstopfung derselben herbeizuführen. Die erste Absicht kann leicht ausgeführt werden, die zweite stößt auf Schwierigkeiten; denn die Schleimhaut

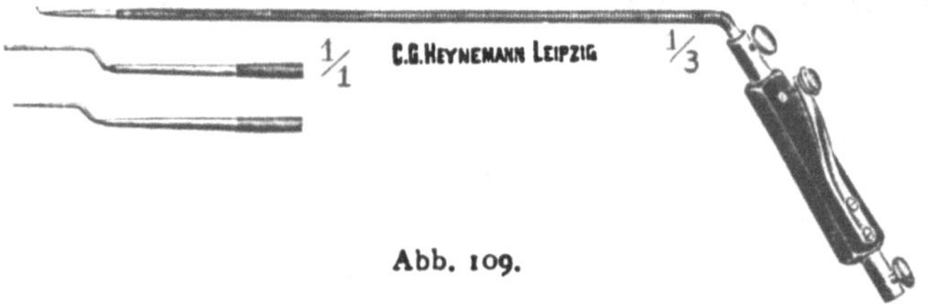

Abb. 109.

dieser Taschen und Gänge bildet sich nach der Kauterisation von neuem, und die Fistel besteht weiter. Die chemischen Ätzungen mit konzentrierten Höllensteinlösungen sind sicher sehr wirksam, ich bin aber kein Freund derselben, weil sie, in die Harnröhre gelangt, das Epithel daselbst unnütz schädigen. Die elektrolytische Zerstörung ist angezeigt in Fällen von Erkrankung der tiefen Drüsen der Urethra, an die man sonst nicht gut herankommt. Dazu verwendet man die Kollmannsche elektrolytische Nadel (Abb. 109). Besser benützt man noch die galvanokautische Kauterisation, indem man ganz feine Galvanokauter kalt in den Urethralgang einführt und dann erhitzt. Manchmal ist die Durchführung einer galvanokautischen Schlinge am Platze (siehe Abb. 12). Diese Schlinge kann man auch verwenden, wenn man den Gang oder eine Gewebsbrücke vollkommen durchschneiden will, man braucht dieselbe nur stärker zu erhitzen.

Die Behandlung der Urethralgänge durch Inzision von außen ist die beste Behandlung für Gänge, welche in der Eichel verlaufen. Sie wandeln die Gänge in offene, leicht desinfizierbare Schlitze um, die dann bei späteren Infektionen nicht mehr erkranken. Um den etwas tiefer in der Harnröhre ausmündenden Gängen beizukommen, bedient man sich mit Vorteil eines kleinen mit zwei

Klappen versehenen Spekulums (Abb. 110). Tief gelegene Gänge öffne ich mit dem von mir angegebenen guillotineähnlichen Instrument (Abb. 13). Nach all diesen Eingriffen ist es ratsam, in den ersten Tagen nach der Operation die Ränder der kleinen Wunde mit einer Knopfsonde auseinanderzuhalten und sie mit der stumpfen Kanüle auszuspülen, damit die Wunde nicht zu schnell zuheilt.

Die Behandlung der Taschen und Gänge durch die Exstirpation ist die Behandlung der Wahl bei denjenigen Taschen, welche sich infolge der subfrenulären Abszesse, der Abszesse des Sulcus balanopraeputialis bilden, der Abszesse der Pars pendula und der subkutanen Gänge der Vorhaut und des Gliedes. Bei den Gängen der Eichel kommt dieselbe nicht in Betracht. In diesen Fällen wird man sich damit begnügen, die äußere Wand der Tasche zu entfernen und die tiefere Wand lediglich zu ätzen, zum Schluß legt man einen Verband an, ohne die Haut zu nähen. Nach dieser Behandlung heilen diese Taschen meist ohne Fistelbildung.

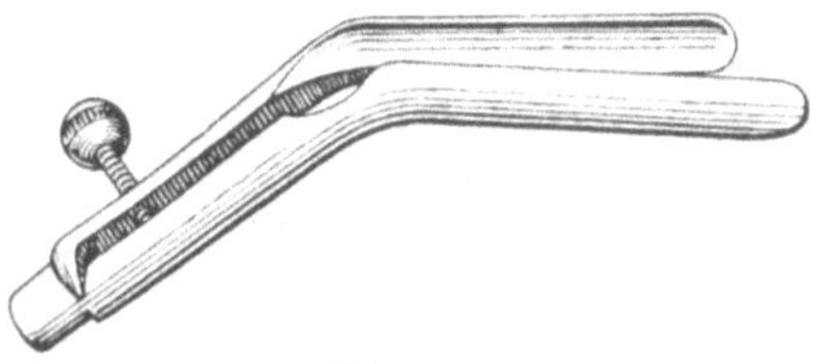

Abb. 110.

Was die Behandlung der Entzündungen der Littréschen Drüsen anbelangt, so will ich zunächst betonen, daß ich die entzündeten Littréschen Drüsen nur dann als Schlupfwinkel der Gonokokken betrachte, wenn dieselben zu einem richtigen glandulären Abszeß geführt haben. Ruft die Entzündung dieser Drüsen nur hirsekornförmige Schwellungen hervor, so können dieselben durch die Spülungen der Harnröhre heilen, ohne eine besondere Behandlung zu erfordern. Es ist übrigens wichtig festzustellen, daß diese miliaren Littritiden nicht zum Vorschein kommen, wenn man die Gonorrhöe der Harnröhre mit Vorsicht behandelt, keine zu starken Lösungen anwendet und jeden unzeitgemäßen traumatisierenden Eingriff verhütet. Viele Autoren sehen in der Entzündung der Littréschen Drüsen eine schwere Komplikation der Gonorrhöe und greifen dieselben mit den ganzen Arsenal ihres Instrumentariums, mit Béniques, Kollmannschen Dilatatoren, mit dem Endoskop an. Sie glauben, daß die Gonokokken aus diesen unzähligen kleinen Drüsen nur auf mechanischem Wege zu vertreiben sind und daß ohne ihre entleerende Massage jede Heilung ausgeschlossen ist. Ich bin absolut gegenteiliger Ansicht, und zwar auf Grund des folgenden allgemeinen Gesetzes: Jede Drüse welche auf ihrer inneren Fläche durch Gonokokken infiziert ist, sei es in ihrem Epithel, unter ihrem Epithel oder in ihren periglandulären Räumen, befreit sich, wie tief sie auch liegen mag, durch ihre eigenen Mittel von diesen Eindringlingen unter der einzigen Bedingung, daß sie ihren ursprünglichen anatomischen Bau beibehält. Solange die Gonokokken sich in lebenden Schleimhäuten und Drüsen aufhalten, deren Epithel zwar durch die Entzündung verändert, aber noch normal ist, werden die Heilkräfte der Natur genügen, dieselben zu vertreiben oder zu zerstören. Unsere Aufgabe muß es sein, das Spiel dieser Heilkräfte zu unterstützen, indem wir die Zahl der Gonokokken herabsetzen, neue Ansteckungen durch die Nachbarschaft vermeiden, sozusagen die Gonokokken in den Tiefen absperren. Eine infizierte Drüse, deren Entzündung nicht zur Bildung eines Abszesses geführt hat, befreit sich also von selbst von den Gonokokken lediglich unter dem Einfluß der Spülungen der Harnröhre. Wenn dagegen infolge der Entzündung das Orifizium der Drüse verstopft wird, die Drüsenschleimhaut ihrer epithelialen Auskleidung verlustig geht, und an ihre Stelle später eine Schale aus Plattenzellen tritt, wenn dazu die ganze Wandung und ihre nächste Umgebung der Sklerose verfallen, wenn die Drüse in einem Wort aus einer lebenden Drüse sich in eine hartwandige Tasche ohne Lebensäußerung verwandelt: dann befinden sich die Gonokokken daselbst außerhalb des menschlichen Organismus, sie sind den Defensivkräften des Organismus entrückt und können endlos weiter bestehen, wenn wir sie nicht energisch bekämpfen. Eine solche Drüse, die der Abszedierung anheim gefallen ist, stellt einen Schlupfwinkel für Gonokokken dar, der ewig bestehen wird, wenn er nicht chirurgisch entfernt wird. Zur Vermeidung der Entwicklung der miliaren Littritiden müssen wir unseren Patienten empfehlen keinerlei Druck auf das Glied auszuüben; wir müssen von der Harnröhre jeden chemischen oder instrumentellen Traumatismus fernhalten. Haben diese Littritiden sich jedoch entwickelt, so ist es das beste, dieselben zu ignorieren; sie werden die Behandlung etwas in die Länge ziehen, dieselbe wird 6 Wochen, 2 bis 3 Monate, auch länger dauern, aber dann wird die Heilung ohne Überbleibsel und ohne Nachteil für den Kranken eintreten. Wenn wir dagegen diese Drüsen einer Massage unterwerfen, so wird ihre Wandung sich verdicken, und werden wir sie den Heilkräften des Organismus entziehen. Viele Spezialärzte, welche in solchen Fällen Massagen auf metallenen Bougies, starke Dilatationen der Harnröhre anwenden, sind selbst schuld an diesem Verlauf der Drüsenentzündungen. Ich warne ganz besonders vor dieser mechanischen Behandlung. Man wird mir entgegnen, daß man damit ja das Abklingen der akuten Entzündungserscheinungen abwartet. Ich gebe zu, daß es unter dieser Voraussetzung nützlich sein kann, eine Littrésche Drüse, die zur Entleerung reif ist, zu massieren; man darf jedoch nicht vergessen, daß neben einer solchen zum Bersten reifen Drüse sich eine Menge anderer befinden, welche in einem anderen Stadium der Entzündung sind und deren Massage gefährlich wäre. Auf zehn Littrésche Drüsen entleert man auf diese Weise eine und traumatisiert unnützer Weise die anderen. Ich habe selbst in hartnäckigen Fällen die Littréschen Drüsen massiert und muß gestehen, daß ich davon keinen Erfolg gesehen habe; im Gegenteil, ich habe neue Drüsen sich im Anschluß an die Massage sich entzünden sehen, während sie vor derselben als normal befunden worden waren. Jede Massage der Harnröhre ist meines Erachtens, solange Gonokokken vorhanden sind, zum Mißerfolg verurteilt. Ich sage dasselbe von der galvanoendoskopischen Kauterisation der infizierten Littréschen Drüsen, welche von Kollmann und seiner Schule (265) empfohlen worden ist. Auch diese Behandlung sehe ich als eine praktisch illusorische und für die Integrität der Harnröhre gefährliche Handhabung an. Ich bin gar nicht davon überzeugt, daß diese kleinen Verwölbungen welche diese Autoren endoskopisch kauterisieren, Gonokokken enthalten. Ich habe in Fällen von einfacher Urethtritis sehr dicke entzündete Littrésche Drüsen konstatieren können, die offenbar frei von Gonokokken waren. Sollten sie jedoch Gonokokken enthalten, so bin ich auch nicht davon überzeugt, daß diese Kauterisation mit Sicherheit die Drüsenhöhle erreicht und sie desinfiziert, ohne gefährliche Zerstörungen hervorzurufen. Und endlich für eine entzündete Drüse, die wir im Endoskop sehen, gibt es nicht eine Unzahl, welche unserem Blick sich entziehen?

Zu den Traumatismen, welche leicht Littritiden hervorrufen, zähle ich noch das Tragen eines zu engen Suspensoriums, die Masturbation und den Koitus während einer akuten Gonorrhöe. Wenn diese Littritiden zu Abszessen führen, so werden sie wie paraurethrale Abszesse behandelt. Ein Teil entleert sich von selbst in die Harnröhre und kann dieselbe dann immer wieder infizieren, selbst in sehr langen Zwischenräumen, die anderen haben sich nach außen zu gleicher Zeit nach der Harnröhre geöffnet und können daher Fisteln bilden. Die ersteren können im Endoskop vermittels einer geeigneten Kanüle ausgespült werden (Abb. 106), aber nur in ganz chronischen Fällen, in denen keine Entzündungserscheinungen mehr vorhanden sind. Auch kann in diesen Fällen im Endoskop die Galvanokauterisation vorgenommen werden, wobei man freilich den deletären Einfluß der Wärmeausstrahlung auf die gesunde Umgebung mit in den Kauf nimmt. Die beste Behandlung der Abszesse, die von den Littréschen Drüsen ausgehen, ist sicher die chirurgische Entfernung der Drüse, die freilich eine kleine Fistel hinterläßt.

2. Behandlung der Gonorrhöe bei Bestehen einer Harnröhrenverengerung.

Die Harnröhrenverengerungen an und für sich, wie unregelmäßig sie auch verlaufen mögen, scheinen keine der Behandlung unzugängliche Schlupfwinkel der Gonokokken darzustellen. Ich habe nie beobachten können, daß man die Verengerung während der Behandlung einer Gonorrhöe durch Spülungen dehnen muß, um eine Heilung herbeizuführen. Die Spülungen allein genügen. Die Striktur wird einige Zeit nach der Heilung des Trippers behandelt werden müssen, wobei jede Gefahr einer Komplikation vermieden wird, während die im Verlauf einer akuten Gonorrhöe ausgeführte Erweiterung der Harnröhre, trotz aller Vorsichtsmaßregeln, eine Entzündung der Nebenhoden herbeiführen kann. Der einzige dunkle Punkt in der Behandlung eines Gonorrhoikers, welcher mit einer Striktur behaftet ist, beruht in der jederzeit möglichen Harnretention bei sehr engen Strikturen. Das Bestehen einer Striktur, durch welche ein Bougie Nr. 13 Charrière eingeführt werden kann, ändert nichts an der Behandlung der Gonorrhöe. Bei engeren Strikturen, besonders wenn nur filiforme Bougies durchgehen, können leicht Harnverhaltungen eintreten, welche auf die Anschwellung der Harnröhre unter dem Einfluß der Krankheit, aber auch unter dem Einfluß der Spülungen zurückzuführen sind. In solchen Fällen darf man nur Lösungen von übermangansaurem Kali in einer Konzentration von 0,05 bis höchstens 0,10 ‰ verwenden. Tritt eine Harnverhaltung ein, so ist es falsch, eine Dauersonde einzulegen, da dieselbe schlecht ertragen wird und oft eine Entzündung des Nebenhodens zur Folge hat. Am besten wird man in solchen Fällen eine Spülung der vorderen Harnröhre mit übermangansaurem Kali 0,05 ‰ vornehmen, in Anschluß daran ein filiformes Bougie einführen, das man einige Minuten liegen läßt. Man fordert darauf den Patienten auf zu urinieren und zieht im selben Augenblick das Bougie zurück. Auf diese Weise wird der Patient leicht Urin lassen. Gleich darauf nimmt man eine Spülung der ganzen Harnröhre vor, wobei der Patient gewöhnlich seine Blase ohne Schwierigkeit entleert. Sollte im Laufe des Tages der Patient eine neue Harnverhaltung haben, so muß man die eben geschilderte Behandlung nochmals ausführen. In sehr seltenen Fällen, vielleicht dreimal in meiner ganzen Praxis, habe ich bei Fällen sehr enger Striktur wegen der drohenden Urinretention täglich meine konischen Béniqués Nr. 8—13 Charrière (16—26 Béniqué) eingeführt, denselben natürlich Spülungen mit übermangansaurem Kali folgen lassen. Ich habe immer die Beobachtung machen können, daß bei Strikturen, die ein Bougie Nr. 13 oder höher durchlassen, eine Harnverhaltung nicht zu befürchten ist. Hat man engere Strikturen bis zu Nr. 13 Charrière erweitert, so kann man von einer weiteren Dilatation Abstand nehmen und wird dieselbe erst einen Monat nach festgestellter Heilung der Gonorrhöe wieder aufnehmen.

3. Behandlung der Gonorrhöe bei Hypertrophie der Prostata.

Bei Prostatikern sind die großen Spülungen ohne Sonden nicht zu empfehlen, weil die Blase bei jeder Spülung eine bestimmte Menge der Lösung von übermangansaurem Kali zurückbehalten würde, diese sich in der Blase zersetzt und einen Niederschlag von Manganbioxyd bildet. Man dürfte in solchen Fällen große Spülungen nur mit Sonden vornehmen. Befindet sich der Patient im Zustand vollständiger Harnretention, so wird man zunächst eine Spülung der vorderen Harnröhre mit übermangansaurem Kali vornehmen, dann sondieren, dabei die Blase mit derselben Lösung ausspülen und beim Zurückziehen der Sonde auch die hintere Harnröhre ausspülen. Befindet sich der Prostatiker im Zustand einer inkompletten Harnretention, so wird man, wie eben beschrieben, zunächst zweimal täglich verfahren, dann nur einmal täglich. Bei sehr starkem Ausfluß und ausgesprochenen Entzündungserscheinungen wird man sich zunächst exspektativ verhalten und nach Abklingen der Entzündung je nach dem Fall Balsamica verordnen oder Spülungen mit der Sonde vornehmen. In der Tat könnte mehrmals im Tag wiederholtes Einführen von Sonden eine Nebenhodenentzündung hervorrufen.

4. Gonorrhöe und Syphilis. Gonorrhöe und weicher Schanker.

Ein Gonorrhoiker, der früher einmal Syphilis durchgemacht hat, zurzeit aber keinerlei Erscheinung dieser Krankheit aufweist, wird genau wie jeder andere Gonorrhoiker behandelt. Hat der Patient zu gleicher Zeit wie die Gonorrhöe sich eine Syphilis zugezogen, so kann angesichts der längeren Inkubationszeit der Syphilis unter unseren Händen ein harter Schanker entstehen. Es kann sich eine kleine kreisförmige Erosion entwickeln, die zwar keine harten Ränder zeigt, aber von Anfang an eine bestimmte verdächtige Konsistenz bietet. Diese besondere Konsistenz wird einen davon abhalten, an einen Herpes zu denken. Früher habe ich solche Erosionen exstirpiert; der Schanker kam nicht wieder, aber die Narbe wurde äußerst hart und die Syphilis nahm ihren weiteren Verlauf. Heutzutage werden wir im Ultramikroskop die Spirochäten feststellen und sofort vermittels Salvarsans eine Abortivkur der Syphilis in die Wege leiten. Levy-Bing und Gerbay (502 und 503) haben gezeigt, daß die Wassermannsche Reaktion frühestens 38 Tage nach dem Koitus positiv wird. Man hat also solange Zeit, um die Abortivkur in Angriff zu nehmen. In solchen Fällen wird man von täglichen Spülungen absehen, da der Patient durch die Syphilisbehandlung schon genug in Anspruch genommen ist und außerdem das Bestehen einer kleinen Erosion für uns selbst und unsere übrigen Patienten eine Gefahr der Ansteckung bietet. Man wird einem solchen Kranken lediglich Santal verordnen und die Spülungen erst nach vollkommener Verheilung des Schankers wieder aufnehmen. Ich habe nun wiederholt beobachten können, daß solche Patienten durch die Syphilisbehandlung auch von ihrer Gonorrhöe befreit wurden. Auch Levy-Bing und Duroeux (517) haben auf diesen Umstand hingewiesen. Wir müssen hier die Frage aufwerfen, ob es sich da um die chemische Wirkung de Salvarsans auf die Gonokokken handelt oder nicht viel mehr um diese merkwürdigen Vorfälle von Heterotherapie, auf welche Milian (504) aufmerksam gemacht hat, die darin bestehen sollen, daß die Heilkräfte der Natur, welche durch die antisyphilitische Behandlung ausgelöst worden sind, gerade so sehr den Gonokokkus wie die Spirochäten angreifen.

Bei den Patienten, welche zu gleicher Zeit an weichem Schanker und Tripper erkrankt sind, wird man natürlich die lokale Behandlung der Gonorrhöe bis zur Heilung des Schankers aussetzen. Es wäre interessant zu wissen, ob die von Nicolle gegen den weichen Schanker empfohlene Vakzine heterotherapeutisch auf den Gonokokkus einwirkt.

II. Komplikationen der Gonorrhöe von seiten der eigentlichen Genitalorgane.

Wir haben schon darauf hingewiesen, daß sich bei der Behandlung dieser Komplikationen zwei Schulen gegenüberstehen: 1. diejenige, welche jede lokale Behandlung aussetzt, sobald eine solche Komplikation auftritt; 2. diejenige, welche behauptet, daß man beim Auftreten solcher Komplikationen erst recht die lokale Behandlung fortsetzen muß. Neisser (336) und Finger (123) sind Anhänger der ersteren Anschauung; ich selbst habe die zweite Ansicht stets mit Energie vertreten. Wieso kann man die Wirkung einer Lokalbehandlung des primären Herdes im Falle einer Komplikation abstreiten? Vergißt man die günstige Wirkung der Desinfektion einer infizierten Wunde der Hand auf die sie begleitende Lymphangitis des Armes? Das einzige, was die Neissersche Anschauung erklären könnte, ist, daß er und seine Schüler was die lokale Behandlung anbetrifft nur über unwirksame oder traumatisierende Eingriffe verfügten. Es ist klar, daß im Fall einer Nebenhodenentzündung die Einspritzung in die vordere Harnröhre vermittels einer kleinen Spritze nicht von Nutzen sein kann; man kann sie ebenso beiseite lassen. Gegen die zu gleicher Zeit bestehende Entzündung der hinteren Harnröhre wandte er Instillationen von Höllenstein an. Ist es nicht gerade diese Instillation, welche die Nebenhodenentzündung hervorgerufen hat? Wird man diese nun fortsetzen? Da man im Zweifel darüber war, war es wohl immerhin besser sie auszusetzen. Und so gewann die Theorie des Weglassens jeder lokalen Behandlung im Falle von Komplikationen die Überhand. Die urethrovesikale Spülung ohne Sonde dagegen hat, richtig ausgeführt, keinerlei Nachteil, traumatisiert die Harnröhre nicht und schadet weder der Harnröhre noch ihren Adnexen. Dieselbe kann also unverdrossen weiter angewandt werden. Es ist klar, daß vom Augenblick der Entwicklung einer Komplikation an, sei es nun Nebenhodenentzündung, Prostatitis, Gelenkrheumatismus die Toxine der Gonokokken oder auch die Gonokokken selbst jeden Augenblick von der Urethra aus sich nach dem neuen Herde begeben können und ihn verstärken. Ich habe einen Patienten beobachtet, der an einer achtzehn Jahr alten sklerosierenden gonorrhoischen Arthritis des Knies litt, die also keinerlei Entzündungserscheinungen mehr bot und bei dem im Anschluß an einen frischen Tripper eine enorme Schwellung dieses Knies mit Röte und Schmerzen sich einstellt. Eine Abortivbehandlung mit Argyrol gelang in drei Tagen, und sofort trat eine Rückbildung der Entzündung im Knie ein. Ist dieser Fall nicht ein neuer Beweis der Einwirkung des primären

Herdes auf die entfernte Komplikation und beweist sie nicht die Notwendigkeit, vor allem diesen primären Herd zu desinfizieren, wenn man Herr der Komplikationen werden will?

1. Gonorrhoische Prostatitis.

Die Prostatitis ist eine der häufigsten Komplikationen der Gonorrhöe der gesamten Harnröhre und ist am schwierigsten zu verhüten, welcher Art auch die eingeschlagene Behandlung sei. Jedesmal, wenn bei bestehender Urethritis posterior einige Spülungen nicht eine Klärung der zweiten Urinportion, herbeiführen, kann man eine Prostatitis annehmen. Die Spülungen, wie ich sie empfehle, können die Entwicklung der Prostatitis nicht verhüten; ich gebe sogar zu, daß sie in gewissen Fällen dieselbe hervorrufen. Jeder Traumatismus der hinteren Harnröhre in der akuten Periode der Gonorrhöe kann aber eine Prostatitis herbeiführen; Reiten, Velofahren, Tanzen, längere Reisen in der Eisenbahn oder im Auto, sind die gewöhnlichen Ursachen ihrer Entstehung. Während des Krieges habe ich auf 662 Kranke 65 mal eine Prostatitis sich entwickeln sehen, d. h. also in 10 Prozent der Fälle. Dieser relativ hohe Prozentsatz ist zum Teil auf das wenig geschulte Personal der Krankenwärter zurückzuführen. Eine Zusammenstellung, die im Jahre 1925 aus meiner Privatpraxis gemacht wurde, ergab auf 323 Gonorrhoiker 11 mal Prostatitis, d. h. also in 3,4 Prozent der Fälle. Von den übrigen 312 Kranken hat sich bei 19 im Verlauf der Behandlung eine Prostatitis eingestellt, d. h. also in 6,9 Prozent (Janet 240).

Es ist von großer Bedeutung, eine Prostatitis so früh wie möglich zu diagnostizieren. Dies ist übrigens nicht sehr schwer. Der Patient klagt gewöhnlich über großes Unbehagen, über Müdigkeit, Fieber, Appetitlosigkeit, über Schmerzen in den Lenden und besonders über eine gewisse Schwere im Rektum und über Verstopfung. In solchen Fällen gelingt es den Patienten meist nicht, die letzten Tropfen Urin aus der Blase zu entleeren; wenn die Prostata stark geschwollen ist, so tritt manchmal eine unvollständige Retention, und, dadurch bedingt, häufiger Urindrang ein, welchen man nicht mit der Pollakiurie der Zystitis verwechseln darf. Wenn wir diese Symptome zu beobachten bekommen, so müssen wir unsere Aufmerksamkeit sofort auf den Urin lenken. Die beiden Urinportionen sind gleichmäßig trübe, während noch am Tage vorher die zweite Urinportion vollkommen klar war. Sobald während der Behandlung mit Spülungen beide Urinportionen gleichmäßig trübe werden, muß man an Prostatitis denken. Die Rektalpalpation, welche mit äußerster Behutsamkeit ausgeführt werden muß, wird unsere Diagnose bestätigen. Man darf nie vergessen, daß ebenso wie jeder Traumatismus der hinteren Harnröhre eine Prostatitis zur Folge hat, ebenso jeder Traumatismus der infizierten Prostata eine Nebenhodenentzündung zeitigt. Der untersuchende Finger, der mit Gummifingerling versehen und gut eingeölt sein muß, wird zunächst an der hinteren Wand des Dickdarms entlang geführt bis über die höchste Grenze der Prostata, dann erst legen wir den leicht gekrümmten Finger auf die Prostata und untersuchen dieselbe mit der äußersten Vorsicht. Wir müssen uns dabei vergegenwärtigen, daß die normale Prostata Form und Größe einer Kastanie hat, daß dieselbe nachgiebig, etwas elastisch ist, daß ihre seitlichen Ränder sowie der untere Rand etwas dicker und resistenter wie der übrige Teil der Drüse sind. Jeder Druck auf die Prostata in diesem akuten Zustand ist untersagt, auch von dem Ausdrücken einer kleinen Menge von Prostatasekret zwecks Untersuchung soll man Abstand nehmen. Wozu denn auch? Der ganze Urin ist doch durch die Absonderungen der Prostata, welche sich in die Blase entleeren, getrübt; man braucht also nur die zweite Urinportion mikroskopisch zu untersuchen. Das Prostatasekret ist durch die Anwesenheit zahlreicher freier Gonokokken charakterisiert. Bei leichtem Abtasten der Prostata finden wir gewöhnlich einen der Prostatalappen geschwollen, eine runde Vorwölbung im Darm bildend. Der andere Prostatalappen ist glatt und tritt dem ersteren gegenüber zurück; der erkrankte Prostatalappen fühlt sich hart an, während der gesunde weich und elastisch geblieben ist. Im Beginn der Erkrankung beschränkt sich diese Induration auf einen Rand oder auch nur auf eine Ecke der Prostata, später greift dieselbe auf den ganzen Lappen über, manchmal auch auf beide Lappen. In diesem Falle ist die ganze Prostata ergriffen, sie bildet eine große glatte Vorwölbung im Dickdarm. Der abtastende Finger soll auch das Volumen der Prostata feststellen, ebenso wie ihre Konturen. Es gibt Fälle, wo die Schwellung so groß ist, daß man mit dem Finger kaum bis zum oberen Rand der Prostata vordringen kann. Die bimanuelle Palpation ergänzt die Befunde der Rektaluntersuchung bei sehr großer Prostata.

Wir werden zu gleicher Zeit festzustellen suchen, ob Anzeichen einer Periprostatitis vorhanden sind. Ein häufiges Zeichen dafür ist die in der Längsachse des Körpers verlaufende Verdickung der Rektalschleimhaut, die zwischen den beiden Lappen der Prostata verläuft. Man muß weiter festzustellen versuchen, ob die Rektalwand mit der

Oberfläche der Prostata verwachsen ist. Zu diesem Zwecke muß man die Darmwand leicht über die Prostata zu verschieben suchen. Ist die Darmwand verschwollen und mit der Prostataoberfläche verwachsen, so liegt offenbar eine Periprostatitis vor. Ich habe diese Erscheinung besonders dann beobachten können, wenn die Prostata vorher einer zu energischen und zu frühzeitigen Massage unterworfen worden war. Wenn die Entzündung sich nach oben ausgedehnt hat und den Blasengrund erreicht, so fühlt sich die Darmwandung an dieser Stelle pergamentartig an, sie ist hart und steif; der obere Rand der Prostata geht ohne Abgrenzung in die Gegend der Samenblasen über.

Gehen wir nun zur Untersuchung der Samenblasen über, so werden wir oft eine der Samenblasen, gewöhnlich diejenige, die der entzündeten Seite der Prostata entspricht, geschwollen und gespannt vorfinden. Damit ist nicht gesagt, daß eine Samenblasenentzündung vorliegt; es spricht lediglich dafür, daß das Vas deferens bei seinem Eintritt in die Prostata zusammengedrückt ist und die Samenblase sich daher nur schwer entleeren kann. Bei nächtlichen Pollutionen entleert sich die Samenblase nur auf der gesunden Seite. Dies erklärt den Unterschied in der Größe und in der Spannung der beiden Samenblasen. Auf die Verhältnisse, wie sie bei ausgesprochener Entzündung der Samenblasen vorliegen, werden wir weiter unten eingehen. Ist der Patient sehr dick, so wird man zur Erleichterung der Prostatauntersuchung denselben auffordern die Beine nach dem Leib anzuziehen oderm an wird die Untersuchung au dem stehenden Patienten vornehmen, wobei der Oberkörper desselben nach vorn gebückt sein soll.

Behandlung der gonorrhoischen Prostatitis.

Die gonorrhoische Prostatitis, welche im Laufe der Harnröhrenspülungen sich einstellt, ist nicht von großer Bedeutung. Man konstatiert höchstens eine leichte Schwellung oder leichte Verhärtung des einen oder beider Lappen. Aus meiner ganzen Tätigkeit entsinne ich mir nur dreier Patienten, welche infolge einer solchen Prostatitis Beschwerden hatten und Bettruhe einhalten mußten; der eine davon hatte eine sehr große Reise in der Eisenbahn machen müssen und kam mit kompletter Harnverhaltung zurück. Es ist für mich eine hauptsächliche Vorschrift bei Bestehen einer Prostatitis die Spülungen fortzusetzen; ich bin überzeugt, daß wir bei Aussetzen der Spülungen eine Verschlimmerung der Prostataentzündung und oft die Bildung eines Prostataabszesses erleben würden. Der Umstand, daß ich in meiner vierzigjährigen Praxis nur einmal einen Prostataabszeß chirurgisch öffnen mußte, beweist den günstigen Einfluß der Spülungen auf den Verlauf der Prostataentzündung. Eine warme Spülung täglich mit einer Lösung von übermangansaurem Kali 0,05 bis 0,10 ‰ ist die Vorschrift. Daneben verordne ich Suppositorien oder kleine Einläufe mit Ichthyol zu 0,20, welche der Patient bei sich behalten soll; von den Suppositorien wird während 6 Tagen allabendlich eines eingeführt, dann 6 Tage abgewartet und nötigenfalls nochmals 6 Tage allabendlich eines eingeführt. Ich empfehle dem Patienten möglichste Ruhe und die Applikation von Wärme auf den Damm in Gestalt einer Wärmeflasche, auch heiße Klystiere sind von Nutzen, ebenso die metallene Rektalsonde von Artzberger, durch welche das heiße Wasser hin und zurück läuft, ohne in den Darm zu gelangen. Heiße Sitzbäder bis 47 ° C, ein oder zweimal täglich genommen, habe ich für sehr nützlich befunden. Die rektale Diathermie, manchmal sogar die urethrale wirken bei torpiden Fällen sehr günstig. Im Fall einer Prostatitis ist das Tragen eines Suspensoriums zu empfehlen. Es wird aufgefallen sein, daß ich bei Angabe der Therapie der Prostatitis die Massage nicht erwähnt habe. Es ist dies kein Übersehen meinerseits, im Gegenteil: ich verurteile vielmehr und ganz energisch jede Massage in solchen Fällen. Bei jeder frischen Prostatitis ist die Massage kontraindiziert. Meine Erfahrung hat mich gelehrt, daß die Massage der akut entzündeten Prostata viel mehr Nebenhodenentzündungen hervorgerufen hat, als sie Prostatitiden geheilt hat. Die frischen Entzündungen der Prostata, sofern sie wie oben beschrieben behandelt werden, heilen von selbst. Nach 8 bis 14 Tagen klärt sich die zweite Urinportion auf, die Prostatalappen werden wieder weich und nachgiebig und kehren zu ihrer normalen Größe zurück. Die Prostatitis ist geheilt, man kann die Spülungen wieder zu den gewöhnlichen Dosen aufnehmen. Natürlich wird durch das Entstehen der Prostataentzündung die Krankheitsdauer verlängert. Vom Erscheinen der Prostatitis bis zur Heilung der Gonorrhöe vergeht gewöhnlich ein Monat; dies ist immerhin kürzer als wenn wir noch die Entzündungen des einen oder beider Nebenhoden heilen müßten. Nur ganz ausnahmsweise, wenn nach 3 bis 4 Wochen die zweite Urinportion sich nicht aufklären sollte, ist man berechtigt zu einer sehr vorsichtigen, leichten, entleerenden Massage der Prostata überzugehen. Man soll sich nie beeilen, dies zu tun, und soll immer nur die weichen Partien der Prostata massieren. Die Entscheidung, in welchem Augenblick man mit der Prostatamassage beginnen darf, ist sehr schwierig und verlangt eine große Erfahrung; im Zweifelfalle ist es besser abzuwarten und sich noch mit Spülungen zu begnügen. Die Massage der Prostata, die vermittels leichten Drucks des Fingers ausgeübt wird, soll von der Peripherie des Organs nach dessen Mitte hingehen und so, wie Hogge (183) es empfohlen hat, das Sekret der Harnröhre zutreiben; zum Schluß massiert man die Mittellinie der Prostata. Es ist schwer, Vorschriften über die Stärke des Druckes zu geben, den man bei der Prostatamassage ausüben soll. Je nach demselben werden freilich die Resultate der Massage günstig oder ungünstig sein. Es ist interessant, das durch die Massage nach außen beförderte Sekret zu untersuchen. Man fängt dasselbe auf dem Objektträger oder in einem Uhrschälchen auf; manchmal muß man dasselbe durch leichten Druck auf die Harnröhre nach vorne bringen. Es kommt auch vor, daß das Prostatasekret, statt sich nach außen zu entleeren, in die Harnblase gerät. Wenn wir in diesen Fällen daran halten, das Prostatasekret zu untersuchen, so müssen wir vor der Massage eine Spülung der ganzen Harnröhre mit abgekochtem Wasser vornehmen, den Patient auffordern eine kleine Menge desselben zurückzuhalten, dann massieren und zum Schluß den Patienten seine Blase entleeren lassen. In dieser Entleerungsflüssigkeit wird man das Prostatasekret finden. Einfacher ist es, den Patienten aufzufordern beim Urinlassen vor der Massage eine möglichst kleine Menge Urin zurückzuhalten. Wird diese letztere Menge nach der Massage entleert, so enthält sie das Prostatasekret, das man durch Zentrifugieren erlangen wird. Auf die Stärke der Trübung des dritten Urins durch das Prostatasekret kann man sich nicht verlassen, man muß das Zentrifugat mikroskopieren; denn es kann vorkommen, daß lediglich die Zunahme oder Retention des Prostatasekrets diese auffallende Trübung hervorruft, während die Zusammensetzung desselben vollkommen normal ist. Es handelt sich dann um eine Hypersekretion der Prostata, in keiner Weise um Entzündung oder Infektion derselben. Im allgemeinen soll man nie eine Prostatamassage ausführen, ohne derselben eine Spülung der ganzen Harnröhre nachzuschicken. Manchmal ist es einfacher, die Massage der Prostata nach der ersten Hälfte der Spülung der ganzen Harnröhre auszuführen. Während die Spülungen täglich vorgenommen werden, genügt es, die Prostata alle 3 bis 4 Tage zu massieren. Wenn bei der Massage keine Entleerung des Sekretes stattfindet, so wird dieselbe unnütz und gefährlich, deshalb darf man die Prostata nicht zu oft massieren. Prostatamassage und Spülungen müssen natürlich fortgesetzt werden, bis die Gonokokken aus dem Prostatasekret verschwinden. Eigentlich sollte man dieselben bis zum Verschwinden der polynukleären Zellen aus dem Prostatasekret fortsetzen, doch ist es im allgemeinen ratsam, zwischen diesen beiden Kuren einen Intervall eintreten zu lassen. Wenn die Gonokokken aus dem Prostatasekret verschwunden sind, so läßt man zunächst den Patienten einen Monat in Ruhe und nimmt dann die Behandlung der einfachen Prostataentzündung durch Massage alle 4 bis 8 Tage, verbunden mit Spülungen der ganzen Harnröhre mit Albargin 0,15 bis 0,30 ‰ oder Ichthyol 3 ‰ wieder auf. Die vollkommene Heilung mit Aussetzen jeglicher Sekretion bei der Massage ist wünschenswert, aber oft sehr schwer zu erreichen; es bleibt häufig noch sehr lange eine Hypersekretion eines normalen Sekretes ohne Leukozythen bestehen; man muß sich oft mit diesem Resultat zufrieden geben.

Es kommt manchmal vor, daß auch ohne Abszeßbildung die Schwellung der Prostata so groß ist, daß sich eine richtige Retention des Prostatasekretes einstellt. In diesem Falle ist die erste Urinportion durch die Absonderungen der Harnröhre getrübt, während die zweite Urinportion vollkommen klar oder beinahe klar erscheint. Es wäre verfehlt, sich über diese letztere Tatsache zu freuen. Die Schmerzen des Kranken, sein Unbehagen, die Temperatursteigerung sprechen vielmehr dafür, daß diese Klärung des zweiten Urins eher eine üble Vorbedeutung hat; man wird auch alsbald sehen, daß unter dem Einfluß der heißen Sitzbäder und Einläufe die Prostata sich wieder entleert und daß dann die zweite Urinportion sehr trübe wird, worauf die allgemeinen Symptome verschwinden werden. Diese Abwechslung zwischen sehr klaren und sehr trüben Urinen kann man bei Entzündungen der Prostata oft feststellen; man darf andererseits nicht darauf rechnen, daß bei Infektion der Prostata die zweite Urinportion stets getrübt sein muß. In den weniger akuten Fällen, in denen die Infektion nur einige wenige der die Prostata zusammensetzenden Drüsen betroffen hat, kann die zweite Urinportion, sogar die erste, ganz klar sein; der erste Urin enthält lediglich nur ein kleines Körnchen, das aus der Prostata stammt und das Schleim, polynukleäre Zellen, zahlreiche meist freie, nur wenige intraleukozytäre Gonokokken enthält. Die Palpation der Prostata zeigt dann ein kleines verhärtetes Körnchen. In diesen Fällen ist die Massage notwendig [1]).

[1]) Bei den mit starker Kongestion der Prostata einhergehenden Fällen der Prostatitis parenchymatosa, bei der das gesamte Gewebe der Prostata infiziert ist, haben sich mir intravenöse Injektionen von Electrargol sehr bewährt. Infolge dieser Behandlungsmethode habe ich oft kleinere und größere Prostataabszesse sich zurückbilden sehen, so daß ich nie genötigt war zu inzidieren. (Asch 10, 518).

Prostataabszesse.

Ich habe in den von mir mit Spülungen behandelten Fällen von Prostatitis nur ein einziges Mal, und zwar in letzter Zeit einen Prostataabszeß sich entwickeln sehen. Der Patient hatte eine sehr starke Gonorrhöe, auch bei Ausführung zweier Spülungen täglich ging der Ausfluß nicht zurück, die Entzündung griff schnell auf die hintere Harnröhre über, die Spülung drang nur sehr schlecht und nur wenig in die hintere Harnröhre ein, eine Prostatitis mit Abszeßbildung stellte sich ein. Die Prostataabszesse sind sehr häufig bei den Patienten, die sich gar nicht oder schlecht behandeln, die große Fahrten im Auto, in der Eisenbahn vornehmen, oder reiten. Das erste Anzeichen eines sich entwickelnden Abszesses ist der Umstand, daß die Urin, der trüb, ja sogar sehr trübe war, plötzlich vollkommen klar wird, insbesondere was die zweite Portion anbelangt. Man muß sich hüten, diese Klärung des Urins, die doch mit einer Verschlimmerung aller sonstigen Symptome einhergeht, mit der allmählich sich einstellenden Klärung des Urins zu verwechseln, welche mit der Abnahme der sonstigen Symptome der Krankheit parallel läuft und zur Heilung führt. Im Falle eines Prostataabszesses werden wir zusammen mit der Klärung des Urins folgende Symptome feststellen: das Allgemeinbefinden des Patienten wird schlecht, seine Zunge ist belegt und trocken, die Temperatur ist sehr hoch oder großen Schwankungen unterworfen, der Patient klagt über Schwere im Rektum, wo er auch Klopfen und reißende Schmerzen fühlt, er kann mehr minder große Schwierigkeiten beim Urinlassen haben, die Rektalpalpation ergibt eine enorm vergrößerte, harte, resistente Prostata mit elastischem Widerstand. Man muß nicht glauben, daß man bei der Bildung eines Abszesses unbedingt die Empfindung der Fluktation haben muß, die ja auch schwer mit nur einem Finger festzustellen ist. Die Rektalschleimhaut ist stark angeschwollen, ebenso die eventuell vorhandenen Hämorrhoiden; man konstatiert Ödem und Verwachsungen der Darmschleimhaut mit der Prostata, diese selbst ist sehr schmerzhaft. Sich selbst überlassen, öffnen sich die Prostataabszesse fast immer in die Harnröhre, entleeren sich daselbst nach und nach und hinterlassen keine merklichen Störungen für später. Indessen gibt es schlimme Fälle, in welchen sich der Abszeß nach dem Mastdarm entleert und sich eine urethrorektale Fistel bildet, und noch schlimmere, in welchen der Abszeß spontan nach dem Bauchfell durchbricht und Bauchfellentzündungen zur Folge hat. Deshalb soll man jeden Abszeß der Prostata chirurgisch öffnen, sobald man dessen Bestehen festgestellt hat. Die Operation geschieht mit Vorliebe auf prärektalem

Wege. Den Vorschlag, das Durchbrechen des Prostataabszesses nach der Prostata durch Einführen einer dicken Sonde in die Urethra herbeizuführen, kann ich nicht gutheißen. Die Öffnung des Abszesses vom Rektum aus kann nur dann in Frage kommen, wenn die Wandung des Abszesses fest mit der Schleimhaut verwachsen ist und der Abszeß stark in das Rektum sich verwölbt und man fühlen kann, daß derselbe jeden Augenblick von selbst durchbrechen wird.

2. Gonorrhoische Entzündung der Samenblasen.

Abgesehen von einer gonorrhoischen Infektion können die Samenblasen, wie wir bereits gesehen haben, u. a. infolge sexueller Enthaltsamkeit anschwellen. Man findet dann in der zweiten Urinportion polyedrische durchscheinende Klümpchen, die wie gekochter Sago aussehen. Es ist dies der Inhalt der Samenblasen, welcher sich am Ende der Miktion entleert. Dieses Sekret färbt sich gleichartig blau, enthält keinerlei Zellen und nur einige wenige Samentierchen, die von dem Vas deferens herrühren. Dieses Sekret kann in der Wäsche des Kranken Flecken hinterlassen, die den Eiterflecken bei Gonorrhöe ähnlich sind und dem Träger unnütze Sorgen machen. Die gonorrhoische Entzündung der Samenblasen wird durch den Gonokokkus, die postgonorrhoische durch die sekundären Bakterien hervorgerufen. Bei tadelloser Behandlung einer Gonorrhöe darf dieselbe nicht vorkommen. Ich habe sie nie bei meinen eigenen Patienten sich entwickeln sehen. Diejenigen Fälle, die ich beobachtet habe, betreffen Männer, welche schlecht behandelt waren, denen man insbesondere bei bestehender Prostatitis Instillationen in die hintere Harnröhre gemacht hat oder bei denen man vorzeitig die Prostata massiert hat. Die gonorrhoische Entzündung der Samenblasen ist eine der Krankheiten, welche die Natur selbst heilt, wenn man nicht ihre Heilkräfte bekämpft; hier kann der übereifrige Arzt mehr schaden wie nützen. Jede Massage der akut entzündeten Samenblase hat mit Sicherheit eine Entzündung des Nebenhodens zur Folge. In den Fällen, die ich zu sehen Gelegenheit gehabt habe, ist die entzündete Samenblase geschwollen, knotig, hart, ihre Wandung ist verdickt, sie ist beim Palpieren schmerzhaft. Durch einen leichten Druck kann man das Sekret entleeren, das man am Meatus auffängt. Wenn dies bei leichtem Druck nicht gelingt, so soll man von ferneren Versuchen das Sekret zu gewinnen abstehen. Die mikroskopische Untersuchung des Sekrets ergibt: geleeartige Substanz, polynukleäre Zellen, einige wenige Spermatozoen, Gonokokken allein oder in Verbindung mit Staphylokokken und Enterokokken. Die infizierte Samenblase stellt nicht unweigerlich einen endlos bestehenden Schlupfwinkel für die Gonokokken dar. Solange die epitheliale und bindegewebige Wandung einer infizierten Drüse nicht durch Abszeßbildung zerstört ist, entledigt sie sich selbst ihrer Gonokokken unter dem günstigen Einfluß der Harnröhrenspülungen. Die lokale Behandlung der entzündeten Samenblase ist dieselbe, wie die der entzündeten Prostata: Heiße Sitzbäder, heiße Spülungen, kleine Einläufe mit Ichthyol, Artzberger oder elektrischer Rektotherm nach Frank (133); gegen Ende der Entzündung kann man vorsichtige Massage versuchen. Es ist falsch, von vornherein und in jedem Stadium die entzündete Samenblase massieren zu wollen.

In Nordamerika ist man geneigter wie bei uns die entzündete Samenblase zu operieren. Füller (136, 137), der der Ansicht ist, daß fast jeder chronische Gelenkrheumatismus die Folge einer Entzündung der Samenblase ist, empfiehlt die Inzision und Drainage der Samenblase vom Perineum aus. Unter 251 auf diese Weise Operierten litten 87 an Gelenkrheumatismus. Bekfield (27) öffnet in hartnäckigen Fällen das Vas deferens und spritzt eine Lösung von Protargol 0,50 oder Argyrol 5 Prozent ein, bis er annehmen kann, daß diese Lösung in die Samenblase gelangt ist. Er nimmt diese Spülung täglich vor. François (129), Hermans (180), Luys (299, 300), Trifu (423), haben diese Behandlungsmethode adoptiert und scheinen günstige Resultate erzielt zu haben.

3. Gonorrhoische Entzündung des Nebenhodens, des Vas deferens, des Samenstranges, der Hüllen des Nebenhodens.

Im Gegensatz zur Prostatitis ist die gonorrhoische Entzündung des Nebenhodens eine Komplikation, die man vermeiden kann und die bei richtiger und regelmäßiger Behandlung der gonorrhoischen Urethritis nicht vorkommen sollte. Die frühzeitige Behandlung der Gonorrhöe verhindert die Entwicklung dieser Komplikation, die dagegen bei exspektativer Behandlung sehr häufig ist. Eine schlecht ausgeführte Spülung kann natürlich ebenfalls die Entzündung des Nebenhodens zur Folge haben. Zu starke Konzentration der Lösungen, die nicht im Einklang steht mit dem Entzündungsgrad der hinteren Harnröhre, das Eindringen der Flüssigkeit unter zu starkem Druck können sehr wohl eine Nebenhodenentzündung hervorrufen. Man muß daher während der ganzen Zeit der Behandlung die Spülungen behutsam und leicht ausführen. Wenn auch Diätfehler und Unvorsichtigkeiten des Patienten selbst in der Entstehung der Epididymitis oft mitspielen, so darf man jedoch nicht immer die Entstehung dieser unerwünschten Erkrankung auf ihr Konto schreiben. Ich bin der Ansicht, daß schlechte Behandlung schon viel öfter die Entzündung des Nebenhodens herbeigeführt hat wie Tango oder Tennis. Die Invasion der eigentlichen Geschlechtsorgane durch den Gonokokkus geht allmählich vor sich, und zwar von der hinteren Harnröhre zum Nebenhoden, sei es durch das Lumen des Vas deferens, sei es durch das Netz von Lymphgefäßen, welche das Vas deferens umgeben. Die Mitbeteiligung dieses lymphatischen Netzes erklärt die öftere Wiederholung von Nebenhodenentzündungen bei Kranken, die infolge doppelseitiger Epididymitis an Azoospermie leiden. In einem solchen Fall, in dem der Samen keine Samentierchen mehr enthielt, auch keine Gonokokken mehr nachweisbar waren, konnte ich doch von Zeit zu Zeit einen Rückfall der Nebenhodenentzündung beobachten. Wie ist es nun zu erklären, daß die Mikroben zum Nebenhoden gelangen, wo doch seine Vasa deferentia verstopft sind? Es kann dies nur auf lymphatischem Wege geschehen. Die Geschichte der gonorrhoischen Nebenhodenentzündung zeigt halt noch manchen dunklen Punkt, der der Aufklärung bedarf. Die Infektion kann auf den terminalen Teil des Vas deferens beschränkt bleiben; diesen spürt man beim Touschieren verdickt und schmerzhaft oberhalb der Prostata (**Deferentitis**). Wenn die Entzündung auf diesen Teil beschränkt bleibt, was freilich selten ist, so kann ein Verschluß des Vas deferens eintreten und dadurch die Zeugungskraft des betreffenden Hodens ausgeschaltet werden, ohne daß dieser oder der Nebenhoden infiziert worden wäre. So erkläre ich die Unfruchtbarkeit infolge Azoospermie bei denjenigen Kranken, die nur auf einer Seite eine Nebenhodenentzündung durchgemacht haben: der Hode der anderen Seite ist durch die Deferentitis außer Betrieb gesetzt.

Meist freilich geht die Infektion weiter, der Patient klagt über heftige Schmerzen in der Seite, oberhalb des inneren Leistenrings, und schon Tags darauf schwillt der Nebenhode an, er wird zunächst ödematös, dann aber immer härter. Der Samenstrang kann frei von Entzündung bleiben oder mehr weniger an derselben teilnehmen, im letzteren Falle kann er leicht oder stark anschwellen, wobei sämtliche Bestandteile desselben zusammen eine einzige, fingerdicke, harte Masse bilden, man spricht von: **Funikulitis**. Der Nebenhode selbst kann bis zur Größe eines Hühnereies anschwellen. Die Entzündung kann auf dieses Organ beschränkt bleiben oder die Hülle des Hodens ergreifen, die Vaginalis, welche sich mit einer ziemlichen Menge Flüssigkeit anfüllt; sie kann ferner auf die äußeren Hüllen des Hodens übergehen, welche dick und hart werden, röten und auch ein phlegmonöses Aussehen annehmen können (Vaginalitis). Die Temperatur steigt gewöhnlich sehr schnell bis zu 40 ° C, nachher schwankt sie zwischen 38 und 38,5. Es kommt jedoch häufig vor, besonders bei Behandlung mit Spülungen der Harnröhre, daß die Temperatur schon Tags darauf von 40 auf 37° sinkt. Die Schmerzen können während mehrerer Tage sehr stark sein, oder es kann nur eine gewisse Spannung in der Hodengegend vorwalten. Wenn man die Nebenhodenentzündung sich selbst überläßt, so dauert die akute Periode 1 bis 3 Wochen, dann bildet sich ganz allmählich die Entzündung zurück und zum Schluß bleibt ein mehr minder harter und mehr minder großer Knoten an der Cauda des Nebenhodens zurück. Es gibt Fälle, wo nach begonnener Besserung plötzlich wieder der akute Zustand der Entzündung zurückkehrt. Wenn dies im Falle einer doppelseitigen Nebenhodenentzündung abwechselnd einmal auf der einen Seite, ein anderes Mal auf der anderen auftritt, so spricht man von „Epididymite à bascule". Sehr auffallend ist, daß vom Beginn der Epididymitis an die Entzündungserscheinungen in der Harnröhre zurückgehen und der Ausfluß oft fast vollkommen versiegt. Die zweite Urinportion, die bis da sehr trübe war, wird plötzlich ganz klar. Sobald dagegen die Nebenhodenentzündung zurückgeht, tritt der Harnröhrenausfluß wieder auf. Immerhin habe ich Fälle beobachtet, in denen der Ausfluß definitiv wegblieb, diese Patienten waren ohne Spülungen geheilt, lediglich infolge der Entzündung ihres Nebenhodens. Man könnte versucht sein, diese heilende Wirkung auf die hohen Temperaturen zurückzuführen, die in den ersten Tagen der Nebenhodenentzündung zu verzeichnen sind, und annehmen, daß diese hohe Temperatur der Entwicklung der Gonokokken im Wege steht. Hat man doch Gonorrhöen infolge von intermittierendem Typhus, Scharlach, Anginen heilen sehen. Ich halte diese Annahme nicht für richtig, denn es gibt Nebenhodenentzündungen, die beinahe ohne Fieber verlaufen, andere bei denen das Fieber nur 3 bis 4 Tage anhält, und doch kommt in diesen Fällen der Ausfluß erst 8 bis 14 Tage nachher wieder zum Vorschein in dem Augenblick, in dem der Entzündungszustand des Nebenhodens nachläßt. Welches auch die Erklärung dieses Problems sei, wir haben die seltsame, eigentümliche Tatsache festzustellen, daß eine mit Nebenhodenentzündung verlaufende Gonorrhöe leichter und schneller heilt als eine Gonorrhöe gleichen Entzündungsgrades ohne Nebenhodenentzündung.

Die Nebenhodenentzündung kann dem normalen Verlauf der Gonorrhöe zuzuschreiben sein, manche Patienten erkranken daran, auch wenn sie bettlägerig sind, doch scheinen gewisse Umstände die Entwicklung der Nebenhodenentzündung zu begünstigen. Dazu gehört in erster Linie eine starke Akuität der Urethritis posterior. Sobald reichlicher und leicht sanguinolenter Ausfluß aus der hinteren Harnröhre sich einstellt, die zweite Urinportion dadurch getrübt und leicht rosa gefärbt wird, wenn dazu nach dem Urinieren ein Tropfen Blutes am Meatus erscheint, so steht man vor der Entwicklung einer Nebenhodenentzündung, die sich nur schwer vermeiden läßt. In solchem Falle wäre es am besten, dem Patienten Bettruhe anzuordnen und die Spülungen mit einer sehr leichten isotonischen Lösung von übermangansaurem Kali 0,05 ‰ fortzusetzen. Kann der Patient die Bettruhe nicht einhalten, so muß er zum mindesten große Märsche, schnelles Laufen, Springen, Fallen, Stoßen vermeiden, er muß das Tragen schwerer Lasten und schwere körperliche Anstrengungen unterlassen, er muß ferner für leichten Stuhlgang sorgen und ein Suspensorium mit Schenkelriemen tragen. Außer der Akuität der Gonorrhöe sind die Traumatismen, denen die Hoden ausgesetzt sind, für die Entstehung der Epididymitis von großer Bedeutung. Ich habe beobachten können, daß die um ihre Achse gedrehten Hoden viel leichter der Entzündung des Nebenhodens ausgesetzt sind. Der Traumatismus, der die Ursache einer Nebenhodenentzündung ist, kann auch indirekt sein, z. B. wenn man einen Fehltritt macht; in solchem Falle wird der Hode plötzlich durch spastische Kontraktion des Kremasters gegen das Os pubis geworfen. Endlich darf man die Traumatismen medizinischer Herkunft in der Ätiologie der Nebenhodenentzündung nicht vergessen. Es sind dies zu konzentrierte Spülungen der hinteren Harnröhre, unzeitgemäße Sondierungen, brutal vorgenommene Rektaluntersuchungen, besonders bei Bestehen einer Prostatitis. Selbstredend kann der Geschlechtsverkehr im akuten Zustand der Gonorrhöe zu einer Nebenhodenentzündung führen.

Abgesehen von dieser Epididymitis rein gonorrhoischer Natur entwickeln sich im Verlauf und im Anschluß an eine Gonorrhöe Nebenhodenentzündungen, die man als einfach bezeichnen könnte, weil sie nicht durch den Gonokokkus hervorgerufen sind. Wir kennen ja Nebenhodenentzündungen, die sich im Verlauf einer Bakteriurie und im Verlauf einer einfachen Harnröhrenentzündung entwickeln; warum sollten dieselben einfachen Nebenhodenentzündungen nicht auch im Verlauf oder im Anschluß an eine Gonorrhöe entstehen? Ich habe wiederholt Epididymitis nach sicherer und kontrollierter Heilung der Gonorrhöe entstehen sehen. Ich bin der Ansicht, daß man in der Gonorrhöe zweierlei Arten von Nebenhodenentzündungen annehmen muß: die eine rein gonorrhoischer Natur, die eine schwere Erkrankung darstellt und das Vas deferens verstopft, und die andere einfache Nebenhodenentzündung, die weniger ernst ist und durch sekundäre Mikroben, die den Gonokokkus begleiten, hervorgerufen wird.

Behandlung der gonorrhoischen Nebenhodenentzündung.

Man hat die verschiedensten Behandlungsmethoden vorgeschlagen; dies spricht vielleicht dafür, daß keine der angegebenen Methoden den Erwartungen, die man auf sie gesetzt hatte, entsprochen hat. Zunächst hat man allgemeine Verhaltungsmaßregeln dem Patienten gegeben und innerliche Medikamente verordnet. In früheren Zeiten hat man viel die Tinctura Anemoni Pulsatilis oder Herba Pulsatillae in Form von Pillen oder Pulvern 0,1 bis 0,4 oder im Aufgnß 4/100 verschrieben; diese Pflanze wird hauptsächlich von Homöopathen verordnet. Daneben wird Bettruhe und möglichste Ruhigstellung des Hodens empfohlen, der Patient soll für leichten und ausgiebigen Stuhlgang sorgen. Als äußere Mittel wurden bald warme, bald kalte Umschläge in Form von heißen Umschlägen, Kataplasmen, Eisbeutel angewandt; sicher ist, daß diese Behandlung die Schmerzen heruntersetzt. Dem Auflegen von Eisbeuteln macht man den Vorwurf, daß danach besonders dicke und harte Knoten im Nebenhoden zurückbleiben; deshalb sind auch heutzutage die meisten Ärzte eher für Wärmeapplikationen eingenommen. Neben heißen Umschlägen und Kataplasmen werden Wärmeflaschen aus Gummi oder besser Thermophore verwendet, welche letztere Salze enthalten, die durch ihre Kristallisation Wärme ausstrahlen; sehr praktisch ist auch der elektrische Testotherm von Frank (133). Manche Ärzte halten viel von auflösenden Salben, wie graue Salbe, Salbe mit Jodkali, Guajacol; hierher gehören auch Lösungen, wie Bleiwasser, Gulardsches Wasser (ein Teil liquor plump. subacetic. 4 Teile Spir. dilut. 45 Teile Wasser), essigsaure Tonerde, 2% nach Nakano (334). Diesen Ärzten ist es freilich entgangen, daß alle diese Mittel von dem lymphatischen Netze des Hodensackes aufgesaugt, sofort zu den Leistendrüsen transportiert werden, ohne groß auf den Hoden zu wirken. Eine ableitende Behandlung in Form von Bepinselung des Hodensackes mit Jodtinktur (Tinctura Jodi, Tinctura Opii ââ) scheint günstig zu wirken. Früher hat man oft Blutegel angesetzt.

Die chirurgische Behandlung will nicht nur den Schmerz sehr schnell beseitigen, sondern auch die Dekongestion des entzündeten Organes beschleunigen. In diesem Sinne hat man die Punktion des Nebenhodens empfohlen, weiter die Entspannung durch Einschnitt der Nebenhodenhüllen, die Inzision des Nebenhodens selbst und endlich die Einspritzung einiger Tropfen Elektrargol in die erkrankte Nebenhodensubstanz. Ich habe in meiner eigenen Praxis so wenig Nebenhodenentzündungen gesehen, daß ich früher zu diesen Vorschlägen keine Stellung hätte nehmen können. Im Kriege habe ich dagegen eine sehr große Anzahl von Nebenhodenentzündungen beobachten können, und dadurch meine Erfahrung in dieser Beziehung vervollständigt. Für mich ist die Frage, welche die Behandlung der gonorrhoischen Nebenhodenentzündung beherrscht, die: zu wissen, ob man, ja oder nein, während der Dauer dieser Erkrankung die lokale Behandlung der Harnröhre fortsetzen soll. Bis jetzt war ich immer für die Fortsetzung der Spülungen. Auch im Kriege habe ich damit gute Resultate erzielt, denn der Durchschnitt der Behandlungsdauer meiner Fälle, Komplikationen inbegriffen, hat 35 bis 38 Tage nicht überschritten. Die Behandlung der Harnröhre scheint in der Tat günstig auf die Entwicklung der Nebenhodenentzündung einzuwirken, sie verkürzt in auffallendem Maße die Periode der Akuität, bringt die Temperatur zum Sinken und beseitigt die Schmerzen; das Bemerkenswerteste ist jedoch, daß unter ihrem Einfluß in über der Hälfte der Fälle die Verhärtung des Nebenhodens ohne jede Spur zu hinterlassen, verschwindet. Die lokale Behandlung der Harnröhre während der Dauer der Nebenhodenentzündung kann daher ohne Gefahr fortgeführt werden, ich habe nie dabei eine Erkrankung des zweiten Nebenhodens gesehen. Die lokale Behandlung der Harnröhre ist also für den Verlauf der Epididymitis in jeder Beziehung überaus günstig. Eine andere Frage ist, ob dieselbe unentbehrlich ist. Ich antworte: die Nebenhodenentzündung ist die einzige Komplikation der Gonorrhöe, in welcher man nötigenfalls auf die lokale Behandlung der Harnröhre verzichten kann. Dies müssen wir damit erklären, daß die Entwicklung einer Nebenhodenentzündung sozusagen heilende Wirkung auf die Urethritis gonorrhoica ausübt. Sobald die Nebenhodenentzündung einsetzt, klärt sich der Urin, der noch kurz vorher sehr trübe und sanguinolent war, auf und der Ausfluß verschwindet. Es gibt Fälle und sogar ziemlich zahlreiche, in denen diese heilende Wirkung vollkommen ist, indem die Gonorrhöe der Harnröhre ohne jede Spülung unter der

Einwirkung der Nebenhodenentzündung definitiv ausheilt. Ich erinnere mich eines Falles, in welchem unter ähnlichen Umständen die hintere Harnröhre allein ausgeheilt ist, während die vordere noch infiziert blieb. Im allgemeinen aber wird im Augenblick, wo die Nebenhodenentzündung zurückzugehen beginnt, der Ausfluß wieder zum Vorschein kommen. Warum sollten wir also diese natürliche Periode der Ruhe in der Harnröhre nicht ausnützen, um die Spülungen auszusetzen, bereit sie wieder aufzunehmen, sobald der Ausfluß wieder erscheint? Ich bin seit dem Kriege in einer Reihe von Fällen so verfahren und bin mit dem Resultat recht zufrieden. Es ist dies dazu eine Vereinfachung des Verfahrens, die man dankbar annehmen kann. Wenn man die Spülungen während der Dauer der Nebenhodenentzündung fortsetzt, so muß ihre Konzentration anfänglich sehr gering sein, 0,10 ‰. Erst beim Abklingen der Nebenhodenentzündung wird man auf 0,25 ‰ übergehen. Besteht zu gleicher Zeit eine Prostatitis, so wird man bei einer Lösung von 0,10 ‰ verbleiben, bis die Prostatitis geheilt ist. Auch wenn man die Spülungen im Anfang der Nebenhodenentzündung aussetzt, wird man dieselben in einer Konzentration von 0,10 ‰ wieder aufnehmen, wenn der Ausfluß erscheint und schnell zu 0,25 ‰ übergehen, sobald der Urin wieder klarer wird. Es ist gut, wenn der Patient die ersten Tage Bettruhe innehält und ein mit Watte ausgepolstertes gutes Suspensorium trägt (Horand 186), auch muß für regelmäßigen Stuhlgang gesorgt werden. In dem akuten Stadium der Nebenhodenentzündung empfehle ich feuchtwarme Umschläge und greife zum Eisbeutel nur in besonders schmerzhaften Fällen. Schmerzberuhigend wirkt auch eine Salbe von Guajacol 2 %, die ich unter dem feuchtwarmen Verband auftrage. Beim Abklingen der Entzündung verwende ich täglich Pinselungen des Hodensacks auf der erkrankten Seite mit einem Gemisch von gleichen Teilen Jod- und Opiumtinktur, solange die Haut diese Aufpinselung erträgt. Diese Pinselungen erfüllen einen doppelten Zweck, sie haben eine ableitende Wirkung und rufen zu gleicher Zeit ein anhaltendes Zusammenziehen der Skrotalhaut hervor, welches den kranken Hoden in die Höhe hebt und immobilisiert; auf diese Weise haben wir ein natürliches Suspensorium. Die Bäder haben einen umgekehrten Einfluß, sie erschlaffen den Hodensack, bewegen ihn, sie sind daher zu vermeiden. Man hat die gonorrhoische Vakzination nach Wright (445, 446) als ein glänzendes Behandlungsmittel der Nebenhodenentzündung angesehen, wir werden darauf später zurückkommen.

Die in neuerer Zeit vorgeschlagenen chirurgischen Verfahren, die in einer Entspannung und Inzision des erkrankten Nebenhodens bestehen, haben Gelegenheit gegeben in den kleinen Eiterherden, die man im Nebenhoden findet, Gonokokken festzustellen. Man kann also an der gonorrhoischen Natur der Nebenhodenentzündung bei Tripper nicht zweifeln. Man müßte a priori annehmen, daß diese extraurethralen Gonokokken für die Harnröhre selbst eine dauernde Gefahr darstellen, wie diejenigen der Schlupfwinkel, die wir weiter oben besprochen haben. Und doch ist dies nicht der Fall; die mit einer Nebenhodenentzündung einhergehende Gonorrhöe heilt leicht und ohne Gefahr eines Rückfalles. Ist dies auf die Verstopfung des Vas deferens zurückzuführen, welche den Gonokokkus im Nebenhoden einmauert? Es ist möglich; doch ist das Vas deferens nicht immer total abgeschlossen, was daraus hervorgeht, daß Patienten, welche eine doppelte Nebenhodenentzündung gehabt haben, fruchtbar geblieben sind, und auch aus dem Umstand, daß Nebenhodenentzündungen gelegentlich eines neuen Trippers auf derselben Seite rückfällig werden. Man könnte demgegenüber darauf hinweisen, daß der freie Ablauf aus dem Vas deferens erst später hat eintreten können, zu einer Zeit, wo der Nebenhode sich seiner Gonokokken schon hat entledigen können. Ich habe in der Tat bei einem Kranken mit doppelseitiger Nebenhodenentzündung feststellen können, daß die ersten leicht blutig gefärbten Samenergüsse keine Samentierchen enthielten, daß letztere aber nach mehreren Wochen wieder zum Vorschein kamen. Die Hämospermie, die wir soeben erwähnt haben, tritt übrigens sehr häufig nach Nebenhodenentzündung auf. Die ersten Samenergüsse, seien es nun spontane oder hervorgerufene, sind rot gefärbt; dies kommt wohl daher, daß der Samen sich mit Gewalt durch die noch geschwollenen kongestionierten Samengänge hindurch drängt. Dieser Zustand dauert einige Tage oder einige Wochen, dann verschwindet das Blut aus dem Sperma, es bleibt aber meist eine Azoospermie auf der erkrankten Seite zurück, eine definitive Azoospermie, wenn beide Nebenhoden erkrankt waren (Janet 467).

Auf keinen Fall stellt die gonorrhoische Nebenhodenentzündung auf die Dauer einen wahren Schlupfwinkel der Gonokokken dar, von dem aus die Harnröhre immer wieder infiziert werden könnte. Ich weiß, daß diese Behauptung in Widerspruch steht mit den neueren Untersuchungen über die Häufigkeit der latenten Gonokokken im Samen. Meine Anschauung fußt auf einer sehr langen klinischen Erfahrung, die ihr trotz allem einen gewissen Wert verleiht. Bevor wir davon abgehen, wollen wir weitere Aufklärung über die Frage der Gonokokken im Samen abwarten.

Die chirurgische Behandlung der Nebenhodenentzündung, ist zunächst von dem bekannten Chirurgen Velpeau (432) empfohlen worden, ihm haben sich später Pirogoff (357), Hunter u. a. (404, 185, 439) angeschlossen (siehe Schmutz 397). Erst im Jahre 1903 wurde jedoch diese Frage von Escat (116, 117) wieder aufgenommen. Nach ihm veröffentlicht Boermann (13, 14) 28 Fälle von Punktion des Nebenhodens, durch die er eine gonokokkenhaltige Flüssigkeit gewinnt und Abnahme der Schmerzen und sinkende Temperatur feststellt. Bazet (25) veröffentlicht 65 Fälle von Epididymotomie, Hagner (156—160) hat mit demselben Vorgehen das sofortige Verschwinden der Schmerzen herbeigeführt und behauptet, daß nach diesem Eingriff die Gefahr einer Verstopfung des Vas deferens und einer Atrophie des Hodens verringert ist.

Zur Vornahme der Punktion wählt man den härtesten Teil des Nebenhodens aus, und zwar den, der am meisten geschwollen ist, man aspiriert zunächst vaginale Flüssigkeit und beim Durchstechen des Nebenhodens einige Tropfen Eiter. Der Schmerz läßt nach, das Fieber sinkt, aber man muß diesen Eingriff öfter wiederholen. Rohrbach (372) scheint mit der Punktion keine besseren Resultate erzielt zu haben wie mit der bisherigen Behandlungsweise. Neisser (336), Schindler (392), Bruck (43, 44) lassen die Punktion nur bei ausgesprochenen Abszessen zu, sonst ziehen sie das Debridement in frischen und sehr akuten Fällen vor. Dieses besteht in einer 1 cm langen Inzision der äußeren Hüllen und der Albuginea an der Cauda des Nebenhoden.

Die Inzision soll nach Escat frühzeitig gemacht werden. Er sieht in ihr die Behandlung der Wahl einer jeden Nebenhodenentzündung, welche mehr wie 8 Tage alt ist. Die Entspannung der periepididymären lymphatischen Zone genügt, um das Zusammenschnüren des Nebenhodens aufzuheben. Escat ist aber der Ansicht, daß man bei Vorhandensein eines dicken Kerns bis zum Zentrum vordringen soll. Hagner schält den Hoden aus seinen Hüllen und macht an der Oberfläche des Nebenhodens eine Menge kleiner Einschnitte vermittels Tenotoms. Die kleinen Höhlen, die Eiter enthalten, erweitert er, spült sie mit Sublimat 1 %. Bazet näht die Ränder des Einschnittes im Nebenhoden an der Haut fest; der Drain oder der Gazedocht, den man im unteren Winkel der Wunde zurückläßt, wird am zweiten Tage entfernt. Die Vernarbung tritt in acht Tagen ein. Die Temperatur geht in 36 Stunden auf die normale zurück, die Rückbildung des Krankheitsprozesses geht sehr rasch vor sich. Ich schließe mich den Schlußfolgerungen von Schmutz an, der in der

Punktion einen leichten und gutartigen Eingriff sieht, welcher bei akuten Fällen anwendbar ist, dessen Endergebnis aber unsicher und vorübergehend ist. Die Inzision soll für die hyperakuten Fälle reserviert sein, die mit sehr starker Entzündung des Nebenhodens und des periepididymären Gewebes einhergehen und unerträglich Schmerzen, hohes Fieber, schlechten Allgemeinzustand hervorrufen.

Intraepididymäre Einspritzungen von Electrargol.

Hamonic (163) und Paul Asch (8) haben mit Erfolg Nebenhodenentzündungen mit interstitiellen Einspritzungen von Electrargol inmitten des erkrankten Gewebes behandelt. Man benützt zu der Einspritzung eine möglichst dünne Nadel, sticht sie mit einem Ruck in die Mitte des Entzündungsknotens ein, aspiriert eine kleine Menge Flüssigkeit, wenn sich solche einstellt, und ersetzt sie durch einige Tropfen einer gesättigten Kokainlösung ca. 2 g, nach einigen Minuten aspiriert man wieder und spritzt dann 1 cc Electrargol Clin ein. Darauf nimmt der Schmerz zu, um eine halbe Stunde nachher geringer zu werden. In den ganz frischen Fällen, in denen der Nebenhode so dick wie der kleine Finger ist und die umgebenden Gewebe noch verschiebbar sind, haben Hamonic (163—166) und Asch (8) glänzende Resultate erzielt, der Hode nimmt in einigen Tagen seine normale Form wieder an, die Patienten können ihre Beschäftigung fortsetzen, die beobachteten Fälle heilen ohne jede Spur zu hinterlassen. In fünf Fällen, in denen der andere Nebenhode durch eine vorangegangene Entzündung zerstört worden war, sind die Spermatozoen im Samen wieder aufgetreten. In den fortgeschrittenen Fällen, in denen das umgebende Bindgewebe mit entzündet ist, muß man dieselbe Einspritzung alle 24 Stunden wiederholen, und zwar zwei bis dreimal, selten mehr. Die Entzündungsdauer ist auf acht Tage beschränkt und endet auch in diesen Fällen mit einer Restitutio ad integrum. Diese Resultate scheinen mir etwas zu optimistisch zu sein. Ich habe einen Kranken, der auf diese Weise behandelt worden ist, gesehen und mußte bei ihm einen sehr dicken Knoten feststellen, auch war ihm die Behandlung in unangenehmer Erinnerung geblieben. Schmutz hat diese Methode in zehn Fällen angewandt. Seine Patienten klagten im Anschluß daran über sehr heftige Schmerzen, bei einigen trat eine Ohnmacht ein, die zurückbleibende Infiltration war immerhin erheblich. Rohrbach hat die Methode in 13 Fällen angewandt, in 11 Fällen klagten die Patienten über heftige Schmerzen; in einem Fall trat Erbrechen, kalter Schweiß, kleiner Puls auf. Sofort nach der Behandlung freilich tritt eine Verminderung der Schmerzen ein, die unbestreitbar ist, das Fieber sinkt nicht kritisch bei den schweren Fällen mit hoher Temperatur. Die Resolution des Infiltrates ist nicht immer besser wie bei rein innerer Behandlung. Diese Endergebnisse sind weit entfernt von denen von Asch. In den besten Fällen verlangt die Behandlung 5, 9, 10 und 12 Tage, in den 9 anderen wurde sie durch Bettruhe allein erzielt. Rohrbach ist der Ansicht, daß die Einspritzung von Electrargol zu schmerzhaft sei im Verhältnis zu den erzielten Resultaten. In seinem Buch über die Behandlung der Gonorrhöe erwidert Asch, daß es genügen würde, dem Patienten vorher eine Morphiuminjektion zu geben, damit er die Schmerzhaftigkeit der Einspritzung besser überstehe [1]).

Die intravenösen Einspritzungen mit Arsensalzen, wurden von Levy-Bing und Duroeux (294) empfohlen; diese Autoren haben gezeigt, daß die intravenösen Einspritzungen von Sulfarsenol energisch und schnell auf die Epididymitis einwirken und daß ihr Einfluß um so stärker ist, je geringer die Intervalle zwischen zwei Einspritzungen und je stärker die angewandte Dosis ist.

Die Behandlung der Unfruchtbarkeit infolge Entzündung des Nebenhodens durch epididymodeferentielle Anastomosen wurde zuerst von Paul Delbet und Chevassu angegeben und ausgearbeitet. Ihre Beobachtungen haben sie zu der Folgerung geführt, daß im akuten Stadium der Nebenhodenentzündung die Azoospermie die Regel ist, daß aber in einzelnen Fällen die Durchgängigkeit des Vas deferens sich wieder einstellen kann. Interessant ist, daß Posner und Cohn (359), Simmonds (402), Martin (311) gezeigt haben, daß die Spermatoozen sich während langer Zeit in den Hoden und den noch durchgängigen Teilen des

[1]) Zu diesen Ausführungen möchte ich bemerken, daß doch wohl der Mißerfolg einzelner Autoren der zu späten Vornahme der Injektionen zuzuschreiben ist, zu einer Zeit da bereits das ganze Organ und seine Hüllen, sein lymphatisches System mitergriffen ist. Im Gegensatz zu diesen Autoren hat Luys (298) in 200 Fällen über glänzende Erfolge berichtet, er hebt hervor, daß schon 24 Stunden nach der Injektion die Temperatur zum Normalpunkt zurückkehrt und die Schmerzen bedeutend abgenommen haben. Bei zwei Patienten mit doppeltseitiger Nebenhodenentzündung hat Luys nur auf einer Seite mit Electrargol Injektionen vorgenommen: in acht bis 10 Tagen waren alle Entzündungserscheinungen auf dieser Seite verschwunden, während sie auf der anderen Seite, trotz klassischer Behandlung nach 4 bis 5 Wochen fortbestanden und einen großen harten mit der Haut verwachsenen Knoten hinterließen. Bei einem anderen Patienten, der seit 3 Wochen eine sehr starke äußerst schmerzhafte Entzündung des Nebenhodens hatte, hat 2 Tage nach der Electrargolinjektion jede schmerzhafte Entzündungserscheinung aufgehört. (Asch.)

Nebenhodens zahlreich und lebensfähig bewahren, sogar mehrere Jahre nach dem Verschluß des Vas deferens. Auf diesen Befunden ist die Idee aufgebaut, den Ablauf des Samens durch epididymodeferentielle Anastomomen wiederherzustellen. Diese Operation, welche von Delbet (84, 86) u. a. (156, 160, 291, 289, 360) empfohlen wurde, besteht darin, das Vas deferens an seiner Insertion am Nebenhoden abzuschneiden, auf einer Länge von 1 cm in der Längsachse des Vas deferens Einschnitte auszuführen und es dann auf den Kopf des Nebenhodens, der auch entsprechend inzidiert ist, einzupflanzen. Burckardt aus Basel hat mir sehr interessante anatomische Präparate gezeigt, die von Patienten stammen, die früher eine Nebenhodenentzündung durchgemacht haben. Er hatte Siegellack in das Vas deferens von dessen Orificium urethrale aus eingespritzt; der kleine rote Siegellackzylinder ergab die Länge des noch durchgängigen Teiles des Vas deferens. Dieser Teil war nie sehr groß und gelangte nie bis zum Nebenhoden.

Von den sonstigen Verfahren, welche zur Behandlung der Nebenhodenentzündung angewandt werden, will ich zunächst auf die Biersche Stauung (31) eingehen. Bier verwendet entweder die passive venöse Stauung, die er durch Abbinden erreicht, oder die arterielle Hyperämie oder aktive Stauung, die er durch seine Aerothermotherapie verwirklicht. Man hat dieser Behandlungsmethode eine sehr günstige Wirkung bezüglich der Resolution der lokalen Entzündungsherde zugesprochen. Sie soll den bakteriolysierenden Einfluß des Blutes erhöhen, sie soll die Phagozytose durch Vermehrung der Diapedese anregen, sie soll auf erkrankte Teile eine proteolytische Einwirkung ausüben, sie soll die Toxine verdünnen, diese weniger gefährlich gestalten und ihre Absorption erschweren oder verhindern. König (264) hat zuerst auf Anraten Doutreponts die Biersche Methode bei Nebenhodenentzündungen angewandt. Er ließ die Abschnürung 20 Stunden einwirken. Die passive Hyperämie erreicht man vermittels eines Gummischlauches, welcher den Samenstrang oberhalb des erkrankten Hodens abschnürt; man muß dabei darauf achten, daß der Hodensack nicht anämisch wird und sich graublau verfärbt. Nach Sellei (401) soll die Absperrung $1/2$ bis 1 Stunde dauern, sie kann aber auf 5 bis 6 Stunden ausgedehnt werden; es ist vorteilhafter, täglich mehrere Sitzungen, z. B. 3 von je 1 Stunde, vorzunehmen. Nach Entfernung des abbindenden Schlauchs ist es gut, Wärmeapplikationen vorzunehmen. Die aktive Hyperämie wird durch heiße Luftdusche erzielt und dient vor allem zur Resolution der Infiltrate. Diese Methode ist heutzutage ziemlich verlassen.

Der radioaktive Schlamm wird bei Nebenhodenentzündungen im allgemeinen mit Erfolg angewandt, seine Wirkung beruht auf den Emanationen von Actinium (De Beurmann, Regnauld und Cottin 82). Nach Einfettung der Haut legt man eine mit einer dicken Schicht von Schlamm und Glyzerin bedeckte Kompresse auf den Hodensack und fixiert das Ganze mit einem großen mit Watte ausgepolsterten und von Kautschuk umgebenen Suspensorium. Dieser Verband wird täglich einmal erneuert, die Harnröhrenspülungen werden fortgesetzt; die Schmerzen verschwinden nach 24 Stunden, spätestens in 2 bis 4 Tagen, die periepididymäre Schwellung geht zurück und läßt nur noch einen Knoten übrig. Die Wirkung des radioaktiven Schlammes ist um so deutlicher, je akuter und frischer die Entzündung ist. Der wirksamste radioaktive Schlamm stammt aus Abano bei Padua und wir dort viel für die Behandlung der gonorrhoischen Gelenkentzündungen verwendet.

Sehr günstige Wirkung auf die Entwicklung der Nebenhodenentzündung und der durch dieselbe verursachten Schmerzen hat die Anwendung von Ambrin und von Antiphlogistin, wenn man sie in dicken Schichten warm auf den erkrankten Hodensack auflegt. Diese durch Erwärmung weich und mehr minder flüssig werdende Substanzen stellen ein praktisches Kataplasma dar, das nur alle 12 Stunden erneuert zu werden braucht. Sie rufen eine große Kompression des erkrankten Organes hervor, welche für die Resolution der Entzündung günstig ist. Außterveil (11) hat mit konstanten elektrischen Strömen eine schnelle Verminderung der Schmerzen, ein Nachlassen der Entzündung und der eventuell vorhandenen Hydrozele erzielt. Bordes (36) empfiehlt nach Anästhesie des Hodensacks mit Chloräthyl zahlreiche Galvanopunkturen vorzunehmen. Die Schmerzen sollen in einigen Stunden, höchstens 24 Stunden nachgeben, ebenso die Entzündungserscheinungen, die nach der zweiten Sitzung ganz verschwinden. Der Knoten des Nebenhodens scheint radikaler zu verschwinden wie bei den anderen Methoden.

Die Bewertung aller angeführten Behandlungsmethoden ist sehr schwer, besonders wenn man die so verschiedenartige natürliche Evolution der Nebenhodenentzündung berücksichtigt. Es wäre sehr leicht, eine große Anzahl von Fällen zusammenzustellen, welche lediglich durch Bettruhe gerade so gut geheilt sind als durch Anwendung dieser oder jener Behandlungsmethode, die mehr minder kompliziert und schmerzhaft ist. Ich selbst behandle die wenigen Fälle, die ich zu sehen Gelegenheit habe, durch Bettruhe, Fortsetzung der Spülungen der ganzen Harnröhre, Ruhigstellung des Hodens durch ein Suspensorium Horand (186). Dazu kommen dauernde heiße Umschläge (feuchter Verband, Ouataplasmen, Leinsamkataplasmen nach vorhergehendem Einreiben der Haut mit Guajacolsalbe zu 2 %), später bei Rückbildung der Entzündung täglich Pinselung mit Jod- und Opiumtinktur zu gleichen Teilen. Über die Vakzinotherapie und die Serotherapie werden wir in einem besonderen Kapitel sprechen.

III. Die Komplikationen der Gonorrhöe im Bereich der Harnorgane.

1. Komplikationen von seiten der Blase.

Hier wird gewöhnlich ein Kapitel über gonorrhoische Zystitis eingeschaltet. Gegen diese Bezeichnung muß ich mit größter Energie protestieren. Es ist eine falsche Auffassung, von gonorrhoischer Zystitis zu sprechen, sobald ein an Gonorrhöe leidender Patient häufig urinieren muß und am Ende des Urinaktes einige Tropfen Blut entleert. Es ist ferner ein grober Fehler, auf diesen Befund hin eine Instillation von Höllenstein in die Blase vorzunehmen; der unausbleibliche Erfolg wird lediglich in dem Auftreten einer Nebenhodenentzündung bestehen. Wis müssen wissen, daß diese vermeintliche Blasenentzündung ganz einfach eine sehr akute gonorrhoische Entzündung der hinteren Harnröhre ist, welche den Blaseninhalt trübt, den Blasenhals reizt und kleine Blutungen desselben hervorruft. Es genügt eine oder zwei Spülungen der ganzen Harnröhre mit schwachen Lösungen von übermangansaurem Kali 0,05 bis 0,10 ‰ zu machen, um alle Erscheinungen der vermeintlichen Blasenentzündung verschwinden zu lassen. Eine gonorrhoische Zystitis im wahren Sinne des Wortes, die eine Züchtung der Gonokokken im Urin selbst in sich schließt, gibt es nicht. Man kann manchmal in der Blase zahlreiche Gonokokken finden, welche aus der hintere Harnröhre in dieselbe gelangt sind, aber sie lassen sich dort nicht nieder, sie haben ihre ursprüngliche Form verloren, sie sind geschwollen, meist nicht mehr erkennbar, denn sie sind nicht imstande im Urin sich zu vermehren und eine Blasenentzündung hervorzurufen. Eine andere Sache ist es, daß im Verlauf der Gonorrhöe die Blase mit sekundären Mikroben infiziert wird, sei es infolge mangelnder Sauberkeit bei Vornahme der Spülungen oder der anderen erforderlichen Eingriffe, sei es auf dem Wege durch die Nieren oder auch noch auf dem Weg der Lymphbahnen direkt durch die Wandungen der Harnorgane durch. Wir haben es hier also mit einer Zystitis von Gonorrhoikern zu tun, ich spreche am liebsten von Infektion der Blase bei Gonorrhöekranken. Eine solche Blasenerkrankung kann mit den gewöhnlichen Symptomen einer Blasenreizung einhergehen, andere Male kann sie ohne klinische Erscheinungen verlaufen. Wir unterscheiden also bei der fälschlich gonorrhoische Zystitis genannten Erkrankung:

1. Urethritis posterior mit Reizung der Blase;
2. Infektion der Blase bei Gonorrhoikern, und zwar:
   a) Infektion der Blase ohne Blasenreizung: Bakteriurie bei Gonorrhoikern;
   b) Infektion der Blase mit Blasenreizung: Zystitis bei Gonorrhoikern.

Bei der Urethritis posterior mit Blasenreizung können die Zeichen einer wirklichen Blasenentzündung vorgetäuscht werden: häufiger gebieterischer Harndrang, Schmerzen im Unterleib, Schmerzen am Ende des Urinaktes, manchmal Austreten einiger Tropfen Blutes zum Schluß des Urinierens; diese Erkrankung beruht trotzdem nur auf der Infektion und dem Entzündungszustand der hinteren Harnröhre. Die Blasenwandung ist in keiner Weise an diesem pathologischen Prozeß beteiligt. Es ist der Kontakt des Urins mit den entzündeten und überempfindlichen Wandungen der hinteren Harnröhre, welcher diese Erscheinungen von seiten der Blase hervorruft, die denen der wirklichen Zystitis gleichen. Die Blutstropfen, die am Schluß des Urinierens austreten, stammen aus der hinteren Harnröhre und nicht wie es bei der richtigen Blasenentzündung der Fall ist, aus der Blase. Die Reizung der Blase ist also in diesem Falle nur ein Widerhall von seiten der Blase auf die Erscheinungen der Urethritis posterior. Es sind übrigens gerade diese Erscheinungen, welche uns zu allererst im Beginn der Entzündung der hinteren Harnröhre auf diese aufmerksam machen. Bei einem an Gonorrhöe leidenden Patienten, welcher plötzlich gezwungen ist nachts aufzustehen, um zu urinieren, und dessen Harndrang gebieterisch wird, müssen wir eine Infektion der hinteren Harnröhre annehmen, auch dann, wenn seine zweite Urinportion noch vollkommen klar ist.

Wir haben oben angedeutet, daß eine Blasenentzündung bei Gonorrhoikern durch das Entstehen oder das Vorhandensein eine Bakteriurie vorgetäuscht werden kann. Wir bezeichnen als Bakteriurie diejenige Infektion des Urins durch eine oder mehrere Mikrobenarten, welche ohne entzündliche Reaktion der Blasenwandung verläuft. Diese Infektion kann auf die Blase beschränkt sein oder die ganzen Harnwege befallen. Diese Bakteriurie, die schon längere Zeit bestehen kann, wird oft erst bei Gelegenheit einer gonorrhoischen Erkrankung aufgedeckt. Auf diese Weise habe ich die meisten Fälle von Bakteriurie gefunden, welche ich zu beobachten Gelegenheit hatte. Die Kenntnis der Bakteriurie entgeht vielen Ärzten, weil sie nur durch eine bakteriologische Untersuchung des frisch gelassenen Urins möglich ist. Nur diejenigen Ärzte, die selbst ihre mikroskopischen Untersuchungen vornehmen, können sie entdecken. Bei vorhandener Bakteriurie eines nicht mit Gonorrhöe behafteten Patienten besteht eine gleichförmige leichte Trübung der beiden Urinportionen. Im Fall einer dazu kommenden Gonorrhöe finden wir den ersten Urin durch die urethralen Absonderungen stärker getrübt vor und die zweite Urinportion leicht gleichmäßig getrübt. So kommt es, daß beide Urinportionen bei Beschränkung der Gonorrhöe auf die vordere Harnröhre getrübt sein können. Unter solchen Umständen ist es oft schwer, das Auftreten der Urethritis posterior sofort zu erkennen. Um dennoch dieses Übergreifen der Entzündung auf die hintere Harnröhre wahrzunehmen, muß man sich an die anderen Symptome dieser Komplikation halten, an die Zunahme des Ausflusses trotz regelmäßiger Spülungen, an den häufigen und gebieterischen Harndrang, wobei man freilich denken muß, daß letztere Erscheinung auch durch die reine Bakteriurie bedingt sein kann. In diesem Fall ist es am besten, die ganze Harnröhre mit gemischten Lösungen von übermangansaurem Kali und oxycyansaurem Quecksilber durchzuspülen, wobei das übermangansaure Kali die Gonokokken und das oxycyansaure Quecksilber die in der Blase befindlichen sekundären Mikroben bekämpfen soll. Die Oberfläche des Urins bei Bakteriurie schillert in den Regenbogenfarben, wie wenn man einen Tropfen Benzin oder Terpentin darauf geschüttet hätte, der Harn hat einen leicht faden Geruch. Man muß daher jeden Urin, der einigermaßen getrübt ist, mit dem Geruchsinn von nahe untersuchen. Die Untersuchung der zweiten nach Zuschuß von absolutem Alkohol oder Amoniak zentrifugierten Urinportion wird die Diagnose bestätigen; wir werden eine Reinkultur von Mikroben gewöhnlich derselben Art vor uns haben, welche das ganze Gesichtsfeld ausfüllen, ohne daß irgendein Zellenelement, sei es Leukozyten oder Epithelien, zu sehen wäre. Diese Mikroben sind entweder Kokken oder Stäbchen. In Gegenwart einer Bakteriurie muß man die saure oder alkalische Reaktion des Urins feststellen; diese Feststellung ist sehr wichtig bezüglich der einzuschlagenden Behandlung. Reagiert der Urin alkalisch, so findet man gewöhnlich Kokken und sehr häufig Phosphate und kohlensaure Salze. Die mikroskopische Untersuchung zeigt uns in diesen Fällen Häufchen von Kokken, welche mit einer Ansammlung von kleinen, runden oder polyedrischen glänzenden Kristallen vermischt sind. Die Bakteriurie kann sich auch im Anschluß an eine Gonorrhöe entwickeln und ist in diesem Falle die Folge einer von außen kommenden Infektion der Harnblase. Es ist wohl meistens die Verwendung von nicht abgekochtem Wasser oder nicht genügend sterilisiertem Wasser zu den Spülungen, die dafür verantwortlich zu machen ist. Die durch Vermittlung einer unsauberen Sonde aus einer infizierten Blase in eine gesunde Harnblase übertragenen Bakterien rufen eine wahre Zystitis mit entzündlicher Beteiligung der Blasenwandungen hervor, während z. B. der Kolibazillus, der sich im nicht ausgekochten Wasser befindet, eine reine Bakteriurie nach sich zieht. Ich habe daraus den Schluß gezogen, daß der Kolibazillus, der im Wasser lebt, nicht identisch ist mit dem Kolibazillus, den wir im infizierten Urin vorfinden, oder zum mindesten einen verschiedenen pathogenen Einfluß hat. Es wird wohl mit den Kokken, die im Wasser leben, und den Kokken, die wir im infizierten Urin feststellen, sich ebenso verhalten (siehe Janet 224). Man muß natürlich bei Entstehung einer Bakteriurie bei Gonorrhöekranken auch an den möglichen inneren Ursprung einer solchen denken. Die Gonorrhöe kann Störungen der Darmtätigkeit mit sich führen, die den Übergang von Darmbakterien in das Blut und ihre Ausscheidung durch die Harnwege begünstigen, siehe Janet (202), Heitz-Boyer (175, 176), Asch (518). Der Umstand, daß diese Bakterien infolge der Gonorrhöe einen günstigen Nährboden in der Blase finden, erleichtert ihre Vermehrung und begünstigt die Entstehung einer Bakteriurie.

Die richtige Zystitis, die wir bei Gonorrhoikern beobachten können, ist der Infektion der Blase durch sekundäre Bakterien zuzuschreiben und geht mit einer mehr minder starken entzündlichen Reaktion der Blasenwandungen einher. Es ist dieselbe Blasenentzündung, die sich bei Patienten entwickelt, die an Harnröhrenverengerungen, Blasensteinen, Blasengeschwülsten, Vergrößerungen der Prostata leiden. Der Urin ist sehr trübe, die zweite Urinportion manchmal trüber wie die erste infolge des eitrigen Absatzes, der den Grund der Blase bedeckt; die letzten Urintropfen können aus reinem Eiter bestehen oder mit Blut vermischt sein, die Blase ist auf Druck schmerzhaft, ihre Kapazität stark herabgesetzt, Fieber besteht nur bei gleichzeitigem Vorhandensein einer gonorrhoischen Prostatitis oder einer Nierenbeckenentzündung; das Fehlen von Fieber ist darauf zurückzuführen, daß die Blasenwandungen keine endovesikalen Toxinen resorbieren. Mikroskopieren wir in diesen Fällen das Zentrifugat der zweiten Urinportion, so finden wir zahlreiche polynukleäre Zellen, endovesikale Epithelzellen, häufig Blutkörperchen und die Mikroben, die diese Infektion herbeigeführt haben. Meistens liegt eine Reinkultur von Kokken oder Stäbchen vor, gewöhnlich sind es Staphylokokken oder Kolibazillen, manchmal ist es ein Gemisch verschiedener Bakterien. In beiden Fällen können wir die aus der hinteren Harnröhre stammenden Gonokokken, sei es intraleukozytär oder frei, vorfinden; dieselben sind degeneriert, angeschwollen, ihr Spalt ist kleiner wie gewöhnlich. Um diese im Urin befindlichen Gonokokken richtig zu differenzieren, ist es ratsam sie nach Gram zu färben, um so mehr als die Pseudogonokokken unter den Bakterien der Blaseninfektion viel häufiger sind als bei den gewöhnlichen Keimen der Harnröhre.

Was nun die Behandlung der Blaseninfektion im Verlauf der Gonorrhöe betrifft, so müssen wir die verschiedenen Arten derselben, wie wir sie oben skizziert haben, auseinanderhalten. Liegt eine Bakteriurie vor, welche schon vor der Gonorrhöe bestanden hat und auf eine Ausscheidung der internen Mikroben zurückzuführen ist, so wird man wenig Aussicht haben, dieselben in gleicher Zeit wie die Gonorrhöe zu heilen; denn unsere lokale Behandlung wird ihre wirkliche Ursache nicht beeinflussen. Immerhin wird es gut sein auch diese Fälle der Behandlung, die wir unten angeben werden, zu unterwerfen, da man eine Bakteriurie, die von außen kommt, nie mit absoluter Sicherheit ausschließen kann, und eine solche Bakteriurie können wir heilen. Liegt wirklich eine Bakteriurie inneren Ursprungs vor, so wird man nach Abheilung der Gonorrhöe deren Ursache feststellen, die meist in einer Enteritis, entzündeten Hämorrhoiden, einer Fissur oder einer Fistel am Anus zu suchen ist; man muß diese Erkrankung zu heilen versuchen und dann eine definitive Heilung der Bakteriurie durch Autovakzine erzielen. Die Heilung einer Bakteriurie äußeren Ursprungs wird man leicht durch Spülungen mit einer Mischung von übermangansaurem Kali und oxycyansaurem Quecksilber erzielen. Bei dieser Gelegenheit will ich darauf verweisen, daß die Verwendung von Spülungen mit oxycyansaurem Quecksilber nicht einhergehen darf mit der Verordnung von Jodkali oder anderen Jodsalzen, ebensowenig mit der reichlichen äußeren Verwendung von Jodtinktur, auch die Bromsalze sind zu vermeiden. Es können sich nämlich sonst gefährliche chemische Substanzen bilden, welche in einigen bekanntgewordenen Fällen den Tod des Patienten herbeigeführt haben. Man muß die Kranken darauf aufmerksam machen, weil dieselben oft von sich aus Jod wegen irgendeiner anderen Erkrankung einnehmen (Gautier 501, Janet 190). In dieser Beziehung ist eine Spülung einer blutenden Harnröhre unter Druck, z. B. infolge einer Dilatation, besonders gefährlich. Das übermangansaure Kali wird zunächst in schwachen Dosen 0,10 ‰ verwendet, später kann man bis zu 0,25 ‰ steigen. Dieselbe Dosierung gilt für das oxycyansaure Quecksilber. Zu gleicher Zeit verordnet man dreimal täglich Urotropin 0,5, während des Essens in Wasser zu nehmen. Man muß dabei beachten, daß das Urotropin nur in saurem Medium wirken kann, der Patient muß daher alles vermeiden, was seinen Urin alkalisch macht, insbesondere Vichywasser, Flüssigkeiten, die doppeltkohlensaures Natron enthalten, Getränke, die Kohlensäure enthalten, Milch in großer Menge. Ist der Urin von sich aus alkalisch infolge der bestehenden Infektion, so muß man versuchen eine sauere Reaktion desselben herbeizuführen, indem man dem Urotropin Natrium benzoicum beimischt. Man verordnet dann dreimal täglich ein Pulver von Urotropin, Natrium benzoicum 0,50, ãã; die tägliche Dosis von Urotropin kann bis auf 2 g gesteigert werden. Bei einem Patienten, dem ich 4 g täglich verschrieben habe, sah ich rote Indikanurie auftreten, welche ich im ersten Augenblick für eine Hämaturie genommen hatte. Die mikroskopische Untersuchung ergibt sofort die Differenzialdiagnose, da keine roten Blutkörperchen zu sehen sind. Ich halte es für vorteilhaft, von diesen großen Dosen abzusehen, da man ja das Mittel ohne Nachteil sehr lange Zeit nehmen lassen kann. Man hat verschiedene Derivate des Urotropins durch Beimischung anderer säurebildender Substanzen hergestellt, so das Helmitol oder zitronensaure Hexamethylentetramin, das Borovertin oder Urotropinum boricum, das Camphotropin oder kampfersaure Urotropin. Man würde denselben Zweck erreichen, wenn man dem Patienten außer seinem Urotropin 10 bis 20 Tropfen Acidum phosphoricum bei jeder Mahlzeit verordnen würde. Man kann manchmal mit Vorteil das Urotropin durch folgende Pulver nach Mauté ersetzen: Acidum Camphoricum 1 g, Methylenblau 0,01; von diesen Pulvern soll der Patient zwei im Tage nehmen, und zwar an vier aufeinanderfolgenden Tagen der Woche. Sollte die Blaseninfektion nach Heilung der Gonorrhöe fortbestehen, so darf man nicht zögern, dieselbe mit energischeren Mitteln zu bekämpfen. Hierher gehören Spülungen vermittels der Sonde mit einer Lösung von Höllenstein 0,25 bis 1 ‰, ferner Blaseninstillationen von Höllenstein 0,50 bis 2 Prozent; nach einer guten Spülung der Blase mit abgekochtem Wasser läßt man 1 bis 2 ccm der Lösung in der Blase zurück. Die früher gebräuchlichen Dosen von 2 bis 5 Prozent Höllenstein habe ich aufgegeben, denn sie können einen sofortigen Urindrang hervorrufen, der die Lösung vor ihrer Neutralisation durch den Urin in die Harnröhre eindringen läßt, woselbst nicht erwünschte Ätzungen hervorgerufen werden können.

Wenn sich uns ein schon vorher an Infektion der Blase z. B. Bakteriurire leidender Patient mit einer Gonorrhöe vorstellt, so werden wir eine schwere Aufgabe vor uns haben, da wir auf die Zweigläserprobe, die uns sonst so große Dienste leistet, verzichten müssen. In einem solchen Falle versuche ich eine Abortivbehandlung der vorderen Harnröhre trotz der Trübung der zweiten Urinportion, lediglich in Anbetracht der kurzen Zeit, seit der die Gonorrhöe sich gezeigt hat. Die Bestätigung des Erfolges finden wir in dem Versiegen des Ausflusses und in der Abwesenheit von Gonokokken in der eventuell vorhandenen minimalen Absonderung der Harnröhre. Wenn eine Infektion der Blase mit Staphylokokken vorliegt, so müssen alle Präparate nach Gram gefärbt werden, um eine Verwechslung der Staphylokokken mit den Gonokokken zu verhüten. Ist die Abortivbehandlung unmöglich oder ist dieselbe mißlungen, so wird man die Spülungen der vorderen Harnröhre mit übermangansaurem Kali aufnehmen, und, sobald sich Zeichen einer Urethritis posterior zeigen, die Spülungen auf die hintere Harnröhre ausdehnen. Wir müssen dies auch dann tun, wenn wir nur den geringsten Zweifel über das Vorhandsein einer Urethritis posterior haben. Zur Feststellung der Heilung stoßen wir ebenfalls auf ungewöhnliche Schwierigkeiten, da uns die Klärung des Urins fehlen wird; wir müssen umso genauer und umso häufiger den Ausfluß und die Harnfäden einer mikroskopischen Untersuchung unterwerfen.

Die Autovakzinen sind bei der Behandlung der Harninfektionen von großem Nutzen. Ich verwende mit Vorliebe Vaccinsoude (Coli-Soude, Staphylo-Soude) von Mauté (314, 321). Diese Vakzinen kann man subkutan oder intravenös verabreichen, gewöhnlich alle 3 bis 4 Tage, die Heilung wird unter ihrem Einfluß und bei gleichzeitiger Ausführung einer lokalen Behandlung immer vollkommen erreicht, wenn weder Harnverhaltung, noch Steine, noch Blasengeschwülste vorhanden sind, welche einen Schlupfwinkel für die Bakterien bilden können. Selbst wenn uns mit dieser Behandlung kein voller Erfolg beschieden ist, so werden dadurch immerhin die unangenehmen Zwischenfälle verhindert, welche durch eine bakterielle Intoxikation des Organismus verursacht werden.

2. Komplikationen der Gonorrhöe von Seiten der Nieren und der Nierenbecken.

Die gonorrhoische Infektion der Nieren ist sehr selten infolge des Widerstandes, den der abfließende Urin der Aufwärtswanderung der Gonokokken entgegen stellt. Die in der Literatur mitgeteilten Fälle sind nicht zahlreich genug, um sich über die Entstehung derselben ein klares Bild zu machen und insbesondere um festzustellen, ob die Infektion der Niere auf aszendierendem Wege erfolgt ist oder durch die Blutbahn. Le Fur (282) hat gonorrhoische Infektion einer Niere beobachtet, welche vorher im Zustand aseptischer Hydronephrose war; es entwickelte sich eine Pyonephrose, wodurch die chirurgische Entfernung der betreffenden Niere erforderlich wurde. Nach dieser Operation trat Heilung ein. Le Fur nimmt eine Infektion durch die Blutbahn an, weil keine Entzündung der Blase bestanden hatte. Diese Erklärung ist nicht stichhaltig. Die Gonokokken der hinteren Harnröhre fallen in die Blase; wenn sie sich daselbst auch nicht vermehren und niederlassen, so halten sie sich doch längere Zeit daselbst auf, sie können von da durch den vesiko-urethralen Rückfluß in den Harnleiter eintreten, wo sie sich infolge der bereits bestehenden Hydronephrose niederlassen und entwickeln können. Hapster (167), der in der Literatur 20 einschlägige Fälle fand, berichtet über eine Frau von 30 Jahren, die alle Symptome einer Nierentuberkulose bot. Die Untersuchung des Harnes gestattete jedoch die Diagnose auf gonorrhoische Erkrankung der Niere zu stellen. Die rechte Niere, welche voll von Gonokokken und mit ihrer Umgebung verwachsen war, wurde entfernt, und der Harnleiter an die Haut festgenäht. Diese Vorsicht hatte wohl den Zweck, den Harnleiter durch Spülungen von oben nachträglich zu desinfizieren. Andere Autoren haben sich mit einer Nephrotomie begnügt. Ich kenne keinen Fall, der lediglich mit Spülungen der Harnleiter behandelt worden wäre.

Die verschiedenen sekundären Infektionen der Harnblase, die sich gelegentlich einer Gonorrhöe einstellen, können die oberen Harnwege erreichen, im allgemeinen auf aszendierendem Wege, doch ist auch eine sekundäre Infektion der Nieren und Nierenbecken auf deszendierendem Wege möglich. In der Tat können die von der Niere selbst ausgeschiedenen Mikroben unter dem Einfluß des Entzündungszustandes und der Kontraktionen der Blase, und der dadurch in den oberen Harnwegen hervorgerufenen Stauung in den Nieren und Harnleitern einen günstigen Nährboden finden. Es sind dies dieselben Vorgänge, welche auch Pyelonephritis schwangerer Frauen verursachen. Zu diesen Entstehungsursachen der Infektion der Niere kommt noch die Oligurie, welche häufig im Beginn der Gonorrhöe bei nervösen Patienten sich einstellt, besonders wenn ihre Nieren schon vorher irgendwie lädiert sind. Ich habe dies sehr gut bei einem Patienten beobachten können, welcher früher an einer durch Kanthariden hervorgerufenen Nierenentzündung gelitten hatte. Diese Oligurie hält den Abfluß des Urins zurück und begünstigt dadurch die Infizierung. Die Symptome der **Pyelonephritis** bestehen in Polyurie und gleichmäßiger Trübung des gesamten Urins. Diese letztere ist freilich derjenigen, die wir bei Prostatitis konstatieren, gleich. Die Differentialdiagnose können wir also nur durch Ausschluß der Prostatitis stellen und auf Grund des Fortbestehens der Trübung trotz wiederholter desinfizierender Spülungen der Harnblase. Es ist von großer Wichtigkeit, den ersten Urin, der nach einer guten Blasenspülung gelassen wird, bezüglich seines Aussehens und seines Gehaltes an Bakterien mit demjenigen Urin zu vergleichen, der unmittelbar vor der Spülung gelassen worden ist. Sehen diese beiden Urine ähnlich aus und enthalten sie die gleiche Menge Bakterien, so spricht diese Feststellung für das Bestehen einer Pyelonephritis. Auf etwaige Schmerzen und Schwellung von seiten der Harnleiter und Nieren kann man sich nicht verlassen, da diese Symptome oft fehlen, besonders im Beginn der Erkrankung. Ebenso ist es mit dem Fieber, das nur bei einer Retention des Urins im Nierenbecken auftritt. Die mikroskopische Untersuchung des Urins zeigt neben den gewöhnlichen polynukleären Zellen kleine Epithelzellen der Nieren, welche mehr minder kubisch sind, deren Ränder einigermaßen gekrümmt erscheinen, bald konkav, bald konvex; man findet außerdem hyaline oder granulierte Zylinder, die von einer reaktiven Entzündung des Nierengewebes stammen, und häufig rote Blutkörperchen. Die beobachteten Mikroben sind dieselben wie bei der Infektion der Blase, meist Staphylokokken und Kolibazillen.

Bei der soeben skizzierten Pyelonephritis spielt die innere Behandlung eine große Rolle. Dieselbe besteht in der Verabreichung großer Mengen von Getränken, um die Nieren durchzuspülen, und von desinfizierenden Mitteln wie Urotropin bei saurer Reaktion des Urins, Urotropin plus Natrium benzoicum bei alkalischer Reaktion desselben; in letzterem Falle kann man auch mit Erfolg Borovertin, Helmitol und Camphotropin verordnen, ebenso das Acidum camphoratum in Verbindung mit Methylenblau oder Piperazin. **Marion** (307) empfiehlt eine Lösung von Collargol 2 %, von dem man täglich 2 Eßlöffel in Milch nehmen soll, mithin 0,6 pro Tag, er ist manchmal bis zu einer Dosis von 3 g pro Tag während 3 aufeinanderfolgenden Tage gestiegen. Logischerweise sollte man mit der Verordnung innerer Mittel die Aufnahme großer Mengen Flüssigkeiten nicht verbinden, da sonst das Medikament in zu verdünnter Lösung die Nieren passiert. Es ist manchmal dagegen ratsam, diese beiden Methoden abzuwechseln; wenn man nach unnützen Versuchen mit desinfizierenden Mitteln auf dieselben verzichtet, so steht dem nichts im Wege, die Aufnahme großer Flüssigkeitsmengen zu verordnen, da dieselbe dem Kranken Erleichterung bringt und eine Stauung in der Niere verhindert. Man kann auch manchmal mit Vorteil die Balsamica, insbesondere die Terpentinpräparate verordnen. In Fällen, die sich etwas in die Länge ziehen, wirken Kuren in Contrexéville, Vittel, Martigny, Evian, Cap Vern, Wildungen, Brückenau, sehr günstig.

Die wirksamste Behandlung der Pyelonephritis ist offenbar die lokale direkte Behandlung des Harnleiters und des Nierenbeckens. Vermittels des Harnleiterkatheters bringt man antiseptische Lösungen wie Höllenstein, Protargol, Argyrol in das Nierenbecken. Gewöhnlich spritzt man zweimal wöchentlich Lösungen von Höllenstein 1 ‰ oder Collargol 1—2 % ein. Ich fürchte nur, daß die oft erforderliche Wiederholung dieses Vorgehens verhindert, dasselbe bis zur Heilung fortzusetzen.

Auch hier wird die Verwendung von Autovakzinen günstige Resultate ergeben, besonders wenn keine Harnverhaltungen im Nierrenbecken vorliegt. Man muß in allen solchen Fällen auf jeden Fall die Autovakzine anwenden. Das Vaccin-Soude von Mauté (319—321) hat mir besonders günstige Erfolge gebracht.

Ich muß nun noch eine neuere Methode erwähnen, die mir vielversprechend erscheint: dies ist die Verwendung der D'Hérelleschen Bakteriophagen (96, 97). Diese Mikroben, welche zum erstenmal im Stuhlgang bei Dysenterie, die im Abheilen begriffen war, gefunden wurden, haben die besondere Eigenschaft, bestimmte bakterielle Rassen, mit denen man sie in Verbindung bringt, abzutöten. Man drainiert sie in diesem Kampfe durch Züchtung in vitro, und wenn sie gut dressiert sind ein bestimmtes Mikrobion anzugreifen, so bringt man sie in die Blase des Kranken, der Träger dieses Bakteriums ist; zu gleicher Zeit soll der Patient dieselben innerlich nehmen, auch macht man ihm subkutane Einspritzungen dieser Bakterien. Diese Behandlung wird an zwei aufeinanderfolgenden Tagen wiederholt und kann nach Zwischenräumen von 8—10 Tagen mehrmals vorgenommen werden, indem man jedesmal den Bakteriophage den bakteriellen Rassen aneignet, welche weiter bestehen. Während der ganzen Dauer dieser Behandlung darf man weder Spülungen vornehmen noch Antiseptika nehmen lassen. Die Anwendungen des D'Hérelleschen Bakteriophage in der Behandlung der Erkrankung der Harnorgane ist von Dalsace (75) eingehend geschildert worden. Balozet und Lépinay (498) haben versucht einen Bakteriophage gegen den Gonokokkus zu finden, doch ist es ihnen bis jetzt nicht gelungen.

VI. Kapitel.

Fernkomplikationen der Gonorrhöe.

Die gonorrhoischen Erkrankungen fern von den Sexualorganen liegender Körperteile sind entweder toxischer oder bakterieller Natur. Die ersteren sind auf die im Blut zirkulierenden Toxine zurückzuführen, welche von den Gonokokken der Harnröhre produziert werden, die zweiten auf die Invasion der Blutbahn durch die Gonokokken der Harnröhre. Es ist nicht immer leicht, zu unterscheiden, mit welcher von beiden Fernwirkungen wir es zu tun haben, da wir in den betreffenden Fällen nicht immer in der Lage sind mikroskopische Untersuchungen der erkrankten Gewebe vorzunehmen. Wir müssen uns daher oft mit Vermutungen begnügen, welche auf den Verlauf und die Natur dieser Fernkomplikationen aufgebaut sind. Ich kann nicht genug betonen, daß diese Fernkomplikationen eigentlich nie vorkommen dürften. Sie sind nur bei intensiver Vermehrung der Gonokokkenkultur in der Harnröhre selbst möglich. Sie können nur bei exspektativer Behandlung des Trippers sich einstellen oder in deren Folge. Dies ist der hauptsächlichste Grund, wegen dessen ich die exspektative Behandlung von jeher bekämpft habe. Vom Augenblick an, in dem man eine Gonorrhöe mit Spülungen der Harnröhre behandelt, ist jede Fernkomplikation ausgeschlossen. Während meiner vierzigjährigen Tätigkeit habe ich nur in drei Fällen bei in Behandlung befindlichen Patienten solche Komplikationen beobachten müssen. Der erste Fall zeigte eine Myositis des Vorderarms, den ich mit Levy-Bing zusammen mit intravenösen Einspritzungen von Neosalvarsan mit Erfolg behandelt habe (245). Bei dem zweiten Kranken hatte sich nach einer leichten Lymphangitis des Penisrückens eine Entzündung der Sehnenscheiden der Extensoren des Fußrückens entwickelt. Dieselbe heilte sehr schnell unter dem Einfluß von Harnröhrenspülungen und einigen Einspritzungen von Vakzine nach Nicolle (337). Der letzte Fall, den ich zu beobachten Gelegenheit hatte, betraf einen Patienten, bei dem ich unter schlechten Vorbedingungen und mit wenig Aussicht auf Erfolg eine Abortivkur eingeleitet hatte. Am zweiten Tag der Behandlung griff die Erkrankung auf die hintere Harnröhre über, die Spülungen konnten nicht in die hintere Harnröhre gelangen, am dritten Tag der Erkrankung konnte nur wenig Flüssigkeit den Sphinkter passieren; am selben Abend mußte der Patient sich niederlegen, am anderen Tag war eine Entzündung des rechten Kniegelenkes und eine Gonokokkaemie festzustellen. Die Heilung kam nur sehr schwer und langsam zustande. Im großen und ganzen aber findet man die verschiedenen Arten von gonorrhoischem Gelenkrheumatismus nur bei Patienten, die keinerlei Lokalbehandlung unterworfen waren. Wenn man einen Tripper laufen läßt, so muß man sich vergegenwärtigen, daß, wenn auch in der übergroßen Mehrzahl der Fälle diese exspektative Behandlung nur wenig Gefahren mit sich bringt, doch in einem beträchtlichen Prozentsatz sehr ernste Komplikationen entstehen können, welche definitive Gebrechen nach sich ziehen und manchmal, glücklicherweise selten, den Tod herbeiführen. Die Lokalbehandlung der gonorrhoisch erkrankten Harnröhre schließt nicht nur Fernkomplikationen mit Sicherheit aus, sie entwickelt auch eine hervorragende Heilkraft gegenüber diesen Komplikationen. Ich habe weiter oben schon auf einen in dieser Beziehung interessanten Fall hingewiesen, der den Einfluß der Abortivbehandlung einer frischen Gonorrhöe auf ein durch alte Arthritis ankylosiertes Knie beweist. Ich muß immer wieder die Beeinflussung entfernterer Gonokokkenkolonien durch die Lokalbehandlung der Gonorrhöe betonen, ich muß es daher für einen Mangel der Logik, ja für einen Nonsens erklären, wenn man die mit gonorrhoischem Gelenkrheumatismus behafteten Patienten ohne jede Lokalbehandlung der Harnröhre läßt. Dies ist leider die Regel in den inneren Kliniken, in welche die an gonorrhoischem Gelenkrheumatismus leidenden Kranken gewöhnlich aufgenommen werden, aber auch in vielen Spezialabteilungen für Geschlechtskranke, in denen ein solches Verhalten doch ausgeschlossen sein sollte. Es werden daselbst alle möglichen Behandlungsmethoden der Gelenkentzündungen angewandt, man immobilisiert die erkrankten Organe, man übersät sie mit Galvanopunkturen, man macht eine Punktion nach der anderen, aber man denkt überhaupt nicht daran, die Quellen des Übels anzugreifen. Es ist unverzeihlich, in solchen Fällen nicht sofort die Harnröhrenspülungen zu beginnen oder, wenn solche ausgeführt werden, dieselben auszusetzen. Wenn bei Fernkomplikationen, deren gonorrhoische Natur wahrscheinlieh ist, die Gonokokken nicht sofort gefunden werden, so muß man dieselben in den Schlupfwinkeln aufstöbern, die wir kennen gelernt haben; auch wenn man sie nicht findet, ist es immerhin ratsam, Harnröhrenspülungen vorzunehmen. Die Wirkung derselben auf die Fernkomplikationen ist enorm. Die am meisten beobachteten metastatischen gonorrhoischen Erkrankungen sind: Gelenkentzündung, Sehnenscheidenentzündung, Muskelentzündung, metastatische Erkrankungen des Auges, welche mit der Bindehautentzündung nicht zu verwechseln sind, die durch direkte Infektion mit Gonokokken hervorgerufen wird. Weniger häufig treten auf: Nervenentzündungen, Rückenmarkentzündungen, Dermatosen, Septikaemie, auch Gonokokkaemie genannt.

1. Der gonorrhoische Rheumatismus.

Der gonorrhoische Rheumatismus befällt die Muskeln, die Sehnenscheiden, die Sehnen, die Gelenke und kann in letzterem Falle ein oder mehrere Gelenke ergreifen, er kann mit einfacher Kongestion derselben einhergehen oder zu Hydarthrose ja auch zur Vereiterung des Gelenkes führen. Der gonorrhoische Rheumatismus tritt nur selten auf. Während des Krieges habe ich auf 692 Fälle von Gonorrhöe diese Komplikation achtmal beobachtet. Der Gonokokkus wurde selten in den serösen Ergüssen oder dem Eiter der Gelenke gefunden, häufiger in den Wandungen und den Wucherungen der erkrankten Gelenke. Was die Sehnenscheidenentzündungen anbetrifft, so wissen wir nicht, ob dieselben toxischen oder bakteriellen Ursprungs sind. Ihr langes Weiterbestehen, auch nach Abheilung des Harnröhrentrippers, scheint eher für eine bakterielle Invasion zu sprechen, doch ist es auffallend, daß dabei keine Tendenz zur Vereiterung besteht. Es könnte höchstens sein, daß sich in solchen Fällen wie bei der Nebenhodenentzündung ganz kleine Eiterherde bilden, welche sich in einer entzündlichen Kapsel einmauern und daselbst eingeschlossen bleiben. Ich habe Gonokokken in einem Sehnenscheidenabszeß nachweisen können, welcher sich hinter dem Malleolus externus entwickelt hatte. Die am häufigsten ergriffenen Gelenke sind: das Knie, die Gelenke der Phalangen, das Sternoklavikulargelenk, das Temporomaxillargelenk, seltener das Ellenbogengelenk, das Koxofemoralgelenk und die Gelenke der Wirbelsäule. Die gonorrhoischen Gelenkentzündungen sind sehr hartnäckig. Es kommt oft eine Periarthritis und eine Entzündung der benachbarten Sehnenscheiden dazu, die Vereiterung der Gelenke führt leicht zu Ankylose. Man darf diese Erkrankungen nicht mit syphilitischen Arthropathien (Gerson 484) verwechseln. Die Muskeln in der Nähe des erkrankten Gelenkes atrophieren schnell, die umgebende Haut verdickt sich. Eine Erkrankung der Muskeln mit schmerzhafter Schwellung und Induration des Muskelgewebes kann ebenfalls beobachtet werden. Am häufigsten ist dies mit dem Bizeps der Fall. Alle diese Komplikationen verlaufen mit kontinuierlichem Fieber, welches wochenlang anhalten kann und den Kranken sehr herunterbringt. Interessant ist zu beobachten, daß im Gegensatz zum Fieber bei Typhus oder Scharlach, welches die Harnröhrengonorrhöe heilt (s. Noguès 342), dieses Fieber keinerlei günstigen Einfluß auf die Gonorrhöe der Harnröhre oder der Fernherde ausübt. Die wahre Behandlung des gonorrhoischen Rheumatismus besteht darin, ihn zu vermeiden; die frühzeitigen Blasenspülungen verhindern mit Sicherheit dessen Entstehen. Hat man bis dahin noch keine Spülungen der Harnröhre vorgenommen, so müssen dieselben sofort aufgenommen werden, um weitere Metastasen und neue Reinfektionen der schon bestehenden Läsionen zu verhüten. Leider heilen diese Spülungen diese Fernkomplikationen nicht genügend, dieselben bestehen auch nach vollkommener Desinfektion der Harnröhre weiter. Dies ist in denjenigen Fällen wohl erklärlich, welche durch eine Auswanderung der Gonokokken hervorgerufen sind, man muß in solchen Fällen der Lokalbehandlung der Harnröhre noch andere Behandlungen beifügen, auf die wir gleich eingehen werden. Die Lokalbehandlung besteht in Spülungen der ganzen Harnröhre vermittels übermangansaurem Kali, in genauestem und penibelstem Aufsuchen und Zerstören urethraler Schlupfwinkel, in Untersuchen und Behandeln der Prostata und Samenblasen. Die interne Behandlung des gonorrhoischen Gelenkrheumatismus umfaßt Verordnung von Natrium salicylicum, Aspirin, Diureticis, Harndesinfizientien: Urotropin, Piperazin, Natron benzoicum usw. Die Lokalbehandlung der erkrankten Gelenke, Sehnenscheiden und Muskeln selbst wird je nach dem Falle wie folgt ausgeführt: in den Fällen von Arthralgien Ruhigstellung des Gelenks und einfaches ableitendes Verfahren vermittels Pinselung mit Jodtinktur oder Galvanopunktur; bei akuter Entzündung des Gelenks mit großer Schwellung und geringem Erguß Heißluftduschen und Heißluftbäder. In den Gelenkentzündungen mit Hydarthrose ist Biersche Stauung (31) empfohlen, ferner Punktion des Gelenkes und Einspritzungen antiseptischer Lösungen in die Gelenkhöhle: Sublimat, Borsäure, Chlorzink. In den Fällen von pseudophlegmonöser Arthritis Ruhigstellung des Gelenkes mit Gipsverbänden oder Wasserglasverbänden. In den subakuten und chronischen Gelenkentzündungen: vorzeitige Mobilisation, Massage, Elektrizität, radioaktiver Schlamm, Einspritzungen von Fibrolysin, periartikuläre Einspritzungen von Natrium salicylicum. Bei Vereiterung der Gelenke muß man zur Arthrotomie greifen. Die neuren besseren Behandlungsmethoden bestehen in intravenösen und intramuskulären Einspritzungen von Arsenobenzol oder Salvarsan, in antigonorrhoischer Vakzination, möglichst in Form von Autovakzinen, in antigonorrhoischer Serumtherapie, in intramuskulären Milcheinspritzungen. Dourthe (106) hat mit Erfolg bei gonorrhoischer Entzündung des Fußes und Talalgie subkutane lokale Einspritzungen von salizyliertem Vaselinöl zu 22 % vorgenommen. Veilland (429) empfiehlt bei eitriger Gelenkentzündung des Knies die Punktion desselben und im Anschluß daran die Einspritzung von 20 ccm Sublimat zu 0,25 ‰. Diese Einspritzungen setzt er solange fort, bis die Lösung klar zurückkommt; die Schmerzen und das Fieber lassen bald nach, und man vermeidet auf diese Weise die chirurgische Öffnung des Gelenkes. Gentilhe (141) empfiehlt die Punktion des Gelenkes und nachfolgende Ausspülung mit abgekochtem Wasser zu 55° C. Er betont die Nützlichkeit einer möglichst baldigen Mobilisation des Gelenkes, die Notwendigkeit der Massage und der elektrischen Behandlung, um eine Atrophie der Muskeln zu verhüten. Die Behandlung dauert 4 bis 6 Wochen. In den ganz schlimmen und hartnäckigen Fällen bleibt dem Arzt nur die Vornahme der Arthrektomie übrig. Die Entfernung der Synovialis, der Gelenkknorpel und der Sehnen ruft eine schnelle Ankylose hervor, und dies ist was man in so verzweifelten Fällen erzielen muß (Morestin 329, Michel und Mondor 329, Mondor 505).

Von den neueren Behandlungsmethoden will ich zunächst die intravenöse Einspritzung von Kollargol erwähnen. Riebold (370) berichtet über zahlreiche Fälle von Heilungen durch diese Methode in Fällen, die der klassischen Behandlung widerstanden haben. Er benützt eine Lösung von 2 %, von der er das erstemal 4—8 ccm einspritzt, die folgenden Male 6—10 ccm. Die Zahl der Einspritzungen richtet sich nach dem Wiederauftreten der Schwellungen des Gelenkes und des Fiebers. Im allgemeinen genügen 3—4 Einspritzungen, selten sind 5—6 erforderlich. Gennerich (140) lobt ebenfalls diese Behandlungsmethode, er spritzt täglich 8—10 ccm einer kolloidalen Silberlösung zu 1 % ein und zwar so oft, bis das Fieber ausbleibt; in frischen Fällen kann diese Behandlung als abortiv bezeichnet werden. In älteren Fällen muß man die Biersche Stauung daneben verwenden.

Die Biersche Stauung wird dadurch erreicht, daß man ungefähr 15 cm oberhalb des erkrankten Gelenkes einen dicken Gummischlauch oder eine Gummibinde um das betreffende Glied legt. Man muß den Schlauch oder die Binde so anziehen, daß man den Rücklauf des venösen Blutes unterbindet, ohne jedoch den arteriellen Zulauf zu verhindern. Die dadurch hervorgerufene Schmerzempfindung muß erträglich sein, das Glied muß warm bleiben und soll von einem dicken Ödem ergriffen werden, welches feuerrot wird: dann ist die Binde richtig angelegt (Chauvet 60). Am ersten Tag läßt man die Binde 3/4 bis 1 1/2 Stunden liegen, die nächsten Tage zwei und mehrere Stunden. Boetzner (34) geht bis zu Stauungen von 20—22 Stunden. Wenn man die Binde entfernt, so soll man das Glied in Watte einwickeln und die bekannte leicht elastische Velpeaubinde darum legen. Han (162) empfiehlt, nachträglich das Glied hochzulegen, damit das Ödem, das sich gebildet hat, zurückgeht. Schon nach einer Woche muß man mit Bewegungen des Gelenkes beginnen, zuerst mit passiven, dann mit aktiven (Hirsch 182, Wagner 437).

Die Ärothermotherapie besteht in Heißluftbädern, Heißluftduschen. Die Heißluftbäder werden in einer Kiste genommen, in welche das erkrankte Glied gesteckt wird, und erreichen eine Hitze von 80—110° C. Dieselben werden täglich gebraucht und zwar 1/2 bis 1 Stunde, die Behandlung nimmt 2 bis 3 Wochen in Anspruch. Nach der Behandlung wird das Glied abgetrocknet und mit Watte umwickelt. Die Heißluftduschen werden vermittels eines Ventilators vorgenommen, der durch Alkohol, Gas oder besser Elektrizität in Bewegung gesetzt wird. Die auf das erkrankte Organ gesandte Luftkolonne wirkt durch die hohe Temperatur und durch die Massage, die sie ausübt. Die Luft erreicht eine Hitze von 70—110° C; je nach der Wärme die man erreichen will, hält man den Apparat 5, 10 oder 15 cm vom kranken Glied entfernt.

Die Radiumbehandlung des gonorrhoischen Rheumatismus geschieht auf zwei Arten. Soupault (405), Wickham (441), Dominici und Gy (460) haben mit besonderen radiumsalzhaltigen Apparaten gute Resultate erzielt: Abnahme der Schmerzen schon am zweiten Tag, frühzeitigere Bewegungsmöglichkeit der Gelenke, Verhinderung der Ankylose. Von anderer Seite wird die Applikation von radiumhaltigem oder besser aktiniumhaltigem Schlamm empfohlen. Dieser Schlamm wird entweder direkt um das erkrankte Gelenk herumgelegt oder man mischt 250 Gramm Schlamm mit einem Bad von 200 Liter zu 36° C. Bei der direkten Auflegung auf die Haut hat Renault (363) Erythem entstehen sehen. Am besten wirkt natürlich der Schlamm, wenn er in den Badeorten selbst an Ort und Stelle verwendet wird, z. B. in Abano, bei Padua, in Dax und in Saint-Amand. Chevrier spritzt in Fällen von Hydrarthrose die radiumhaltige Flüssigkeit (30—40 Milligramm Radiumsulfat pro Injektion) in das erkrankte Gelenk ein und zwar nach Punktion des Gelenkes und Entleerung des Ergusses. In den pseudophlegmonösen Formen der Gelenkentzündung nimmt er keine Punktion vor, sondern spritzt das radiumhaltige Salz um das erkrankte Gelenk herum an zahlreiche Stellen in das Gewebe ein. Chauvet (60) macht ebenfalls Einspritzungen mit Radiumsalz.

Von mancher Seite werden intramuskuläre und intravenöse Einspritzungen von Fibrolysin empfohlen. Dieselben werden während 2 Wochen täglich vorgenommen, man spritzt jedesmal 2 ccm ein; nach 14 Tagen Ruhepause von 5 Tagen, dann wird, wenn nötig, eine zweite Serie Einspritzungen ausgeführt. Das Fibrolysin, welches auch gegen die Verhärtungen des Nebenhodens und gegen die Harnröhrenverengerungen empfohlen worden ist, stellt eine Verbindung von Thyosinamin und von Natron salicylicum dar, dasselbe kommt in Ampullen von 2 ccm in den Handel, welche einem Gehalt von 0,20 Gramm Thyosinamin entsprechen.

Die Massage und frühzeitige Mobilisation wird allgemein als wirksam und logisch in der Schlußperiode der Gelenkentzündung sowie in den chronischen Fällen angesehen. Fège empfiehlt diese Verfahren sogar in den akuten Fällen. Dies widerspricht den bekannten Ergebnissen der Massage bei akut infektiösen Erkrankungen. Ich möchte diese Methode in akuten Fällen nicht ohne weiteres empfehlen.

Die Behandlung der allgemeinen Komplikationen der Gonorrhöe durch intramuskuläre und intravenöse Einspritzungen von Arsenobenzolen, insbesondere von Sulfarsenol, wurde zum erstenmal von Levy-Bing und Duroeux (292, 293) empfohlen (siehe auch Lamblin 492). Sie spritzen das Sulfarsenol in Dosen von 6—30 Centigramm alle 3—4 Tage ein, die Dosen werden ganz allmählich erhöht von 6 auf 12, dann auf 18, 24, zum Schluß auf 30 Centigramm. Bei dieser Dosis bleibt man und fährt mit derselben fort, bis man im ganzen 4—6 Gramm Sulfarsenol verbraucht hat, je nach der Schwere des Falles und nach der Toleranz des Kranken. Die Erfolge, die sie erzielt haben, sind vielversprechend und zeigen, daß wir in dieser Methode eine der wirksamsten Bekämpfungsarten des gonorrhoischen Rheumatismus besitzen.

Die Anwendung der Hochfrequenzströme leistet in Verbindung mit andern Behandlungsmethoden beachtenswerte Dienste. Man legt eine breite ringförmige Scheibe Zinn oberhalb des erkrankten Gelenkes auf und läßt während 25 Minuten einen Strom von 1,5—2 Ampère durchgehen.

Die Vakzinotherapie, auf die wir in einem besonderen Kapitel näher eingehen werden, zeitigt bei dem gonorrhoischen Rheumatismus glänzende Resultate, die am besten die Wirksamkeit der Vakzine beweisen. Man erreicht damit offensichtliche Besserungen und häufig sehr schnelle Heilung, auch mit den Stockvakzinen des Handels, die doch bei der einfachen Gonorrhöe der Harnröhre vollkommen versagen.

Die intramuskulären Einspritzungen von Milch in Verbindung mit der Verwendung von Vakzinen haben Roux (381) bessere Resultate gegeben, als man sonst mit der Verwendung nur einer dieser Methoden erzielt (siehe Tansard 416, 477). Die sterilisierte oder abgekochte Milch wird in einer Menge von 1—5 ccm intramuskulär eingespritzt und zwar jeden zweiten Tag; häufig genügen 6 solcher Einspritzungen. Diese Einspritzungen rufen einen Schock mit Fieber von 39° hervor, welcher jedoch nur kurz dauert und ein Zeichen von Reaktion des Organismus ist.

Die Serotherapie ist besonders von Ravaut (476) sowie von dessen Schüler Ryckewaert (384) genau studiert worden. Ravaut weist auf die Unwirksamkeit des Serums bei subkutaner oder intramuskulärer Einspritzung hin und zieht daher die intravenöse vor. Er hält diese auch für wirksamer als die von Bebra und Paraf (81) empfohlene intraartikuläre Einspritzung. Die intravenöse Einspritzung gibt ihm sehr günstige Resultate, freilich manchmal um den Preis unangenehmer anaphylaktischter Anfälle.

Fassen wir all das Gesagte zusammen, so scheint mir die beste Behandlung des gonorrhoischen Gelenkrheumatismus folgende zu sein: Bettruhe, unbedingte Fortsetzung der lokalen Behandlung der Harnröhre, Ruhigstellung des erkrankten Gelenkes, ableitendes Verfahren, intravenöse oder intramuskuläre Einspritzungen von Sulfarsenol oder auch Vakzinotherapie, besser noch Serotherapie, wenn man für den Patienten nicht zu sehr die anaphylaktischen Anfälle befürchtet, möglichst frühzeitige Bewegungen des erkrankten Gelenkes, Applikation der Hochfrequenzströme (Diathermie).

2. Die toxische gonorrhoische Konjunktivitis.

Diese Konjunktivitis, welche durch Resorption der von den Urethralgonokokken produzierten und in die Blutbahn gelangenden Toxine hervorgerufen wird, ist nicht zu verwechseln mit der gonorrhoischen Konjunktivitis, die durch direkte Übertragung des Gonokokkus auf die Oberfläche der Konjunktiva herbeigeführt wird. Sie ist charakterisiert durch die Vaskuralisation der Bindehaut ohne merkliche Eiterung. Man kann natürlich in diesen Fällen keine Gonokokken in den Absonderungen des Auges finden. Sie befällt im allgemeinen beide Augen zu gleicher Zeit und hat alle Charaktere der sogenannten rheumatischen Konjunktivitis. Sie entwickelt sich viel häufiger bei den Patienten, welche keiner Lokalbehandlung der Harnröhre unterworfen werden oder welche nur Balsamica nehmen. Ich habe sie nur ganz ausnahmsweise bei meinen mit Spülungen regelmäßig behandelten Kranken wahrgenommen. In diesen Fällen sind die Augen leicht gerötet, der Patient hat ein gewisses Gefühl der Spannung in den Augen. Der toxische Ursprung dieser Erkrankung wird durch den günstigen und sehr schnellen Einfluß der Harnröhrenspülungen unter Ausschluß jeglicher Lokalbehandlung der Augen deutlich erwiesen; man kann sich mit einfachen Umschlägen von warmer physiologischer Kochsalzlösung auf die Augen begnügen. Ich habe einmal unter gleichen Umständen bei einem Kranken eine starke Iritis feststellen können. Die Unregelmäßigkeit und die Ungleichheit der Pupillen wies darauf hin, daß Synechien sich gebildet hatten. Eine regelmäßig durchgeführte Behandlung des Auges mit Atropin war erforderlich, um die vollkommene Heilung des Auges zu erreichen.

3. Gonorrhoische Endokarditis, Phlebitis, Myelitis, Neuritis, Hauterkrankungen.

Die gonorrhoische Endokarditis ist glücklicherweise selten und wird nie bei Patienten, die regelmäßigen Harnröhrenspülungen unterworfen werden, getroffen. Ich habe nur einen einzigen Fall bei einem jungen Mann erlebt, welcher in der Hochzeitsnacht infiziert wurde und dann trotzdem eine größere Reise unternahm und keinerlei Diät einhielt ,auch keine Lokalbehandlung vornehmen ließ und nur Balsamica einnahm. Drei Monate nachher stellte sich eine Endokarditis ein, und der junge Mann starb bald nachher. Die klinischen Erscheinungen der gonorrhoischen Endokarditis sind dieselben wie die aller infektiösen Endokarditiden: Fieber, Herzgeräusche, Abmagerung, Kachexie, Embolien oder Asystolie. Diese Erkrankung ist gewöhnlich tödlich. Wenn der Patient mit dem Leben davon kommt, so bleiben äußerst schwere Herzstörungen zurück. Wenn ich diese Erkrankung im Verlauf einer Gonorrhöe zu behandeln hätte, so würde ich mich an intravenöse Injektionen von Sulfarsenol nach Levy-Bing halten oder auch nach dem Vorschlag von Young (449, 450) an intravenöse Einspritzungen von Merkurochrom zu 1% in der Dosis von 5 Milligramm pro Kilogramm Gewicht. Ich glaube, daß die Vakzination, deren Wirkung immer langsam eintritt, in solchen Fällen nicht am Platze wäre. Die intravenöse Serumtherapie nach Ravaut wäre sicher sehr wirksam, aber auch sehr gefährlich durch die anaphylaktischen Erscheinungen, die sie hervorruft und welche den Herzmuskel schwächen. In der allerletzten Zeit habe ich ein junges Mädchen beobachtet, welches bei sehr leichter Gonorrhöe der Harnröhre und des Muttermundes an Endokarditis erkrankt ist. Ich vertraute die weitere Behandlung Ravaut an, aber trotz aller Bemühungen desselben erlag die Patientin nach 3 Monaten.

Im Verlauf der Gonorrhöe kann sich eine Phlebitis der Dorsalvene des Penis und im Fall einer Funikulitis eine Entzündung der Venen des Samenstranges entwickeln. In der Literatur sind keine Fälle von Embolien im Anschluß an diese Venenentzündung erwähnt. Man muß immerhin den Patienten, bei denen man eine solche Venenentzündung feststellt, strenge Bettruhe auferlegen.

Man hat Fälle von gonorrhoischer Myelitis mit Lähmung der Beine und Lähmung der Sphinkteren veröffentlicht, auch einige Fälle von gonorrhoischer peripherer Neuritis; doch sind diese Fälle sehr selten, ihre Ätiologie noch recht dunkel.

Auch die Frage der gonorrhoischen Hauterkrankungen ist noch nicht spruchreif. Dahin gehören die gonorrhoischen Keratosen, die von Silva (77) mitgeteilten Fälle von echtymatösen Geschwüren der Haut bei Gonorrhöe des Mastdarms. Dieser Autor fand im Eiter der Geschwüre am Arm, im Gesicht, im Nacken intrazelluläre Diplokokken, die alle Merkmale der Gonokokken aufwiesen. Nach Einspritzung von Vakzinen in Verbindung mit einer durch die Syphilis des Patienten erforderliche Spezialbehandlung trockneten die Geschwüre aus und der Rektalausfluß versiegte. Die Frage der gonorrhoischen Hautentzündung wurde von Hudelo (187) genauer besprochen. Buschke unterscheidet 4 Formen dieser Erkrankung: 1. das einfache Erythem, nicht zu verwechseln mit den medikamentösen Ausschlägen; 2. Urtikaria und Erythema nodosum, manchmal auch mit Arthritis, Endokarditis und Perikarditis auftretend; 3. hämorragisches und bullöses Erythem, wahrscheinlich embolischen Ursprungs. Chevalier, Bourgeois und Levy-Brühl (479, 500) haben Fälle von gonorrhoischer Purpura veröffentlicht; 4. mehr minder ausgedehnte Hyperkeratose, die auf die Schleimhäute übergehen kann, aber vor allem an Armen und Beinen auftritt; dieselbe hat die Neigung sich auf die Füße und Hände zu lokalisieren.

4. Gonokokkämie.

Die Gonokokkämie oder gonorrhoische Septikämie ist glücklicherweise äußerst selten. Faure-Beaulieu (120, 121) stellt 34 solcher Fälle zusammen, Dieulafoy 37 Fälle. Souplet (406), Guyot, Christman (64, 65), Wassermann, zeigen eindringlich, wie sehr in manchen Fällen die Gonorrhöe die Bezeichnung einer allgemeinen Erkrankung verdient. Um den Gonokokkus im Blut nachzuweisen, empfiehlt Vidal (452) 15—20 ccm Blut zu entnehmen und dasselbe auf ein Gemisch von Gelatineaszites und $^1/_3$ Blut zu überimpfen, oder auf eine Mischung von 300—500 g Bouillon und $^1/_3$ der Menge Aszitesflüssigkeit. Man kann auch in solchen Fällen die Reaktion der Komplementfixation, der Agglutination und der Präzipitation aufsuchen, indem man als Antigen eine Mischung verschiedener emulsionierter Gonokokkenstämme verwendet; diese werden nach 24 stündigem Wachstum auf Gelatineaszites gewonnen, in physiologischer Kochsalzlösung aufgeschwemmt, dann zentrifugiert, gewaschen und in 10 ccm steriler physiologischer Kochsalzlösung wieder aufgefangen, sodann während einer Stunde einer Temperatur von 60° ausgesetzt (Dombray 459). Als Typus einer gonorrhoischen Septikämie will ich den Fall von Rueck (383) hier folgen lassen: Eine Frau von 22 Jahren tritt 8 Tage nach ihrer Verheiratung in das Spital ein mit Gelenkschmerzen, Kopfschmerzen, 40° Fieber, systolischem Geräusch; nach 4 Wochen Petechien, in der fünften Woche Anschwellung und Rötung der beiden Kniegelenke; während 5 Tage Schüttelfrost, septikämischer Zustand. Die Untersuchung des Blutes ergibt Gonokokken, deren Indendität durch die Färbung, die Züchtung, die Agglutinationsprobe mit einem polyvalenten Serum festgestellt wird; Einspritzungen von Gonokokkenvakzine bringen das Fieber zum Weichen, doch 5 Tage nach dem Beginn dieser Behandlung stirbt die Patientin. Hier folgt noch eine Beobachtung mit günstigem Ausgang von Cholzow (63). Bei einem Mann von 36 Jahren entwickelt sich gelegentlich seiner zweiten Gonorrhöe eine Prostatitis, die zur Bildung eines Abszesses führt. Trotz eines chirurgischen Eingriffes bleibt das Fieber bestehen, ebenso die Entzündung der beiden Radiokarpalgelenke und der Temporomaxillargelenke. Die Untersuchung des Blutes ergibt bei direkter mikroskopischer Untersuchung kein Ergebnis, doch Fallen die Kulturen positiv aus, auch die Komplementreaktion ist positiv. Im Anschluß an die Operation wird eine antigonorrhoische Vakzinotherapie eingeleitet, und 3 Wochen nachher verläßt der Patient geheilt das Krankenhaus. Doch einige Tage nachher tritt das Fieber und die Schmerzen in der Prostata wieder auf, man findet eine Eiterverhaltung und öffnet sie; 4 Wochen später ist der Patient definitiv geheilt.

Ich habe selbst ganz kürzlich einen Fall von Gonokokkämie beobachtet, welcher am 4. Tag einer Abortivbehandlung mit Argyrol einsetzte; die Temperatur stieg sofort auf 40° C, das rechte Kniegelenk wurde infiziert und trotz der Fortsetzung von Spülungen und der Einspritzungen von Gonokokkenvakzine nach Mauté (317) oszilierte das Fieber während eines ganzen Monats zwischen 38,5 und 40°, mit tiefen Remissionen am Morgen. Weder die direkte Untersuchung noch die Verimpfung des Blutes ergaben Gonokokken, auch fiel die Komplementreaktion sowie die Agglutination negativ aus. Wir haben also in diesem Fall keinen strikten Beweis einer Gonokokkämie. Wir haben dieselbe lediglich auf Grund der Symptome und der großen Temperaturschwankungen angenommen. Am 22. Tag der Erkrankung bekam der Patient eine erste intravenöse Einspritzung von 10 ccm antigonorrhoischen Serums des Institut Pasteur, am selben Abend Temperatursteigerung auf 40°; zwei Tage darauf zweite Einspritzung von 15 ccm, die ebenso gut ertragen wurde wie die erste; den übernächsten Tag vorbereitende Einspritzung von 1 ccm, sofort darauf schwerster anaphylaktischer Schock, kleiner Puls, Atemnot, Zyanose des Gesichtes; die darauffolgenden Tage verordnete man zur Unterstützung des Herzens Solubain. Die Serumtherapie wurde natürlich ausgesetzt. Fünf Tage nach der letzten Einspritzung ging das Fieber auf 37—38° C. herunter und blieb auf dieser Höhe während 3 Wochen. Nach dieser Zeit konnte der Kranke als geheilt betrachtet werden, die mit Spülungen der Harnröhre weiter behandelte Gonorrhöe der Harnröhre war schon 14 Tage vorher abgeheilt. Das rechte Kniegelenk, welches eine gewisse Tendenz zur Ankylose zeigte, wurde massiert, es wurde Bewegungstherapie betrieben, nach einem weiteren Monat konnte das Knie bis zum rechten Winkel gebeugt werden.

Die Gonokokkämie ist eine äußerst ernste Erkrankung, die in kurzer Zeit tödlich verlaufen kann. Infolge der Seltenheit derselben ist unsere therapeutische Erfahrung noch sehr beschränkt. Trotz des Erfolges der Impfstoffbehandlung in dem zweiten oben beschriebenen Fall glaube ich, daß ihre Wirkung zu langsam eintritt, um in einem solchen Falle rechtzeitig wirksam zu sein. Man muß schnell und energisch vorgehen und zwischen chemischer Therapie und Serotherapie wählen. Man verwendet zu diesem Zwecke das Sulfarsenol (Girard 485), das Tripaflavin (Vidal 442, Lemierre 288), das Merkurochrom (Young 299 und 487). Es scheint, daß die von Ravaut empfohlene Serotherapie in intravenöser Applikation das wirksamste Mittel ist; die durch dasselbe hervorgerufenen anaphylaktischen Erscheinungen hält Ravaut nicht für gefährlich. Alle diese Mittel haben sich leider in dem kürzlich von mir beobachteten und oben bereits erwähnten Fall von Gonokokkämie bei einem jungen Mädchen als unwirksam und ohnmächtig erwiesen. Die Kranke starb nach 3 Monaten an gonorrhoischer Septikämie mit Endokarditis. Diese traurigen Erfahrungen könnten uns zu der Ansicht verführen, daß der Gonokokkus ein fürchterliches Mikrobion sei, welches die schlimmsten Zerstörungen herbeiführen könnte. Dieses ist jedoch nicht der Fall. In der übergroßen Mehrzahl der Fälle kann man denselben als gutartig bezeichnen. Die Chirurgen, die Frauenärzte, die Geburtshelfer fahnden sozusagen nie nach Gonokokken bei den Kranken, die sie operieren wollen. Sie unterwerfen dieselben auch nicht vor ihrer Operation einer Behandlung, die sie von Gonokokken befreien könnte, inmitten der Infektion operieren sie dieselben und leiten die Geburten ein, und das alles ohne in den meisten Fällen den Patientinnen irgendwie zu schaden.

Oettinger und Marie haben folgenden interessanten Fall veröffentlicht, den sie als primäre Gonokokkämie bezeichnen: Ein Patient, der vorher schon Gelenkrheumatismus gehabt hat, zeigt wieder Erscheinungen dieser Erkrankung mit Fieber. Zunächst bringt ein Salizylpräparat Besserung, doch tritt bald wieder Verschlechterung ein, das Fieber steigt, man konstatiert eine Vergrößerung der Milz und starke Anämie, die Untersuchung ergab eine primäre Gonokokkämie. Es stellt sich dann akute Nierenentzündung, Lungenödem ein, der Kranke stirbt. Bei der Autopsie findet man primäre Endokarditis mit zahlreichen Gonokokken. Es war keine urethrale Gonorrhöe vorangegangen. Ich frage mich, ob der schon früher beobachtete Gelenkrheumatismus nicht schon gonorrhoischer Natur gewesen ist und sich im Anschluß an eine Harnröhren- oder Dickdarmgonorrhöe entwickelt hat, die der Aufmerksamkeit des Patienten entgangen war. Gerade die Rektalgonorrhöen verlaufen manchmal unbemerkt von den Kranken.

Lebreton hat die Frage aufgeworfen, ob der Gonokokkus

sich in den eigentlichen Genitalorganen niederlassen kann, ohne die Harnröhre, die er vorher passiert haben muß, zu infizieren. Lebreton (274, 509) läßt diese Möglichkeit zu, auch Asch (10), Darget (510), Böckel (511), David (512), S. Meyer (513), vertreten diese Anschauung. Sie zeigen in überzeugender Weise, daß die hintere Harnröhre und ihre Adnexen sowie der gesamte Organismus von Gonokokken infiziert werden kann, während die vordere Harnröhre gesund bleibt. Es wäre dies das Gegenstück zu der von mir beschriebenen diskreten Gonorrhöe der Frau. Ich möchte mir nur erlauben darauf hinzuweisen, daß in einigen dieser Fälle der Nachweis der Gonokokken einzig und allein durch Spermokultur erbracht worden ist und man daher infolge der dabei unterlaufenden Irrtümer einige Vorbehalte machen muß.

Die chronische Gonorrhöe des Mannes und die extragenitalen Herde beim Mann werde ich mit der chronischen Gonorrhöe der Frau zusammen besprechen.

III. TEIL.

Gonorrhöe der Frau.

VII. Kapitel.

Verlauf und Diagnose der Gonorrhöe bei der Frau.

Bei der Frau kann die Gonorrhöe gerade wie beim Mann akut, subakut oder chronisch verlaufen; ein fundamentaler Unterschied zwischen beiden besteht darin, daß während diese Erkrankung beim Manne fast immer akut oder subakut verläuft, dieselbe bei der Frau fast stets chronisch wird. Auf zehn Frauen, die einen Mann anstecken, haben neun eine chronische Gonorrhöe (Janet 204). Dies kommt daher, daß beim Mann der Tripper, ob er nun gut oder schlecht behandelt wird, fast immer heilt, manchmal oft von selbst. Nur bei Bestehen von extraurethralen Herden wird die Gonorrhöe beim Manne chronisch, doch sind diese Fälle verhältnismäßig selten. Es hat oft den Anschein, als ob das Ausspülen der infizierten Harnröhre nur durch den austretenden Urin genügt, um mit der Zeit die Heilung herbeizuführen. Die Entleerung des Urins schwemmt die durch die Phagozytose nach außen gelangenden Gonokokken weg; die extraurethralen Schlupfwinkel, in denen diese Auskehrung durch den Urin unmöglich ist, können allein die Gonokokken auf endlose Zeit zurückhalten, wodurch die chronische Gonorrhöe und die latente Gonorrhöe bedingt wird. Diese Herde finden sich nun beim Manne sehr selten, während man sie bei der Frau ständig vorfindet. Bei der Frau sind alle gonorrhoischen Herde außerhalb der Harnröhre gelegen, infolgedessen ist die Frau dem Gonokokkus auf immer verfallen. Die Spontanheilung der Gonorrhöe ist unter diesen Bedingungen fast ausgeschlossen; die Heilung infolge Behandlung ist auch nicht sehr häufig, schon deshalb nicht, weil die meisten Frauen, die keine Ahnung von ihrer Erkrankung haben, den Arzt nicht aufsuchen und weil leider auch die meisten Ärzte bei der Behandlung Methoden befolgen, die ungenügend oder unfähig sind eine Heilung herbeizuführen. Und dies ist auch der Grund, warum die Gonorrhöe eine so weit verbreitete Krankheit ist. Wenn eine Frau einmal infiziert ist, so behält sie die Krankheit jahrelang, manchmal ihr ganzes Leben lang und findet Gelegenheit genug, dieselbe weiter zu übertragen. Der Beginn der Gonorrhöe bei der Frau kann ebenso wie beim Mann sehr akut sein, dieselbe kann aber auch so schwach auftreten, so minimale oder auch gar keine Entzündungserscheinungen hervorrufen, daß die Frau gar nicht inne wird, daß sie krank ist. Der Bau der weiblichen Geschlechtsorgane bringt es ja auch mit sich, daß die Frau nicht so leicht wie der Mann deren Zustand überwachen kann und die geringste pathologische Absonderung schnell feststellen könnte. Viele Frauen sehen in einem gonorrhoischen Ausfluß nichts weiter als einen normalen weißen Fluß; abgesehen von den Fällen schwerer und schmerzhafter Entzündungen, haben die Frauen meist keine Ahnung, daß sie infiziert sind, und können ebenso wenig kontrollieren, ob sie geheilt sind. Man versteht daher sehr gut, daß eine Frau, die einen Mann angesteckt hat und sich daher untersuchen lassen soll, sich zunächst gegen die Möglichkeit einer solchen Erkrankung empört, und, überzeugt von ihrer Unschuld, sich gern von einem oder mehreren Ärzten untersuchen läßt. Nun kommt es täglich vor, daß die Ärzte solchen Frauen ein Gesundheitsattest ausstellen, da die Geschlechtsorgane dieser Frauen meist keine offensichtliche Zeichen oder Spuren einer gonorrhoischen Erkrankung bieten und die Schlupfwinkel der Gonokokken den meisten Ärzten entgehen. Man muß daher bei der Frau im Gegensatz zum Mann mit einer chronischen oder von vornherein latenten Gonorrhöe, die ich mit Vorliebe diskrete Gonorrhöe nenne, rechnen (Janet 228 und 242). Warum nenne ich diese Gonorrhöe eher diskret als latent? Weil in diesen Fällen der Gonokokkus gar nicht latent ist, er ist sehr wohl zu finden und als solcher zu erkennen, natürlich unter der Vorbedingung, daß man ihn da sucht, wo er sich befindet. Diskret nenne ich auch diese Gonorrhöe, weil die Frau, die von ihr befallen ist, sich dessen nicht bewußt wird und weil diese Gonorrhöe auch von den Ärzten meist nicht erkannt wird. Diese diskrete Gonorrhöe verläuft meist von Anfang an diskret, sie kann sich auch im Anschluß an eine offensichtliche akute Gonorrhöe entwickeln durch allmähliche Abschwächung der Virulenz der Gonokokken und dieses auch ohne jede systematische Behandlung. Von den Ärzten wird diese Gonorrhöe meist deshalb verkannt, weil sie glauben, daß eine Gonorrhöe nur mit starkem grünlichem Ausfluß der Frau einhergehen muß. In den Fällen von diskreter Gonorrhöe kann allein wiederholte peinlichste mikroskopische Untersuchung die Diagnose ermöglichen. Nur die Unkenntnis der diskreten Gonorrhöe der Frau erklärt die häufigen diagnostischen Irrtümer und die Märchen von Frauen, die, ohne selbst Gonorrhöe zu haben, einen Mann mit Gonorrhöe anstecken; auf dieser Unkenntnis fußen auch die Vorstellungen über unheilbare Gonorrhöen des Mannes, die zu dem Ausspruch geführt haben, daß ein Mann, der wiederholte Gonorrhöen durchgemacht hat, immer nur an Rückfällen seines ersten Trippers erkrankt. Ich gehe sogar weiter und behaupte, daß ganz gesunde Frauen bei oberflächlicher Untersuchung eher tripperkrank erscheinen können als Frauen, die Gonokokken in sich bergen. Man kann nämlich sehr häufig durch Ausdrücken der Harnröhre einer vollkommen gesunden Frau einen reichlichen weißlichen Tropfen gewinnen, der makroskopisch einem gonorrhoischen Ausfluß zum Verwechseln ähnlich sieht. Diese Absonderung stammt aus den Skeneschen Drüsen und besteht aus Plattenepithel, welches mehr oder weniger von banalen Bakterien überwuchert ist, ebenso wie das Smegma der Vorhaut des Mannes; dieser Ausfluß hat keinerlei Bedeutung. Ich könnte unzählige Beispiele aus meiner Sprechstunde zitieren.

Auch bezüglich der Behandlung der Gonorrhöe der Frau werden viele Fehler begangen. Man greift den Gonokokkus da an, wo er überhaupt nicht ist. Man spült und tamponiert die Scheide, obwohl sich der Gonokokkus da nur bei ganz jungen oder sehr unsauberen Frauen aufhält, und man übersieht vollkommen seine wahren Schlupfwinkel. So kommt es vor, daß Frauen, die von ihrem Mann angesteckt worden sind, die Gonokokken später virulenter wie je auf ihren Mann zurückübertragen: es ist dies die Gonorrhöe zu zweien. Solche Frauen, die jahrelang krank sind und deren Ehe darunter leidet, unterwerfen sich zunächst langen Serien von Tamponnierungen, dann folgt die Ausschabung, die Schrödersche Operation und endlich die chirurgische Entfernung der Gebärmutter und der Adnexen. Und trotz alledem kommt es vor, daß solche verstümmelte Frauen doch wieder ihren Mann anstecken, weil man ganz vergessen hat die Harnröhre ,eine infizierte Skenesche Drüse oder eine erkrankte Bartholinsche Drüse zu desinfizieren. Man müßte daher fordern, daß die Ärzte und die Chirurgen die Gonorrhöe bei der Frau besser kennen lernen, und ihnen beibringen, daß man nie die Gonokokkenfreiheit einer Frau behaupten kann ohne peinlichste wiederholte mikroskopische Untersuchung. Man müßte vor allem den Chirurgen klar machen, daß es keinen Wert hat die eine Hälfte der Genitalorgane einer Frau zu entfernen, wenn man die zurückbleibende Hälfte nicht desinfiziert. Auch bezüglich der Behandlung ist die Frau infolge des Baues ihrer Geschlechtsorgane schlechter gestellt als der Mann. Sie kann meist nur Spülungen der Scheide vornehmen, und das ist gerade derjenige Teil ihrer Geschlechtsorgane, in dem sich die Gonokokken am wenigsten niederlassen. Die Spülungen der Harnröhre bringen die wenigsten Frauen zustande, sie müssen daher viel regelmäßiger und länger den Arzt aufsuchen wie der Mann. Die Evolution der Gonokokken bei der Frau ist daher ganz verschieden von derjenigen beim Mann. Die Frau ist deren Invasion viel stärker ausgesetzt als der Mann. Meist schon beim ersten Verkehr mit einem Mann, der Gonokokkenträger ist, wird sie infiziert. Selbst wenn der betreffende Mann sich nicht in der Inkubationszeit befindet und keinerlei sichtbaren Ausfluß hat, ist die Ansteckungsgefahr für die Frau enorm; dasselbe trifft in dem Endstadium des Trippers des Mannes zu, wenn dessen Ausfluß spontan oder unter dem Einfluß von Balsamicis ganz verschwunden ist. 50 % der Frauen, die zum ersten Male mit einem Gonokokkenträger verkehren, werden angesteckt, während der Mann eine Reihe von Monaten mit einer gonorrhoisch erkrankten Frau verkehren kann oder mit hundert Frauen, die Gonokokkenträgerinnen sind, bevor er angesteckt wird. Das Ergebnis dieser ersten Ansteckung der Frau ist meist eine akute Gonorrhöe, die entweder zu gleicher Zeit oder nach einander in einen Teil oder in die Gesamtheit der der Frau eigenen Gonokokkenschlupfwinkel eindringt.

Die Gonokokkenherde der Frau.

Die Gonokokkenherde der Frau, welche sehr gut von Martineau (312) beschrieben worden sind, sind zahlreich und komplizierter Natur. Man könnte meinen, die Natur hätte die weiblichen Geschlechtsorgane eigens für die Gonokokken gebaut. Durch ihre Ausdehnung und die Fältelung ihrer Schleimhaut könnte es scheinen, als ob die Scheide den Gonokokken einen weiten Nährboden darböte. Doch ist dies nicht der Fall. Die Gonokokken verzichten auf denselben und ziehen diskretere Aufenthaltsorte vor: die Harnröhre, die vier Skeneschen Drüsen, die zwei Bartholinschen Drüsen, den Gebärmutterhals (Zervikalkanal), das Corpus Uteri, die beiden Tuben. Wir wollen die Gonorrhöe der Harnröhre, der Herde in der Vulva und im Zervikalkanal untere Gonorrhöe der Frau nennen, die Gonorrhöe des Corpus Uteri und der Tuben obere Gonorrhöe; man könnte auch von vorderer und hinterer Gonorrhöe sprechen. Die obere Gonorrhöe der Frau verläuft immer unter schweren Entzündungserscheinungen, die untere Gonorrhöe verläuft meist diskret und wird oft gar nicht beachtet. Man kann in der Tat sehr wohl verstehen, daß eine Gonorrhöe, die auf die Harnröhre oder auf den Zervikalkanal beschränkt ist, selbst bei einer Frau, die täglich sich mehrere Spülungen macht, nicht beachtet wird. Man darf sich daher nicht darüber wundern, daß eine Frau, bei der man Symptome einer chronischen Gonorrhöe findet, sich absolut nicht an ein akutes Stadium bei der ersten Ansteckung erinnern kann. Die Schlupfwinkel der Gonokokken sind nicht immer alle zu gleicher Zeit ergriffen. Die häufigst erkrankten sind: die Harnröhre mit ihren paraurethralen Drüsen oder Skeneschen Drüsen und der Zervikalkanal. Die Bartholinschen Drüsen entgehen oft der Ansteckung, oder es wird nur die eine von beiden infiziert. Man kann beobachten, daß nach Abklingen des akuten Stadium keine neuen Herde mehr infiziert werden, mit Ausnahme der Corpus Uteri, das gelegentlich der Menstruation oder ungeschickter therapeutischer Maßnahmen auch nachträglich vom Zervikalkanal aus infiziert werden kann. Nach den mehr minder akuten, mehr minder ernsten Entzündungserscheinungen des Beginns der Gonorrhöe nimmt die Virulenz des Gonokokkus allmählich ab, und die Entzündungserscheinungen, die durch ihn hervorgerufen waren, verschwinden eine nach der anderen. Der Gonokokkus, der in diesem Stadium für den Träger selbst nicht mehr schädlich ist, ist jedoch immer vorhanden und kann für andere virulent und ansteckend sein. Aber auch bei der Frau kann er unter dem Einfluß von Exzessen, Ermüdungen, Traumatismen zu neuem Leben erwachen und von Zeit zu Zeit Rückfälle mit Entzündungserscheinungen hervorrufen, welche jedoch im Laufe der Jahre an Dauer und Intensität abnehmen. Jede Menstruation ist für die alten Gonokokken eine Gelegenheit sich frisch zu vermehren. In dieser Zeit werden daher solche Frauen ansteckend, daher stammt das Märchen, daß auch eine gesunde Frau zur Zeit ihrer Regel einen Mann gonorrhoisch infizieren kann. Der höchste Punkt der Ansteckungsfähigkeit einer solchen Frau liegt in den Tagen, die der Regel unmittelbar folgen. Dies kommt daher, daß der schleimigeitrige Ausfluß des Zervikalkanals in dieser Epoche viel flüssiger wird und leichter seine Gonokokken nach außen abgibt, als es bei der dichten und zähen Absonderung der intermenstruellen Zeit geschehen kann; dazu kommt die offenbar starke Vermehrung der Gonokokken in diesen Tagen. Dieselbe Frau wird außerhalb der postmenstruellen Tage, wenn sie sich gut ausspült, niemals den Tripper übertragen. So erklärt es sich, daß man Monate, ja Jahre lang, ständig mit einer solchen Frau verkehren kann, ohne infiziert zu werden. Die Frau wird also ganz allmählich gegen ihre eigenen Gonokokken immun. Wir fragen, ob sie nun auch gegen fremde Gonokokken geimpft ist? Diese Frage müssen wir verneinen, die Superinfektion ist immer möglich, d. h. eine Frau, die an ihre eigenen Gonokokken gewöhnt ist und sie ohne große entzündliche Reaktion beherbergt, kann sehr wohl auf die Überimpfung fremder Gonokokken mit starken Entzündungserscheinungen reagieren.

Was geschieht nun, wenn eine solche Frau verheitatet ist oder mit einem Mann in ständiger sexueller Gemeinschaft lebt? Im Beginn ihrer Bekanntschaft werden sie sich gegenseitig ihre Gonokokken übermitteln (Gonotennis von Cattier 58) und werden beide eine Gonorrhöe nach der anderen erwischen. Im allgemeinen wird der Mann jedesmal ausheilen, während die Frau auch in der Zwischenzeit zwischen zwei Ansteckungen ihre Gonokokken weiter beibehält. Der Mann kann der Ansteckung durch die Frau Monate, ja Jahre lang entgehen. Im Laufe der Jahre werden übrigens die Anfälle bei Mann und Frau weniger stark, sie gelangen allmälich in einen chronischen Zustand der Erkrankung und leben, ohne sich um ihre Gonokokken zu kümmern; der Mann ist definitiv geheilt, während die Frau ihre Gonokokken beibehält, die dann für den Mann ansteckend sind. Dringt aber ein Dritter in die sexuelle Gemeinschaft ein, so werden ihn die Gonokokken nicht verschonen und werden bei ihm ihre ursprüngliche Virulenz wieder gewinnen. So kommt es, daß wir Kranke zu sehen bekommen, welche die Möglichkeit ihrer Ansteckung nicht einsehen, weil sie von einer Frau kommt, deren Ehemann oder deren Freund vollkommen gesund ist. So erklärt sich auch, daß junge Männer mit chronischem Ausfluß sich für berechtigt halten zu heiraten, weil sie niemals ihre Freundin, mit der sie jahrelang gelebt haben, angesteckt haben; und doch infizieren diese jungen Leute ihre junge Frau, weil diese letztere nicht wie die erstere gegen seine Gonokokken immun ist. Diese Art der Gonorrhöe kann man eine Gonorrhöe zu zweien nennen. Wir haben schon in den ersten Seiten dieses Buches darauf hingewiesen, daß diese sich aufeinander folgenden Infektionen, wenn sich dieselben oft genug wiederholen, einen Zustand von vollkommener gonorrhoischer Vakzination hervorrufen, welchen man vor allem bei den Bordellmädchen findet. Diesen Zustand der Immunität kann man natürlich auch bei anderen Prostituierten vorfinden, die im selben Grade in ihrem Gewerbe gereift sind. Diese älteren Prostituierten sind allmählich nicht nur ihren eigenen alten Gonokokken gegenüber widerstandsfähig geworden, sondern auch gegen fremde Gonokokken unzugänglich. Sie lassen ihre täglich vorkommenden Infektionen ohne den geringsten Schaden und ohne die geringste Entzündungserscheinung über sich ergehen. Dies ist der Grund, warum ich der Ansicht bin, daß man diesen für sie selbst und für ihre Kunden so günstigen Verlauf ihrer Gonorrhöe bei Prostituierten nicht durch übermäßige Desinfektionsmaßnahmen behindern soll; die Zukunft wird uns zeigen, ob es vielleicht möglich ist, die Selbstimpfung der Prostituierten durch Verabreichung von Vakzinen zu unterstützen und zu beschleunigen.

Diagnose der Gonorrhöe bei der Frau.

Um bei einer Frau die Gonorrhöe erkennen zu können, muß man in jedem Fall eine gründliche und vollkommene Untersuchung ihrer Geschlechtsorgane sowie ihrer unteren Harnorgane vornehmen, wie gesund dieselben auch bei der ersten Betrachtung erscheinen mögen. Vor der Untersuchung soll die Frau wenigstens 3 Stunden den Urin angehalten haben. Vor jeder Untersuchung spülen wir die Vulva ab, damit das mikroskopische Präparat nicht von banalen Bakterien überschwemmt erscheint. Wir drücken dann die Harnröhre aus und bringen deren Absonderung auf einen Objektträger. Ist es unmöglich, durch Ausdrücken der Harnröhre genügenden Schleim zur Untersuchung zu gewinnen, so muß man die Schleimhaut der Harnröhre abschaben. Man muß dabei die Form des Orifiziums genau betrachten, insbesondere feststellen, ob dasselbe von mehr minder faltigen Rändern umgeben ist; die tiefste dieser Falten liegt an der unteren Kommissur der Harnröhre und kann zu einem richtigen Schlitz auswachsen, so daß man hier von weiblicher Hypospadie sprechen könnte. Ein häufiges frühzeitiges Zeichen der gonorrhoischen Infektion der Harnröhre bei der Frau ist das Bluten aus der Urethra. Ich erinnere mich einer Frau, die man wegen Hämaturie zystoskopiert hatte, um die Quelle der Blutung festszustellen, weil man eine Blasengeschwulst vermutet hatte; die Blutung war lediglich durch eine beginnende Gonorrhöe verursacht. Dem Urologen war ein Herd in der linken Bartholinschen Drüse entgangen. In solchen Fällen ist die Harnröhre stark geschwollen, beim Tuschieren fühlt man sie verhärtet und verdickt. Die Harnröhrenabsonderung muß sowohl vor als auch nach dem Urinieren abgenommen werden, natürlich in verschiedenen Sitzungen. Wenn es gelingt, eine Absonderung der Harnröhre zu gewinnen, nachdem der Urin dieselbe ausgespült hat, so spricht das für das Bestehen einer Infektion der urethralen Drüsen und Lakunen, deren Lage man feststellen muß. Es kommt manchmal vor, daß diese Absonderungen wohl nicht auf den Druck des untersuchenden Fingers zum Vorschein kommen, sondern erst auf den Druck des eingeführten Spekulums. Man muß dann nach den infizierten Skeneschen Drüsen fahnden. Der Meatus der Harnröhre kann ferner polypenartige Wucherungen zeigen. Wenn eine solche vorhanden ist, so liegt sie gewöhnlich an der unteren Kommissur des Meatus, existieren deren mehrere, so nehmen sie die untere Hälfte des Meatus ein. In der Umgebung des Meatus findet man oft oberflächliche Grübchen, welche gonokokkenhaltigen Eiter enthalten und bei jeder Spülung desinfiziert werden müssen. Außerdem weist diese Gegend häufig ziemlich tiefe Falten auf, sei es, daß dieselben bis zum Meatus Urethrae verlaufen oder unabhängig von demselben sind (siehe Abb. 111).

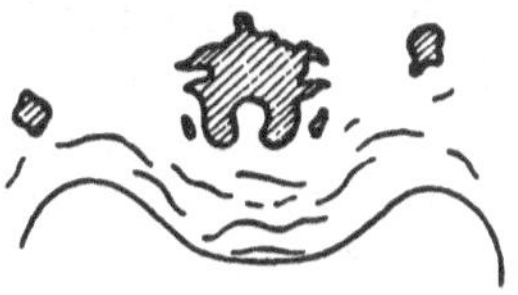
Abb. 111.

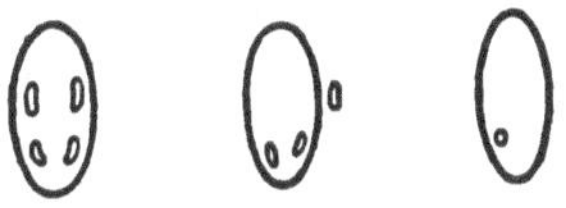
Abb. 112.

Wenn die Skeneschen Drüsen vollzählig vorhanden sind, was jedoch selten der Fall ist, so sind je zwei auf jeder Seite des Harnröhreneinganges verteilt. Es können jedoch deren nur 3, 2 oder eine vorhanden sein, sie können auch ganz fehlen. Ihre Öffnung bildet einen kleinen vertikal verlaufenden hangartigen Schlitz oder einen Punkt. Dieselbe kann auf dem Rande des Meatus liegen und zwar an dessen Außenseite oder auch im Innern desselben tiefer in der Harnröhre drin. In diesem Fall kann man die Öffnung nur erblicken, wenn man die Ränder der Harnröhre auseinander hält. Um sie besser erkennen zu können, kann man auch den Meatus und den Eingang der Harnröhre mit Argyrol pinseln und nachher leicht abtrocknen; die Öffnungen der Skeneschen Drüsen erscheinen dann als kleine schwarze Punkte (Abb. 112). Die Tiefe derselben wird man durch kleine Knopfsonden feststellen, dieselbe beträgt 1—5 Millimeter.

Die großen Abszesse der Bartholinschen Drüsen entgehen dem Untersucher nicht. Viel schwieriger ist es, frühzeitig die gonorrhoische Infektion dieser Drüsen und ihrer Ausführungsgänge festzustellen oder auch alte Entzündungen derselben, die keinerlei Entzündungserscheinungen mehr sehen lassen. Zu diesem Zwecke muß man die Drüsen zwischen zwei Fingern, von denen der eine in die Scheide eingeführt ist, leicht ausdrücken. Im allgemeinen sieht man dann einen kleinen eitrigen Tropfen oder eine leicht getrübte Flüssigkeit aus deren Öffnung austreten, in der man polynukleäre Zellen und Gonokokken finden kann. Ist der gesamte Eiter aus der Drüse ausgetreten oder sezerniert im Laufe der Behandlung die Drüse überhaupt nicht mehr, so ist sie schwer aufzufinden. Um dies zu erleichtern, kann man ebenfalls die Gegend mit Argyrol pinseln. Wenn im weiteren Verlauf der Erkrankung oder auch während der Behandlung der Ausführungskanal sich verstopft, so füllt sich die Drüse an und bildet eine kleine haselnußgroße Geschwulst, die man leicht im unteren Teil der großen Labien feststellen kann. In diesem Zustand ist die Drüse auf Druck schmerzhaft, die Patientin hat an dieser Stelle ein Gefühl der Spannung, der Völle, der Schwere. Es ist der Beginn der Abszeßbildung. Wir werden sehen, daß selbst in diesem fortgeschrittenen Stadium der Erkrankung nicht unbedingt eingeschnitten werden muß, daß vielmehr Aussicht besteht, durch natürliche Entleerung und Spülung der Drüse eine Heilung herbeizuführen.

Im akuten Stadium der Gonorrhöe wird der Zervikalkanal fast immer mitergriffen. Es ist einer der häufigsten Herde der chronischen Gonorrhöe. Die Absonderung, welche diese Erkrankung hervorruft, ist verhältnismäßig unbedeutend, manchmal fast klar oder schleimigeitrig, seltener eitrig, je nach der Akuität der Gonorrhöe. Eine Frau, welche nur in ihrem Zervikalkanal Gonokokken birgt, wird oft stolz erklären, daß sie keinerlei Ausfluß hat, umsomehr als diese Komplikation weder Schmerz noch Gefühl der Schwere im Unterleib oder in der Lumbalgegend hervorruft, auch nicht zur Zeit der Regel, welch letztere in keiner Weise gestört ist; es fehlen vollkommen die Symptome einer Metritis. In der Absonderung des Zervikalkanales, die man erst nach gründlichen Spülungen und Reinigung des Scheidengewölbes sich verschaffen soll, wird man Gonokokken finden, selbst wenn dieses Sekret absolut klar ist. Dieses beweist wieder, wie wenig man sich auf das gesunde Aussehen der Genitalorgane der Frau verlassen kann. Man kann auch Gonokokken in den Ovula Nabothi der Portio finden. Ich hatte Gelegenheit bei einer Frau, welche mehrere Männer angesteckt hatte, als einzigen Gonokokkenherd ein einziges Ovulum Nabothi zu finden. Eine einzige Galvanokauterisation dieses Ovulums genügte zur Ausheilung der Frau.

Sobald das Corpus Uteri erkrankt ist, beobachtet man alle Symptome einer Metritis: starken schleimeitrigen Ausfluß, Schmerzen im Becken und im Kreuz, häufigeres Auftreten und längeres Andauern der Periode. Zum Glück hat die Gonorrhöe der Frau nicht immer gonorrhoische Infektion des Corpus Uteri zur Folge, man kann dieselbe vielmehr durch frühzeitige Behandlung verhüten. Die Metritis kann übrigens auch bei chronischer Gonorrhöe fehlen, sei es, daß die Erkrankung von Anfang an auf den Zervikalkanal beschränkt war, sei es, daß das Corpus Uteri, welches dank seines Zylinderepithels über stärkere natürliche Defensivkräfte verfügt als der Zervikalkanal mit seinem Plattenepithel, sich von selbst seiner Gonokokken entledigt hat. Die Infektion des periuterinen Zellgewebes, welche die Ursache der Parametritis und der retrourterinen Abszesse ist, wird durch sekundäre Bakterien hervorgerufen.

Die gonorrhoische Infektion der Tuben ist ziemlich selten. Die meisten Erkrankungen, welche als Salpingitis bezeichnet werden, sind in Wirklichkeit perisalpingitische Lymphangitis und heilen durch intrauterine Spülungen. Wenn die Gonokokken wirklich in die Tuben eingedrungen sind und sich daselbst vermehren, so ist eine Heilung immer noch möglich und zwar durch Verstopfung der Tuben und Einschluß der Gonokokken in eine Kyste. Es gibt freilich Fälle, in denen die infizierten Tuben durchgängig bleiben und dadurch eine Quelle ständiger Reinfektionen der Gebärmutter abgeben. Früher wußte man diese Quelle ständiger Infektion nur operativ zu entfernen, heutzutage werden antigonorrhoische Vakzinen und Diathermie oft Heilung bringen und dadurch eine Operation verhüten.

Die gonorrhoische Infektion der Scheide ist bei erwachsenen Frauen sehr selten, man findet sie nur bei ganz jungen Frauen und andererseits bei sehr unsauberen Prostituierten, am häufigsten bei kleinen Mädchen. Die Scheide ist dann stark gerötet, von weißen eitrigen Körnern durchsetzt, welche Gonokokken enthalten.

Untersucht man eine Frau, die einen Mann angesteckt hat, so darf man auch nicht vergessen nach einer Gonorrhöe des Rektums, des Anus und des Mundes zu fahnden. Wir werden auf diese Fälle später zurückkommen.

Die Entdeckung der Gonokokken in der chronischen Gonorrhöe der Frau ist nicht immer leicht. Nehmen wir den häufig vorkommenden Fall, daß ein Mann von einer Frau infiziert wird und es uns unmöglich ist, bei dieser Frau einen Herd zu finden. Es wäre ein Fehler, dieser Frau zu erklären, daß sie gesund ist, man muß im Gegenteil sagen, daß sie krank ist, aber daß unsere erste Untersuchung den Herd ihrer Erkrankung nicht hat ausfindig machen können. Manchmal wird dann eine weitere Untersuchung derselben Frau nach vorhergegangener Bierprobe und wenn die Frau längere Zeit keinen Urin gelassen hat, es uns ermöglichen, die Schlupfwinkel der Gonokokken zu finden. Sollte auch die zweite Untersuchung ergebnislos sein, so werden wir die Frau auf den Tag nach dem Schluß ihrer kommenden Regel bestellen; diese Untersuchung wird am ehesten das Auffinden der Gonokokken ermöglichen. Sollte auch unter diesen Umständen keine Gonokokken nachgewiesen werden können, so werden wir wohl gewisse Zweifel über die Gesundheit der Frau hegen dürfen, wir müssen aber auch dann mit der Möglichkeit eines Rückfalles eines alten Trippers beim Mann rechnen. Diese Vermutung kann durch gewisse Umstände bestärkt werden, wenn wir erfahren, daß der Mann auch früher schon Rückfälle erlitten hat, die fern von jedem Koitus aufgetreten sind. Auch diese Frage werden wir beim Studium der chronischen Gonorrhöe eingehender besprechen.

VIII. Kapitel.

Behandlung der Gonorrhöe bei der Frau.

Vor jeder Behandlung soll die Patientin Urin lassen, darauf nimmt man eine Abwaschung der Vulva vor und eine Spülung der Scheide mit einer Lösung von übermangansaurem Kali, der man oxycyansaures Quecksilber hinzufügen kann, so daß die Lösung von beiden Mitteln 0,25 bis 0,50 ‰ enthält. Die Behandlung der Gonorrhöe bei der Frau ist einfach aber langwierig und verlangt viel Geduld von seiten der Patientin und von seiten des Arztes. Die lange Dauer der Behandlung wird zum großen Teil durch das Eintreten der Menstruation verursacht, welche die Behandlung mehr oder weniger unterbricht und dadurch ein Wiederaufflackern der gonorrhoischen Infektion zuläßt. Um diesen Nachteil möglichst zu verhüten, verfahre ich folgendermaßen: Handelt es sich um eine beginnende Gonorrhöe oder um eine akute Gonorrhöe in voller Entwicklung, so muß man sofort die Behandlung beginnen, auch wenn die Regel von einem Tag zum anderen zu erwarten ist. Handelt es sich dagegen um eine chronische Gonorrhöe ohne merkliche Entzündungserscheinungen, so wird man gut tun, den Beginn der Behandlung auf das Ende der Regel zu verschieben; man hat dann die ganze nächste intermenstruelle Zeit vor sich, um die Behandlung energisch durchzuführen. Ist die Periode während der Behandlung, noch bevor eine Heilung eingetreten ist, eingetroffen, so setze ich trotzdem die Behandlung der Herde in der Vulva und in der Harnröhre fort, dagegen nehme ich Abstand von der Behandlung des Uterus, weil ich befürchte durch die Behandlung Störungen der menstruellen Funktion hervorzurufen und die Infektion in das Corpus Uteri fortzupflanzen. Im Prinzip soll die Behandlung der Gonorrhöe bei der Frau täglich vorgenommen werden ohne jede Unterbrechung, insbesondere bei frischer Gonorrhöe, wenn die Erkrankung die Vulva, die Harnröhre oder die Gebärmutter ergriffen hat. Bei der chronischen Gonorrhöe der Gebärmutter, die sehr hartnäckig ist und deren Heilung zum mindesten zwei intermenstruelle Zwischenräume erfordert, kann man im zweiten Monat die Spülungen des Uterus in Zwischenräumen von 2, 3 und 4 Tagen vornehmen. Dies erlaubt dann auch die Ausheilung zu kontrollieren. Die Prüfung einer Heilung besteht in der genauesten mikroskopischen Untersuchung der Sekrete, in der Bierprobe und zuletzt in der Untersuchung direkt im Anschluß an die Regel.

Zur erfolgreichen Behandlung der Gonorrhöe bei der Frau müssen wir in erster Linie alle die Schlupfwinkel kennen, welche der Gonokokkus aufsucht, und ihn in denselben mit Geduld und Hartnäckigkeit verfolgen, indem wir die Herde, die wir erreichen können, zerstören.

Die Behandlung der Skeneschen Drüsen, der Divertikel, der Falten, welche den Meatus Urethrae umgeben, geschieht vermittels einer Spritze von 2 ccm Inhalt, die mit einer kleinen stumpfen Kanüle versehen ist (Abb. 11). Als Desinfiziens benützen wir eine Argyrollösung von 20 % oder übermangansaures Kali 1 ‰. Man führt die Kanüle bis zum Grund der Lakune ein, zieht sie dann ein wenig zurück, um einzuspritzen; die Flüssigkeit fließt längs der Kanüle wieder ab. Bei dieser Handhabung ist es ratsam, daß der Arzt große Brillen trägt, weil die eingespritzte Flüssigkeit oft unter Druck wieder herauskommt und den Untersucher beschmutzen kann, insbesondere auch seine Augen infizieren könnte. Bei jeder Sitzung muß man diejenigen Skeneschen Drüsen, die man schon aufgefunden hat, ausspülen und auch nach anderen fahnden. Man kann oft nach einiger Zeit solche Drüsen finden, deren frühzeitigere Entdeckung die Behandlung merklich abgekürzt hätte. Auf dieselbe Art behandelt man die Grübchen, Vertiefungen, Fältchen, welche bei der Frau den Meatus Urethrae umgeben. Auch muß man die Einkerbungen und polypösen Erhebungen des Meatus Urethrae der Behandlung unterziehen und zwar am besten durch Galvanokauterisation; dazu muß man freilich warten, bis die akute Entzündung der Harnröhre und des Meatus durch Spülungen vermindert worden ist. Besondere Aufmerksamkeit verdient eine tiefe Falte der unteren Kommissur des Meatus.

Die Behandlung der Bartholinschen Drüsen geschieht auf dieselbe Weise, nur daß man die in Abb. 21 wiedergegebene gekrümmte Nadel benützt. Der bei Druck auf die Drüse austretende kleine Eitertropfen gibt uns deren Öffnung an. Man spült die Drüse durch wiederholtes Anfüllen und Auslaufenlassen der Lösung. Ist die Öffnung der Drüse so eng, daß die Kanüle nicht eindringen kann, so genügt es meist, das Ende der Kanüle fest gegen die Öffnung anzudrücken, um die Lösung in die Drüse zu bringen. Ist der Zuführungsgang der Drüse akut verschwollen, so empfiehlt man der Patientin, zunächst einige Tage heiße Umschläge zu machen und einige heiße Sitzbäder zu nehmen. Nach ein oder zwei Tagen wird gewöhnlich der Zuführungsgang zugänglich, die Drüse entleert sich gut und kann direkt ausgespült werden. Es ist auffallend, wie schnell oft die Entzündung der Bartholinschen Drüsen unter dem Einfluß der Ausspülungen zurück geht, auch wenn sie nahe an einer Abszedierung waren. Die Heilung erkennt man an der vollkommenen Klarheit des Sekretes und der Abwesenheit von Gonokokken. Sollte sich ein Abszeß bilden, so muß man inzidieren und die Drüse drainieren oder eine kleine Öffnung machen, dadurch die Drüse drainieren und die Höhlung ausspülen. Die Inzision wie auch die Punktion der Drüse macht man besser von dem häutigen Teil der Lippen aus, als von der Schleimhautseite. Die veralteten kystischen Entzündungen der Drüsen, bei denen man entweder ein Gemisch von Gonokokken und sekundären Bakterien, oder auch nur letztere vorfindet, können eine totale Extirpation der Drüsen notwendig machen; diese Operation wird durch vorangehende Füllung der Drüsen mit Paraffin erleichtert.

Zur Behandlung des Cervix Uteri führen wir ein Spekulum mit gleichlangen Klappen ein und reinigen zunächst das Collum Uteri vermittels Tampons von seinen schleimigeitrigen Auflägen. Nachdem man auch noch die Scheidenwandungen gereinigt hat, geht man zur Einspritzung einer desinfizierenden Lösung in den Zervikalkanal über und bedient sich dabei der in Fig. 19 wiedergegebenen rückläufigen Sonde, welche mit einem Irrigator, der sich in 50 cm Höhe befindet, in Verbindung steht. Die angewandte Flüssigkeit darf nie kalt sein, da unter dem Einfluß einer kalten Einspritzung die Gebärmutter sich zusammenzieht und schmerzhafte Koliken, ja sogar Ohnmacht eintreten können. Ich führe die Sonde tief in den Zervikalkanal ein und bewege dieselbe vor und zurück um alle Absonderungen aus dem Zervikalkanal zu entfernen. Manchmal ist es möglich, den Zervikalkanal mit kleinen Tampons auszuwischen. Man muß besonders vorsichtig die Kommissuren des Collum Uteri reinigen. Ich verwende zu diesen Spülungen übermangansaures Kali 0,15—0,30 ‰. Die äußere Oberfläche der Vaginalportion ist oft mit Verwölbungen besät, welche offenen oder noch geschlossenen kleinen Abszessen entsprechen. Diese heilen gewöhnlich lediglich durch Desinfektion des Zervikalkanales. Ich sehe von jeder direkten Behandlung derselben ab. Die mit Gonokokken infizierten Ovula Nabothi dagegen die man in den chronischen Fällen vorfindet, muß man mit Galvanokauter zerstören.

Nach Ausspülungen des Zervikalkanales führe ich kleine Uterusstifte aus Argyrol 20 % von einer Länge von $1^1/_2$ cm ein (siehe Janet 241); dieselben werden durch einen besonderen Mandrin (Abb. 56) oder vermittels einer metallischen geknöpften Sonde eingeführt. Damit der Stift liegen bleibt, wird sofort ein Gazetampon vor den Muttermund gelegt. Am Abend zieht die Frau selbst den Tampon heraus und macht sich eine Scheidenspülung. Diese Behandlung hat täglich stattzufinden, wird aber natürlich während der Regel ausgesetzt. Wenn dadurch einerseits eine Verlängerung der Behandlung herbeigeführt wird, so darf man andererseits nicht vergessen, daß die Menstruation als solche bis zu einem gewissen Grade ebenfalls eine Reinigung der Geschlechtsorgane darstellt. Oft kann freilich beobachtet werden, daß gerade gelegentlich der Menstruation die Gonokokken tiefer in die Genitalorgane eindringen und Gebärmutter und deren Adnexen überfallen, wodurch die Erkrankung einen viel ernsteren Charakter annimmt. Sofort nach Aufhören der Menstruation werden die Spülungen wieder aufgenommen. Finden wir eine sehr enge Öffnung des Muttermundes vor, wie dies bei Nulliparen gewöhnlich der Fall ist, so verwenden wir die rückläufige Sonde ohne geknöpftes Ende, welche in Abb. 19 dargestellt ist. In solchen Fällen müssen wir auch die Gebärmutterstifte vorne zuspitzen oder dünnere Stifte verwenden.

Die Gonorrhöe der schwangeren Frau ist nicht sehr selten, sei es, daß dieselbe schon vor der Schwängerung bestand oder, was häufiger vorkommt, erst nach der Schwängerung übertragen worden ist. Die Behandlung des Zervikalkanals muß in solchen Fällen besonders vorsichtig und behutsam ausgeführt werden, um ja eine Fehlgeburt zu verhüten. Die angewandte Flüssigkeit darf nicht zu heiß und nicht zu kalt sein (Janet 205). Uterusstifte dürfen nicht eingeführt werden, man kann höchstens nach der Spülung den Zervikalkanal und den Muttermund mit Argyrol zu 20 % bepinseln. Man darf auch keinen Vaginaltampon länger liegen lassen. Durch das Ausbleiben der Regel wird meist die Behandlung verkürzt. Wenn die Niederkunft vor der Heilung vor sich geht, so muß man den Geburtshelfer auf die Gonorrhöe der Mutter aufmerksam machen, damit er durch die bekannten Einträufelungen die Augen des Kindes vor einer Infektion schützt. In solchen Fällen kann der Verlauf des Wochenbettes sehr schlimm sein und zur Infektion der Gebärmutter, der Tuben führen, welche ihrerseits oft eine totale Kastration der Frau erforderlich macht und auch manchmal den Tod herbeiführt. Findet man am Abschluß des Wochenbettes eine auf den Zervikalkanal beschränkte Gonorrhöe vor, so nimmt man die oben beschriebene Behandlung wieder auf. Ist die Gonorrhöe auf den Uterushals allein beschränkt, so muß man sich davor hüten, eine Spülung des ganzen Uterusinnern vorzunehmen. Die Polypen des Uterushalses entfernt man am besten mit einer Pinzette oder einer Kürette.

Die Infektion des Cavum Uteri ist der Infektion der hinteren Harnröhre beim Mann gleichzustellen. Die Gonorrhöe des ganzen Uterus öffnet allen Komplikationen Tür und Tor. Diese Erkrankung ist gefährlich durch die Komplikationen, die sie hervorruft und durch die Sterilität der Frau, die als Folge derselben eintritt. Die von Reblaud empfohlenen Spülungen des Cavum Uteri mit übermangansaurem Kali 0,15—0,30 ‰ haben uns sehr schöne Resultate gegeben, vollkommene und schnelle Heilungen von gonorrhoischer totaler Metritis, auch von schwerer Salpingitis, aber leider traten sehr oft im Anschluß an diese Behandlung parametritische Erkrankungen auf. Angesichts der Häufigkeit der infolge dieser Behandlung auftretenden retrouterinen Phlegmone habe ich von dieser Behandlung Abstand genommen und überlasse die Behandlung der totalen Metritis den Frauenärzten. Diese waren stets Gegner der intrauterinen Spülungen ohne vorangegangene Erweiterung des Uterushalses. Ihre Behandlung besteht in Spülungen der Scheide, Einlegen von Tampons am Uterushalse, Kauterisation des Uterushalses mit Jodtinktur oder mit Neo-Filhos (siehe Cordier 73), intrauterinen Instillationen mit der Braunschen Spritze, Einführungen intrauteriner Stifte, Anwendung der Vakzinen und der Diathermie. Den Chirurgen ist es vorbehalten, zu ihrer Stunde die inneren Genitalorgane zu extirpieren. Am besten ist es also, im akuten Zustand der Metritis totalis den Frauen Bettruhe vorzuschreiben, sie heiße Scheidenspülungen vornehmen zu lassen, Tampons mit Ichthyolglyzerin oder Ichthyolovula einzuführen und Vakzine einzuspritzen. Diese Behandlung nimmt ein bis zwei Monate in Anspruch, bis der Uterus abgeschwollen und nicht mehr schmerzhaft ist. Einzelheiten dieser Behandlung findet man bei Douay (105). In den subakuten und chronischen Fällen von Metritis ist der Uterushals sehr dick, ektropionniert, mit kleinen glandulären Abszessen übersät, von denen einer nach dem andern aufgeht; aus dem Muttermund kommt ein schleimigeitriger Ausfluß, der kräftige, aber wenige Gonokokken und zahlreiche sekundäre Bakterien enthält. In diesen Fällen ist die Schrödersche Operation mit Kurettierung und reichlicher Bepinselung des vorher erweiterten Cavum Uteri mit Jodtinktur die Methode der Wahl. In einem solchen Fall, den ich vorher vergeblich monatelang behandelt habe, hat Funk-Brentano in kürzester Zeit, dank dieser Methode, den Uterus von der gonorrhoischen Infektion befreit.

Bei Erkrankung der Harnröhre der Frau müssen wir zu gleicher Zeit die Blase spülen, am besten ohne Sonde. Diese Spülungen führen wir vermittels des Irrigators und derselben Kanüle aus wie beim Mann. Nachdem die Patientin ihre Harnblase entleert hat, spült man zunächst die Vulva und den Meatus Urethrae und drückt dann das vordere Ende der Kanüle genau an das Orificium Urethrae an. Dabei soll der Irrigator ziemlich hoch hängen, 1—1,15 m. Die Patientin soll dieselben Kontraktionen vornehmen wie beim Urinlassen. Meist läuft die Flüssigkeit mit Leichtigkeit in die Blase, manchmal so schnell, daß man deren Ablaufen durch leichtes Zusammendrücken des Schlauches verlangsamen muß. Sobald die Kranke Urindrang verspürt, unterbricht man die Spülung und läßt die Patientin urinieren. Im allgemeinen genügt eine einmalige Füllung der Blase. Sollte die eingeführte Menge zu gering erscheinen, oder die Lösung entfärbt zurückkommen, so muß man sofort die Blase nochmals füllen. Wenn man bei der Frau mit diesen Spülungen auf Schwierigkeiten stößt, sofern der Sphinkter die Flüssigkeit nicht durchläßt, so geht man alsbald zur Spülung der Harnröhre vermittels einer kurzen Nelatonsonde von 15 cm Länge Nr. 16 Charrière über, die natürlich vorher ausgekocht sein muß (siehe Abb. 23 und 113). Die Sonde wird mit einem wasserlöslichen Gleitmittel eingefettet, das nach den Angaben von Krauß und von mir folgendermaßen zusammengesetzt ist: Tragacanth 2,50, Glyzerin 10, Sol. acid. salicyl. 1 ‰ — 90 Gramm. Die Blase wird solange gespült, bis die Flüssigkeit nicht entfärbt zurückkehrt. Sobald zum Schluß die Patientin über Harndrang klagt, ziehe ich die Sonde zurück und bespüle dabei reichlich die Harnröhre, dann lasse ich die Patientin urinieren. Durch diese Behandlung erreicht man leicht eine Heilung der Urethralgonorrhöe der Frau. Läßt die Heilung auf sich warten, so müssen wir an eine Erkrankung der Skeneschen Drüsen oder an das Vorhandensein kleiner Papillome in der Harnröhre denken und danach suchen. Nach der Spülung führe ich gern einen Urethralstift von 1,5 cm ein, der je nach der Akuität des Falles 5 bis 10 Prozent Argyrol enthält (Janet 241). Vor die Harnröhre legt man einen Wattetampon und hält denselben vermittels einer hygienischen Binde fest. Diese Urethralstifte, die möglichst frisch hergestellt sein sollen, werden täglich eingeführt und im allgemeinen gut vertragen; sollte eine Reizung der Harnröhre eintreten, so werden dieselben nur alle

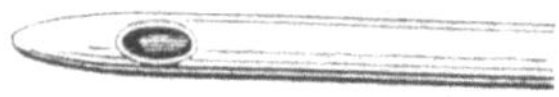

Abb. 113.

zwei Tage eingeführt. Die Konzentration der Lösungen von übermangansaurem Kali und oxycyansaurem Quecksilber sind die gleichen wie beim Mann. Die Heilung wird auf die gleiche Weise wie beim Mann festgestellt und kontrolliert.

Man ist ziemlich oft in der Lage bei einer Frau den allerersten Beginn einer Gonorrhöe zu beobachten, wenn nämlich diese Frau mit einem Mann verkehrt, der schon infiziert ist oder sich im Stadium der Inkubation befindet. Bei einer solchen Frau, die wir genau überwachen müssen, kann man eine prophylaktische Behandlung einschlagen, die wir in einem späteren Kapitel angeben werden. Kommt die Gonorrhöe dennoch zum Durchbruch, so müssen wir eine Abortivbehandlung vornehmen, und zwar die ersten drei Tage zweimal, nachher einmal Spülungen mit übermangansaurem Kali machen, im Anschluß daran Stäbchen mit Argyrol einführen. Das übermangansaure Kali wird in Dosen von 0,25—0,30 ‰ angewendet. Damit spült man sowohl die Harnröhre als den Uterushals. Das Stäbchen für den Uterushals enthält 20 Prozent, das Stäbchen für die Harnröhre 5—10 Prozent Argyrol. Die Bartholinschen und die Skeneschen Drüsen werden, wenn nötig, mit Argyrol zu 20 Prozent ausgespült. Unter dem Einfluß dieser Behandlung gelingt meist ein Abortieren der Gonorrhöe, auf jeden Fall wird man die Heilung in kürzester Zeit erreichen, wenn die Menstruation nicht zu früh eintritt und einen zwingt, die Behandlung zu unterbrechen.

Tiefe Komplikationen der Gonorrhöe bei der Frau.

Die tiefen Komplikationen der Gonorrhöe bei der Frau gehören eigentlich mehr in das Gebiet der Gynäkologie, leider oft der operativen Gynäkologie. Wir Urologen müßten uns damit begnügen, die vordere oder untere Gonorrhöe der Frau zu behandeln, welche die Herde der Vulva, des Uterus und der Harnröhre umfaßt. Ich gehe daher nur ganz kurz auf die tieferen gonorrhoischen Erkrankungen der Frau ein.

Die Parametritis tritt bei jeder Gonorrhöe des ganzen Uterus sehr häufig nach Koitus, Ermüdung, anstrengenden Reisen, besonders im Auto, auf, ebenso bei Frauen, die im akuten Zustand der Gonorrhöe mit intrauterinen Spülungen behandelt werden. Die Frauen klagen bei der Menstruation über ein Gefühl der Schwere im Unterleib und im Mastdarm, über spontane und beim Tuschieren auftretende Schmerzen, auch besteht Fieber. Die Untersuchung ergibt eine Verschwellung des hinteren Scheidengewölbes, der geringste Druck an dieser Stelle ist äußerst schmerzhaft. Solche Patientinnen müssen unbedingt Bettruhe einhalten, sie sollen heiße Spülungen vornehmen.

Von Tag zu Tag wird die im hinteren Scheidengewölbe fühlbare Geschwulst größer, greift auf die seitlichen Scheidengewölbe über, läßt gewöhnlich Fluktuation erkennen. Sobald dies der Fall ist, muß man einschneiden. Nach eingehender Spülung der Scheide ergreift man das hintere Scheidengewölbe mit einer Zange und schneidet es mit einer gebogenen Schere ein, dann führt man eine Pinzette in die Abszeßhöhle ein, um sie auseinanderzuhalten und legt einen dicken Drain ein, um den retrouterinen Raum gut zu drainieren. Der Eiter ist auf diese Weise entleert und die Heilung geht schnell voran.

Die einseitige oder doppelte Salpingitis ist eine der ernstesten Komplikationen der weiblichen Gonorrhöe. Sie hat oft für die betroffenen Frauen ein trauriges und elendes Leben zur Folge und ist, ob man nun operiert oder nicht, die Ursache ihrer Unfruchtbarkeit. Die Salpingitis wird durch die Invasion der Gonokokken und in ihrem Gefolge der sekundären Bakterien hervorgerufen. Sie verläuft meist zusammen mit einer perisalpingitischen Lymphangitis, welch letztere aber auch ohne Entzündung der Tuben bestehen kann. Die Salpingitis kann spontan jederzeit während des Bestehens einer totalen Metritis auftreten, meist aber im Anschluß an Ermüdungen, Exzesse in Venere, lange Reisen im Zug oder im Auto und nicht zum wenigsten im Anschluß an die Menstruation. Die Patientinnen klagen über sehr heftige Schmerzen in den Seitenteilen des Unterleibes, über Brechreiz, Aufgedunsensein des Leibes. Beim Tuschieren findet man Schwellungen in einem oder in beiden Scheidengewölben in Form länglicher Geschwülste, die die seitlichen Scheidengewölbe mehr oder weniger hervorwölben; diese entzündeten Geschwülste sind beim Untersuchen äußerst schmerzhaft und immobilisieren die Gebärmutter. Tritt die Salpingitis einseitig auf, so zieht sie den Uterus nach ihrer Seite und fixiert ihn in dieser Lage. Sich selbst überlassen, geht die Salpingitis allmählich in einen subakuten, dann in einen chronischen Zustand über, wobei von Zeit zu Zeit akute Rückfälle eintreten und die bedauernswerten Frauen zu ständiger Ruhehaltung verurteilen. Es ist traurig genug, eine eben erst verheiratete junge Frau zu einem solchen Leben verurteilt zu sehen. Was die Behandlung betrifft, so müssen wir in der Entwicklung der Salpingitis zwei Phasen unterscheiden. In der ersten Phase ist die Salpingitis lediglich kongestiv, sie besteht in der Hauptsache in perisalpingitischem Ödem; in dieser Periode enthält das Lumen der Tuben sicher ein wenig eitrige Serosität, doch ist die Höhle der Tube nicht sonderlich erweitert. In der zweiten Phase der Erkrankung, welche übrigens sofort eintreten kann, ist das Cavum der Tuben infolge der Verstopfung des Ausganges nach dem Uterus erweitert und stellt einen dicken Eitersack dar, in dessen Wandungen die Heilkräfte der Natur sich nicht mehr geltend machen können. Hier können sich die Gonokokken auf endlose Zeit halten und von Zeit zu Zeit Ansteckungen verursachen, wenn zufällig der Durchgang nach der Gebärmutter vorübergehend geöffnet ist. Die Frauen in diesem Zustand können den Eindruck erwecken, als ob sie gonokokkenfrei wären, und trotzdem von Zeit zu Zeit einen Mann anstecken. In der ersten Phase des Leidens verordnet man Bettruhe, Eisblase auf den Bauch, kleine Ichthyoleinläufe, Anwendung der Diathermie. Roucayrol (376, 378) sowie Richard sind Anhänger der Diathermie, durch deren Anwendung die Schmerzen und die Schwellung der Tuben schnell nachgeben sollen. Diese Autoren werden uns vielleicht später sagen können, ob sie mit der Diathermie eine vollkommene bakterielle Heilung herbeizuführen imstande sind. Kann man aus irgend einem Grunde diese Behandlung nicht anwenden, so soll man, bevor man sich zu einem operativen Eingriff entschließt, totale intrauterine Spülungen versuchen. Der Einfluß derselben auf die Salpingitis ist ausgezeichnet und ist sehr wahrscheinlich auf die Dekongestion der Orificia uterina der Tuben zurückzuführen, welche wieder durchgängig werden und so ihren Eiter nach außen entleeren können. Es ist mir wiederholt gelungen, durch intrauterine Spülungen mit übermangansaurem Kali Frauen zu heilen, bei denen schon ein operativer Eingriff in Aussicht genommen war.

Levy-Bing und Duroeux (292) haben in solchen Fällen gute Resultate mit intravenösen Einspritzungen von Arsensalzen erzielt; auch die Vakzine, insbesondere die von Bruchettini üben einen günstigen Einfluß auf diese Fälle aus. In der zweiten Phase der Erkrankung dagegen muß unbedingt operiert werden. Der ganze Eitersack der Tuben muß entfernt werden, ebenso bei Erkrankung beider Tuben auch der Teil der Gebärmutter, der oberhalb des Uterushalses sich befindet. Das beste Mittel, diese Operation zu verhüten, ist: jede Gonorrhöe der Frau frühzeitig zu behandeln und eine Infektion des Cavum Uteri zu verhüten. Daß dies möglich ist, ergibt meine eigene Statistik; ich habe in den langen Jahren meiner Praxis an keiner einzigen Frau, die ich an Gonorrhöe behandelte habe, diese schwere Operation ausführen lassen müssen.

Die Pelviperitonitis kann sich ebensogut im Anschluß an eine Parametritis wie an eine Salpingitis entwickeln. Diese Peritonitis ist auf das kleine Becken beschränkt, der übrige Teil des Peritoneums ist durch Verwachsungen geschützt. Die Symptome dieser Erkrankung bestehen in Aufblähungen des Leibes, Brechreiz und Erbrechen,

Fieber mit Schüttelfrösten und Entwicklung einer Entzündungsgeschwulst um den ganzen Uterus herum. In solchen Fällen muß man sofort das hintere Scheidengewölbe öffnen, absolute Bettruhe und Eisbeutel auf den Leib anordnen. Die Pelviperitonitis stellt eine der ernstesten Erkrankungen dar, sie kann zur allgemeinen Bauchfellentzündung führen und den Tod der Frau verursachen.

Vulvovaginitis und Proktitis der kleinen Mädchen.

Die Vulvovaginitis der kleinen Mädchen ist nicht unbedingt gonorrhoischer Natur, sie kann ebensogut durch eine Invasion anderer Bakterien hervorgerufen sein, doch tritt die gonorrhoische Infektion viel häufiger auf; ihr gesellen sich freilich oft allerhand sekundäre Bakterien bei, welche nach Verschwinden der Gonokokken deren Platz allein einnehmen. Die direkte Infektion ist eher selten zu beobachten und ist Sache der gerichtlichen Medizin. Sie kann zu sehr peinlichen Untersuchungen führen, bei denen die größte Vorsicht und Reserve geboten ist. In Anbetracht der großen Häufigkeit der zufälligen Infektion der kleinen Mädchen, muß man sich davor hüten, allzuschnell die Möglichkeit einer direkten Übertragung der Krankheit anzunehmen. Die zufälligen Übertragungen stammen von einer Gonokokkenträgerin oder einem Gonokokkenträger aus der Umgebung des Kindes. Ich habe solche Ansteckungen durch den Vater des Kindes gesehen, sei es, daß das kleine Mädchen denselben Nachttopf benutzte wie der Vater [1]), sei es, daß das Kind zu dem Vater ins Bett kam und durch noch frische Eiterflecken der Bettwäsche angesteckt wurde. Eine gonorrhöekranke Mutter ist bezüglich der Übertragung der Krankheit auf das Kind noch gefährlicher, da sie dasselbe nicht nur selbst leichter ansteckt, sondern auch indirekt durch Benutzung desselben Bidets, derselben Handtücher und Schwämme die Übertragung der Gonorrhöe verschulden kann. Derselbe Übertragungsmodus liegt einer Ansteckung kleiner Mädchen durch gonorrhöe-

[1]) Ich habe als Obergutachter vor Gericht in einem besonders tragischen Fall darauf hingewiesen, daß nach den Aussagen des Kindes selbst es sich auf den zum Überlaufen vollen Nachtopf gesetzt hat und daß auf diese Weise seine Genitalorgane in dem gonokokkenhaltigen Urin des Mannes längere Zeit sozusagen gebadet hatten. Die beiden Vorbegutachter hatten eine Infektion durch Geschlechtsakt des Mannes angenommen, obwohl sie selbst zugaben, daß das Kind auch nicht die geringsten Zeichen äußerer Gewaltanwendung zeigte, und obwohl das Kind jede geschlechtliche Handlung des Mannes an seinem Körper in Abrede stellte. Der in erster Instanz verurteilte Mann wurde auf mein Gutachten hin in zweiter Instanz freigesprochen (Asch).

kranke Zimmermädchen und Kindermädchen zugrunde. In Pensionaten kann es zu richtigen Epidemien von Gonorrhöe kommen; oft sind hier neben dem Gebrauch besudelter Wäsche gemeinsame Bäder unter schlechten hygienischen Verhältnissen Schuld an der Entstehung und dem Umsichgreifen der Epidemie. Die Gefahr indirekter Ansteckung kleiner Knaben ist minimal, faktisch kommt sie sozusagen nie vor. Die wenigen Fälle gonorrhoischer Infektion kleiner Buben, die ich beobachtet habe, waren auf sexuelle Betätigung oder besser gesagt auf sexuellen Mißbrauch derselben zurückzuführen. Die Lokalisationen der gonorrhoischen Vulvovaginitis kleiner Mädchen sind folgende: die Vulva, die Scheide, wahrscheinlich auch das Orificium colli uteri, ohne daß die Erkrankung tiefer in die Gebärmutter eindringt. Logischerweise müssen wir immerhin annehmen, daß die mehr oder minder tiefe Infektion des Zervikalkanals der Grund der oft sehr langen Dauer der Erkrankung ist, die oft all unseren therapeutischen Maßnahmen trotzt. Der Meatus urethrae ist natürlich auch infiziert, doch ist die Erkrankung der Harnröhre selbst nicht so regelmäßig vorhanden wie bei der Gonorrhöe der älteren Mädchen und der Frauen. Auch der Anus und das Rektum können von der Vulva aus infiziert werden. Die bald in die Scheide, bald in den After gesteckten Thermometer können ebenfalls die Krankheit von Scheide zu Scheide, von After zu After oder von Scheide zu After übertragen. (Prof. Weill hat in der Kinderabteilung des Lyoner Hôtel-Dieu eine solche Epidemie beobachtet und dieselbe genau beschrieben. Asch.) Die zum Glück seltenen Komplikationen der Gonorrhöe kleiner Mädchen sind: die Urethritis, die Metritis, von welch letzterer aus die Infektion durch die Tuben hindurch das Peritoneum erreichen kann; rheumatische Erkrankungen, Erkrankungen des Auges, selbst gonorrhoische Septikämie. Tridon von Berck-s-Mer (421) hat auf die Häufigkeit der gonorrhoischen Peritonitis bei den an Vulvovaginitis leidenden kleinen Mädchen hingewiesen. Unter 25 mit gonorrhoischer Vulvovaginitis behafteten kleinen Mädchen, die er im Verlauf von zwei Jahren zu sehen bekam, boten 6 peritonitische Symptome: plötzliche Schmerzen im Leibe, Aufgedunsensein des Leibes, Erbrechen, Fieber 38—39° C.; in all diesen Fällen trat Heilung ein, ohne daß Spuren der Erkrankung zurückblieben. Die Diagnose der gonorrhoischen Vulvovaginitis beruht auf dem Nachweis der Gonokokken und der möglichst genauen Feststellung der Schlupfwinkel derselben. Um den Ausfluß der Urethra zu gewinnen, drückt man die Harnröhre vermittels einer dünnen Metallsonde oder Kopfsonde von hinten nach vorn aus. Zur Untersuchung des Uterushalses führt man durch die Hymenöffnung hindurch ein möglichst dünnes Endoskop ein; doch gelingt es nur sehr schwer das Collum uteri einzustellen. Bei Erkrankung des Anus sind dessen Falten feucht und gerötet und mit schleimigeitriger Absonderung bedeckt; bei Miterkrankung des Mastdarms sieht man auf der Oberfläche des Stuhlgangs eitrigen Belag, den man mit Holzstäbchen zwecks Untersuchung entfernen kann.

Jeder vorhandene Gonokokkenherd muß behandelt werden. Eine Besonderheit in der Therapie der Gonorrhöe kleiner Mädchen kommt daher, daß die Vulva und Vagina mit Plattenepithel ausgestattet sind. Der Gonokokkus verhält sich infolgedessen wie in den extra-urethralen Herden mit Plattenepithel der Erwachsenen, und das einzige Mittel ihn zu bekämpfen, besteht darin, ebenso wie in den paraurethralen Gängen sehr stark konzentrierte Lösungen zu verwenden, wie man sie bei Behandlung kleiner Kinder a priori nicht erwartet: Übermangansaures Kali 2 ‰ Hydrarggr. Oxycyanat. 1 ‰ Protargol und Albargin 1 ‰, Argyrol 5—20 Prozent. Immerhin müssen die Dosen dem Alter des Kindes gemäß gewählt werden. Je nach der Akuität der Falles haben die Abwaschungen respektive Spülungen ein oder zweimal täglich stattzufinden. Wenn nur eine Spülung täglich vorgenommen wird, so muß die zweite durch ein gründliches äußeres Abwaschen der Organe mit Seife ersetzt werden. Jeder Spülung der Scheide, welche vermittels einer feinen kleinen Gummisonde ausgeführt wird, hat ein gründliches Abwaschen der ganzen Gegend und ein Abspritzen der Harnröhrenöffnung und der Scheidenfalten vorauszugehen. Bei der Scheidenspülung kann man von Zeit zu Zeit die großen Labien um die Sonde herum zusammendrücken, um die Scheide zu weiten und ihre Falten gut zur Entfaltung zu bringen. Angesichts der langen Dauer der Erkrankung ist es notwendig, die Mutter des Kindes anzulernen, diese therapeutischen Manipulationen vorzunehmen. Nur bei Herden der Urethra und des Zervikalkanals muß die Behandlung ausschließlich in der Hand des Arztes liegen. Die Behandlung der Urethritis besteht in Spülungen der Blase und der Harnröhre vermittels sehr feiner Sonden, wobei man zum Schluß das Kind auffordert, seine Blase zu entleeren. Doch ist diese Behandlung nur bei schon etwas größeren und vernünftigeren Mädchen möglich. Die Behandlung des Uterushalses geschieht vermittels ganz feiner montierter Tampons, die man durch das in die Vagina eingeführte Endoskop hindurch in das Orificium colli zwecks Bepinselung einzuführen sucht. Einspritzungen in das Collum uteri lehne ich als unzweckmäßig, ja gefährlich ab. Den Spülungen der Scheide lasse ich gerne das Einführen von Vaginalstäbchen aus Argyrol 5,10—20 Prozent folgen, die ich mit kleinen Vaginaltampons festhalte. Auch diese Manipulation kann der Mutter des Kindes anvertraut werden. Bei hartnäckigen Fällen wird man auch seine Zuflucht zur Vakzinotherapie nehmen; leider läßt uns dieselbe in diesen Fällen öfter im Stich. Sind die Gonokokken aus dem Ausfluß verschwunden, so genügen Spülungen mit Borwasser, Borax oder mit liquor natri chlorati (liq. Labarraque), von welch letzterem man einen Eßlöffel auf einen Liter Wasser auflöst; man kann auch zeitweise Hydrargyr. oxycyanat 0,25/1000 verwenden, Bleiwasser, leichte Lösungen von übermangansaurem Kali. Im allgemeinen verschwindet die Erkrankung mit dem Eintritt der ersten Menstruation.[1])

Die Behandlung des Rektums besteht in kleinen Klystieren mit einer Lösung von übermangansaurem Kali 0,25 ‰ vermittels einer kleinen Gummibirne; dieselben werden sofort wieder abgelassen, um zwei bis dreimal hintereinander wiederholt zu werden. Die gonorrhoische Entzündung der Afterfalten wird mit desinfizierenden Abwaschungen derselben ziemlich schnell geheilt.

---

[1]) Zur Behandlung der Vulvovaginitis gonorrhoica kleiner Mädchen hat sich mir oft das Einblasen folgenden Pulvers in die Scheide bewährt: Sacchar. albi 50,0, Natron bicarb. 25,0, Magnesia carbonic. 5,0, Acid tartaric. 20,0. Sollten durch das Pulver Schmerzen verursacht werden, so erhöht man den Prozentsatz des Sacchar. albi. Asch.

IV. TEIL.

Gonorrhoische Erkrankungen und Behandlungsmethoden, die beiden Geschlechtern gemeinsam sind.

IX. Kapitel.

Chronische Gonorrhöe des Mannes und der Frau.

1. Definition der chronischen Gonorrhöe.

Was verstehen wir unter chronischer Gonorrhöe? (S. Janet 227.) Manche Autoren sehen jede Gonorrhöe, die länger als zwei Monate dauert, als chronisch an. Dies ist falsch, unlogisch. Nehmen wir in der Tat eine akute Gonorrhöe an, die schwer zu behandeln ist, und bei der nach sechsmonatlichen täglichen Spülungen noch Gonokokken vorhanden sind; kann man da von chronischer Gonorrhöe sprechen? Offenbar nein: man braucht nur die Spülungen 48 Stunden aussetzen und man wird sofort eine ganz akute Gonorrhöe vor sich haben. Nennen wir das eine protrahierte, hartnäckige akute Gonorrhöe, aber nicht eine chronische Gonorrhöe. Wir müssen hier der Sache auf den Grund gehen. Wir müssen uns zunächst die Existenzbedingungen des Gonokokkus in der akuten Gonörrhoe klar machen. Die Schleimhaut der Harnröhre und der Urethraldrüsen sind noch in gutem Zustand, mit ihrem dreischichtigem Epithel bedeckt, dessen oberflächliche Schicht Zylinderepithel ist. Sobald die Invasion der Gonokokken eintrifft, dringen dieselben zwischen die Epithelialzellen bis in die Submukosa der Harnröhre und der Harnröhrendrüsen. Die Defensivkräfte des Organismus sind noch schwach, ihre Mobilisierung geht langsam vor sich. Einstweilen setzt eine energische Diapedese ein, welche zwischen die Zellen des Harnröhrenepithels eindringt, sie auseinander drängt und die Gonokokken zu vertreiben sucht. Mit der Zeit entwickeln sich Immunkörper und greifen die tiefgelegenen Gonokokken an; die Heilung ist im Gang. Die Heilung vollzieht sich endlich, mehr minder von der Behandlung unterstützt oder behindert, je nachdem diese logisch oder unlogisch ist. Es gibt jedoch Fälle, wo diese Heilung nicht vollkommen ist. Wenn die Verteidigungskräfte des Organismus sehr schwach sind, so kann es vorkommen, daß die Gonokokken an der Stelle, an der sie sich eben befinden, einschlafen und eine Heilung vortäuschen, während bei der geringsten Unvorsichtigkeit ein Rückfall eintreten wird. Hier haben wir den Anschein einer chronischen Gonorrhöe vor uns. Man findet dieselbe bei Patienten, die ihre Gonorrhöe schlecht behandelt haben und insbesondere bei solchen, die lediglich Balsamica eingenommen haben. Diese Fälle, die fälschlich chronische Gonorrhöe genannt werden, heilen sehr leicht durch geeignete Spülungen; man kann hier eher

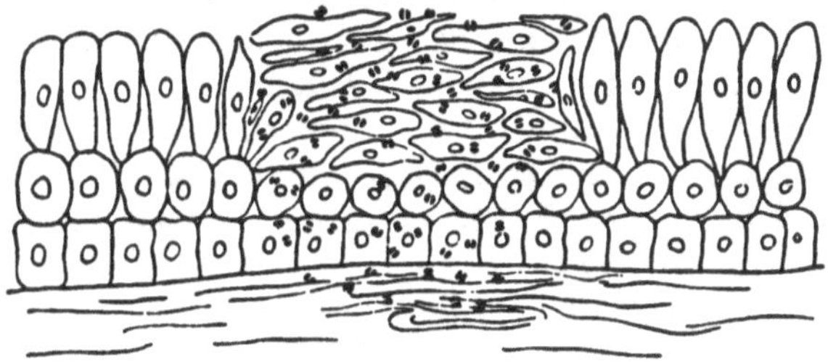

Abb. 114.

von schlecht behandelter Gonorrhöe sprechen. Die wahre chronische Gonorrhöe ist diejenige, welche in Herden der Harnröhre verschanzt ist, die mit Plattenepithel ausgestattet sind. Es sind dies die angeborenen anatomischen Schlupfwinkel sowie die pathologischen zufälligen Herde, deren Entstehung auf die Umformung des normalen Epithels der Harnröhre und ihrer Drüsen unter dem Einfluß der Krankheit oder unzweckmäßiger Behandlungsmethode zurückzuführen ist. Die Abb. 114 zeigt in schematischer Aufmachung einen Plattenepithelherd, welcher von beiden Seiten von normaler Schleimhaut begrenzt wird. Die Gonokokken, welche diesen Herd bewohnen, sind gegen die Diapedese und die Immunkörper des Serums geschützt. Sie befinden sich sozusagen außerhalb des Organismus, der keinerlei Einfluß gegen sie ausüben kann. Diese Auffassung ist sogar bezüglich des Wertes der Vakzinotherapie sowie der Serumtherapie in Fällen chronischer Gonorrhöe ziemlich entmutigend, da die chronischen Gonokokken ebenfalls gegen die künstlich hergestellten und importierten Schutzstoffe geschützt sind; oder müßten wir annehmen, daß die künstliche

Impfung dort Erfolge haben wird, wo uns die Heilkräfte der Natur im Stiche lassen? Nach alledem dürfen wir jedoch nicht die Bezeichnung chronische Gonorrhöe dem Gonokokkus reservieren, der eine Harnröhre bewohnt, die sichtliche anatomische Veränderungen bietet wie Verengerung, Verdickung des Plattenepithels, Entzündung der Littréschen Drüsen usw. Wir würden damit eine bedauerliche Verwechslung zwischen chronischer Gonorrhöe und den Läsionen der chronischen Harnröhrenentzündungen schaffen, welche natürlich in kausalem Zusammenhang stehen können und manchmal zu gleicher Zeit vorhanden sind, aber streng auseinandergehalten werden müssen. Wir können sehr gut chronische Gonokokken in einer Harnröhre vorfinden, welche offensichtlich frei von jeder anatomischen Läsion ist, und andererseits in einer Harnröhre, welche die bekannten Zeichen chronischer Urethritis bietet. Um genau zu sein, müssen wir im ersten Fall von chronischer Gonorrhöe sprechen, im zweiten von chronischer Gonorrhöe in Verbindung mit chronischer Harnröhrenentzündung. Ich möchte die chronische Gonorrhöe folgendermaßen definieren: Eine Gonorrhöe soll als chronisch bezeichnet werden, wenn dieselbe sich selbst überlassen, ohne jede Behandlung, welches auch ihr Alter sei, nicht mehr imstande ist zum akuten oder subakuten Zustand zurückzukehren. Dieses Phänomen wird bedingt durch den Widerstand der den chronischen Herd umgebenden Schleimhäute den Bakterien gegenüber, welche in diesem Herd enthalten sind. Würden dieselben Schleimhäute mit andern Gonokokken, die aus einer anderen Quelle stammen, in Berührung kommen, so würden sie sofort von denselben infiziert werden, es läge dann eine Superinfektion vor. Das soeben geschilderte passive Verhalten der Schleimhäute macht sich nur gegenüber den eigenen Gonokokken des Trägers geltend. Es ist das Resultat einer richtigen Autovakzination. Die Richtigkeit dieser Anschauung wurde durch die treffenden histologischen Untersuchungen von Jadassohn (189) sowie von Cohn (71) nachgewiesen. Sie konnten im Falle eines paraurethralen Ganges Partien nachweisen, welche mit gonokokkenhaltigem Plattenepithel bedeckt waren, und daneben andere, die mit gonokokkenfreiem Zylinderepithel ausgestattet waren. Im Gegensatz zu der Ansicht von Bumm, welcher behauptete, daß der Gonokokkus auf Plattenepithel überhaupt nicht leben könne, muß man annehmen, daß der Gonokokkus sich nur in den gerade von Plattenepithel ausgestatteten Organen endlos halten kann. Hierher gehören: abnorme Kanäle, Lakunen und Drüsen der Harnröhre und der Prostata, deren Epithel durch Abszeßbildung verändert ist, die Schleimhaut der Harnröhre selbst, wenn man die Entwicklung von Plattenepithel in derselben nicht hat verhindern können oder durch kaustische Behandlung sogar hervorgerufen hat. Diese Tatsache erklärt die viel größere Häufigkeit der chronischen Gonorrhöe bei der Frau, bei welcher diese Schlupfwinkel mit Plattenepithel viel zahlreicher vorkommen als beim Mann (Skenesche Drüsen, Collum uteri). Dies erklärt auch, wieso bei den Patienten derjenigen Ärzte, die zu frühzeitigen Spülungen der Gonorrhöe greifen, die chronische Gonorrhöe nicht mehr vorkommt. In der Tat lassen diese Spülungen weder die Bildung von Plattenepithel zu, noch rufen sie eine solche hervor. In denjenigen Ländern dagegen, in welchen man bei den ätzenden und desquamierenden Behandlungsmethoden (Höllenstein, Kupfersulfat) geblieben ist, sind die Fälle chronischer Gonorrhöe überaus zahlreich.

Wir verdanken Asch (6) eine eingehende Schilderung der Charaktere dieser chronischen Gonokokkenträger, bei welchen man Gonokokken in dem Prostatasekret findet, sei es, daß dasselbe polynukleäre Zellen enthält oder nicht, weiter in den kleinen submukösen Kysten der Harnröhre, in den von ihm beschriebenen Membranen, welche an der Schleimhaut festgewachsen sind. An der Schleimhaut selbst hebt Asch das samtartige himbeerfarbige Aussehen hervor, welches er als charakteristisch für die chronische Gonorrhöe ansieht. Er hat ferner Gonokokken in den in das Lumen der Harnröhre vorspringenden Falten nachgewiesen, welche kleine halbmondförmige Scheidewände, Gewebsbrücken bilden, die die Harnröhre von einer Seite zur anderen durchqueren. Diese Brücken und Stränge bestehen aus bindegewebigen Zellen, welche durch eine schleimige Grundsubstanz miteinander verbunden sind, die mehr minder bedeutende Gruppen von Gonokokken enthalten. All diese Befunde kann man bei Individuen vorfinden, deren Urin vollkommen klar und frei von Fäden ist. Aus diesem Umstand folgert Asch die Notwendigkeit einer endoskopischen Untersuchung aller Ehekandidaten.

Um auf die oben gegebene Definition der chronischen Gonorrhöe noch einmal zurückzukommen, will ich betonen, daß diese Erkrankung durch die Lokalisation der Gonokokken in bestimmten Herden charakterisiert ist, welche nicht in der Lage sind sich gegen sie zu verteidigen, während der Rest der Schleimhaut sich ihrer entledigt hat und sie nicht mehr zu fürchten braucht. Ist nun diese Immunität absolut und definitiv, sogar für die alten eigenen Gonokokken? Offenbar nein; denn wir wissen, daß in den meisten Fällen die Reaktivierungsprüfungen ein leichtes Wiederaufflackern der Gonokokken zur Folge haben. Der nächste Grad der chronischen Gonorrhöe stellt die latente Gonorrhöe dar. Diese ist dadurch charakterisiert, daß der Gonokokkus in seinem Schlupfwinkel so verborgen ist und von einer so gut gegen ihn gewappneten Schleimhaut umgeben ist, daß jede künstliche Reaktivierung ohne Folgen bleibt. Dieses hindert diese Gonokokken nicht, von Zeit zu Zeit unter gewissen Einflüssen, wie oft wiederholtem Koitus, Exzesse in Baccho, große ermüdende Reisen, wieder in Erscheinung zu treten; dieser Rückfall geht in der diesen Gonokokken geeigneten Stunde vor sich, nicht in der von uns festgesetzten oder hervorgerufenen Stunde. Offenbar verlangt der gonorrhoische Herd eine gewisse bestimmte Reife, um wieder in Erscheinung zu treten.

2. Häufigkeit der chronischen Gonorrhöe.

Infolge meiner täglichen Beschäftigung mit an Gonorrhöe leidenden Kranken und meines täglichen Kampfes gegen die Gonokokken während nunmehr 40 Jahren habe ich mir über die Häufigkeit der chronischen Gonorrhöe eine besondere Ansicht zurechtgelegt, welche ich nunmehr entwickeln möchte. Manche moderne Untersuchungen jedoch könnten als Beweis dafür herangezogen werden, daß meine Anschauung vollkommen falsch wäre. Wir werden in der Folge sehen, ob ich berechtigt bin oder nicht, meine ursprünglichen Anschauungen aufrechtzuerhalten. Meine Ansicht kann in folgendem Satze zusammengesetzt werden: der chronische Gonokokkus der Harnröhre des Mannes ist enorm selten, ebenso selten wie der chronische Gonokokkus der Frau häufig ist. Nichts stimmt weniger als der bekannte Satz, daß jedermann in seinem Leben nur einen einzigen Tripper hat und daß, wenn er mehrere hat, es immer derselbe ist, der wiederkommt. Diejenigen Tripper beim Mann, welche geheilt scheinen und nach langem Zwischenraum rückfällig werden, sind äußerst selten. Wenn man so wenig überzeugt wäre von der Wirklichkeit der Heilung der Gonorrhoiker, wie kommt man dazu, einem früheren Gonorrhoiker, der allem Anschein nach geheilt ist, den Ehekonsens zu erteilen? Er wäre ja nach einigen Monaten der Ehe einem Rückfall ausgesetzt und würde seine Frau anstecken. Wie kommt es also, daß gerade diejenigen Ärzte, welche von dem endlosen Weiterbestehen der Gonokokken beim Mann überzeugt sind, ihren früheren Patienten erlauben zu heiraten? Sie sind doch wirklich nicht logisch mit sich selbst. Dem gegenüber behaupte ich, daß die Harnröhrengonorrhöe des Mannes fast immer ausheilt, wie schlecht auch die angewandten Behandlungsmethoden seien und auch, wenn überhaupt keine Behandlung stattfindet, Ein, zwei oder dreimal auf 100 Fällen kommt es vor, daß bei solchen Männern zu früh oder zu spät nach dem letzten Verkehr und selbst weitab von jedem Verkehr infolge gewisser Exzesse Gonokokken zum Vorschein kommen, und daß die Frau, die vielleicht daran Schuld sein könnte, für gesund befunden wird. Solche Patienten bezeichne ich als verdächtig auf chronische Gonorrhöe oder auf rezidivierende Gonorrhöe und finde bei ihnen fast immer irgend einen paraurethralen oder prostatischen Herd, welcher die bis jetzt verkannte Ursache des langen Bestehens der Gonorrhöe ist. Wir können also sagen, daß, ausgenommen die Fälle extraurethraler Herde, der Gonokokkus sich nicht latent in der Harnröhrenschleimhaut des Mannes aufhält. Der Mann, der einen zweiten, dritten oder vierten Tripper hat, hat denselben von einer kranken Frau,.

Man darf auch nicht diejenigen Männer, welche ich Abonnierte des Gonokokkus nenne, mit den Trägern chronischer rezidivierender Gonokokken verwechseln. Die Abonnierten des Gonokokkus sind im allgemeinen Männer mit empfindlichen Schleimhäuten oder solche, deren Meatus weit offen ist oder deren Vorhaut sehr lang ist. Solche Männer können lange Zeit und regelmäßig mit einer gesunden Frau verkehren, ohne jemals Unannehmlichkeiten zu haben; sobald sie aber die Frau wechseln, bekommen sie einen Tripper. Ich erinnere mich eines meiner Patienten, der sicher schon seine 15. Gonorrhöe hatte. Man müßte meinen, daß es sich immer um Rückfälle handelte, und doch wäre ich bereit ihn nach der Heilung seiner nächsten Gonorrhöe heiraten zu lassen. Eine andere Form von Abonnierten an den Gonokokkus stellt die Gonorrhöe zu zweien dar. Auch diese Form der Gonorrhöe kann einen chronischen Tripper vortäuschen. Ein Mann hat seine Frau oder seine Freundin angesteckt, er wird daher von ihr von Zeit zu Zeit seinerseits wieder angesteckt und schreibt natürlich diese Gonorrhöen seinem alten Tripper zu, der schlecht geheilt sei. Unzählbar sind die Ehepaare und die Liebespaare, die sich auf diese Weise ihre Gonokokken hin und her schicken (s. Cattier 58). Um meine Absicht klar zu machen, will ich folgenden Fall setzen: Eine Frau hat während sechs Jahren regelmäßig mit einem Mann verkehrt; während dieser sechs Jahre ist dieser Mann stets gesundgeblieben; eines Tages läßt sich die Frau mit einem Manne ein, der zwei Jahre vorher einen Tripper gehabt hat, aber vollkommen geheilt scheint. Im Anschluß an diesen Verkehr erkrankt der zweite Mann an Gonorrhöe. In einem solchen Falle irre ich mich wohl nicht, wenn ich vor jeder Untersuchung eher eine chronische Gonorrhöe der Frau als die des Mannes voraussetze.

Dieser fundamentale Irrtum über die Entstehung der Gonorrhöe des Mannes kommt daher, daß die meisten Ärzte über die Gonorrhöe der Frau nur oberflächlich Bescheid wissen. Nehmen wir folgenden Fall: Ein Mann, der zum zweiten Male an Gonorrhöe erkrankt, konsultiert einen Arzt; dieser untersucht die in Betracht kommende Frau, findet sie gesund und nimmt daher an, daß die zweite Gonorrhöe des Mannes ein nach langer Zeit auftretender Rückfall seiner ersten Gonorrhöe ist. So entsteht das Märchen der latenten Gonorrhöe beim Mann. Hätte der betreffende Arzt erkennen können, daß diese Frau, obwohl ihre Genitalorgane vollkommen gesund aussehen, an chronischer Gonorrhöe leidet, so hätte er den Ursprung der Gonorrhöe seines Patienten erkannt, hätte vermieden, an der Verbreitung eines wissenschaftlichen Irrtums mitzuarbeiten und hätte seinem Patienten die weiteren Gonorrhöen erspart; denn logischerweise wird der Patient nach Heilung seiner Gonorrhöe mit derselben Frau den Verkehr wieder aufnehmen und immer wieder von Zeit zu Zeit von ihr angesteckt werden. Die chronische Gonorrhöe zeigt sich nur bei Bestehen von Schlupfwinkeln, die mit Plattenepithel ausgestattet sind, wie das Collum uteri, die angeborenen Divertikel des Meatus Urethrae bei Mann und Frau (Skenesche Drüsen) oder die Herde, die mit Narbenplattenepithel bedeckt sind, wie manche Teile der Harnröhre selbst (Argyrie), wie die Drüsenabszesse des Gliedes und der Prostata beim Manne, wie die Gänge, welche durch diese Abszesse entstanden sind, wie die Abszesse der Bartholinschen Drüsen und der Drüsen des Collum Uteri. Nun sind diese Herde mit Plattenepithel, welche meist extraurethral sind, beim Manne selten, bei der Frau dagegen normalerweise vorhanden; deshalb ist die chronische Gonorrhöe beim Mann eine Ausnahme, bei der Frau äußerst häufig.

3. Ergebnisse der Spermokultur.

In den vorhergehenden Zeilen habe ich die Anschauung auseinandergesetzt, welche ich mir von der Häufigkeit der chronischen Gonorrhöe beim Mann und bei der Frau im Laufe der Jahre gebildet habe. Sollte ich nun gezwungen sein, meine Anschauung zu ändern? Seit einigen Jahren machen sich andere Ansichten geltend, gestützt auf eine neue Untersuchungsmethode, die von Guépin (148—151),

Lebreton (271—277), Barbellion (18—22), später Maille (303), Chabanier (456), Nogués und Durupt (113, 346), Durupt (112) angegeben und ausgearbeitet worden ist: die Spermokultur. Diese Autoren geben an auf diesem Wege in der überwiegenden Anzahl der Fälle, in nicht weniger als 80 Prozent, im Sperma früherer Gonorrhoiker, sei es, daß dieselben an chronischem Ausfluß litten oder überhaupt keinen Ausfluß mehr hatten, Gonokokken nachgewiesen zu haben. Diese Gonokokken, die mit der direkten mikroskopischen Untersuchung nur selten aufzufinden sind, werden durch die Züchtung des Samens entdeckt. Der Samen wird lange nach dem letzten Urinakt gewonnen, um die Gesamtheit aller Absonderungen der Harnröhre und der Geschlechtsorgane zu umfassen. Diese latenten Gonokokken sollen auf den Nährböden leichter wachsen als die Gonokokken der akuten Gonorrhöe (Nogués 346). Mit dem durch Züchtung gewonnenen Gonokokkenstamm stellt man eine Autovakzine dar; davon macht man dem Patienten eine oder mehrere Serien von Einspritzungen, bis die Spermokultur negativ ausfällt, und dies erreicht man in fast 100 Prozent der Fälle ohne jegliche lokale Behandlung. Sollte diese Auffassung als richtig erwiesen sein, so würde sie alle unsere Kenntnisse über die Entwicklung der Gonokokken beim Manne auf den Kopf stellen. Sie würde bei 64 Prozent aller Verlobten die Heirat ausschließen, da 80 Prozent unter ihnen den Tripper gehabt haben und 80 Prozent von diesen Träger alter Gonokokken sein müßten; freilich könnte die Befreiung von diesen Gonokokken sozusagen automatisch durch Behandlung mit Eigenvakzinen erlangt werden, ein Erfolg, der mich stutzig macht, da uns bisher die Vakzinotherapie nicht dermaßen verwöhnt hat. Diese positiven Ergebnisse der Spermokultur in mehr als 80 Prozent der Fälle bei alten Gonorrhöen, die geheilt schienen und nur einfache Urethritiden zur Folge hatten und auch dieses nicht immer, stimmen offenbar nicht mit unseren klinischen Beobachtungen. Selbst bei den nichtbehandelten und schlechtbehandelten Patienten, wie es die meisten Spitalkranken in den Goßstädten und die Soldaten sind, haben wir nur selten unvorhergesehene Rückfälle feststellen können. Fragen wir die Spitalkranken aus, die wegen anderer Leiden im Krankenhaus sind, so sagen sie uns, daß sie ein bis zweimal in ihrem Leben einen Tripper gehabt haben, nur ganz ausnahmsweise drei bis viermal. Wie nun diese Tatsachen mit dem Weiterbestehen der Gonokokken bei 80 Prozent früherer Gonorrhoiker in Einklang bringen?

Die Ansteckung in der Ehe sind unglücklicherweise sehr häufig. Ich werde jedoch zeigen, daß sie meist durch sekundäre Bakterien hervorgerufen sind. Wenn die Theorie, die uns hier beschäftigt, richtig wäre, so hätten wohl die jungen Mädchen schon längst darauf verzichtet, zu heiraten. In Anbetracht unserer Kenntnisse über die nicht behandelte Gonorrhöe, welche die meisten erkrankten Frauen unfruchtbar macht, müßten nach dieser Berechnung von 10 mit früheren Gonorrhoikern eingegangenen Ehen ca. 8 unfruchtbar sein. Dies ist aber nicht der Fall. In allen Fällen von gonorrhoischer Ansteckung in der Ehe habe ich den Gonokokkus des Mannes immer mit Leichtigkeit gefunden, er war nichts weniger als latent. Die Anhänger der neuen Theorie betonen freilich, daß die Gonokokken mit der Zeit ihre Virulenz verlieren, saprophytisch werden und aufhören ansteckend zu sein. Dies ist eine Hypothese, für welche keine von unseren Kenntnissen über die Lebensweise und Sitten der Gonokokken spricht. So abgeschwächt und gering an der Zahl die chronischen Gonokokken bei den Frauen auch seien und wie schwer sie auch bei ihnen aufzufinden sind, dieselben Gonokokken, auf den Mann übertragen, rufen die akutesten Gonorrhöen hervor; warum sollte es anders sein mit den chronischen Gonokokken des Mannes, die auf eine gesunde Frau übertragen werden? In der Gonorrhöe zu zweien kann man bei den alten gonorrhoischen Ehepaaren Gonokokken finden, die jede Virulenz zu entbehren scheinen und ein saprophytisches Dasein fristen; dasselbe ist der Fall bei den alten Prostituierten, welche gegen die Gonorrhöe geimpft sind. Verkehrt jedoch ein anderer Mann mit der ersteren Frau oder mit einer solchen Prostituierten, so wird er sich gar zu bald überzeugen, daß er Gonokokken übernommen hat, die nichts Saprophytisches an sich haben. Der Gonokokkus, so abgeschwächt er auch sein mag, bleibt immer ein Gonokokkus. Er kann bei einem Individium oder bei einem Paar einschlafen. Sobald er jedoch dieses Individium oder dieses Paar verläßt, gewinnt er sofort seine ursprüngliche Kraft und Lebensfähigkeit wieder.

Eine andere sehr seltsame Feststellung ist folgende: Der latente Gonokokkus, der durch die gewöhnliche mikroskopische Untersuchung nicht sichtbar wird, durch die Spermokultur aber nachgewiesen wird, wächst mit Leichtigkeit auf künstlichen Nährböden, und zwar viel leichter als der akute Gonokokkus, der auf diesen Nährböden oft überhaupt nicht aufgeht; bei dem mikroskopisch sichtbaren Gonokokkus ist das Umgekehrte der Fall. Angesichts dieser sehr seltsamen Befunde habe ich mich veranlaßt gesehen, zunächst im Namen der klinischen Beobachtung gegen dieselben zu protestieren und später mit Debains (246, 247) zusammen diese bedeutungsvolle Frage näher zu untersuchen. Ich muß also die Frage aufwerfen: welches ist der diagnostische Wert der Spermokultur? Wenn man von Züchtung von Mikroben spricht, so glaubt man beinahe reflektorisch ein Vorgehen exquisitester Präzision vor sich zu haben, welches befähigt sei ganz vereinzelte Mikroben ausfindig zu machen, die der direkten mikroskopischen Untersuchungen entgangen sind. Trifft dies für den Züchtungsnachweis der Gonokokken zu? Ich antworte: nein. Trotz aller Verbesserungen der Nährböden durch Bezançon und Griffon (30), Griffon (146), Pfeiffer, Demonchy (89, 90), Nicolle (339), Giscard (144) und Debains wächst der richtige Gonokokkus auf Nährböden nur sehr schwer. Untersucht man im Mikroskop den Ausfluß einer frischen Gonorrhöe, so glaubt man eine reine Gonokokkenkultur vor sich zu haben. Nur selten wird man dabei einige wenige sekundäre Bakterien erblicken. Wenn man nun denselben Ausfluß auf einen künstlichen Nährboden überimpft, so wird man sehr oft eine enorm reiche Entwicklung der sekundären Bakterien erzielen, während nur einige wenige Gonokokkenkolonien sich entwickeln. Alle in dem betreffenden Ausfluß vorhandenen sekundären Bakterien gehen also auf, während nur eine sehr geringe Zahl der Gonokokken imstande ist, sich auf dem Nährboden zu entwickeln. Debains ist der Ansicht, daß die intraleukozytären Gonokokken deshalb schlecht aufgehen, weil sie von dem Nährboden durch die Zelle, in der sie sich befinden, getrennt sind, oder weil sie bereits dem Beginn einer Degeneration anheimgefallen sind. Er konnte beobachten, daß derselbe Tropfen, nach Verreiben überimpft, zahlreichere Gonokokkenkolonien aufgehen ließ wie ohne diese Vorbereitung. Er hat ferner festgestellt, daß gerade diejenigen Gonokokken, welche im mikroskopischen Bilde sehr leicht nachzuweisen sind und von Patienten stammen, denen man Vakzine eingespritzt hat, überhaupt nicht oder nur in 1 Prozent der Fälle auf künstlichen Nährböden wachsen. Wir können daraus folgern, daß wenn wir in einem Gesichtsfeld 80 Gonokokken mikroskopisch nachweisen, kein einziger von diesen auf Nährböden zu wachsen braucht und das Resultat der Züchtung negativ ausfallen kann. Ich kann daher in der Züchtung der Gonokokken kein Vorgehen von hoher Präzision in diagnostischer Beziehung sehen. Die Gonokokken wachsen einigermaßen, wenn sie zahlreich und kräftig sind, sie gehen sehr schlecht oder gar nicht auf, wenn sie gering an der Zahl und abgeschwächt sind. Die chronischen oder latenten Gonokokken, welche viel besser als die akuten auf Nährböden sich entwickeln, sind mir bezüglich ihrer Gonokokkennatur sehr verdächtig; es können dies sehr wohl überhaupt keine Gonokokken sein.

Die Spermokultur hat gegenüber der Züchtung der Gonokokken aus den in klassischerweise gewonnenen Absonderungen der Harnröhre und Geschlechtsorgane den Nachteil, daß dabei die Gonokokken in der großen Menge des Samens sich verlieren, man also eine nur sehr verdünnte Aufschwemmung derselben erhält. Um diesen Nachteil zu beseitigen, kam Debains auf den Gedanken, die Gesamtmasse des Samens nach Flüssigmachung im Brutschrank zu zentrifugieren und nur den Niederschlag zu überimpfen. Man entgeht so auch der Möglichkeit, eventuell gerade gonokokkenfreie Teile des Samens zur Kultur zu benützen. Die hauptsächliche Tatsache, auf welche die Anhänger der Spermokultur sich stützen, ist, daß sie auf diese Weise die Absonderung sämtlicher Drüsen der Harn- und Geschlechtsorgane gewinnen, die einem sonst entgehen würden. Dies stimmt, doch vergessen diese Autoren, daß die mit Gonokokken infizierten und zeitweise verschlossenen oder verstopften Drüsen sich auch nach ihrer Methode nicht entleeren oder wenigstens nur dann, wenn diese Drüsen reif zur Entleerung sind. Ich kenne chronische Gonorrhoiker, welche nur im Anschluß an drei- oder vierfachen Koitus Rückfälle erleben. Diese Umstände bei Gewinnung des Spermas zur Kultur nachzuahmen dürfte nicht leicht sein. Ich komme also zu dem Schluß, daß die Spermokultur diagnostisch geringer zu verwerten ist als die direkte Untersuchung eventuell mit Züchtung der verschiedenen urethralen und prostatischen Absonderungen nach vorhergegangener Reaktivierung. Dieses Vorgehen hat mir stets erlaubt, die Gonokokkenträger unter meinen Patienten ausfindig zu machen. Die Spermokultur ist sicher nicht der isolierten Kultur der verschiedenen Harnröhrenabsonderungen: des Ausflusses, der Fäden, des durch Massage gewonnenen Prostatasekretes, überlegen. Eine in hohem Grade verdächtige Besonderheit der durch Spermokultur gewonnenen Gonokokken ist die Gewißheit, mit der sie unter dem Einfluß der Autovakzine verschwinden. Wenn man diese Ergebnisse mit denen der Eigenimpfung in der wirklichen Gonorrhöe vergleicht, so kann man nicht umhin, so schöne Resultate neidisch zu bewundern. Müssen wir nach all diesen Ausführungen nicht zum Schlusse kommen, daß die Gonokokkennatur der durch die Spermokultur nachgewiesenen Gonokokken noch nicht unabänderlich feststeht? Müssen wir nicht verlangen, daß noch weitere Kontrolluntersuchungen vorgenommen werden und daß einstweilen diese ganze Frage überhaupt als nicht spruchreif angesehen wird?

Um dieser Frage näherzukommen, habe ich Debains gebeten, das Sperma von 29 meiner Kranken, die klinisch nur einfache Harnröhrenentzündungen hatten und die von mir als gonokokkenfrei bezeichnet worden sind, der Spermokultur zu unterwerfen; ich habe diejenigen Patienten ausgewählt, deren Ausfluß stark eitrig war und dem gonorrhoischen Ausfluß am meisten glich, Fälle, die oft rezidiviert hatten und klinisch an eine rezidivierende Gonorrhöe hätten glauben machen können, Fälle mit Talalgie, mit Rheumatismus gonorrhoischer Art und endlich alle Fälle meiner Praxis, in denen man das Vorhandensein versteckter unerkannter Gonokokkenherde hätte vermuten können. Trotz aller Vorsichtsmaßregeln und günstigster Vorbedingungen, z. B. Benützung von Menschenserum bei den Nährböden, konnte Debains keine Gonokokken nachweisen. Und das Merkwürdigste bei dem Resultate dieser Untersuchungen ist, daß unter diesen Kranken drei sichere Fälle chronischer Gonorrhöe sich befanden, welche denn auch kurze Zeit nach der Spermokultur Rückfälle von Gonorrhöe erlitten. Unter diesen Bedingungen wird man wohl verstehen, daß ich an meiner alten Anschauung über die chronische Gonorrhöe festhalte. Ich bin überzeugt, daß bei der jetzigen Art der Vornahme der Spermokultur zahlreiche Fehlerquellen unterlaufen. Es ist schwer, dieselben festzustellen, doch geht man wohl nicht fehl in der Annahme folgender Fehlerquellen: Eine Ursache von Irrtümern resultiert aus der Wahl der Patienten, die man zur Spermokultur schickt. Es sind dies Fälle, bei denen man mit etwas Geduld und nach Reaktivierung die Gonokokken auch im mikroskopischen Bilde hätte nachweisen können. Ich vermute, daß solche Kranke einen großen Prozentsatz der Statistik darstellen, welche die Anhänger der Spermokultur veröffentlichen. Der hauptsächlichste Irrtum kommt aber meines Erachtens von der Gramschen Färbung. Man verläßt sich im allgemeinen viel zu sehr auf die Gramnegativität des Gonokokkus. Sobald man in einem Präparat gramnegative Diplokokken vorfindet, wird leichten Herzens die Diagnose auf Gonokokkus gestellt. Nun habe ich doch mit Debains (247) zusammen gezeigt, daß die abgestorbenen oder auch nur in Degeneration befindlichen Staphylokokken offensichtlich gramnegativ werden. Man braucht nur mit solchen gramnegativen Staphylokokken Nährböden, die für Gonokokken speziell geeignet sind, zu beschicken, um zu sehen, daß nur Staphylokokken und keine Gonokokken wachsen, und andererseits kann man beobachten, daß sie auf gewöhnlicher Gelatine mit Leichtigkeit aufgehen. Ein leichtes Altern der Staphylokokken sowie der Kokken überhaupt kann ebenfalls die Gramnegativität derselben bedingen. In einem mir adressierten Briefe äußert sich Mauté folgendermaßen über diese Frage: „Ich kenne sehr wohl die gramnegativen Kokken, von denen Sie mir sprechen; wenn man Sperma während einiger Tage im Brutschrank aufbewahrt, so kann man in der Kultur fast alle Arten von Kokken nach und nach gramnegativ werden sehen.“ Alle diese Kokken werden gramnegativ infolge ihrer Entartung. Isoliert man die einzelnen Individuen ihrer Kolonien, so erscheinen die einen gramnegativ, die andern grampositiv, wobei das Verhältnis dieser zwei Arten je nach dem Alter der Kultur wechselt; wir bezeichnen diese Kokken als zweifarbig. Dieselben können sogar nach wiederholten Überimpfungen die Gramnegativität verlieren. Andererseits gibt es richtige Pseudogonokokken, deren sämtliche Individuen oder Teile unbegrenzt gramnegativ bleiben. Giscard (145) hat deren oft in den Spermokulturen gefunden. Debains und ich haben ebenfalls solche nachgewiesen, auffallenderweise auch bei Züchtung von Samen, der von anderen Untersuchern als gonokokkenhaltig bezeichnet worden war. Auch kurze gramnegative Bakterien können das Aussehen von Diplokokken annehmen und Gonokokken vortäuschen. Am besten hat Barbellion (23 und 24) diese verschiedenen Fehlerquellen geschildert. Man darf auch nicht vergessen, daß die Gramfärbung an und für sich zahlreiche Irrtümer verschulden kann. Diese Färbungsmethode ist sehr trügerisch, wird von jedem Untersucher anders ausgeführt, gibt sehr verschiedene Ergebnisse je nach der Art, das zu untersuchende Material auf den Objektträger oder das Deckgläschen auszubreiten, je nachdem das Material dick oder dünn aufgetragen wird und daher mehr minder leicht von den Reagentien imprägniert wird, und je nach der Zeitdauer der Wirkung der Reagentien.

Ein weiterer Fehler in der Einschätzung der Resultate der Spermokultur besteht darin, daß Bakteriologen, die den betreffenden Fall nicht auch klinisch kennen, im Zweifelsfall eine positive Antwort geben, um jeder Verantwortung bei der Untersuchung auf Eheerteilung enthoben zu sein. Schenken wir also den positiven Ergebnissen einer Spermokultur nur beschränktes Vertrauen und überzeugen wir uns selbst in einem solchen Falle, ob folgende Vorbedingungen zutreffen: 1. ob ein Nährboden verwendet worden ist, auf dem nachweislich authentische Gonokokken gezüchtigt worden sind; 2. ob die gramnegativen Elemente auf gewöhnlichen Nährboden überimpft worden sind und auf diesen nicht aufgegangen sind.

Die Technik der Spermokultur ist von Goy und Jaubert (486, 487) gut beschrieben worden. Man muß mit besonderem Mißtrauen in den Gonokokkenkulturen diejenigen Kolonien betrachten, welche bei mikroskopischer Untersuchung aus einer einzigen Art von Gonokokken zu bestehen scheinen, nach Gram aber eine Mischung von grampositiven und gramnegativen Individuen darstellen. In solchen Fällen ist eine Isolierung der gramnegativen Individuen unmöglich; denn wenn man solche Kolonien auch sehr zerstreut auf Petrische Schalen überimpft, so werden alle neuen Kolonien ebenfalls zweifarbig sein, und wenn man eine dieser Kolonien auf gewöhnliche Gelatine bringt, so wird sie mit Leichtigkeit aufgehen und immer den gemischtfarbigen Charakter beibehalten. Übrigens beweist in solchen Fällen die Tatsache, daß die gramnegativen Individuen auf gewöhnlichem Nährboden sich reichlich entwickelt haben, daß wir es hier nicht mit Gonokokken zu tun haben. Ein einfaches Mittel, grobe Irrtümer in der Interpretation der Kulturen zu vermeiden, ohne zu der Isolierung der Gonokokken greifen zu müssen, besteht darin, bei jeder Untersuchung einen Tubus aus gewöhnlicher Gelatine als Kontrolle zu beschicken. Wenn in einem solchen Tubus gramnegative Kokken wachsen, so muß man mit großem Mißtrauen diejenigen Diplokokken betrachten, welche auf einem für Gonokokken besonders geeigneten Nährboden wachsen. Die Züchtung der auf Gonokokken verdächtigen Sekrete auf flüssigen Nährböden entzieht uns gerade dieses differenzialdiagnostische Mittel. Diese Methode setzt uns mehr wie jede andere der Gefahr aus, irgendwelche gramnegative Kokken für Gonokokken zu nehmen. Auf jeden Fall müssen wir bei positivem Ergebnis der Spermokultur unsere Patienten reaktivieren, um danach auch die Gonokokken durch direkte mikroskopische Untersuchung der Sekrete im Mikroskop zu Gesicht zu bekommen. Ich bin der Ansicht, daß es mir doch bei positivem Resultat einer Spermokultur mit Geduld hätte gelingen müssen, bei direkter Untersuchung der urethralen und prostatischen Sekrete Gonokokken zu finden. Diese Frage habe ich nicht lösen können, da ich nie eine positive Spermokultur bei Patienten erzielte, deren direkte Untersuchung keine Gonokokken ergab.

Fasse ich das Gesagte zusammen, so stellt die Spermokultur eine wertvolle Waffe in der Diagnose der Gonorrhöe dar, die aber nicht durch Mißbrauch diskreditiert werden darf. Zur Erteilung des Ehekonsenses soll dieselbe herangezogen werden, aber nur wenn wir absolut zuverlässige Bakteriologen zur Verfügung haben. Wie dem auch sei, so darf man nicht aus einem negativen Resultat der Spermokultur schließen, daß man gegen jede Möglichkeit einer latenten Gonorrhöe geschützt ist. Wir dürfen nicht vergessen, daß es Patienten mit negativer Spermokultur gegeben hat, die kurz nachher einen Rückfall von Gonorrhöe erlebt haben [1]).

4. Diagnose der chronischen Gonorrhöe.

Wir haben gesehen, daß bei der Frau die chronische Gonorrhöe eine sehr häufige Erkrankung ist. Im allgemeinen ist sie leicht zu diagnostizieren, denn ihre Herde: Harnröhre, Skenesche und Bartholinische Drüsen, Collum und Corpus Uteri, sind unseren Untersuchungen leicht zugänglich; nur die gonorrhoischen Entzündungen der Tuben können uns leicht entgehen. Im übrigen erleichtert das spontane Wiederaufflackern des Krankheitsprozesses gelegentlich einer jeden Menstruation die Stellung der Diagnose. Bei dem Manne dagegen ist die Diagnose einer chronischen Gonorrhöe sehr erschwert. Wie oft fragen wir uns, ob wir einen Rückfall einer alten Gonorrhöe vor uns haben oder eine Neuansteckung. In solchen zweifelhaften Fällen muß uns auffallen, daß der betreffende Patient schon eine endlose Zahl von gonorrhoischen Anfällen hinter sich hat. Man muß dabei freilich berücksichtigen, daß es auch sogenannte Abonnierte der Gonorrhöe gibt, welche eine große Zahl von gonorrhoischen Anfällen durchgemacht haben. Immerhin ist zwischen diesen zwei Fällen ein merklicher Unterschied in der Art, wie der neue Anfall auftritt. Bei dem Abonnierten der Gonorrhöe tritt der erste Ausfluß nach einmaligem Ausüben des Koitus im allgemeinen mit einer bis dahin noch unbekannten Frau und nach den normalen Inkubationszeiten auf. Die Rückfälle einer chronischen Gonorrhöe dagegen treten nach Exzessen in Baccho und in Venere auf, besonders nach Genuß großer Mengen Bier und Champagner und nach öfter in einer Nacht wiederholtem Verkehr; bezeichnend ist, daß in diesen Fällen schon am anderen Tag der erste Ausfluß zum Vorschein kommt. Die ersten Rückfälle bei chronischer Gonorrhöe sind ziemlich heftig, die späteren nehmen allmählich an Heftigkeit ab und werden zum Schluß so gelinde, daß der Patient dieselben nicht mehr beachtet. Diese späteren Rückfälle heilen meist in einigen wenigen Tagen. Wenn diese Patienten sich bei ihren Rückfällen behandeln lassen, so heilen sie sehr schnell und verschaffen der Abortivkur ihre schönsten Triumphe. In der Zwischenzeit zwischen solchen Rückfällen erwecken die Patienten den Anschein vollkommener Gesundheit oder haben Zeichen

---

[1]) Ich habe einen Patienten beobachtet, der nach zweimaliger negativer Spermokultur geheiratet hat, nachträglich einen Rückfall seiner Gonorrhöe bekam und seine junge Frau ansteckte, die zurzeit an doppelseitiger gonorrhoischer Bartholinitis leidet. Asch.

leichter Urethritis: leichte Fäden im Urin, leichte Trübung des Urins, leicht schleimigeitrigen Tropfen des Morgens. Einer meiner Patienten, auf dessen Krankengeschichte ich noch zurückkommen werde, klagte in der Zwischenzeit lediglich über einen Druck im Damm, der jedesmal verschwand, wenn der Ausfluß sich wieder einstellte. Wenn man die Diagnose chronische Gonorrhöe in dieser Latenzzeit stellen will, so muß man auf irgendeine Art ein Wiederaufflackern des Prozesses herbeiführen, jedoch unter Ausschluß eines Koitus ohne Kondom. Das Bier ist sicher das beste Mittel, bei chronischen Gonorrhoikern ein Wiederaufflackern des Krankheitsprozesses zu bewirken, unter der Bedingung freilich, daß der betreffende Patient nicht in der letzten Zeit gewöhnt war viel Bier zu trinken. Dieselben Folgen zeitigt ein reichliches Trinken von Champagner, Obstwein, Vichy Grande-Grille. Wir können auch chemische Reizungen anwenden, wie Spülungen der ganzen Harnröhre mit Höllenstein 0,25 ‰ oder oxycyansaurem Quecksilber 0,25 ‰. Wenn der Ausfluß oder die Flocken viele sekundäre Bakterien enthalten, so ist letzteres Mittel vorzuziehen, da diese Bakterien die Gonokokken verdecken können. Auch mechanische Reizung der Harnröhre kann zum selben Ziel führen, so Einführen einer Sonde, eines dicken Béniqués, eventuell Massage der Harnröhre auf dem Béniqué, Massage der Prostata ohne nachherige Spülung. Eine lange Reise im Zug oder im Auto hat manchmal dieselben Folgen, indem sie den Bulbus und die Prostata massiert, wonach ein leichter gonokokkenhaltiger Ausfluß sich zeigt. Diese chemische und mechanische Reizung der Harnröhre wird übrigens von selbst bei der Behandlung der einfachen Urethritis verwirklicht, wegen der die Patienten uns gewöhnlich aufsuchen.

Beherbergen diese Patienten latente Gonokokken, so ist es sehr selten, daß dieselben nach zwei bis drei therapeutischen Eingriffen nicht zum Vorschein kämen. Hier ist es die Wiederholung der Reizungen, welche den Rückfall produziert. Dessen muß man stets eingedenk sein und nie aus einer einzigen erfolglosen Reizung auf das Fehlen der Gonokokken schließen. Schnell nacheinander wiederholter Koitus oder im Notfall wiederholte Masturbation stellen mit der Bierprobe, besonders bei reichlichem Biergenuß, das beste Mittel zur Reaktivierung der latenten Gonokokken dar. Ich erinnere mich eines Patienten, bei dem nur dann ein Rückfall eintrat, wenn er in einer Nacht drei bis viermal den Verkehr ausübte und vorher reichlichem Alkoholgenuß gefrönt hatte. Ich will hier eine Beobachtung mitteilen, die zeigt, wie schwierig und langwierig es sein kann, latente Gonokokken zu reaktivieren, und wie vorsichtig und zurückhaltend wir sein müssen, wenn ein junger Mann um Ehekonsens nachsucht. Patient hat seine erste Gonorrhöe 1916, seitdem minimale morgendliche Absonderung; drei verdächtige Rückfälle, der letzte Juli 1920; seit der ersten Gonorrhöe besteht eine schmerzhafte Stelle im Damm, die mit der Prostata zusammenzuhängen scheint, Behandlung mit Massage; im morgendlichen Sekret November 1920 Gonokokken. Nach mehrwöchentlicher Unterbrechung der Behandlung im Februar 1921 wieder Gonokokken; der schleimige morgendliche Ausfluß bleibt noch eine Zeitlang bestehen, verschwindet dann ganz, und es bleibt nur noch der schmerzhafte Punkt am Damm zurück. Im Mai 1921 kommt der Patient zu mir zwecks Erlangung des Ehekonsenses. Der Kranke kommt mir sofort verdächtig auf chronische Gonorrhöe vor. Die bakteriologische Untersuchung des Samens ist negativ, Probe mit Vichy Grande-Grille, drei Glas im Tage während sechs Tage, die Bierprobe ergibt einen kleinen dicken morgendlichen Tropfen, der vor allem aus Epithelzellen besteht, wenige Kokken, keine Gonokokken enthält. Spülungen der ganzen Harnröhre mit oxycyansaurem Quecksilber 0,25 ‰, Béniqué Nr. 50, kein Resultat. Im Juni Probe mit Einspritzungen von Vaccin Pasteur (500 Millionen), kein Resultat, leichte schleimigeitrige Absonderung ohne Gonokokken; danach Spülungen der vorderen Harnröhre mit Ichthyol und Einführen von Ichthyolstäbchen, keine Reaktion, leichte Trübung der ersten Urinportion, keine Gonokokken nachzuweisen. Im Juli Spülung mit Protargol 1 ‰, Einführen eines Protargolstäbchen 5 Prozent. Danach Prostatamassage ohne nachherige Spülung, kein Resultat. Am 20. August Untersuchung der morgendlichen Absonderung, nachdem in der Nacht eine Pollution eingetreten war, keine Bakterien, erste Urinportion klar mit kleinen Fädchen, zweite vollkommen klar. Am 30. September tritt nach wiederholten Masturbationen, zwei Wochen nach dem letzten Koitus, der mit Kondom ausgeführt worden war, ein Rückfall mit mikroskopisch leicht nachweisbaren Gonokokken ein; der schmerzhafte Punkt am Damm ist seit dem Auftreten des Ausflusses verschwunden. Die Massage der Prostata und des Perineums ergibt nichts Pathologisches. Die erste Urinportion ist trübe, die zweite klar. Ich habe also in diesem Falle vier ganze Monate auf das Erscheinen der Gonokokken warten müssen, deren Anwesenheit ich vermutete. Man darf nun nicht glauben, daß, wenn ich gleich im Beginn meiner Beobachtung die hintereinander wiederholte Masturbation dem Patienten angeordnet hätte, der Rückfall sofort eingetreten wäre; während dieser viermonatlichen Beobachtungszeit hatte der Kranke wiederholt häufige Koituse in einer Nacht vorgenommen. Ich betone es noch einmal: so wirksam unsere Reaktivierungsmethoden auch seien und so sicher sie die Vermehrung der Gonokokken hervorrufen, so geschieht dies nur in dem Augenblick, in dem die Gonokokken reif dazu sind, nicht in der Stunde, die wir gerade zur Vornahme dieses Experimentes wählen. Wenn alle die bisher beschriebenen Reaktivierungsmethoden versagen, so kann man noch zur Einspritzung einer gonorrhoischen Vakzine seine Zuflucht nehmen, auf die wir im folgenden Kapitel näher eingehen werden. Sollten alle direkten Untersuchungen uns im Stiche lassen, so darf man die Spermokultur nicht außer acht lassen, vorausgesetzt, daß die von uns aufgestellten Bedingungen erfüllt werden. Im großen und ganzen muß man natürlich sagen, daß keine der angegebenen Kontrollmethoden absoluten Wert besitzt. Ein negativer Ausfall jeder einzelnen beweist in keiner Weise, daß der betreffende Patient frei von Gonokokken ist. Auch die beste Methode muß im Stiche lassen, wenn die Gonokokken in einer zystisch veränderten Drüse enthalten sind, deren Ausführungsgang zur Zeit des Experimentes verstopft ist. Wir müssen uns daher die Frage stellen, ob Laboratoriumsmethoden uns in dieser Sache nicht weiterbringen. Hierher gehört in erster Linie die Vakzinereaktion.

Diagnostische Vakzinereaktion.

Der Injektion eines Impfstoffes folgt nach kurzer Zeit eine sogenannte negative Phase, während welcher die Krankheitserscheinungen sich eher verschlimmern. Diese Verschlimmerung zeigt sich auf drei Arten: 1. allgemeine Reaktion: Fieber, Müdigkeit, Erbrechen, leichtes Angstgefühl bei starker Reaktion, etwas Unbehagen mit leichter Temperatursteigerung in den gewöhnlichen Fällen; Bruck (45) hat eine Reaktion in zwei Phasen beobachtet, die er für sehr günstig hält: das Fieber, das durch die Vakzine hervorgerufen wurde, stieg noch einmal; er erklärt diese Tatsache durch die Zerstörung der eingespritzten Mikroben, welche ihre Endotoxinen freilassen und so zu einer späten zweiten Reaktion führen. 2. Herdreaktion am kranken Herd selbst: Zunehmen der Schmerzen, Schwellung, Gefühl der Wärme, Vermehrung oder Wiedererscheinen der Gonokokken. 3. Lokalreaktion an der Injektionsstelle. Man hat die Frage aufgeworfen, ob diese verschiedenen Reaktionen diagnostisch verwertet werden könnten, z. B. bei Ehekandidaten. Man hat sie auch zur Erkennung latenter oder zweifelhafter Gonorrhöen heranziehen wollen, z. B. in den veralteten Fällen, in den Fällen von Epididymitis und Arthritis ohne sichtbare urethrale Gonokokken. Bruck und Sommer (45) haben die Allgemeinreaktion diagnostisch verwertet. Sie machen eine intravenöse Einspritzung von 0,1 ccm Arthigon in 5 ccm steriler physiologischer Kochsalzlösung verdünnt. Eine stärkere Dosis würde auch bei den Nichtgonorrhoikern eine starke Reaktion hervorrufen. Mit 0,1 ccm Arthigon tritt schon nach 1/2 Stunde Brechreiz und Fieber auf. Auch die Nichtgonorrhoiker können mit Fieber reagieren, doch übersteigt bei ihnen die Temperatursteigerung nicht 1 1/2 Grad, während die Gonorrhoiker mit einer Temperatursteigerung von 1 1/2 Grad anfangen und diese dann höher steigt. Die Reaktion ist nach 24 Stunden beendet und hat nie üble Folgen. Für Frauen und Kinder genügt eine Dosis von 0,05 Arthigon. Frühwald hat diese Reaktion bei Frauen mit gleichen Ergebnissen angewandt. Menzer hält dieses diagnostische Vorgehen für ungenau und verläßt sich eher auf die Untersuchung der Sekrete, die durch die negative Phase verstärkt auftreten. Auch Erlacker (115) ist der Ansicht, daß diese Vermehrung des Ausflusses zusammen mit der gleichzeitig auftretenden Schwellung und Schmerzhaftigkeit dazu dienen kann, in sehr alten scheinbar geheilten Fällen die Gonokokken zu entdecken, was für Erteilung des Ehekonsenses von ausschlaggebender Wichtigkeit ist. Auch Kutner und Schwenk teilen diese Anschauung. Asch (6, 7) geht weiter und empfiehlt diese lokale Vakzinreaktion mit dem Endoskop zu verfolgen; er spritzt intramuskulär eine starke Dosis Arthigon ein, 50 Millionen, selbst 75 bis 100 Millionen Keime in den älteren Fällen und nimmt sofort einen genauen urethroskopischen Befund auf, um denselben mit dem einen bis drei Tage später aufgenommenen urethroskopischen Befund vergleichen zu können. Unter diesen Umständen hat er auf der vorher gesund aussehenden Schleimhaut stark entzündete Littréschen Drüsen mit kraterförmiger Öffnung und rotem Grund festgestellt; die Schleimhaut scheint mit seröser Flüssigkeit infiltriert zu sein und bietet oft himbeerfarbene Rötung und samtartiges Aussehen, das Asch als für gonorrhoische Erkrankungen der Harnröhrenschleimhaut charakteristisch ansieht; er hat ferner zahlreiche kleine gonokokkenhaltige Abszesse beobachtet sowie helle oder schmutziggraue ebenfalls gonokokkenhaltige Membranen. Die Kombination der Vakzinereaktion mit endoskopischen Untersuchungen zieht Asch bei Erteilung des Ehekonsenses zu, sie gestattet die chronischen Gonokokkenträger zu erkennen und beschleunigt andererseits das Erscheinen einer frisch acquirierten, aber noch latenten Gonorrhöe. Auch Lederer (279), Müller (332), Guggisberg (152), Dembske (88) erkennen den diagnostischen Wert allgemeiner Reaktion, sowie der Herdreaktion an. Andere Autoren haben die Reaktion an der Injektionsstelle der Vakzine diagnostisch verwertet, manche haben sogar versucht durch intradermale Vakzineeinspritzungen eine richtige Kutireaktion hervorzurufen. D. Watson (438) spritzt in das Derma 2—3 Tropfen einer Gonokokkenkultur von 10—20 Millionen Keimen ein und beobachtet danach eine weiße urtikariaähnliche Quaddel. Bei Gonorrhoikern entwickelt sich in einigen wenigen Stunden um die Injektionsstelle ein dunkelroter Hof; in drei Tagen erreicht dieser Hof sein Maximum, nach 8—10 Tagen verschwindet derselbe. Beim normalen Menschen entsteht nur eine leichte Rötung, die ihr Maximum in 24—36 Stunden erreicht und nach 4—6 Tagen verschwindet. Dieselben Ergebnisse melden Eising (114) sowie Fabre und Dujol (118); letztere machen folgende genauere Angaben: auf 8 Kranke mit mikroskopisch nachweisbaren Gonokokken haben 7 reagiert, auf 4 zweifelhafte Fälle keiner, auf 5 chronische Fälle, die klinisch als gonorrhoisch angesprochen wurden, 4. Mit der Nicolleschen Vakzine (337) haben diese Autoren keine Kutireaktion erzielt. Carl Bruck (42) hat mit der Kutireaktion an 30 Kranken folgende Beobachtungen gemacht: auf 14 frische oder erst vor kurzem geheilte Gonorrhöen war die Reaktion zwölfmal positiv, einmal zweifelhaft, einmal negativ; auf 6 alte seit Jahren geheilte Gonorrhöen fiel die Reaktion zweimal positiv aus und zwar nach 4 resp. 18 Jahren, viermal negativ nach 6 resp. 15, 18, 20 Jahren; auf 10 Nichtgonorrhoiker war die Reaktion zweimal zweifelhaft, achtmal negativ. Dagegen haben Sakaguchi und Watabiki (338), welche den Kranken ein aus ihren eigenen Gonokokken hergestelltes Gonotoxin nach dem Vorgehen von Pirquet an der Innenseite des Armes eingespritzt haben, keine brauchbaren Resultate erzielt; auf 20 Patienten ist nur bei zweien eine leichte Reaktion eingetreten, zwei andere meldeten leichtes Zucken im Arme. Auch Lederer hatte keine zuverlässigen Resultate gesehen.

Die Komplementfixation.

Die Komplementfixation, analog dem Wassermann bei Syphilis, kann auch bei Gonorrhöe diagnostisch verwertet werden, aber leider nur unter etwas besonderen Umständen. Diese zum ersten Male für den Gonokokkus von Müller und Oppenheim (331), dann von Bruck (41) verwendete Methode ist von Schwartz und Mac Neil (400) verbessert worden, welche mit einem polyvalenten Antigen bessere Ergebnisse erzielten. Clowes und Gardner (70) haben die

Komplementfixation zu gleicher Zeit mit dem Wassermann bei Patienten nachgewiesen, die auch Syphilis hatten; sie haben ein Antigen benutzt, das von 10 verschiedenen Gonokokkenstämmen stammt. Sie haben feststellen können, daß die Reaktion bei chronischen Fällen auch einige Zeit nach der Heilung weiter bestehen kann. Die akuten Fälle, in denen die Gonorrhöe weniger wie 21 Tage bestand, ergeben eine negative Reaktion. Personen, die nie einen Tripper gehabt haben, haben nie positive Reaktionen. Die Autoren, deren Statistik 185 Fälle, davon 39 Nichtgonorrhoiker, umfaßt, halten diese diagnostische Methode für sehr geeignet zur Erteilung des Ehekonsenses früherer Gonorrhoiker, zur Differentialdiagnose rheumatischer Erkrankungen zweifelhaften Ursprungs, zur Untersuchung schwangerer Frauen zwecks prophylaktischer Behandlung der Augen der Neugeborenen. Diese Reaktion hat Swinburne (415) in den Stand gesetzt, den gonorrhoischen Ursprung einer Arthritis zu erkennen, welche 8 Jahre lang für tuberkulös angesehen worden war. Hastings (169) hat in fast allen Fällen von Arthritis positive Reaktion beobachtet. Thomas und Ivy (417) haben die Ergebnisse dieser Methode einer genaueren Besprechung unterzogen. County (74) kommt zu dem Schlusse, daß die positive Reaktion ein Beweis gonorrhoischer Infektion ist, daß dagegen die negative Reaktion noch kein Beweis des Gegenteils ist, da dieselbe bei akuter oder subakuter Gonorrhöe der vorderen Harnröhre vorkommen kann. Nach ihm ist diese Reaktion in Fällen von Urethritis anterior und von Vaginitis stets negativ. Eine positive Reaktion findet er in 21,05 Prozent der als geheilt angesehenen Fälle. Bei den akuten Entzündungen der ganzen Harnröhre ist die Reaktion nur in 9,09 Prozent der Fälle positiv und erst in der siebenten Woche erkenntlich. Neil (400) gibt an, daß er in 1/3 seiner Fälle von Harnröhrenstrikturen eine positive Reaktion gefunden hat. In den chronischen Fällen, die leicht rezidivierten, oft mit Prostatitis einhergingen, ist die Reaktion immer positiv ausgefallen. Sie war in 1/3 der Fälle von chronischer Entzündung der hinteren Harnröhre meist mit Prostatitis positiv. Sie war außerdem positiv in 52,08 Prozent von Prostataentzündungen, in 87,5 Prozent von Nebenhodenentzündungen, bei letzterer Erkrankung in 100 Prozent, wenn man 5 Wochen bis zur Vornahme dieser Untersuchung wartet. Bei Gelenkentzündungen findet er denselben Prozentsatz positiver Ausfälle. Bei Frauen fällt die Reaktion nur dann positiv aus, wenn das Corpus Uteri erkrankt ist. Er kommt zu dem Schlusse, daß diese Methode mit der von Wassermann allen Ehekandidaten auferlegt werden müßte. Auch Harrison (168) kommt zu denselben Schlußfolgerungen. Diese Autoren haben auch bestätigen können, daß die gonorrhoischen Vakzinen, Sera und das Phylacogen durch Erzeugung von Immunkörpern die positive Reaktion hervorrufen. County hat noch ein Jahr nach Beginn einer Vakzinebehandlung eine positive Reaktion festgestellt. Rubinstein und Gauran haben als Antigen eine Mischung von 6 Stämmen benützt, welche auf Gelatineaszites gezüchtet, nach 24 Stunden abgenommen, in physiologischer Kochsalzlösung aufgeschwemmt, zentrifugiert, gewaschen, in 10 ccm steriler physiologischer Kochsalzlösung aufgenommen und endlich während einer Stunde zu 60 Grad erhitzt worden sind. Die nichtgonorrhoischen Sera haben negative Resultate ergeben mit Ausnahme der Fälle mit positivem Wassermann, welche 15 mal auf 50 Fälle ein positives Ergebnis gehabt haben in Abwesenheit gonorrhoischer Erkrankungen. Die akuten Gonorrhöen geben ein positives Resultat erst drei Wochen nach Beginn des Ausflusses. Die Statistik dieser Autoren ergibt:

Akute Gonorrhöe	39	positiv	auf	55 = 72 %
Nebenhodenentzündeungn	14	„	„	16 = 87 %
Gonorrhoische Gelenkentzündungen	11	„	„	12 = 92 %
Metritis	15	„	„	22 = 68 %
Salpingitis	16	„	„	21 = 76 %

Die Reaktion bleibt positiv bis 6 Wochen nach der Heilung. Bleibt die Reaktion länger positiv, so spricht dies für das Weiterbestehen eines akuten gonorrhoischen Herdes. Die Behandlung mit Gonokokkenvakzinen kann für sich allein eine positive Reaktion herbeiführen und zwar gewöhnlich vom zwölften Tage der Behandlung an, diese positive Reaktion hält 4 bis 6 Wochen nach Schluß der Behandlung an. Diese Autoren kommen zu dem Schluß, daß das Aufsuchen der gonorrhoischen Antikörper nach Wassermann einen wirklichen klinischen Wert hat. Sie kann in zweifelhaften Fällen den Ursprung einer Gelenkentzündung, einer Nebenhodenentzündung sowie einer Tubenentzündung nachweisen, sie kann auch in manchen Fällen einen Beweis für die stattgehabte Heilung ergeben. Zu demselben Endergebnis gelangen Jansion und Diot (253), welche als Antigen ein Lysat von Gonokokken benützen, das erst 24 Stunden alt ist. Thouvenet (418) wirft der Reaktion der Komplementfixation vor, daß sie bei Gonorrhöe der vorderen Harnröhre oder bei frischen Gonorrhöen im Stiche läßt und daß sie nach der Heilung zu lange anhält.

Er zieht daher dieser Methode die Agglutinationsmethode vor. Während nun Wildbolz und Barmann, Brück und Schristeamu (48) bei Anwendung der Agglutinationsprobe positive Resultate erzielt haben, konnten Nicolle, Jundell, Schlotz und

Thouvenet diese Resultate nicht bestätigen. Dopter und Nicolle (104) haben nachgewiesen, daß die antigonorrhoischen Sera auf die Meningokokken agglutinierend wirken. Nicolle dachte, auf den Gonokokkus die Behandlung der nichtagglutierbaren Bakterien nach Porges anwenden zu können. Er erzielte damit zufriedenstellende Resultate. Was die Gonokokken verhindert agglutinierbar zu sein, das ist ihre zähe Schleimkapsel; sie werden sofort agglutinierbar, wenn man nach Porges diese Kapsel zerstört. Das Verfahren ist folgendes: Man behandelt die Gonokokken zunächst mit normaler Salzsäure, dann kocht man sie im Wassertopf und neutralisiert sie mit Soda, danach werden die Gonokokken für die antigonorrhoischen Sera agglutinierbar und zwar zu einem hohen Titre. Nicolle verwendete dieses Vorgehen zur Titrierung des antigonorrhoischen Serums, Thouvenet zum Nachweis der Agglutinine in dem Serum von Personen, welche mit einer gonorrhoischen Erkrankung behaftet sind. Er züchtet dazu den Gonokokkus auf Aszitesgelatine $^1/_3$, indem er eine Aszitesflüssigkeit benutzt, die sehr eiweisreich ist und wenigstens 15 Gramm Eiweiß nach Esbach enthält, und eine Gelatine zu 3 Prozent. Er verwendet Kulturen, die nicht älter wie 24 Stunden sind, da ältere klebrig und schwer zu emulsionieren sind. Das Kondensationswasser wird mit der Pipette aufgesogen, die Kultur mit dem Platindraht entnommen, auf die gut getrocknete Wand eines Reagensröhrchens niedergelegt, welches 9 prozentige physiologische Kochsalzlösung enthält. Dieser Teil der Kolonien wird längs der trockenen Wände des Reagensröhrchens verteilt und ganz allmählich mit einigen Tropfen physiologischer Kochsalzlösung verdünnt. Man erzielt auf diese Weise eine vollkommen homogene Gonokokkenaufschwemmung, welche auch zur Seroagglutination verwendet werden kann. Nicolle benutzt ein Centigramm Mikroben auf 20 ccm physiologischer Kochsalzlösung. Einer solchen Aufschwemmung von 20 ccm fügt man $^1/_{10}$ ccm normale Salzsäure hinzu und taucht diese Mischung während 5 Minuten in kochendes Wasser; man kühlt dann unter laufendem kalten Wasser ab und neutralisiert mit $^1/_{10}$ ccm normaler Lauge. Man verwendet das Serum des Kranken. Um die Agglutination nun vorzunehmen, gießt man von der Aufschwemmung in eine Reihe sterilisierter und verschlossener Reagensröhrchen, man fügt $^1/_{10}$ ccm Emulsion und $^1/_{20}$ ccm des zu untersuchenden Serums bei. (Ein oder zwei Tropfen einer Pipette nach Levaditi, von der 20 Tropfen einem ccm entsprechen.) Man fügt zwei Kontrolltuben hinzu, von denen die eine reine Aufschwemmung enthält, die andere ein Gemisch von Aufschwemmung und normalem Serum und läßt das Ganze 24 Stunden in Laboratoriumstemperatur stehen. Nach diesen 24 Stunden erzielt man folgendes Ergebnis: 1. die Flüssigkeit ist gleichmäßig trübe und derjenigen des Kontrollröhrchens vergleichbar: negatives Resultat; 2. in einer leicht getrübten Flüssigkeit sieht man feine Körnchen, welche nach Schütteln auf den Grund des Röhrchens sinken: leicht positiv; 3. in einer ganz klar gewordenen Flüssigkeit sieht man dicke Körnchen, welche schnell auf den Grund des Röhrchens sinken: stark positive Agglutination. Bei akuter Gonorrhöe fällt die Reaktion erst nach einem Monat des Bestehens der Krankheit positiv aus; auf 24 Fälle hat der Autor 15 positive, 8 negative und einen zweifelhaften Erfolg. Seine weiteren Untersuchungen ergaben folgende Reaktionen:

4 postgonorrhoische Urethritiden	4	mal	negativ
6 Vaginitiden	3	,,	positiv
3 Vaginitiden mit Batholinitis	3	,,	positiv
2 gonorrhoische Zystitiden	2	,,	,,
15 Nebenhodenentzündungen.............	11	,,	,,
	3	,,	negativ
	1	,,	zweifelhaft
1 tuberkulöse Orchitis	1	,,	negativ

Bei Nebenhodenentzündungen ist die Reaktion immer positiv, wenn die Gonorrhöe mehr als einen Monat besteht.

6 Salpingitiden ergaben	6 positive	Reaktionen
3 Salpingitiden nach Abort	3 negative	
11 gonorrhoische Gelenkentzündungen ..	11 positive	,,
1 akuter Gelenkrheumatismus	1 negative	,,
1 tuberkulöse Gelenkentzündung	1 negative	,,

41 normale Sera ergeben 41 negative Resultate, von denselben hatten 4 Personen die Gonorrhöe gehabt, zwei 6 Monate vorher, der zweite einen Monat ,der dritte ein Jahr vorher.

In seiner Abhandlung: „Die biologische Diagnose der Gonorrhöe, Züchtungsverfahren, Alexinfixation, Präzipitationsmethode" kommt Dombray (459) zu folgenden Schlußfolgerungen: Das Züchtungsverfahren wird unmöglich, wenn keine Absonderungen vorhanden sind und bei den Erkrankungen der Harn- und Geschlechtsorgane der Frauen. Dieses Verfahren zeigt uns im allgemeinen die Gonokokken, wenn sie auch durch die mikroskopische Untersuchung nachweisbar sind. Durch die Kultur können die Gonokokken indentifiziert werden und die Kolonien zur Herstellung von Eigenvakzinen verwendet werden, doch gibt das Züchtungsverfahren keinerlei Anhaltspunkte bei schwieriger Diagnose. Wenn auch die Präzipitationsreaktion manchmal im Stiche läßt, so ist sie fast immer positiv bei gonorrhoischen Erkrankungen. Dank ihrer Sensibilität kann sie vom praktischen Arzt ausgeführt werden. Die Sensibilität und die Spezifizität sind am meisten ausgesprochen in der Methode der Fixation der Alexine, welche genaue und zuverlässige Resultate gibt. Dieser Autor berücksichtigt freilich nicht den Einwand, daß diese Reaktion sehr lange nach Abheilung der Gonorrhöe positiv bleibt. Magner hat die Immunkörper im Blute drei Monate nach der klinischen Heilung nachweisen können, ebenso nach Einspritzung von Vakzinen. Ein Mann kann daher eine positive Reaktion zeigen und doch geheilt sein, doch nimmt die Intensität der Reaktion vom Augenblick der Heilung an schnell ab; es werden keine neuen Antigene gebildet.

Ehekonsens früherer Gonorrhoiker.

Der Ehekonsens bei früheren Gonorrhoikern und die Feststellung der Heilung solcher Männer verlangt von uns die größte Vorsicht und die Anwendung mehrerer zuverlässiger diagnostischer Methoden. So leicht es ist, die Heilung eines Mannes oder einer Frau, deren akute Gonorrhöe wir selbst behandelt haben, zu behaupten, ebenso schwierig ist es, die Entscheidung zu treffen bei einem Mann, den wir vorher nie gesehen haben und der eines Tages von uns einen Ehekonsens verlangt. Im ersteren Falle wissen wir dank der Behandlung mit Spülungen von übermangansaurem Kali stets Bescheid über die Lage unseres Patienten, man braucht nur die Spülungen auszusetzen, um zu wissen, woran man ist. Wenn der Patient geheilt ist, so tritt dann kein Ausfluß mehr auf; ist er nicht geheilt, so kommt sofort der Ausfluß wieder. Setzen wir den Fall eines Mannes, der irgendwo einen Gonokokkenherd beherbergt, der uns entgangen ist; nehmen wir an, daß wir diesen während eines ganzen Jahres täglichen Spülungen unterwerfen, so wird seine Harnröhre während dieser ganzen Zeit normal aussehen; wir brauchen nur nach Verlauf dieses Jahres die Spülungen 48 Stunden zu unterbrechen, um den schönsten gonokokkenhaltigen Ausfluß feststellen zu können. Sollte dieser Rückfall etwas auf sich warten lassen, so wird ihn die Bierprobe unfehlbar auslösen. Stellen wir uns dagegen einen uns unbekannten Patienten vor, der einige Monate vorher eine Gonorrhöe gehabt hat, seine Gonorrhöe mehr minder gut gepflegt und behandelt hat und zum Schlusse auf jede Behandlung verzichtet hat oder Balsamica genommen hat, so können wir wohl annehmen, daß bei demselben die Krankheit allmählich erloschen ist, aber wir können nicht wissen, ob sich nicht irgendwo bei demselben ein Herd von Gonokokken erhalten hat, die durch das Angewöhnen in den saprophyten Zustand übergegangen sind.

Ich glaube ja nicht, daß dies sehr häufig der Fall ist; ich bin überzeugt, daß in der übergroßen Mehrzahl der Fälle die Heilkräfte der Natur, welches auch die eingeschlagene Behandlung sei, den Gonokokkus austreiben und vernichten, wenigstens beim Mann. Aber trotzdem gibt es Ausnahmen von dieser Regel, und wir müssen alles tun, um nicht bei solchen Ausnahmen folgenschwere Irrtümer zu begehen. Wir müssen daher vor Erteilung des Ehekonsenses verschiedene Kontrollen der Heilung vornehmen und unsere Entscheidung weit hinausschieben. Dies müssen wir besonders dann tun, wenn der betreffende Mann mehrere gonorrhoische Rückfälle gehabt hat. Jeden Irrtum auszuschließen ist natürlich unmöglich. Ob die neue Heilungsprobe von Marselos (308, 310) ein absolut zuverlässiges Ergebnis bringen wird, bleibt dahingestellt. Diejenigen Fälle von Gonorrhöe, die geheilt scheinen, es aber in Wirklichkeit nicht sind, werden fast immer durch die oben beschriebenen Kontrollmethoden erkannt, insbesondere durch die Behandlung einer bestehenden Urethritis. Diejenigen Fälle, in denen latente Gonokokken jeder Reaktivierung trotzen und durch unsere Untersuchungen nicht erkannt werden, sind sehr selten. Wenn wir trotz eines negativen Resultates einen latenten Gonokokkenherd vermuten, so müssen wir die betreffenden Männer einer Beobachtung, die sich über ein ganzes Jahr erstreckt, unterwerfen, bevor wir ihnen den Ehekonsens erteilen. Haben wir den Gonokokkus nachgewiesen, so müssen wir dessen Schlupfwinkel zu finden suchen. Von den zahlreichen interessanten Einzelfällen, die ich zu beobachten Gelegenheit hatte, will ich nur einige wenige hier folgen lassen: Ein Patient, der schon sieben Monate wegen einer Gonorrhöe der vorderen Harnröhre erfolglos in Behandlung war, zeigte eine schleimige Brücke, welche am Ende der Fossa navicularis den oberen Teil der Harnröhre abschloß. Nach Durchschneidung der Brücke heilte der Patient durch eine Behandlung mit Spülungen in 14 Tagen. In einem anderen Fall, der nach $4^1/_2$ Monaten noch ebenso viele Gonokokken hatte wie am ersten Tage, finde ich eine anormal tiefe Valvula Guerini vor; ich spritze diese mit Argyrol aus und in 6 Tagen ist die Gonorrhöe geheilt.

Im allgemeinen zeigen die Träger von chronischen Gonokokkenherden in den Zwischenzeiten kein nennenswertes Zeichen gonorrhoischer Erkrankung: es besteht kein Ausfluß, beim Abtasten des Gliedes findet man keinen Gonokokkenherd, die Spermokultur ist sogar negativ, auch die Reaktivierungen haben keinen Erfolg; die

Patienten können während dieser Zeit sich allen Exzessen in Baccho et in Venere hingeben, ohne daß ihre Gonokokken aufwachen. Wir müssen uns daher die Tatsache einprägen, daß es chronische Gonorrhöen gibt, welche durch glanduläre gonorrhoische zeitweise abgeschlossene Herde unterhalten werden, die allen unseren Untersuchungen und Kontrollmethoden widerstehen. Das sind die wahren chronischen Gonorrhoiker. Nur die klinische Beobachtung kann uns helfen, diese zu entdecken. Man muß es verstehen, sie in den gesunden Zwischenräumen als verdächtig zu erkennen und ihnen den Ehekonsens zu verweigern. Zu dieser Erkenntnis werden wir kommen, wenn wir die Zahl ihrer Rückfälle, das Entstehen und Wiederverschwinden periurethraler Abszesse bedenken.

5. Behandlung der chronischen Gonorrhöe.

Die Behandlung der chronischen Gonorrhöe ist dieselbe wie die der akuten Gonorrhöe (siehe Janet 195, 200). Wenn man eine akute Gonorrhöe richtig behandelt, so kann sich keine chronische daraus entwickeln. Wenn man eine akute Gonorrhöe schlecht behandelt, so wird sie dennoch in 8 bis 9 Fällen auf 10 heilen; nur in ein bis zwei Fällen auf 10 sind Feinheiten der Diagnose und der Therapie erforderlich, deren Unkenntnis die Entwicklung der chronischen Gonorrhöe verschuldet. Um diese zu heilen, genügt es, die Schwierigkeiten, die sich der Heilung entgegensetzen, ausfindig zu machen und sie zu überwinden. Leider fassen die meisten Urologen die Frage, die uns hier beschäftigt, anders auf. Sobald sie eine chronische Gonorrhöe diagnostizieren, so glauben sie sich verpflichtet, gegen dieselbe die kräftigsten und brutalsten Behandlungsmethoden ins Feld zu führen, als da sind: die Instillationen von Höllenstein und von Kupfersulfat, mechanische Behandlung mit den verschiedensten Dilatatoren. Es ist dies blinder Übereifer. Die starken Ätzungen allein auf den Gonokokkenherd selbst appliziert wären wohl im Stande, die Gonokokken, die sie erreichen, abzutöten; doch sind dieselben in der Form von Instillationen zu verwerfen, da sie entgegen der Meinung ihrer Anhänger die ganze Harnröhre zerstören und da sie außerdem den Gonokokkenherd, der ja gewöhnlich extraurethral gelegen ist, gar nicht erreichen. Der größte Vorwurf, den ich denselben mache, ist der, daß sie das überaus wertvolle Zylinderepithel, welches defensiv und phagozythär ist, zerstören, um es durch Plattenepithel zu ersetzen, welches vollkommen unfähig ist sich zu verteidigen und einen besonders günstigen Nährboden für spätere sekundäre Infektionen abgibt. Die starken Instillationen dienen nicht dazu, die chronische Gonorrhöe zu heilen, im Gegenteil, sie begünstigen und vermehren die Verwüstungen, welche dieselbe verursacht haben. Guyon, der diese Instillationen angegeben hat, hat so hervorragende, glänzende und nützliche Neuerungen in die Urologie eingeführt, daß wir nicht davor zurückschrecken dürfen, eine seiner Methoden zu verurteilen, sobald wir sie als unheilvoll für die Patienten erkannt haben.

Die Dilatation der Harnröhre, welche ich bei akuter und selbst subakuter Gonorrhöe als nutzlos und gefährlich verurteile, kann man bei der chronischen Gonorrhöe, in der der größte Teil der Harnröhrenschleimhaut gegenüber den Gonokokken der infizierten Herde refraktär ist, als wenig gefährlich zulassen. Man kann sich sehr gut vorstellen, daß sie chronische Herde durch Druck entleert und zur Heilung bringt; in der Tat ist die regelmäßige Entleerung eines alten Gonokokkenherdes, dessen Wandungen frei von jeglicher Entzündung sind, ein gutes Mittel, die Desinfektion dieses Herdes zu erreichen. Die Dilatation hat offenbar den Vorteil, ein allen Ärzten zugängliches Vorgehen zu sein, sie enthebt der Mühe, den Gonokokkenherd ausfindig zu machen, da sie ja auf die ganze Harnröhre einen Druck ausübt und daher auch die vorhandenen Gonokokkonherde beeinflußt. Dies stimmt; doch ziehe ich es vor, den einzelnen Herd genau festzustellen und in geeigneter Weise zu behandeln, wenn dies auch mehr Mühe macht. Man kann bei der Behandlung der chronischen Gonorrhöe auf jede Kraftentfaltung verzichten; die Gonokokken sind in solchen Fällen abgeschwächt und der Behandlung viel zugänglicher als in der akuten Gonorrhöe, aber man muß es verstehen, sie dort anzugreifen, wo sie sich aufhalten, und nicht anderswo.

Wir haben schon gesehen, daß es zwei ganz verschiedene Arten chronischer Gonorrhöe gibt. Die eine Art von Patienten haben die Evolution ihrer Erkrankung mehr oder weniger sich selbst überlassen, sie haben die Krankheit allmählich ausgehen lassen oder sie höchstens durch Balsamica eingeschläfert; die zweite Art von Kranken sind durch regelmäßig und gut gemachte Spülungen behandelt worden, man hat aber eine kleine Ergänzung der Behandlung unterlassen, welche durch eine Mißbildung der Harnröhre oder durch einen nicht erkannten Herd in derselben erforderlich gewesen wäre. Bei der ersten Art von Kranken braucht man lediglich die gewöhnlichen Spülungen der Harnröhre einzusetzen; diese Kranken, die nie vorher mit übermangansaurem Kali behandelt worden waren, ziehen nunmehr einen großen Nutzen aus dieser Therapie und werden leicht heilen, gewöhnlich genügt eine Behandlung von 8 bis 14 Tagen. Bei der zweiten Art von Kranken muß man den Schlupfwinkel der Gonokokken mit aller Gründlichkeit und Ausdauer aufsuchen und ihn dann energisch bekämpfen, dabei die Spülungen fortsetzen. In diesen Fällen ist es manchmal gut, das übermangansaure Kali, das schon von den vorhergehenden Ärzten verwendet worden ist, durch oxycyansaures Quecksilber oder durch Argyrollösungen in Verbindung mit Argyrolstäbchen zu ersetzen. Die meisten chronischen Gonokokkenherde können wir mit unseren therapeutischen Maßnahmen erreichen; die Mißbildung des Meatus, die Guérinsche Klappe, die paraurethralen Gänge, die prostatischen Herde. Wir müssen mit besonderem Nachdruck, ebenso wie Perrin (353), auf das häufige Vorkommen der prostatischen Infektion in der chronischen Gonorrhöe, die allzu oft verkannt wird, aufmerksam machen. Die paraurethralen Abszesse mit dicken zystischen Wandungen, die nicht resorptionsfähig sind, die fibrösen Gänge, die daselbst ihren Ursprung nehmen, andererseits die zystischen Bartholinschen Drüsen der Frauen, sollen operativ entfernt werden, ebenso die Polypen und Wucherungen des Meatus. Nur die Samenblasen entziehen sich meist unseren direkten Behandlungsmaßnahmen.

Die Diagnose der Samenblasenentzündungen in der Gonorrhöe ist oft sehr schwer zu stellen, denn es ist fast unmöglich, das Sekret der Samenblasen isoliert zu gewinnen, ohne das der Prostata damit zu vermischen. Wie kann man behaupten, daß ein durch Massage der Samenblasen gewonnenes eitriges Sekret nicht aus der Prostata stammt, die doch unvermeidlich bei der Massage der Samenblasen ebenfalls massiert wird. Auch die Untersuchung des Samens ist nicht beweiskräftig. Man kann sich nur auf die Befunde verlassen, welche die Betastung der Samenblasen ergibt, und auf die Anwesenheit polynuklärer Zellen in dem gelatineartigen Sekret der Samenblasen. Manchmal ist die Vereiterung der Samenblasen evident, wenn der Druck des Fingers auf dieselben massenhaft Eiter aus der Harnröhre ausfließen läßt. Die regelmäßige Massage der infizierten Samenblase, aber erst nach Verschwinden jeder Entzündungserscheinungen von seiten derselben, ist sicher von guter Wirkung, doch nur, wenn dadurch eine Entleerung der Samenblase eintritt. Die natürlichen Samenentleerungen sind das beste Mittel, die Samenblase zu entleeren, doch möchte ich mich deshalb nicht dem Rate Doyens anschließen, der in solchen Fällen häufigen Verkehr empfiehlt, um die Gonorrhöe schnell zum Ausheilen zu bringen. Ich fürchte, daß ein solches Vorgehen eher eine Nebenhodenentzündung zur Folge hätte als eine Heilung der Gonorrhöe. In Amerika hat Fuller (136, 137) die direkte Spülung der infizierten Samenblase mit Argyrol empfohlen. Zu diesen Zwecken inzidiert er das Vas deferens in der Gegend des skrotalen Teiles des Samenstranges und führt eine kleine Kanüle in das Lumen desselben ein; er kann auf diese Weise die Samenblase ausspülen, wobei ein Teil der eingespritzten Flüssigkeit in die Harnröhre abläuft. Diese Methode ist von François (129), Hermans (180), sowie von Luys (299, 300) angewandt und weiter ausgearbeitet worden. Worüber ich mich am meisten wundere, ist die große Zahl solcher Operationen, die Fuller auszuführen genötigt war. Dies beweist von neuem, wie verschieden das klinische Bild, der Verlauf des Trippers sich je nach der Behandlungsweise des Arztes und je nach den Ländern gestaltet. Ich selbst habe in meiner Praxis so wenige Entzündungen der Samenblasen gesehen, daß ich über keine nennenswerte Erfahrung in der Behandlung derselben verfüge und daher auch keine bestimmten Ratschläge erteilen kann. Man ist natürlich geneigt, diese Fälle mit gonorrhoischen Vakzinen zu behandeln; ich habe dies in einem Falle getan, wie mir scheint, mit Erfolg.

Dabei wie überhaupt im allgemeinen dürfen wir nicht vergessen, wie schwer es für uns ist, die Resultate unserer Behandlung bei chronischer Gonorrhöe einzuschätzen. Wir sind oft geneigt, Kranke, die nicht mehr in unsere Sprechstunde kommen, als geheilt zu betrachten, während sie einfach ohne unser Wissen rezidivieren. Es ist auch bedauerlich, daß Kranke, die wir gerade während ihrer Latenzzeit genau zu beobachten Interesse hätten, natürlicherweise gerade während dieser Zeit von unserer Sprechstunde wegbleiben und erst wieder kommen, wenn sich ein Rückfall einstellt. Einen Fall chronischer Gonorrhöe können wir nur dann gründlich untersuchen und studieren, wenn wir in die Lage versetzt werden, sämtliche Rückfälle sowie die scheinbar gesunden Tage dieser Patienten zu beobachten; diese Möglichkeit haben wir leider nur selten.

X. Kapitel.

Extragenitale Gonorrhöe.

Die Fälle gonorrhoischer Infektion des Rektums und des Anus sind sehr zahlreich. Dieselbe wird entweder durch den Koitus ad anum hervorgerufen oder durch direkte Beschmutzung des Afters durch gonokokkenhaltigen Ausfluß aus der Scheide oder der Vulva. Diese letztere Art der Übertragung findet man vor allem bei an Vulvovaginitis leidenden kleinen Mädchen. Die Analinfektion kann auch indirekt stattfinden, z. B. durch Thermometer, die von einem Kranken zum andern und von Scheide einer kleinen Kranken in den Anus einer anderen Kranken wandern. Diese Lokalisation der Gonorrhöe ist durch direkte Untersuchung meist schwer zu erkennen, doch kennzeichnet sie sich manchmal durch Rötung und Reizung der Analschleimhaut, in deren Falten man leichte eitrige gonokokkenhaltige Absonderungen feststellen kann. Die Kranken klagen über Jucken und Gefühl der Hitze am After, auf der Oberfläche des Stuhlganges sieht man eitrigen Belag, der inmitten der Darmflora reichliche Gonokokken enthält. Die Fälle, die ich hier beschrieben habe (Janet 243), beziehen sich auf Lokalisation des gonorrhoischen Prozesses auf den Anus und die Sphinktergegend bei Frauen, der auf direkte Übertragung durch die Absonderungen der Vulva zurückzuführen ist. In solchen Fällen wird vor der eigentlichen Defäkation ein Eiterpfropf ausgestoßen, der wenige intrazelluläre und viele freie Gonokokken enthält; die Oberfläche der Fäzes bleiben frei von eitrigem Belag. Der After ist feucht, gereizt, sondert ab. Diese Erkrankung heilt sehr gut unter dem Einfluß von Argyrolstäbchen, die man durch einen Wattebausch in der Gegend des Sphinkters und am Anus festhalten muß. Diese besondere Lokalisation findet man häufig bei kleinen Mädchen mit Vulvovaginitis.

Die Rektalgonorrhöe stellt einen nicht zu unterschätzenden Gonokokkenherd bei Mann und Frau dar. Wenn die Untersuchung der Harn- und Geschlechtsorgane einer Frau, die einen Mann angesteckt hat, keinen Gonokokkenherd ergibt, so muß man stets daran denken, auch After und Mastdarm dieser Frau zu untersuchen, und man wird des öfteren die Quelle der Ansteckung finden. Die Behandlung der Rektalgonorrhöe besteht in Abwaschungen des Anus und Einläufen mit $^1/_4$ Liter isotonischer Lösung von übermangansaurem Kali 0,15—0,25 ‰. Nach dem Stuhlgang wird ein erster Einlauf gemacht, dann dieser entleert und nachher ein zweiter. Die Behandlung hat täglich ein bis zweimal stattzufinden. Nach dem Entleeren des zweiten Einlaufes führe ich kleine Argyrolstäbchen 5—10 Prozent ein, die vermittels eines Wattebausches festgehalten werden und die so auch die Analfalten desinfizieren. Die Heilung wird gewöhnlich leicht erzielt; die Kontrolle der Heilung dagegen verlangt viel Zeit und Geduld und oft wiederholte Untersuchungen der Rektal- und Analsekrete (siehe Levy-Weißmann 295). Die ferneren Folgen der Rektalgonorrhöe sind die mehr minder engen Stenosen des Mastdarms, die mit chronischer Entzündung desselben und mit Sphinkterschmerzen einhergehen. Die letzteren Erkrankungen werden nach dem Rate von Beutaude und Meyer (29) erfolgreich mit Diathermie behandelt.

Die gonorrhoische Konjunktivitis entsteht durch das Niederlassen und Wachsen von Gonokokken auf der Augenbindehaut; diese werden meist von den Genitalorganen auf die Konjunktiva übertragen. Bei den Neugeborenen geschieht diese Übertragung durch direkten Kontakt des Auges mit den gonokokkenhaltigen Absonderungen der Mutter während der Geburt. Gonorrhöekranke Erwachsene können mit ihren Fingern z. B. im Schlafe infektiösen Eiter von ihren eigenen Genitalorganen auf ihre Konjunktiva übertragen. Ärzte und Krankenpfleger ihrerseits können durch kleine unbeachtete Spritzer gonorrhoischen Eiters bei der Behandlung von Gonorrhöekranken, auch von Kindern mit gonorrhoischer Konjunktivitis, eine gonorrhoische Konjunktivitis acquirieren. Die gonorrhoische Konjunktivitis kann, wenn nicht rechtzeitig behandelt, die unheilvollsten Folgen nach sich ziehen: Ulceratio corneae, Panophthalmie, totalen Verlust des Auges. Da ich in meiner Praxis diese Komplikation nie gesehen habe, so verfüge ich über keine persönliche Erfahrung in deren Behandlung. Es scheint mir jedoch, daß es am zweckmäßigsten wäre, ein oder zweimal täglich eine große Spülung des Auges, der Bindehautsäcke, der Augenbrauen und der Lider mit einer Lösung von übermangansaurem Kali 0,15—0,20 ‰ vorzunehmen und zwar vermittels Irrigators und Kanüle; dazu Tag und Nacht Umschläge mit warmer Borsäurelösung, alle drei Stunden Instillationen von Argyrol 20 Prozent, nach Abnahme der Entzündungserscheinungen von Argyrol 10 Prozent. Wenn nur ein einziges Auge erkrankt ist, so muß man das andere durch Kompressen schützen, eventuell einen Okklusivverband anlegen. Als prophylaktische Maßnahme bei drohender Gefahr einer gonorrhoischen Infektion von außen empfehle ich sowohl für Erwachsene als für Neugeborene eine Argyrollösung 20 Prozent; ich verwende dieselbe auch für mich selbst. In manchen Kliniken wird das alte Credésche Verfahren, Einträufelung von Argent. nitr. 2 Prozent, vorgezogen. Man hat eine große Reihe günstiger Resultate der Vakzinetherapie veröffentlicht; ich glaube, daß man dieselbe ohne Schaden verwenden kann, aber selbstredend nur zusammen mit der Lokalbehandlung des Auges. Alle Ärzte erkennen die Notwendigkeit einer schleunigen Lokalbehandlung des gonorrhoisch erkrankten Auges an; ist es da nicht seltsam, daß viele dieser Ärzte, die doch die Verwüstungen der nicht behandelten gonorrhoischen Infektion am Auge kennen, daran denken können, die urethrale Gonokokkenkultur sich selbst zu überlassen, so wie es bei der exspektativen Behandlung der Fall ist?

Die gonorrhoische Stomatitis ist bei Neugeborenen beobachtet worden, bei denen sie auf dieselbe Weise wie die Konjunktivitis entsteht. (Rosinski 374, Leyden 269, Kast 256.) Auch bei Erwachsenen wurde diese Erkrankung beschrieben (Jesionek 255, Asch 10); ich selbst hatte keine Gelegenheit dieselbe zu beobachten, und doch ist die Möglichkeit einer solchen Übertragung des öfteren gegeben. Der Mund scheint für den Gonokokkus ein schlechter Nährboden zu sein. In den mitgeteilten Fällen wurde eine schmutziggraue Absonderung des Zahnfleisches mit Rötung der Mundschleimhaut und Bildung kleiner Geschwüre auf derselben beobachtet. Einige Spülungen mit übermangansaurem Kali führen leicht die Heilung herbei: Klepper (261) teilt den in ätiologischer Beziehung interessanten Fall einer Pflegerin mit, die schon vordem an banaler Entzündung des Mundes mit Bildung kleiner Geschwüre litt, und von einem Kinde, das sie wegen Urethralgonorrhöe pflegte, eine wohl charakterisierte Stomatitis gonorrhoica acquirierte. Chevelle und Georgel (62) berichten über einen Fall von gonorrhoischer Erkrankung des Mundes, die sie mit Recht als metastatisch betrachten. Dieselbe trat zu zwei verschiedenen Malen bei einem jungen Mann gelegentlich zweier Rückfälle seiner Urethralgonorrhöe auf. In den Absonderungen der Mundschleimhaut wurden keine Gonokokken gefunden; der zweite Anfall der Stomatitis wurde schnell mit Antimeningokokkenserum von Dopter geheilt. Die durch Koitus ad os entstandene Mundgonorrhöe ist sehr selten; ich habe deren nur drei authentische Fälle beobachten können. Dieselben entstehen in den öffentlichen Häusern; es handelt sich bei ihnen nicht um wirkliche gonorrhoische Stomatitis, sondern lediglich um die Übertragung von Gonokokken von einem Kunden zum andern vermittels des Mundes.

XI. Kapitel.

Antigonorrhoische Serumtherapie.

Die Serumtherapie oder passive Immunisierung besteht darin, in den Organismus eines infizierten Individuums das Serum eines Tieres einzuführen, welches durch vorhergegangene Einspritzungen desselben Bakteriums auf den Kampf gegen dieses Mikrobion vorbereitet ist. Spritzt man einem Tiere tote Bakterien ein, so entwickeln sich in seinem Serum Antikörper, spezifische Ambozemptoren für dieses Mikrobion. Wird nun dieses Serum einem vom selben oder einem naheverwandten Mikrobion einfizierten Organismus einverleibt, so erhält dieser Organismus dadurch wirksame Waffen für den Kampf gegen dieses Bakterium. Dies geschieht durch die Entwicklung von ganz fertigen Antikörpern, welche dieser Organismus ohne jede Anstrengung seinerseits benutzen kann; daher kommt der Name passive Immunisierung. Einen Überblick über die Entwicklung dieser Frage finden wir bei Chauvet (50), Schmutz (397), Malleterre (304) Asch (9), Salle (389), Debrée und Paraf (81). Die ersten Versuche gonorrhoischer Serumtherapie sind von de Christmas (64, 65) ausgeführt worden. Zu gleicher Zeit haben Wassermann, Vannod (430), Bruckner und Christeanu (48) die diesbezüglichen Experimente weiter verfolgt und wendeten beim Tiere verschiedene antigonorrhoische Sera an, ohne es jedoch zu einer klinischen Verwendung zu bringen. Diese gelang zuerst Torrey (420), Bruck (41), sowie Rogers (371). Zu gleicher Zeit wiesen Bruck sowie Müller und Oppenheim (331) nach, daß der mit Gonokokken infizierte menschliche Organismus mit einer allgemeinen Immunisierung darauf reagieren kann. Die Reaktion der Komplementfixation, welche von Bruck und von Wassermann angegeben worden ist, hat es ihnen ermöglicht, im Blute der an gonorrhoischem Gelenkrheumatismus oder gonorrhoischer Entzündung der Adnexen erkrankten Personen Substanzen festzustellen, welche den gonorrhoischen Stoffwechselprodukten gegenüber spezifisch reagieren und daher als spezifische gonorrhoische Ambozeptoren betrachtet werden müssen. Bei der ohne Komplikationen verlaufenden Gonorrhöe konnten sie nichts derartiges konstatieren, aber Bruck fand sie wieder im Urin der gegen den Gonokokkus immunisierten Tiere. Diese Feststellung ermutigte die Versuche mit Serumtherapie am Menschen, die vor allem in Amerika aufgenommen wurden. Rogers gewann sein Immunserum, indem er in das Bauchfell von Kaninchen junge Gonokokkenkulturen auf Bouillonpeptonaszites einführte (Serum von Torrey). Er spritzt alle zwei bis drei Tage 10 ccm dieses Serums ein und erreicht damit sehr gute Erfolge in 6 auf 8 Fällen von Arthritis. Er berichtet weiter über 90 Fälle von Gonorrhöe, von denen 72—80 Prozent geheilt oder bedeutend gebessert worden sind. Swinburne beobachtet auf 29 Fälle von gonorrhoischem Gelenkrheumatismus 25 Heilungen oder Besserungen nach Einspritzung des von Park Davis nach den Angaben von Rogers und Torrey hergestellten Serums. Dieses Serum ist ein Schafserum, da das Serum von Kaninchen und Geisen wegen ihrer toxischen Gefahren aufgegeben worden ist. Bei frischer Nebenhodenenztündung sah Swinburne die Schmerzen schnell nachlassen und die Heilung bald und vollkommen eintreten. In zwei Fällen von gonorrhoischer Erkrankung der Nieren, in welchen Gonokokken seit Jahren im Urin nachweisbar gewesen waren, verschwanden die Gonokokken aus dem Harn, doch blieben die anderen Symptome bestehen. Auch je ein Fall von Salpingitis, Oophoritis, Prostatitis, Vesikulitis wurden günstig beeinflußt. Swinburne empfiehlt übrigens die Lokalbehandlung nicht außer acht zu lassen. Ähnliche Erfolge erzielten mit der gleichen Methode Gayler (139), Stellwagen (409), Dauforth (78), Rosenthal (373), Oneil (348). Stellwagen benutzt das Serum von immunisierten Ziegen, Tisichella (125) das von Pferden, welche durch Gonokokkenkulturen immunisiert sind. Leschew (290) behandelt 16 Fälle akuter Gonorrhöe mit Antigonokokkenserum; das akute Stadium der Erkrankung wurde dadurch nicht verkürzt; es schien ihm jedoch, als ob dieselbe mit weniger Entzündungserscheinungen verlief. Er hat keine Komplikationen sich entwickeln sehen und schreibt dieses gute Resultat dem Serum zu.

Doch weisen schon die bisher zitierten Veröffentlichungen auf die Unwirksamkeit des Serums gegenüber den oberflächlichen und leichten Gonorrhöen hin. Das Serum zeitigt offenbar die besten Resultate in Fällen von gonorrhoischen Gelenkenztündungen, Nebenhodenentzündungen, Prostatitis und Adnexitis, dagegen scheinen die gonorrhoische Urethritis und Vulvovaginitis überhaupt nicht durch dasselbe beeinflußt zu werden. Dies bestätigen auch Woeber (436) und Vannod (431). Die gonorrhoische Serumtherapie ist in Frankreich zunächst sehr vernachlässigt worden, nicht nur wegen der Schwierigkeiten der Beschaffung eines solchen Serums, sondern vor allem, weil die Impfung den meisten Forschern als wirksamer und gefahrloser erschien. In den letzten Jahren wurde vom Pasteurschen Institut ein Antigonokokkenserum hergestellt, und Sterian (410, 411) hat in der Klinik von Marion (306) sehr interessante Versuche mit dem Serum eines immunisierten Pferdes angestellt. Marion ist besonders von den Erfolgen dieser Behandlung bei Prostatitis befriedigt.

Von Anfang an haben die Autoren auf die unangenehmen Begleiterscheinungen der Serumtherapie aufmerksam gemacht, Swinburne (414) beobachtete Urtikaria, ebenso Ciuffo (67, 68). Vor allem sind bedauerlicherweise auch anaphylaktische Erscheinungen nach der Einverleibung von Serum beobachtet worden, und zwar treten dieselben frühzeitig auf und nehmen oft schweren Charakter an (Dubosc 109). Man beobachtet an der Einstichstelle Ödem, Schmerzen und manchmal Nekrose, Phlegmone, die ausnahmsweise den Tod nach sich ziehen können. Die Wirkung einer Serumeinspritzung auf den allgemeinen Zustand kann sehr schlimm sein: Kollaps, Koma, in einzelnen Fällen der Tod. Für gewöhnlich beobachtet man ausgesprochenes Unbehagen, Neigung zur Ohnmacht, Schwäche des Pulses, Angstgefühl, Brechreiz. Dubosc hat dieselben einmal auf 50 Fälle gesehen. Diese Nebenerscheinungen können auch längere Zeit nach der Einspritzung auftreten, sie sind dann häufiger, aber gutartiger. Man beobachtet Exanthem, Urtikaria, Kongestion der Schleimhäute, Rhinitis, Bronchitis, Konjunktivitis, Ödem der Augenlider, Temperatursteigerung von 1 bis 3 Grad, Brechreiz, Depression, Arthralgien, Ödem der Malleolen. Diese Erscheinungen halten 2 bis 3 Tage an. Dubosc hat sie fünfzehnmal auf 50 Fälle beobachtet, andere Autoren in 35 bis 38 Prozent der Fälle. Diese Erscheinungen sind die Folge einer Anaphylaxie, hervorgerufen durch eine vorhergegangene Serumeinspritzung, sei es, daß es sich um ein anderes Serum handelt, das lange Zeit vorher injiziert worden ist, sei es, daß dasselbe Serum im Verlauf der vorliegenden Behandlung in zu großen Abständen verabreicht worden ist. Die Intervalle zwischen zwei solcher Serumeinspritzungen sollen daher 8 Tage nicht übersteigen. Die Erhitzung des Serums auf 50 Grad während einer Stunde an drei aufeinander folgenden Tagen vermindert dessen toxische Eigenschaften, ohne es seiner therapeutischen zu berauben. Dieses Verfahren wird im Pasteurschen Institut angewandt. Auch die Verordnung von Kalkpräparaten schützt einigermaßen vor diesen unangenehmen Nebenerscheinungen. Man verordnet Calcium chloratum oder lacticum, oder citricum 1 bis 3 Gramm pro Tag während ein bis zwei Wochen, sobald man die Behandlung beginnt. Man tut auch gut den Rat Besredkas zu befolgen und die Kranken durch sehr schwache progressive einschmeichelnde Dosen des Serums vorzubereiten, indem man ihnen alle halbe Stunde eine Einspritzung von 0,25 ccm steigend bis 2 ccm vor der massiven Dose macht, welch letztere eine Stunde nach der letzten kleinen Dose verabreicht wird. Ein einfaches Verfahren besteht darin, am Vorabend der massiven Einspritzung von 20 ccm Antimeningokokken-Serum eine kleine Einspritzung von 5 ccm desselben Serums vorzunehmen. Die Behandlung der anaphylaktischen Erscheinungen ist von Richet (365, 368) genau angegeben.

Debré und Paraf (81) empfehlen die Verwendung der Serumtherapie in lokalen Einspritzungen in und um den infizierten Herd. Ihrer Ansicht nach sind die Mißerfolge der Serumtherapie auf eine falsche Anwendung derselben zurückzuführen. Ihre Laboratoriumsexperimente am Kaninchen sind sehr interessant. Einerseits immunisieren sie ein Kaninchen durch zunehmende und einschmeichelnde Dosen von möglichst zahlreichen Gonokokkenstämmen und von bakteriellen Autolysaten und stellen auf diese Weise ihr therapeutisches Serum her; andererseits bringen sie virulente Gonokokken in die vordere Augenkammer von nicht immunisierten Kaninchen und rufen so eine Konjunktivitis hervor, die schnell den Verlust des Auges verursacht. Wenn man nun in die vordere Augenkammer der so infizierten Tiere zwei Tropfen antigonorrhoischen Serums bringt, sei es 4 oder 24 Stunden oder 36 Stunden nach der Übertragung der Gonokokken, so heilen die Augen vollkommen bis auf eine minimale Narbe. Wenn man zu gleicher Zeit virulente Gonokokken und Antigonokokkenserum in das Auge bringt, so entstehen lediglich Exsudate und Koagulationen ohne jede spezifische Entzündung. Die beiden Forscher haben auch die Versuche von Flexner wiederholt, indem sie bei einem Affen, in dessen Rückenmarkskanal man Gonokokken gebracht hatte, zweimal in 24 Stunden 0,5 ccm Antigonokokkenserum einspritzten. Es trat vollkommene Heilung der gonorrhoischen Meningitis ein. Dieses Serum stammt von Pferden, die im Pasteurschen Institut von Dopter immunisiert worden waren. Sie haben auch versucht diese Behandlungsmethode auf die Gonorrhöe beim Menschen zu übertragen. In zwei Fällen von akuter Gonorrhöe haben sie glänzende Resultate erzielt. In einem dritten Fall versagte diese Behandlung. Ich übernahm den Patienten mit einer sehr akuten Urethritis und blutigem Ausfluß. Paraf (351) hat sehr gute Resultate erzielt, indem er das Antigonokokkenserum in das gonorrhoisch erkrankte Gelenk selbst einspritzte. Nach zwei bis drei Einspritzungen bildet sich kein Erguß mehr, die Schwellung ist verschwunden, und die Kranken bewegen von selbst ihr Gelenk; das Fieber, das bis dahin 38 bis 39 Grad betragen hat, fällt auf ungefähr 37 Grad; nach einer Behandlung von acht Tagen tritt vollkommene Heilung ein. Ravaud (476) wirft dieser Behandlungsmethode vor, durch die Dimensionen der infizierten Gelenke in ihrer Verwendung beschränkt zu sein, da die kleinen Gelenke, welche bei Gonorrhöe oft erkranken, schwer so zu behandeln sind. Außerdem hält er ihre Wirkung für zu sehr lokalisiert und für ungenügend in Anbetracht des Charakters einer allgemeinen Erkrankung, welchen die Gonorrhöe in diesen Fällen besitzt. Durch diese Überlegung kam er zu der Idee, das Serum intravenös zu verabreichen (Ravaud 476, Ravaud und Ducourtioux 514). Im allgemeinen empfiehlt er, alle zwei Tage Antigonokokkenserum des Institut Pasteur oder solches von Nicolle in der zehnfachen Menge physiologischer Kochsalzlösung verdünnt intravenös einzuspritzen. Er beginnt mit einer Dosis von 5 ccm Serum in 50 ccm physiologischer Kochsalzlösung und steigt allmählich um je 5—10 ccm bis zu 40 ccm Serum, indem diese Serummenge immer mit der proportionellen Menge physiologischer Kochsalzlösung verdünnt wird. Von der Dosis von 15 ccm Serum an empfiehlt er der massiven Dosis eine kleine vorbereitende Injektion von 1 ccm vorauszuschicken. Einer meiner eigenen Patienten, welcher wegen einer gonorrhoischen Kniegelenkentzündung mit Gonokokkämie nach dieser Methode behandelt worden ist, erhielt eine erste intravenöse Einspritzung von 5 ccm, zwei Tage darauf eine zweite von 15 ccm; als er 2 Tage nach dieser letzten Einspritzung eine vorbereitende Injektion von 1 ccm erhielt, wurde er von einer fürchterlichen anaphylaktischen Krisis ergriffen, die in gewissen Augenblicken äußerst beunruhigend war und die Anwendung herzstärkender Mittel (Solubatin) erforderte. Abgesehen von diesen anaphylaktischen Erscheinungen, welche Ravaud nicht sehr zu befürchten scheint, sind die von diesem Forscher erreichten Resultate sehr gut; sogar in dem Fall, von dem ich eben gesprochen habe, in welchem ich die Serumbehandlung natürlich aussetzte, scheint die Krankheit günstig durch dasselbe beeinflußt worden zu sein. Gegen die häufigen Urtikariaanfälle bei dieser Behandlung empfiehlt er eine intravenöse Einspritzung von 15 ccm Natriumhyposulfit. Durch Kontrollversuche mit andern Seris, z. B. mit antidiphteritischem Serum hat Ravaud nachgewiesen, daß das antigonorrhoische Serum sehr wohl eine spezifische Wirkung ausübt, unter der Bedingung freilich, daß es entweder in das erkrankte Organ selbst oder intravenös eingespritzt wird. Er betont die Wirkungslosigkeit der Serumtherapie bei subkutaner und intramuskulärer Einspritzung, selbst in Dosen von 80 ccm Serum.

Die Eigenserumtherapie, welche von Gilbert (142) angegeben und von Audibert Autoplasmotherapie genannt worden ist, wurde zum erstenmal bei Menschen auf Maillets Veranlassung von Bénasson (28) angewandt. In einem Fall von subakuter gonorrhoischer Entzündung des linken Kniees aspiriert er 10—20 ccm des serösen Ergusses, um diese Flüssigkeit sofort in das Unterhautzellgewebe in der nächsten Umgebung des erkrankten Gelenkes wieder einzuspritzen. Drei solcher Einspritzungen führten zur Heilung. Ramond (362) verwendet nur 3—5 ccm synovialer Flüssigkeit und wiederholt die Einspritzung wenn nötig alle 8—10 Tage. Bei 5 seiner Kranken, die an eitriger Gelenkentzündung litten, deren Gelenkeiter jedoch keine Gonokokken enthielt, spritzte er unter die Haut des erkrankten Kniees am ersten Tag 1 ccm des Gelenkeiters, am zweiten 2 ccm, drei Tage nachher 3 ccm. Die Gelenkergüsse resorbierten sich sehr schnell ohne weitere Zufälle. Lop (297) berichtet über einen Kranken mit großem Erguß im Knie, welcher schon zweimal ohne Erfolg punktiert worden war. Er läßt 175 Gramm des Ergusses ablaufen und spritzt davon 30 ccm dem Patienten in die linke Seite. Unter gleichzeitigem Gipsverband verschwindet der Erguß des Kniees in 14 Tagen, und der Patient wird nach nur 25 tägiger Behandlung vollkommen geheilt entlassen. Chauvet (60) bedauert, daß man die einzuspritzende Flüssigkeit nicht durch die Wärme oder die ultravioletten Strahlen sterilisieren kann. Ramond (362) und Maleterre (304) setzen diese Flüssigkeit während zwei Stunden einer Temperatur von 40 Grad aus.

Mit der Verwendung von Antimeningokokkenserum bei gonorrhoischen Erkrankungen kommen wir zu der nichtspezifischen Biotherapie der Gonorrhöe (Grimberg und Uzan 147). Dieselbe beruht auf den großen Analogien des Gonokokkus und des Meningokokkus, welche sicher zur selben Mikrobenfamilie gehören. Bruckner und Christenanu (48) haben mit Hilfe eines Antigonokokkenserums des Pferdes die Agglutination des Meningokokkus in gleichem Verhältnis erzielt wie die des Gonokokkus. Pinto ist sogar der Ansicht, daß die beiden Mikroben vollkommen identisch sind und nur dazu abgerichtet, auf anderen Nährböden sich zu entwickeln. Dopter (102—104) bekämpft diese Anschauung und weist bei diesen Bakterien für jede von beiden charakteristische Agglutinine und Präzipitine nach, welche ganz verschieden sind von den Coagglutininen und den Copräzipitinen der Gruppe, welche ihnen gemeinsam sind. Es kommt dazu, daß wenn man den Meningokokkus in das Peritoneum eines

Meerschweinchens einspritzt, eine Peritonitis entsteht, während der Gonokokkus keinerlei Entzündungserscheinungen daselbst hervorruft. (Ritchie und Koch 263). Zupnik (453) zeigt, daß die Übertragung des Meningokokkus auf die Harnröhre des Menschen keinerlei Entzündung daselbst verursacht. Diese Frage wurde auch von Nicolle, Jouan und Debains (338, 339) studiert und geklärt. Pissavi und Chauvet (358) waren die ersten, welche die Einspritzungen von Antimeningokokkenserum bei gonorrhoischer Gelenkentzündung verwendet haben und zwar mit gutem Erfolg. Dagegen ließ dieses Serum Marfan und Debré (305) im Fall einer gonorrhoischen Septikämie bei einem kleinen Mädchen im Stiche. Andererseits berichten Strominger (412, 413), Ramond und Chray (361), Cealic und Strominger (59), Guichard (154), Barbe (17), über zahlreiche Erfolge bei gonorrhoischen Gelenkentzündungen und sogar bei gonorrhoischer Septikämie.. Interessant sind auch die diesbezüglichen Veröffentlichungen von Noguès (343), Héresco und Cealic (178) Maleterre (304), Nigot, Uteau (425). Salle (389) berichtet auch über Heilung gonorrhoischer nicht komplizierter Urethritis. Maleterre gibt als Indikation für diese Therapie die polyartikulären gonorrhoischen Erkrankungen ohne Erguß an. Heitz-Boyer (174) hat dieses Serum bei Nebenhodenentzündung angewandt, Masson (286, 287) mit Erfolg bei schwerer Salpingitis. Die meist angewandten Antimeningokokkensera sind die von Dopter in Paris, von Wassermann und von Colle in Berlin, von Jochmann in Darmstadt, von Ruppel in Höchst, Marke in Wien, Flexner in New York. Die Einspritzungen, wozu man 20 ccm Serum verwendet, werden in die Glutäalgegend gemacht und wenn notwendig alle 5—6 Tage wiederholt. Brain und Maillet (siehe Bénasson) empfehlen möglichst bald 30 ccm einzuspritzen, dann zwei Tage später nochmals 30 ccm, zwei Tage darauf noch einmal 30 ccm. Ist der Fall hartnäckig, so kann man in der folgenden Zeit alle 2 Tage 20 ccm injizieren, gewöhnlich genügen 3 bis 4 Einspritzungen. Nach Schmutz nehmen bei Nebenhodenentzündung die Schmerzen zwei bis drei Stunden, spätestens 12 Stunden nach der Serumeinspritzung ab, das Fieber pflegt nach 24 Stunden zu verschwinden; das oberflächliche Ödem verschwindet in 24 bis 36 Stunden, die Gesamtschwellung geht um $^1/_3$ zurück. Der Nebenhode selbst schwillt nur langsam ab, gewöhnlich 2 bis 4 Tage nach der Einspritzung. Nimmt die Geschwulst nicht weiter ab, so macht man eine zweite Einspritzung. Die Vaginalitis sowie die Funikulitis werden schnell günstig durch das Serum beeinflußt, der vaginale Erguß resorbiert sich in 5 bis 6 Tagen, der Nebenhode kommt zur normalen Form zurück, behält freilich noch lange einen nicht schmerzhaften Knoten an der Cauda.

Mehrere Forscher haben auch das Antimeningokokkenserum in die Urethra eingespritzt. Nigot berichtet über eine Urethralgonorrhöe, die in 18 Tagen durch vier Einspritzungen von 2 bis 3 ccm Wassermannschen Serums, welches 10 Minuten in der Harnröhre zurückbehalten wurde, und drei Spülungen mit übermangansaurem Kali geheilt worden ist. Moscou (330) und Uteau (425, 426) berichten ein jeder über 10 Heilungen nach der gleichen Methode, Salle büer 3 solcher Heilungen. Dagegen veröffentlicht Strominger (413) einen Fall ohne Erfolg. Auch Asch (9) hat in 10 Fällen von Gonorrhöe, die er, sei es mit intramuskulären Einspritzungen, sei es mit intraurethralen Einspritzungen des Höchster. Serums, behandelt hat, keinerlei günstige Einwirkungen beobachtet In 6 Fällen von Nebenhodenentzündungen, sowie in 4 von Gelenkentzündungen hat er ein ziemlich schnelles Nachlassen und Verschwinden der Schmerzen und der Schwellung gesehen, die Wirkung auf den Nebenhoden selbst dagegen schien ihm langsam und unsicher zu sein. In letzter Zeit hat Blaizot ein Antigonokokkenserum empfohlen, das von Rindern stammt; dasselbe kommt in Ampullen in den Handel, die so angefertigt sind, daß sie einen längeren Kontakt des Serums mit der Harnröhrenschleimhaut des Patienten gestatten, ohne diesen in seiner Tätigkeit zu stören. Dieser längere Kontakt scheint in der Tat erforderlich zu sein.

Fassen wir all das Gesagte zusammen, so kommen wir zu dem Schluß, daß die Frage der antigonorrhoischen Serumtherapie noch nicht spruchreif ist. Die Einwirkung dieses Serums auf die Gonokokken der Harnröhre ist mehr wie zweifelhaft. Die Wirkung der Einspritzungen in die Harnröhre selbst ist noch nicht bewiesen. Die intravenöse sowie die lokale Serumtherapie bei Komplikationen und tiefen Gonokokkenherden hat sich als sehr wirksam gezeigt, während dies bei subkutanen und intramuskulären Verabreichungen, nicht der Fall ist. Der größte Nachteil der Serumtherapie besteht in den anaphylaktischen Nebenerscheinungen, die deren häufigere Anwendung am meisten im Wege steht.

XII. Kapitel.

Antigonorrhoische Vakzinetherapie.

Mit Vakzine bezeichnen wir nach Mauté (315, 317) eine Substanz, deren Einführung in den Organismus eine immunisierende Reaktion bewirkt, welche zelluläre und humorale Defensivkräfte gegen das übertragene Virus ins Leben ruft, die den Organismus gegen ein solches Virus widerstandsnähig, refraktär mach. Die Behandlung gonorrhoischer Erkrankufgen vermittels Vakzinen hat freilich Mauté nicht befriedigt. Bei akuter Gonorrhöe des Mannes hat ihn die Vakzinotherapie, selbst bei Anwendung von Eigenvakzinen, ganz im Stich gelassen; er kann auch nicht finden, daß die in den letzten Jahren eingeführten Neuerungen in der Darstellung der Impfstoffe deren Wirksamkeit bei akuter nicht komplizierter Gonorrhöe erhöht hätte. Hingegen schien ihm die Behandlung mit Gonokokkenvakzinen in denjenigen Fällen, in denen das Leiden nicht mehr in der Harnröhre lokalisiert, sondern wie beim Gelenkrheumatismus zu einer septikaemischen Erkrankung ausgewachsen ist, von günstigem Einfluß zu sein. Aber auch hier hat man seither mit nichtspezifischen Vazinen und sogar mit nicht bakteriellen Proteinen ungefähr gleich gute Resultate erzielt. Ich habe mich selbst davon überzeugt, indem ich zu wiederholten Malen bakterielle Proteine verwandte, die von banalen in keiner Weise den Gonokokken nahestehenden Mikroben stammten. Mauté hat sich daher von der Vakzinotherapie abgewandt und studiert zurzeit die Chimiotherapie.

Die Berichterstatter des französischen Urologenkongresses 1923 Minet und Debains (328) kommen zu folgenden Schlußfolgerungen: 1. Die Impfstoffe sind nie gefährlich, die durch sie hervorgerufenen Reaktionen sind belanglos, dauern nur kurz an, werden von den Patienten meist gut ertragen und leicht mit in den Kauf genommen; 2. in ganz vereinzelten Fällen rufen die Vakzinen einen sofort eintretenden Schock wahrscheinlich kolliodoklasischer Natur hervor. Für gewöhnlich setzen sie die Dauer des Ausflusses herab, bekämpfen mit Erfolg die Schmerzen einer beginnenden Epididymitis, besonders auch diejenigen einer Arthritis und vermeiden eine längere Immobilisation, die unvermeidlich zu Ankylose führen würde. Die Vakzinotherapie ist die Methode der Wahl bei den Komplikationen der Gonorrhöe; 3. niemals gefährlich, oft heilsam, bessern die Vakzinen den Zustand unserer Kranken; ihre Verwendung ist daher begründet und berechtigt.

Den derzeitigen Stand dieser wichtigen Frage fasse ich in ähnlicher Weise zusammen: Die Wirksamkeit der aus Gonokokkon hergestellten Vakzinen ist bei Behandlung der septikaemischen Form der Gonorrhöe fast allgemein anerkannt; viel weniger sicher ist sie bei denjenigen gonorrhoischen Komplikationen, die durch Übergreifen des Trippers von der Harnröhre auf benachbarte Organe entstehen; absolut in Frage gestellt ist dieselbe bei der rein urethralen Gonorrhöe. Gehen wir auf die geschichtliche Entwicklung dieser Frage ein, so müssen wir der Vollständigkeit halber die Namen Jenner, Pasteur und Toussaint, welche zuerst Vakzinotherapie betrieben haben, erwähnen. Die ersten, welche aktive Immunisierung durch Einspritzung toter Bakterien empfohlen haben, sind Pfeiffer und Rolle, denen Ehrlich und Wassermann folgten. Wrights Originalität besteht in seiner Theorie der Opsonine (s. Salle 389). Während Metchnikoff die Fähigkeit der Phagozyten in den Vordergrund stellte, Ehrlich und Pfeiffer nach der Humoraltheorie die Hauptrolle den dem Serum innewohnenden Eigenschaften zusprachen und die Leukozyten nur als »Totengräber, die nach der Schlacht auf der Wahlstatt erscheinen« ansahen, sind nach Wright (445, 446) die Leukozyten wohl befähigt, die bakteriellen Eindringlinge anzugreifen, aber diese müssen zuvor durch gewisse Substanzen im Serum, die Opsonine, vorbereitet oder wenn man es so ausdrücken will, »vorverdaut« werden; die Opsonine erleichtern also die Phagozytose, sie wirken auf die Bakterien ein und machen sie für die Leukozyten einladender, verdaulicher. Der Zweck der Vakzinotherapie ist, die Heilung durch Vermehrung der opsonischen Macht des Serums herbeizuführen. Wright hat sich ursprünglich, um die einzelnen Phasen dieses Kampfes zu regulieren, auf die Feststellung des opsonischen Index gestützt, welcher das Verhältnis der opsonischen Kraft des zu untersuchenden Serums zu der eines bekannten Serums darstellt. Um den Index auszurechnen, stellt man die Zahl der Mikroben fest, welche von 50 Leukozyten in Anwesenheit eines verdächtigen Serums verschlungen werden, dann dieselbe Zahl in Anwesenheit normalen Serums; das Verhältnis dieser beiden Zahlen ergibt den opsonischen Index. Die Folge dieser Indizes im Verlauf der Behandlung einer Krankheit gibt uns die opsonische Kurve. Die meisten Forscher sind von der Kontrolle der Behandlung durch Festseztung der opsonischen Kurve wieder abgekommen, da dieselbe Laboratoriumsarbeiten verlangt, die nicht jedermann ermöglicht sind. Die genaue klinische Beobachtung des mit Vakzine behandelten Kranken genügt, um die Dosen und Intervalle der Vakzineeinspritzungen zu regulieren.

Die Herstellung einer Gonokokkenvakzine geht so vor sich, daß man zunächst eine Gonokokkenkultur anlegt, dieselbe abschabt, sie dann mit physiologischer Kochsalzlösung verdünnt, der 0,5 Prozent Karbolsäure beigefügt ist; diese Mischung wird durch e'n- bis zweistündiges Schütteln in einem Schüttelapparat, der Glasperlen enthält, erreicht. Darauf werden die Gonokokken abgetötet, und zwar auf chemischem Wege, durch die Einwirkung der Kälte oder durch einstündigen Aufenthalt im Wasserbad zu 56—60° C. Zum Schluß zählt man die Mikroben, indem man sie mit menschlichem Blute vermischt, dessen Gehalt an Blutkörperchen man ja kennt und dessen Blutkörperchenzahl als Anhaltspunkt für die Zählung dient. Wenn man eine sehr starke Vakzine herzustellen wünscht, welche mehrere Milliarden Bakterien enthalten soll, so genügt es, die feuchte Kultur abzuwiegen. Ein Milligramm Gonokokkenkultur entspricht ungefähr 2½ Milliarden Keimen. Man verdünnt die Vakzine, bis daß die Maximaldose oder die Hälfte dieser Dose in 1 ccm enthalten ist. Endlich wird die Sterilität der Vakzine geprüft, und die Vakzine in Ampullen verteilt (Friedländer und Reiter 134).

Die Anzahl der angebotenen Vakzinen ist beträchtlich. Sie unterscheiden sich von einander durch die Art, wie die Mikroben abgetötet worden sind, durch die Zahl der in 1 ccm enthaltenen Bakterien, durch ihre Zusammensetzung nur aus Gonokokken oder aus einem Gemisch von Gonokokken und sekundären Bakterien, durch die Natur des sie enthaltenden Milieus. Ich zähle die hauptsächlichsten Vakzinen auf: Arthigon von Bruck; Gonargin von Hoechst; die Vakzine von Kutner und Michaelis; von Menzer; von Parke und Davis (Wright); von Carrion; von Renaud; von Nicolle und Blaizot; von Crugeilher; des Pasteurschen Instituts; von Ranque und Senez; das Eucratol von Creuzé: die Vakzine von Demonchy; die sensibilisierten Vakzinen von Besredka; das Inava, intradermal anzuwenden, aus dem Handel zurückgezogen; das Gonagon; die Vakzine von Thomson; von Stodel, von Clin. Hier folgen einige Angaben über die Zahl der in 1 ccm enthaltenen Keime: im Arthigon 20 Millionen; Gonargin ist in Ampullen von 5, 10, 25, 50 Millionen erhältlich. Die Vakzine von Renaud, deren

Keime durch ultraviolette Strahlen abgetötet sind, enthält 2—3 Milliarden Keime pro Kubikzentimeter. Die Vakzine von Nicolle und Blaizot (Dmégon), welches durch Fluornatrium atoxisch gemacht ist, enthielt ursprünglich 3 Milliarden Keime pro Kubikzentimeter, wovon nur $^1/_{10}$ Gonokokken sind, $^9/_{10}$ Enterokokken; das Néodmegon enthält 50 Millionen Gonokokken auf 250 Millionen Synokokken. Die Vakzine des Pasteurschen Instituts, die ursprünglich eine Milliarde Keime pro Kubikzentimeter enthielt, enthält in neuester Zeit deren 4 Milliarden; dieselbe ist polyvalent und enthält 6 Stämme: 2 Stämme rühren von Septikaemien her durch Haemokultur, ein Stamm von einer tödlich ausgehenden Peritonitis, sieben von akuten und chronischen Gonorrhöen der Harnröhre. Das Eucratol von Baril und Creuzé enthält gar keine Gonokokken; dasselbe ist, wie folgt, zusammengesetzt: B. pyocyaneus 2 Milliarden, Aerobe und Anaerobe 1 Milliarde 600 Millionen, Staphylokokken 170 Millionen, Streptokokken 170 Millionen, B. coli 60 Millionen. Die Vakzine von Bruschettini enthält: Gonokokken 100 Millionen, Pseudogonokokken 50 Millionen, aus der Harnröhre stammende Staphylokokken 20 Millionen; Pseudodiphtheriebazillen 30 Millionen. Das Lipogon von Lemoignic, Lezary, Demonchy, ist in einer Mischung verschiedener Öle emulsioniert, die dessen Absorption verlangsamen soll; infolgedessen kann man Dosen von 7 bis 30 Milliarden einspritzen. Das Lipogon enthält 10—15 Milliarden Keime pro Kubikzentimeter, theoretisch $12^1/_2$ Milliarden. Demonchy stellt konzentrierte Vakzinen her, welche 25 bis 50 Milliarden Keime pro Kubikzentimeter enthalten; er spritzt bis 2 ccm auf einmal ein, d. h. also 50 bis 100 Milliarden. Bei seiner Vakzine sind die Keime in einer Lösung von Magnesium sulfuricum 10 Prozent aufgeschwemmt, dieselben werden bei 56 Grad abgetötet. Die Keime anderer Vakzinen sind ganz oder zum Teil in einer 10 prozentigen Natronlauge aufgelöst. Die Keime der Vakzine von Thomson sind vollkommen in Natronlauge aufgelöst. Das Phylacogen von Parke-Davis besteht aus bakteriellen Lysaten, welche 50 Prozent Gonokokken und 50 Prozent Bakterien enthalten, nämlich Staphylokokken, pyogene Streptokokken, Bazillus Pyocyaneus, Pneumoniediplokokkus, Typhusbazillus, Diphtheriebazillus, Kolibazillen, den Streptokokkus des Rheumatismus, des Erysipels usw. Alle diese Mikroben befinden sich in einer Flüssigkeit, die 0,5 Prozent Karbolsäure enthalten. Das Gonagon von Jaubert (248) hat Francois (130) Fouquiau (128), Darget und Boileau (76), Fellons (438), gute Resultate gegeben. Jaubert stellt folgende Forderungen an eine gute Vakzine und erklärt, daß das Gonagon diese Forderungen erfülle: 1. Mischung verschiedener Gonokokkenstämme; 2. häufige Erneuerungen der Stämme; 3. ausgesprochene antibakterielle und antitoxische Wirkungen; 4. Anwesenheit sekundärer Bakterien.

Nach den oben angegebenen Zahlen kann man ermessen, wie verschieden die von den verschiedenen Forschern verwendeten Dosen sind. Anfänglich hielt man es für angebracht, 100 Millionen Keime pro Injektion nicht zu überschreiten und erst ganz allmählich zu dieser Dosis zu kommen, indem man von einer Initialdosis von 5—10 Millionen ausging. Klause (260) gab so folgende Dosen an: Initialdosen bei fieberhaften und abgeschwächten Patienten 5 Millionen Keime, Initialdose bei anderen Patienten 10 Millionen Keime, alle vier Tage die Dosis verdoppeln bis 80 Millionen, zum Schluß 100 Millionen, diese Dosis wird immer wieder gegeben. Heutzutage hält man diese vorsichtigen Vorschriften nicht mehr inne und ist zu stärkeren Dosen übergegangen. Die Vakzine des Pasteurschen Instituts wird in einer ersten Serie in einer Dose von 250 Millionen bis 1 Milliarde gegeben, in einer zweiten Serie, die nach einem Intervall von mehreren Tagen vorgenommen wird, in Dosen von 1—2 Milliarden. Demonchy (89, 90), der mit größeren Dosen gute Erfolge erzielt hat, verwendet Autovakzine oder Stockvakzine zu 25 Milliarden pro Kubikzentimeter. Diese Dosis erreicht er ganz allmählich und richtet sich in der Dosierung nach der Intensität der Reaktionen, die natürlich manchmal sehr heftig und für den Patienten recht unangenehm sind. Alle im Handel befindlichen Vakzine sind naturgemäß heterogen und im allgemeinen polyvalent d. h. sie sind aus mehreren Gonokokkenstämmen zusammengesetzt. Die gemischten Vakzine (Mixed-Vaccins) enthalten mehrere Arten verschiedener Mikroben. Die Vakzine von Nicolle und Blaizot (337) enthalten den Gonokokkus und den Synokokkus, die Vakzine von Panoff den Gonokokkus in Verbindung mit Staphylokokkus aureus, albus, citreus. Das Vaccin Clin enthält pro Kubikzentimeter bis 20 Milliarden Keime; bei letzterer Zusammensetzung entfallen auf Gonokokken 6 Milliarden, Staphylokokken 6 Milliarden, Pseudodiphtheriebazillen 3 Milliarden, Friedländersche Pneumobazillen 1 Milliarde, Mikrokokken 2 Milliarden, Enterokokken 2 Milliarden. Die Vakzine von Creuzé, die ursprünglich eine Mischung von Gonokokken und sekundären Bakterien darstellte, besteht nur noch aus banalen Bakterien. Fast alle Autoren sind sich darin einig, die autogenen Vakzinen als wirksamer zu betrachten als die Stockvakzinen, besonders die monovalenten; die polyvalenten Stockvakzinen kommen den Autovakzinen am nächsten, ohne sie jedoch zu erreichen. Eine Schwierigkeit in der Herstellung der Eigenvakzine besteht darin, daß meist der behandelnde Arzt dieselbe nicht selbst vorzunehmen in der Lage ist. Manche Laboratorien geben uns sogenannte Eigenvakzine, deren Ursprung mehr wie zweifelhaft ist; ich ziehe daher eine gute Stockvakzine vor. Die Applikation der Eigenvakzine hat außerdem den Nachteil, eine Vorbereitungszeit von 4 bis 5 Tagen zu fordern, während deren der Patient ohne Behandlung bliebe, oder man müßte ihn während dieser Vorbereitungszeit mit heterognen Vakzinen behandeln. Es kommt dazu, daß in den älteren Fällen es oft enorm schwierig ist, die Gonokokken, die mit andern Bakterien vermischt sind, zu isolieren und zu züchten, und in manchen Fällen von gonorrhoischem Gelenkrheumatismus ist es unmöglich, dieselben aufzufinden, da sie schon längst aus der Harnröhre verschwunden sind. Manche Forscher wie Lefur (285), Lebreton (273), nehmen keine Rücksicht auf diese technischen Schwierigkeiten: überzeugt von der Wirksamkeit einer Vakzine, die nicht nur Gonokokken, sondern auch die andern Bakterien der Harnröhre enthält, stellen sie eine Gesamtkultur dar, deren Rasen sie abschaben und damit zusammengesetzte Vakzine herstellen. Dieses Verfahren hat, wie Debains (246) gezeigt hat, den großen Nachteil, daß die Mikroben, die zusammen auf einem Nährboden gezüchtet werden, sich gegenseitig ersticken, wobei die wenigst interessanten die Oberhand gewinnen und der Gonokokkus verschwindet. Eine gute polybakterielle Vakzine soll aus der Mischung isolierter, und je nach dem Zweck, den man verfolgt, dosierter Kulturen hergestellt werden.

Die Einspritzung einer Vakzine ist nach kurzer Zeit von einer sogenannten negativen Phase gefolgt, während der die Symptome sich eher verschlimmern. Wright erklärt diese Erscheinung durch das Zusammentreffen der eingespritzten Mikroben mit den Opsoninen, welche eben dadurch im Blute vermindert werden und so kurze Zeit die Bakterien des krankhaften Herdes in ihrer Entwicklung begünstigen. Wenn diese Phase vorüber ist, so befreien sich diese immobolisierten Opsonine, reihen sich denen, die frisch gebildet sind, an und gehen nunmehr zum Angriff auf die Mikroben über. Dies ist die positive Phase, die Phase der Beruhigung und der Besserung, die man bezweckt hat, eine Folge der aktiven Immunisierung, in deren Verlauf oder an deren Ende man eine zweite Impfung vornehmen kann, während es unvorsichtig wäre, dieselbe in der negativen Phase auszuführen. Nach Wright soll diese negative Phase nicht länger als 24 Stunden anhalten. Die negative Phase ist durch dreierlei Erscheinungen charakterisiert: allgemeine Reaktion, lokale Reaktion an der Einsichtstelle, Herdreaktion.

Therapeutische Ergebnisse der antigonorrhoischen Vakzination.

1. Vakzinebehandlung offener Gonokokkenherde.

Bei Besprechung der therapeutischen Resultate der antigonorrhoischen Vakzination müssen wir die offenen Gonokokkonherde getrennt von den geschlossenen besprechen. Zu den ersteren zählen wir die Harnröhre des Mannes und der Frau in ihrer ganzen Ausdehnung im Zustand frischer Infektion, ferner die Blase, die Vulva und die Scheide kleiner Mädchen, die Scheide der Frauen, den Uterushals und das Rektum. Darin sind sich fast alle Autoren einig, daß diese Herde in keiner Weise durch die Vakzination beeinflußt werden. Wir werden weiter unten sehen, inwieweit diese Ansicht doch vielleicht etwas zu absolut ist. Die Scheide der kleinen Mädchen, der Uterushals der erwachsenen Frauen, die Harnröhre im Zustand chronischer Infektion, können als Übergänge von den offenen zu den geschlossenen Herden bezeichnet werden. Sie scheinen in der Tat den guten Wirkungen der Vakzine zugänglicher zu sein. Schindler (395) erklärt die Wirkungslosigkeit der Vakzine auf die Gonokokken der Schleimhäute durch das zu schnelle Wegschwemmen der Gonokokken durch die Phagozyten, bevor die Antikörper sie erreichen können, so daß die spezifische Veränderung der Schleimhaut nicht eintreten kann. Auch Bruck (45) ist der Ansicht, daß die Gonokokken keine Zeit haben Rezeptore zu bilden und Endotoxine auszuscheiden, weil sie zu schnell aus der Schleimhaut entfernt werden. Um die gleichzeitige günstigeWirkung der Impfung auf die Gonokokken in der Prostata und in der Harnröhre zu erklären, nimmt er mit Sommer an, daß in den Komplikationen wie Prostatitis und Epididymitis das eingespritzte Antigen eine genügend große Angriffsfläche vorfindet, und zwar auf den spezifischen in den Komplikationen immobilisierten Rezeptoren; nur unter diesen Vorbedingungen erreicht das Antigen eine genügende Kraft, um die urethralen Gonokokken anzugreifen. Hier haben wir vielleicht auch die Erklärung des günstigen so seltsamen Einflusses, den die Nebenhodenentzündungen, sich selbst überlassen, ohne jede Lokalbehandlung der Harnröhre auf den Verlauf der urethralen Gonorrhöe ausüben. Hat es nicht den Anschein, als ob in solchen Fällen die Antikörper, welche Zeit gehabt haben sich im Nebenhoden durch den Kontakt der daselbst immobilisierten Gonokokken zu bilden, nun vom Organismus gegen die urethralen Gonokokken ins Feld geführt würden? Diese Feststellung beweist uns, daß die urethralen Gonokokken doch nicht in solchem Maße, wie es den Anschein hat, gegen die Einwirkung der Antikörper geschützt sind, und soll uns ermutigen, die therapeutischen Versuche mit Vakzine fortzusetzen. Den günstigen Einfluß der Vakzine auf den Uterushals der Frauen und vielleicht auf die Scheide der kleinen Mädchen, erklärt Schindler auf folgende Weise: Der Eiter ist wie in der Harnröhre bereits außerhalb der Schleimhaut angelangt, aber er stagniert daselbst so lange, daß eine genügende Menge Endotoxin Zeit hat frei zu werden und die Immunitätsreaktion hervorzurufen.

Das Fehlen einer Wirkung der Vakzination bei frischer Gonorrhöe der Harnröhre wird von folgenden Forschern bestätigt: Bruck (42), Asch (9) in 30 Fällen, Rohrbach (372) in 10 Fällen, Drobnii (107), Mauté (317) in 14 Fällen, Schultz (399), Erlacher (115), Buteau (49), Sachs (387), Oppenheim (349), Friedländer und Reiter (134), Verhoff (433), Muller (332), Farkas (119) ,Fockler (126), Hagen (155), Kyrlé und Mucha (266), Delbet (87), Hermans und Van den Branda (181) Berichterstatter des belgischen Urologenkongresses 1921, Minet und Debains (328), Berichterstatter des französischen Urologenkongresses 1923; mit gewissem Vorbehalt schließe ich mich diesen Autoren an (236). Die folgenden Autoren nehmen dagegen eine Einwirkung der Vakzine auf die Harnröhrengonorrhöe an: Menzer (325), behandelt seine Kranken ausschließlich mit dem von ihm hergestellten Impfstoff und schreibt seinen Patienten eine Bettruhe von 2 bis 3 Wochen vor. Die nach jeder Injektion auftretende Urethralreaktion nimmt von einer Einspritzung zur andern ab; wenn keine solche Reaktion mehr auftritt, so ist klinisch die Heilung erreicht. Der Durchschnitt seiner Behandlungsdauer beträgt 47 Tage. Seiner Ansicht nach darf man die Verwendung der Vakzine nicht auf die abgeschlossenen Herde beschränken, sie ist vielmehr die beste Behandlungsmethode aller akuten und chronischen Gonorrhöen. Merkuriew und Silber (326) erklären, daß die Vakzine in ausgesprochener Weise den klinischen Verlauf des Trippers beeinflußt; 15—16 Stunden nach der Einspritzung nehmen Ausfluß und Gonokokken ab. Ballenger (15) sowie Brandweiner (39, 40) nehmen einen günstigen Einfluß der Vakzination in Verbindung mit der Lokalbehandlung der Harnröhre an. De Renaix (313) berichtet über 26 Fälle, die er in der Klinik von Legueu mit dem Impfstoff von Renaud behandelt hat. In einem dieser Fälle, in dem es sich um eine akute Gonorrhöe handelte, welche schon einen Monat bestand und nie gespült worden war, ist durch eine einzige Injektion dieser Vakzine, welche 23 Milliarden Gonokokken pro Kubikzentimeter enthält, geheilt worden. Auch ein Patient, welcher seit 8 Tagen eine Gonorrhöe hatte und dreimal gespült worden war, ist durch eine einzige Einspritzung dieses Impfstoffes geheilt worden. Ebenso heilte eine akute Gonorrhöe bei einem Patienten, der außerdem an chronischem morgendlichen Ausfluß litt, einen Tag nach der Vakzineinjektion. Neun andere Kranke heilten ebenfalls, aber viel langsamer. Demonchy (90) der enorme Dosen Stockvakzine und Autovakzine verwendet, scheint ermunternde Ergebnisse erzielt zu haben. Die von ihm bis jetzt noch nicht veröffentlichten Beobachtungen ergeben folgende Resultate: einige sehr schöne Fälle, in denen wenige Vakzineeinspritzungen ohne jede Lokalbehandlung genügen, die Gonorrhöe zu heilen; abgesehen von diesen leider seltenen Fällen, 50 Prozent gute Resultate bei Verwendung der Stockvakzine, 60 Prozent bei dem Gebrauch von Autovakzine; die übrigen Fälle jeder Wirkung der Vakzine absolut unzugänglich. Nach Demonchy tritt eine Wirkung auf die Harnröhre erst bei einer Einspritzung von 100 bis 120 Milliarden Keimen ein. Die von ihm eingespritzten Dosen gehen von 100 bis 200 Milliarden, 4 bis 8 ccm seiner Vakzine.

Meine eigenen zahlreichen Versuche mit Vakzination (236) gestatten mir folgende Schlußfolgerungen: mit der Stockvakzine des Pasteurschen Institutes habe ich auf 30 Fälle akuter Gonorrhöe drei schöne Erfolge erzielt, die übrigen sind nachher hartnäckig gewesen, keiner von ihnen ist vor 3 Monaten geheilt, während mein sonstiger Durchschnitt der Behandlungsdauer 35 Tage beträgt. Ich schloß daraus, daß die Vakzine nur in einem auf 10 Fälle eine sehr günstige Wirkung auf gonorrhoische Urethritis ausübt. Ich frage mich, ob sie nicht manchmal in den anderen Fällen auf den weiteren Verlauf der Gonorrhöe eine sehr ungünstige Wirkung ausübt, indem sie den Patienten dem Gonokokkus gegenüber sensibilisiert. Ich muß der Vakzinebehandlung noch einen andern Vorwurf machen. Sie schien in einem Fall die Bierprobe ihrer Wirkung zu berauben, und zwar bei einem Patienten, welcher vorher eine lange Behandlung mit Spülungen durchmacht hatte; die Bierprobe fiel negativ aus, und doch bekam der Patient nach einiger Zeit einen Rückfall. Dies ist ein großer Nachteil der Vakzination, denn ich möchte die Bierprobe nicht vermissen. Auch Mauté macht darauf aufmerksam, wie sehr man angesichts einiger seltenen glänzenden Erfolge unseren Gonorrhoikern durch wahllose Vakzinationsbehandlung schaden kann. Die Verwendung großer Vakzinedosen nach Demonchy stellen eine neue Tatsache dar, mit der man zählen muß und deren einzelne Erfolge eine Revision der ganzen Vakzinefrage in Fluß bringen wird. Auf jeden Fall geht aus der Verwendung großer Dosen die unbestreitbare Wirkung der Vakzine auf die Harnröhre hervor. Nehmen wir den Fall eines Kranken, der trotz dreimonatiger regelmäßiger Spülungen mit übermangansaurem Kali wieder Ausfluß bekommt, sobald man einige Stunden mehr als 24 Stunden die Spülung aussetzt; impfen wir ihn mit der Vakzine von Demonchy zu 25 Milliarden und zwar 0,25 ccm, dann 0,5, dann 1 ccm alle zwei bis drei oder vier Tage, je nach der Reaktion. Solange unsere Einspritzung unter 100 Milliarden bleibt, braucht die Harnröhre ihre tägliche Spülung; erreicht man 100 bis 125 Milliarden, so kann man die Spülung 36 Stunden aussetzen, ohne daß der Ausfluß zum Vorschein kommt. Setzen wir die Vakzination fort, so kann jede Lokalbehandlung wegfallen, es tritt kein Ausfluß mehr auf. Ob der Patient nun unter dem Einfluß der Vakzination ausheilt oder nicht, wir haben hier immerhin einen unbestreitbaren Beweis des Einflusses hochdosierter Vakzine auf die gonorrhoisch erkrankte Harnröhre. Dies ist ermutigend für die Zukunft. Vielleicht werden wir dazu gelangen, bei besserer Verwendung der hochdosierten Vakzinen noch günstigere Resultate zu erzielen.

Soll ich zum Schluß das Gesagte zusammenfassen, so würde ich es als sehr unvorsichtig betrachten, die akute Gonorrhöe der Harnröhre stets und ohne Wahl mit Vakzination zu behandeln. Prinzipiell soll man in diesen Fällen davon Abstand nehmen und bei der klassischen Behandlungsmethode durch Spülungen bleiben. Wenn nach mehrmonatiger Behandlung die Gonorrhöe nicht nachläßt, und wir keinen versteckten Gonokokkenherd finden, so müssen wir die Vakzinebehandlung heranziehen und mit Vorliebe hochdosierte Autovakzine verwenden. In letzter Zeit hat Lançon (470), ein Schüler von Demonchy, über 170 Fälle berichtet, die er mit hohen Dosen von Vakzine von Demonchy behandelt hat, und zwar in der Modifikation, daß er die Behandlung mit der Vakzination allein beginnt und mit Spülungen zu Ende führt. In welchem Stadium der Erkrankung der Patient sich auch vorstellt, er erhält acht Vakzineinjektionen, und zwar eine alle zwei bis drei Tage. So gehen ungefähr 16 Tage vorüber ohne jede andere Behandlung. Nach den ersten zwei Einspritzungen verschlimmern sich die lokalen Erscheinungen, von der vierten Einspritzung ab nimmt der Ausfluß ab und der Urin wird klarer; nach der 6. Einspritzung ist der Urin vollkommen klar; nach der 8. Einspritzung geht man zu Spülungen mit übermangansaurem Kali über, welche die noch vorhandenen Gonokokken beseitigen. In den meisten Fällen genügen vier bis acht Spülungen, und zwar täglich eine. Von den 170 Patienten schienen 30 durch Vakzination allein vor Einsetzen der Spülungen geheilt zu sein, doch wurden auch sie noch gespült. Die meisten Kranken heilten in einem Monat, einige in der vierten Woche; einige Verlängerungen der Behandlungsdauer sind auf mitbestehende Entzündungen der Prostata und der Littréschen Drüsen zurückzuführen. Die angewandte Vakzine ist eine Stockvakzine aus 12 Stämmen, welche in einer Lösung von Magnesium sulfuricum 10 Prozent emulsioniert ist und in Ampullen von 2 ccm enthalten ist, 25 Milliarden Keime pro Kubikzentimeter enthält und während drei Tagen einer Temperatur von 56° C. ausgesetzt ist. Man spritzt die Vakzine unter die Haut der Seitenteile ein, 5 ccm oberhalb und rückwärts von der Spina iliaca anterior superior in das Unterhautzellgewebe. Je nach der eintretenden Reaktion werden progressiv stärkere Dosen verwendet, indem man mit 1/4 ccm beginnt, allmählich bis 1 1/2 ccm, selten bis 2 ccm steigt; bei sehr starker Reaktion verordnet man 0,5 Aspirin. Die gewöhnliche Behandlungsdauer nach der Methode von Lançon beträgt 30 Tage, während dieselbe bei meiner Behandlung mit Spülungen sich 35 bis 36 Tage beläuft. Nach dieser Methode scheinen die protrahierten Fälle, die nach meiner Methode zwei bis dreimal auf 10 Fälle auftreten, nicht vorzukommen. Doch muß man die Frage stellen, ob nicht später auch diese Methode solche Fälle kennen wird. Ich erinnere mich sehr gut aus der Zeit, als ich die ersten Serien meiner Behandlungsmethode zusammenstellte, ebenfalls so günstige Resultate gehabt zu haben. Ein Nachteil der neuen Methode besteht darin, daß man während wenigstens 8 Tagen einen sehr starken gonokokkenhaltigen Ausfluß bestehen läßt. Es ist bedauerlich, daß man nicht Vakzination und Spülungen zu gleicher Zeit mit Beginn der akuten Gonorrhöe anwenden kann, doch hält es Demonchy für sehr gefährlich und ich teile diese Ansicht. Ich möchte nochmals die große Bedeutung der Versuche von Demonchy hervorheben, der in unzweideutiger Weise den Einfluß der hochdosierten Vakzine auf die Gonorrhöe der Harnröhrenschleimhaut nachgewiesen hat. Diese Wirkung war bis jetzt in Frage gestellt, weil wir zu schwach dosierte Vakzinen anwandten, welche nur die durch eine längere Behandlung schon ermüdeten Gonokokken abzutöten imstande waren.

Die Wirkung der Vakzine auf die Gonokokken der chronischen

Urethritis ist offensichtlicher, obwohl sie von Bruck (42) in Abrede gestellt wird. Lefur (285) erkennt diese Wirksamkeit an. Asch (9) hat in drei von 22 Fällen chronischer Gonorrhöe eine gute Wirkung beobachtet, Menze (324, 325), Eyre und Stewart, Frohnstein (135) haben sehr gute Erfolge der Vakzination in Fällen chronischer Gonorrhöe der Harnröhre ohne Kompl kationen beobachtet, indem sie sich freilich der gleichzeitigen Lokalbehandlung bedienten. Leclerc-Daudoy (278) hat mit dem Arthigon von Bruck bei der beginnenden akuten Gonorrhöe der Harnröhre wenig Erfolg gehabt, dagegen glänzende Resultate in den chronischen Fällen erzielt, besonders bei Miterkrankung der hinteren Harnröhre. Er betont aber, daß die Vakzine allein nicht genügt, um die gonorrhoische Infektion zu heilen und daß man derselben die herkömmlichen lokalen Behandlungen beifügen muß, deren wirksamste und praktischste die Methode der großen Spülungen mit übermangansaurem Kali sei. Auf 38 seiner Fälle haben dank dieser kombinierten Behandlung 31 einen günstigen und schnellen Verlauf genommen.

Die gonorrhoische Entzündung des Zervikalkanals scheint meist durch die Vakzination günstig beeinflußt zu werden, und zwar, obwohl diese Erkrankung doch eigentlich eine reine Schleimhauterkrankung darstellt, vielleicht weil nach Schmitt (396) der Schleimpfropfen des Uterushalses daraus einen abgeschlossenen Herd macht. Von den 52 von Klause (260) beobachteten Fällen von gonorrhoischer Zervizitis, welche 15 bis 79 Tage erfolglos behandelt worden waren, sind 39 unter dem Einfluß der Vakzination geheilt, und zwar 14 nach der ersten Einspritzung, 18 nach der zweiten, 7 nach der dritten; in 2 bis 21 Tagen verschwanden die Gonokokken. Bruck und Sommer (45) dagegen berichten über einen Fall von gonorrhoischer Entzündung des Zervikalkanales und der Harnröhre, welcher von 3 Vakzinationen innerhalb 10 Tagen in keiner Weise beeinflußt wurde, trotz einer Temperatursteigerung von 2 bis 3 Grad. Auch Foeckler (126) hat keine Erfolge mit der Vakzination gesehen. Schmitt (396) hat auf 24 Fälle 12 Heilungen erzielt, die 10 anderen Fälle wurden lediglich durch die Vakzineeinspritzungen gebessert. Zur Kontrolle der Heilung empfiehlt er die Spülung des Uterushalses mit Wasserstoffsuperoxyd und die Aspiration nach Klepp, welche auch für die Lokalbehandlung herangezogen werden kann. Schultz (399) hat in Fällen von reiner akuter Gonorrhöe des Uterushalses die Heilung ohne Lokalbehandlung zustande gebracht, er zieht jedoch die Kombination beider Behandlungsarten vor.

Das Ergebnis der Vakzinebehandlung von Vulvovaginitis

kleiner Mädchen wird von den Autoren verschieden beurteilt. Die ersten Versuche, die von Butler und Long (50) stammen, hatten einen gewissen Erfolg; von 13 Fällen wurden 11 geheilt bei einem Durchschnitt der Behandlungsdauer von 39 Tagen. Foeckler (126) behandelte 2 Fälle mit Vakzine, die zuerst geheilt schienen, aber kurze Zeit nachher rückfällig wurden. Weinstein hat in 28 Fällen gute Erfolge. Bruck und Sommer veröffentlichen einen Fall, in dem 6 Einspritzungen innerhalb 14 Tagen vorgenommen wurden ohne jegliche Lokalbehandlung. Nach der ersten Einspritzung verschwanden die Gonokokken, aber nach 6 Wochen scheinbarer Heilung trat ein Rückfall auf, der von der Harnröhre oder vom Rektum ausging. Doch erzielten sie bei einem anderen Patienten mit 4 Einspritzungen in vier Wochen günstigen Erfolg. Schmitt (396) berichtet über zwei Fälle sehr schneller Heilung nach vier Einspritzungen. Auch Rygier (385) hat gute Erfolge beobachtet, Lelerc-Dauroy (278) hat bei einem kleinen Mädchen von 14 Jahren, welches seit seiner ersten Kindheit an Vulvovaginitis litt und während $1^1/_2$ Jahren ergebnislos mit Spülungen behandelt worden war, nach 5 Einspritzungen von Arthigon 0,5 bis 1 ccm definitive Heilung eintreten sehen. Churchill und Soper (66), Hamilton und Cooke veröffentlichen ebenfalls günstige Resultate. In 30 Fällen hatten sie 60 Prozent Heilungen, während sie bei der gewöhnlichen Behandlungsmethode nur 2—6 Prozent Heilungen feststellen konnten. Boas und Wulff hatten nur Mißerfolge. Persönlich kann ich über die Vakzinebehandlung kleiner Mädchen kein Urteil abgeben, da ich dieselben bis jetzt nur lokal behandelt habe.

2. Ergebnisse der Vakzinebehandlung geschlossener Gonokokkenherde.

Auf die geschlossenen Gonokokkenherde wirkt im allgemeinen die Vakzinotherapie sehr günstig ein. Dies wird in bezug auf die Prostatitis von Farkas (119), Hagen (155), Kyrle und Muche (266), Menzer (325), Ballenger (15) anerkannt. Nach einer ablehnenden Stellungnahme (42) zu dieser Behandlung kommt Bruck später (45) auf diese Frage zurück und berichtet über günstige Beobachtungen. In zwei Fällen von Urethroprostatitis, welche mit Vakzine und Spülungen der vorderen Harnröhre behandelt werden, verschwinden die Gonokokken aus dem Prostatasekret nach der ersten Vakzineeinspritzung, in einem dritten ähnlichen Falle nach der zweiten. In fünf Fällen, die lediglich mit Vakzine behandelt worden sind, sind vier sehr schnell geheilt, zwei nach der ersten Spritze, zwei nach der zweiten; ein einziger Fall ist nach scheinbarer Heilung rezidiviert. Schultz (399) hat in fünf auf zehn Fällen gute Resultate erzielt, in den andern Fällen ist nur eine Abnahme der Eiterung und der Schwellung der Prostata festzustellen gewesen. Drobini (107) spricht der Vakzine eine spezifische Wirkung auf Prostatitis zu, er empfiehlt jedoch gleichzeitige Behandlung mit Massage, heißen Umschlägen usw. François (131) berichtet über einen Fall von Urethroprostatitis, der in sieben Wochen geheilt ist. Hermans (179) sieht durch die Behandlung der Prostatitis mit Arthigon diese im Durchschnitt in 14 Tagen heilen. Asch (9) hat auf zehn Fällen von akuter Prostatitis nur zweimal eine Verkürzung der Krankheitsdauer beobachtet. Klause (260) betont die ungleiche Wirkung der Vakzine auf die verschiedenen Arten der Prostataentzündung. In 40 Fällen von Prostatitis catarrhalis (Infektion der Prostata ohne Anschwellung derselben) erzielte er überhaupt keine Wirkung; in 31 Fällen von akuter parenchymatöser Prostatitis dagegen, die lediglich mit Vakzine behandelt wurden, hat er in 33 Prozent der Fälle sehr gute Resultate erzielt, ebenso in 31 Prozent der 16 nur mit Vakzine behandelten chronischen parenchynatoesen Prostatitiden; die übrigen 67 Prozent resp. 68 Prozent der Fälle besserten sich erst auf Kombination der Vakzinotherapie mit lokaler Behandlung. In 11 Fällen von chronischer parenchymatoeser Prostatitis, die zu gleicher Zeit der Vakzine- und der Lokalbehandlung unterworfen wurden, konnten 46 Prozent nach der Vakzination jede lokale Behandlung aussetzen, von 29 akuten Fällen 66 Prozent. François (131) konnte in drei Fällen von akuter Urethralgonorrhöe, die mit Vakzine behandelt wurden, Prostatitis entstehen sehen; in einem vierten Fall, in welchem eine beginnende Prostatitis schon zu Anfang der Behandlung bestand, kam es zu einem Prostataabszeß.

Wir gehen nun zu den Komplikationen des Trippers über, die einen ausgesprochen geschlossenen Gonokokkenherd darstellen: Epididymitis und Funikulitis; bei diesen dürfte die Vakzine eine wirklich spezifische Wirkung ausüben. Nichtsdestoweniger ist dieser Einfluß sehr schwer zu beurteilen, da die Besserung je nach dem Fall auch der Bettruhe, einem milden Verlauf, einer gleichzeitigen Lokalbehandlung zugeschrieben werden könnte. Ballenger (15), Kinnear (259) berichten über günstige Erfolge der Vakzinebehandlung. Bruck (42, 43) teilt 13 Fälle einseitiger Nebenhodenentzündung mit, die mit Vakzine behandelt wurden; acht Patienten erhielten je 3 subkutane Vakzineeinspritzungen, vier je zwei, ein Patient erhielt deren vier. Er konnte acht vollkommene Heilungen in 8 bis 12 Tagen beobachten, ohne jede Spur von Verhärtung. In zwei Fällen nahm die Schwellung schnell ab, brauchte aber lange Zeit zum Verschwinden; in zwei Fällen blieb ein Knoten zurück. Ein Fall wurde durch die Vakzinebehandlung überhaupt nicht beeinflußt. Foeckler kombiniert die Vakzinebehandlung mit Alkoholumschlägen. Bruck (43) beginnt die Vakzinebehandlung erst, wenn die akuten Entzündungserscheinungen durch Debridement oder ein ableitendes Verfahren zurückgebracht worden sind; in den subakuten Fällen ohne Fieber beginnt er ohne weiteres die Vakzineeinspritzungen. Er ist der Ansicht, daß diese Behandlung am wenigsten Verhärtung im Nebenhoden zurückläßt. Nebenbei verordnet er Umschläge einer 20 prozentigen Lösung von Resorcin in 50 prozentigem Alkohol. In einer zweiten Abhandlung kommt Foeckler (126) zu dem Schlusse, daß die Vakzinebehandlung ihm in 49 Fällen keine schnellere noch bessere Resultate gegeben hat wie jede andere Behandlung; er kombinierte die Vakzineeinspritzungen mit lokaler Behandlung der Harnröhre und der Prostata. Die Durchschnittsdauer der Behandlung betrug 28 Tage, in den hartnäckigen Fällen das Doppelte. Von den 49 Kranken sind nur 8 frei von Verhärtungen geblieben, während alle übrigen einen erbsen- bis haselnußgroßen Knoten hatten. Schultz hat auf 80 Fälle von Epididymitis in 70 Fällen sehr günstige Resultate erzielt. Die betreffenden Patienten haben 1—7 Vakzineeinspritzungen erhalten. In 14 Fällen trat eine Temperatursteigerung von 37,4 bis 38° ein, in 49 Fällen von 38 bis 40°. Die eintretende Besserung ist nicht proportional der damit einhergehenden Reaktion, einige Fälle mit sehr geringer Temperatursteigerung haben sehr schöne Resultate gegeben. Es geht daraus hervor, daß zu einer guten Wirkung eine starke Reaktion nicht erforderlich ist. Von den 70 günstig verlaufenen Fällen boten 41 nach 14 Tagen keinerlei Krankheitserscheinungen mehr, in 14 Fällen blieb noch Schwellung des Nebenhodens bestehen, in 12 Fällen ein mehr oder minder harter Knoten, in 3 Fällen nur eine gewisse Sensibilität ohne anatomische Veränderungen. Den Mißerfolg der Vakzinebehandlung in den übrigen Fällen schreibt Schultz der Verschiedenheit der Gonokokkenstämme zu. In 12 Fällen von Funikulitis war eine günstige Wirkung der Vakzine auf Schmerzen, Schwellung, Härte zu notieren, in 4 Fällen trat keinerlei Beeinflussung des pathologischen Prozesses ein.

Rohrbach (372) berichtet über 43 Fälle von Epididymitis, die mit den verschiedensten gebräuchlichen Methoden behandelt worden sind. Bei den 24 mit Arthigon behandelten Fällen betrug die Behandlungsdauer 6—33 Tage, im Durchschnitt 15 Tage, die Dauer des Spitalaufenthaltes bei 50 Prozent der Kranken überstieg nicht 14 Tage. Zuerst hat er nach der Vorschrift von Bruck nur fieberfreie Patienten mit Vakzine behandelt, er konnte jedoch später feststellen, daß leichte Temperaturerhöhung keine Kontraindikation gegen Vakzinebehandlung ist. In 18 Fällen verschwanden die Schmerzen wenige Stunden nach der ersten Einspritzung, in 3 Fällen wurde nach der dritten resp. vierten Einspritzung ein Vaginalerguß resorbiert. In 4 Fällen war nach 6 resp. 12, 14, 17 Tagen der Nebenhode vollkommen abgeschwollen und zeigte normale Konsistenz, neunmal war der zurückbleibende Knoten weder hart noch schmerzhaft. In 14 Fällen konnte Rohrbach keinen Einfluß des Arthigons auf die Rückbildung der entzündlichen Schwellung bemerken, zehnmal blieb ein mehr oder minder harter Knoten bestehen. Von 5 Fällen von Funikulitis wurden 3 sehr gebessert, Schwellung und Schmerzhaftigkeit nahmen ab. Eine fieberhafte Reaktion hält er zum Erreichen guter Resultate nicht für erforderlich, doch ist sie prognostisch als günstig zu verwerten. Rohrbach kommt zu dem Schlusse, daß die gonorrhoische Vakzinebehandlung der Epididymitis eine spezifische Wirkung ausübt, unschädlich und schmerzlos ist, in 50Prozent der Fälle Schmerzhaftigkeit und Schwellung beseitigt, die Dauer der Krankheit heruntersetzt und zu einer vollkommenen oder fast vollkommenen Restitutio ad integrum führt. Gleich gute Resultate melden Mercuriew und Silber (326) Nuteau (347) Muller (332), Klause (260) erzielt in 363 Fällen 321 gute Ergebnisse, in 30 Prozent der Fälle vollkommenes Verschwinden des Knotens; von 10 Fällen von Funikulitis werden nur 3 beeinflußt. Hagen (155) befüchtet die Reizwirkung der Vakzine auf Epididymitis und Funikulitis in ihren Anfangsstadien und lehnt sie daher in diesem Stadium der Erkrankung ab. Er verwendet sie erst, wenn die Entzündung ihren Höhepunkt erreicht oder sogar schon überschritten hat, also am zweiten oder dritten Tag nach Beginn der Nebenhodenentzündung. Rückfälle der Epididymitis können trotz der Vakzinebehandlung eintreten, besonders wenn eine Funikulitis besteht. Er ist sogar der Ansicht, daß die Vakzination durch Reizung des Urethralgonokokken im Verlauf der Behandlung eine Epididymitis herbeiführen kann. Diese Anschauung wird freilich von Menzer (324), Mercuriew (326), Dobrini (107) bekämpft.

Doch dürften die Beobachtungen von Asch (9) die Ansicht Hagens bestätigen. Von 10 Fällen, die mit der Vakzine Parke-Davis behandelt worden sind, scheinen drei günstig beeinflußt worden zu sein, in drei Tagen nahmen Schwellung und Schmerzhaftigkeit ab, doch betrug die Dauer der Erkrankung 3 Wochen, und es blieb ein Knoten zurück. In den anderen Fällen erkrankte der andere Nebenhode im Verlauf der Vakzinationsbehandlung. In 6 Fällen, die mit Menzerscher Vakzine behandelt wurden, erzielte Asch zwei Heilungen in 14 Tagen, während zweimal keine merkbare Wirkung eintrat und in einem Falle die andere Nebenhode erkrankte. Von 20 Fällen, die mit Arthigon behandelt wurden, wurde zwölfmal vollkommene Heilung in 8 bis 21 Tagen erzielt, wovon achtmal ohne oder ohne merkliche Knotenbildung; in 8 Fällen wurde keinerlei Beeinflussung der Erkrankung beobachtet. Analoge Ergebnisse werden von Brandweiner (39), Keil (257), Maleterre (304), mitgeteilt. Hermans (179) hat von 35 Fällen von Epididymitis bei 10 im Beginn Antimeningokokkenserum eingespritzt, welches die Schmerzen am schnellsten stillt, und die Behandlung mit Arthigon fortgesetzt; in den übrigen Fällen hat er lediglich Arthigon verwendet. Er konstatiert bei diesem Vorgehen eine Herabsetzung der Krankheitsdauer. Es empfiehlt die Einspritzungen abends vorzunehmen, damit der Patient nachher ausruhen kann. Nakano findet, daß die Schmerzhaftigkeit in den 24 Stunden nach der Vakzineinjektion verschwindet und daß die Schwellung nach und nach nachläßt, daß aber die Bildung harter Knoten nicht verhindert wird. Verhoff (433) ist derselben Ansicht. Frohnstein (135) hat sehr gute sofortige sowie sehr gute späte Resultate bei 24 akuten und 10 chronischen Fällen von Nebenhodenentzündung beobachtet. Ich selbst möchte mich über die Wirkung der Vakzine auf Epididymitis nicht äußern, da ich nur sehr wenige solcher Erkrankungen mit Vakzine zu behandeln Gelegenheit hatte. Ich frage mich jedoch, ob nicht der Vakzinewirkung oft Besserungen zugeschrieben werden, die auch spontan eingetreten wären

Auch betreffs der Vakzinebehandlung der gonorrhoischen Vesikulitis habe ich wenige persönliche Erfahrung. Die diesbezüglichen Beobachtungen anderer Autoren sind übrigens nicht sehr beweiskräftig, schon wegen des Zweifels, den man an der Wirklichkeit des Bestehens dieser seltenen Erkrankung hat. Fuller (136) glaubt nicht an die Wirkung der Vakzine bei Vesikulitis, er hält nur die Vesikulotomie für fähig eine Besserung herbeizuführen. Ich selbst hege theoretische Zweifel an der Möglichkeit dieser Einwirkung, da die Gonokokken in dem geléeartigen Sekret der Samenblasen eingehüllt und dadurch der Wirkung der im Organismus gebildeten Antikörper entzogen sind.

Ganz anders liegen die Verhältnisse bei den gonorrhoischen rheumatischen Erkrankungen; hier sind sich alle Forscher darin einig, den Triumpf der Vakzinebehandlung anzuerkennen. Allerseits wird bestätigt, daß dieselbe ein sehr schnelles Nachlassen, baldiges Verschwinden der Schmerzen, ein allmähliches Abschwellen des periartikulären Gewebes und eine Resorption des Gelenkergusses herbeiführt. Mac Oscar (302) hat in 16 Tagen vermittels der antigonorrhoischen Vakzine von Burrough-Welcome einen Gelenkrheumatismus heilen sehen, der bereits seit einem Jahr bestand. Mauriac (313) berichtet über einen Fall von eitriger Kniegelenkentzündung, die durch sieben Einspritzungen von Nicollescher Vakzine in kurzer Zeit zur Heilung gelangte. Deschamps berichtet über einen Fall von gonorrhoischer Entzündung des rechten Handgelenkes und der Metakarpophalangealgelenke, welche in kurzer Zeit durch sieben Einspritzungen der Vakzine Nicolle geheilt ist. Siredey hat 3 Fälle von Kniegelenkshydarthrose mit Vakzine behandelt. Zwei davon sind in 15 Tagen geheilt; bei der dritten äußerst heftigen Arthritis, welche zu denen gehörte, die gewöhnlich zu Ankylose führt, trat 48 Stunden nach der ersten Vakzineeinspritzung ein merkliches Abschwellen und Abnahme der Schmerzhaftigkeit ein; diese Besserung war nach der dritten Einspritzung noch ausgesprochener. Nach einer Behandlung von 25 Tagen konnte der Patient das Bett verlassen. Hébert schließt aus elf Beobachtungen, daß unter dem Einfluß der Nicolleschen Vakzine die Schmerzhaftigkeit sehr schnell nachläßt und daß die Exsudate, selbst die veralteten, schnell resorbiert werden. Troisfontaines (424) hat die Vakzinebehandlung bei zwei Fällen von Entzündung des Handgelenkes verwendet. In dem einen Fall trat nach zehn Einspritzungen Nachlassen der Schmerzen und Verminderung der Schwellung ein, das Endresultat war mittelmäßig. In dem zweiten sehr akuten Fall konnte nach der dritten Einspritzung die Heilung als vollkommen angesehen werden. Fontanilles (127) berichtet über gute Erfolge bei einem Fall von Kniegelenkentzündung und einem Fall von Talalgie mit gleichzeitiger Entzündung des einen Schultergelenkes. Ich selbst habe in zwei Fällen von veralteter Talalgie mit einigen Einspritzungen von gonorrhoischen Phylacogen Parke Davis Heilung erzielt, in letzter Zeit in einem andern Fall durch 12 Einspritzungen der Vakzine von Bruchettini. Selbstverständlich sind auch diese Ergebnisse nicht konstant. Delbet hat mir mündlich einen Fall von ankylosierender Kniegelenksentzündung mitgeteilt, bei der 17 Einspritzungen der Niccolleschen Vakzine ohne jeden Erfolg blieben. Er stellte sich eine Kniegelenksankylose ein, so daß Delbet bedauerte nicht gleich im Beginn eine Arthrotomie vorgenommen zu haben. Die Vakzinetherapie kann also mit Nutzen und ohne Schaden in den subakuten Fällen gonorrhoischer Gelenksentzündung angewandt werden, besonders in den polyartikulären Fällen; es wäre dagegen unvorsichtig, in den Fällen von pseudophlegmonösen Arthritiden, welche sehr schnell zur Ankylose führen können, sich auf die Vakzination allein zu verlassen. In solchen Fällen ist es ratsamer zu einer ausgiebigen Arthrotomie zu schreiten und derselben eine penible Reinigung des Gelenkes mit Äther und Entfernung fibrinöser Massen, Gewebsbrücken und synovialer Franzen anzureihen. (Siehe Michel und Mondor 327 und 505). Man hat auch empfohlen die Vakzine direkt in das erkrankte Gelenk einzuspritzen. So kommt Dikansky (101), welcher bei akuter gonorrhoischer Arthritis eine aus Gonokokkenkörpern und deren Stoffwechselprodukten bestehende Vakzine in das Gelenk selbst einspritzte, zu dem Schlusse, daß diese Methode die Behandlungsdauer abkürzt und die Funktion des Gelenkes vollkommen wieder herstellt.

Die wirklichen gonorrhoischen Septikaemien, in welchen die Gonokokken in der Blutbahn selbst sich niederlassen, besonders im Herzen, führen meist zum Tode; glücklicherweise sind diese Fälle sehr selten. Ich habe in meiner ganzen ärztlichen Tätigkeit nur zwei Fälle beobachtet, und diese sind trotz aller angewandten Mittel tödlich verlaufen; weder die Vakzinetherapie noch die Serumtherapie haben Erfolg gehabt. Ich habe etwas spät intravenöse Einspritzungen von Mercurochrom nach der Methode Young (449) versucht; dieser Autor selbst scheint damit gute Resultate gehabt zu haben. In der Beobachtung von Cholzow (68), die ich bereits erwähnt habe, scheint die gonorrhoische Vakzine einen sehr schweren Fall von gonorrhoischer Septikaemie mit kulturellem Nachweis des Gonokokkus im Blut geheilt zu haben.

Die Vakzination per os hat manche Ärzte durch ihre Unschädlichkeit verführt. Duncan läßt seine Patienten Pillen von 1 ccm schlucken, welche den Eiter der ansteckenden Frau vermischt mit Zucker enthalten. Dieser Autotherapie fügt er die Autopyotherapie bei, indem er dem Patienten einige Tropfen eines Lysats einspritzt, das in 15 ccm destillierten Wassers 5 bis 10 Tropfen des eigenen Eiters enthält, welche Mischung nach sechsstündigem Aufenthalt bei Zimmertemperatur tüchtig geschüttelt und durch Berkfild'sche Filter filtriert wird. Diese Methode hat zur Einführung einer Reihe von Spezialitäten geführt, welche in Form von Kapseln oder Pillen abgetötete Gonokokkenkulturen enthalten. Nach meinen Beobachtungen scheinen dieselben zu versagen [1]).

[1]) Die von dem bekannten Chemiker Lumière aus Lyon hergestellten Gonokokkenvakzine enthaltenden Rhéantinepillen scheinen mir doch gewisse Formen der Gonorrhöe günstig zu beeinflussen und in einzelnen Fällen auszuheilen. Daß das Rhéantine eine Wirkung ausübt, geht auch daraus hervor, daß ich in Fällen von extraurethralen Herden, auch im erkrankten Nebenhoden, Reaktionserscheinungen feststellen konnte und daß manchmal allgemeine Reaktionen in Form von Mattigkeit und Temperatursteigerungen nach Einnehmen des Rhéantine auftreten. Asch.

XIII. Kapitel.

Neuere Behandlungsmethoden der Gonorrhöe.

Wir wollen in folgendem kurz diejenigen Behandlungsmethoden besprechen, welche in neuester Zeit aufgekommen sind, über die man aber ein entgültiges Urteil noch nicht abgeben kann, die aber möglicherweise in Bälde die Behandlung der Gonorrhöe umgestalten könnten.

1. Inkramuköse Vakzineinjektionen.

Die neueste und, wie es scheint, in bestimmten Fällen aussichtsreiche Methode der Vakzineinjektion ist die von Poincloux (520) angegebene Einspritzung der Vakzine in die Urethralschleimhaut selbst, und zwar in die Schleimhaut des Meatus, die er als die Eingangspforte des Virus betrachtet. Nach Anästhesierung des Meatus spritzt er vermittels einer Spritze von 1 ccm Inhalt und einer dünnen, 5 mm langen Nadel $^1/_4$ ccm der Gonokokkenvakzine des Instituts Pasteur in die Schleimhaut des Meatus. Die folgenden Einspritzungen betragen $^1/_2$ ccm, $^3/_4$, 1, $1^1/_2$ ccm. Eine halbe bis dreiviertel Stunde nach der Einspritzung setzt eine außerordentlich starke Reaktion ein; in $1^1/_2$ Stunden steigt die Temperatur bis 40,5° C und bleibt einige Stunden auf dieser Höhe, begleitet von Schüttelfrost, Kopfschmerzen, allgemeiner Mattigkeit. Nach ungefähr 10 Stunden verschwinden alle diese Nebenerscheinungen. Es tritt eine entschiedene Besserung der Erkrankung ein, die 2—3 Tage andauert. Sobald die Besserung nachläßt, muß eine zweite Einspritzung vorgenommen werden. Die Verstärkung der Dosis soll um so geringer sein, je stärker die febrile Reaktion nach der ersten Einspritzung ausgefallen ist. Die Reaktion bei der zweiten Injektion ist stärker als bei der ersten, wenn die doppelte Menge Vakzine eingespritzt worden ist. Die Reaktion nimmt bei der dritten Injektion ab und bleibt meist bei der fünften ganz aus, obwohl dann $1^1/_2$ ccm Vakzine verwendet werden. Poincloux hält diese Reaktion für so typisch, daß er das Ausbleiben derselben für gleichbedeutend mit dem nichtgonorrhoischen Charakter der Erkrankung z. B. einer Arthritis ansieht. Die Beobachtungen von Poincloux beziehen sich auf 80 Fälle von Metritis, 40 Salpingitiden, 8 Bartholinitiden, 18 Nebenhodenentzündungen, 20 andere Komplikationen der Gonorrhöe, 3 Fälle von chronischer Urethritis, 6 von akuter Urethritis gonorrhoica. Auf Grund dieser Beobachtungen kommt der Autor zu folgenden Schlußfolgerungen: Die gonorrhoische Infektion mit Ausnahme der akuten Urethritis wird im allgemeinen in zehn Tagen geheilt durch Einspritzungen der Gonokokkenvakzine in die Schleimhaut des Meatus urethralis beim Manne, in die Skeneschen Drüsen bei der Frau; nur in älteren Fällen bleiben nach dieser Behandlung anatomische Läsionen zurück, die aber heilbar sind. Die Urethritis gonorrhoica acuta ohne jedwege Komplikation wird durch diese Behandlung nicht beeinflußt; dagegen scheint die chronische Urethritis chronica günstig beeinflußt zu werden.

2. Autopyotherapie.

Von der Ansicht ausgehend, daß seine vielen Mißerfolge mit Vakzinebehandlung daher rühren, daß die heilenden Substanzen bei künstlicher Züchtigung des Gonokokkus vielleicht verlorengehen, hat Mauté (322), zur Herstellung der immunisierenden Flüssigkeit den Gonokokkus oder dessen Stoffwechselprodukte verwendet, welche in dem Exsudat fixiert sind, das er ohne Vermittlung künstlicher Kultur selbst provoziert (Methode von Duncan 508). Er verwendet eine Auflösung des Urethraleiters des Patienten in Sodalauge; es handelt sich um eine Autoinokulation. Hat der Patient starken Ausfluß, so nimmt man den Eiter direkt aus dessen Harnröhre und bringt ihn in einer Lösung von Sodalauge $^1/_{10}$, so daß zwei bis drei Topfen Eiter auf 1 ccm Sodalösung kommen. In 5 bis 6 Tagen gewinnt man genügend Eiter, um 12 bis 15 ccm dieser Lösung zur Verfügung zu haben; nach Neutralisation der Lösung wird dieselbe filtriert und in Ampullen verteilt. Haben wir einen mehr chronischen Fall vor uns, in welchem nur minimale Absonderungen der Harnröhre oder Fäden im Urin vorhanden sind, so genügt es, an 5 oder 6 aufeinanderfolgenden Tagen den ersten Urinstrahl in einem sterilen Fläschchen aufzufangen, zu zentrifugieren und den Niederschlag der Natronlauge im Verhältnis von 1 bis 2 oder 3 Tropfen pro Kubikzentimeter zuzufügen. Die so hergestellte Lösung wird alle zwei bis drei Tage in das Unterhautzellgewebe eingespritzt. In der akuten Gonorrhöe werden die Einspritzungen erst vom zehnten Tag an ausgeführt; die Zahl von 12 Einspritzungen für einen Kranken soll nicht überschritten werden. In den akuten Fällen wurde die Heilung im Durchschnitt in weniger als 5 Wochen erzielt, ohne Filamente zu hinterlassen; in 1/3 der chronischen Fälle waren die Ergebnisse ausgesprochen günstig. Bei den so behandelten Patienten wurde zu gleicher Zeit die für jeden Fall geeignete lokale Behandlung ausgeführt. In 47 Fällen, die er im Verlauf von 15 Monaten nach dieser Methode behandelt hat, hat er weder Komplikationen noch Übergang der Erkrankung in den chronischen Zustand gesehen. Er kommt daher zu dem Schluß, daß jede Lokalbehandlung einer akuten Gonorrhöe mit subkutanen Einspritzungen des Pyolysats in Natronlauge kombiniert werden soll[1]).

3. Autohaemotherapie.

Dieses von Lange vorgeschlagene Verfahren besteht darin, dem Patienten sein eigenes Blut, sei es defibriniert oder nicht, in das Unterhautzellgewebe einzuspritzen. Atauld (4) hat nach Einspritzung von serolymphatischem Exsudat die Heilung von gonorrhoischer Urethritis in wenigen Tagen gesehen. Québry, nach ihm Schahmann (391) sowie Minet (328) nahmen die Frage wieder auf. Lavenant (267, 268) teilt sieben Beobachtungen von Urethritis, Epididymitis und Prostatitis mit, welche durch die Hämotherapie in Verbindung mit intravenösen Einspritzungen von 2 ccm kolloidalem Mangan in kurzer Zeit geheilt sind; die Technik dieser Methode, die von Mélamet (323) stammt, besteht darin, täglich eine intravenöse Einspritzung von 2 Cc von kolloidalem Mangan vorzunehmen, vermittels derselben Nadel nach einigen Sekunden 2 bis 5 ccm Blut zu aspirieren und dieses in das Unterhautzellgewebe einzuspritzen. Man bebachtet danach eine Reaktion, die manchmal sofort eintritt. Descarpentries (94) hat nach folgender Methode mit Hämotherapie zwei Fälle von gonorrhoischer Gelenkentzündung geheilt, die jeder Behandlung getrotzt hatten. Er spritzt zunächst dem Patienten ein Milligramm Skopolamin und zwei Zentigramm Morphium ein, entnimmt eine Stunde später dem Kranken 10 ccm Blut, verdünnt diese in 20 ccm

[1]) Ich habe die Autopyotherapie in vereinfachter Weise bei Patienten mit gonokokkenhaltigem Ausfluß ausgeführt, indem ich in eine mit stumpfer Kanüle versehene Spritze etwas Eiter aus der Harnröhre aufsog und davon dem Patienten subkutan 1/10 ccm, allmählich steigend bis 1/5 ccm einspritzte. Ich konnte eine merkliche Einwirkung auf den Verlauf der Gonorrhöe nicht beobachten; es war jedoch interessant festzustellen, daß sämtliche Patienten eine solche Wiedereinverleibung ihres Urethraleiters gut vertrugen. Asch.

sterilen Wassers und injiziert diese Mischung in Intervallen von je 3 Stunden in drei Sitzungen in das Unterhautzellgewebe.

4. Proteinotherapie.

Es ist manchmal schwer, klinisch die Wirkung der Vakzine und der in denselben enthaltenen heterogenen Eiweißstoffe auseinander zu halten. Dadurch kam man auf den Gedanken, die Proteine ohne vakzinale Elemente zu verwenden. In der Tat hat diese nicht spezifische Behandlung mindestens so gute Ergebnisse gezeitigt als die stärkste Vakzinotherapie. Man hat vor allem die Milch in intramuskulären Einspritzungen zu dem Zweck verwendet. Die Geschichte und die Technik dieser Methode sind insbesondere von Roux (381) genau besprochen worden. Schmidt, Sachles, Ludke sowie Müller (333) kochten einfach die Milch 15 Minuten ab und verteilten dieselbe dann in Ampullen von 3 ccm, von denen sie alle drei Tage je eine zur Einspritzung verwandten. Thiroloix fügt einem Liter Kuhmilch 10 g trockenes Pepton bei, läßt 3/4 Stunden kochen, abkühlen, dreimal filtrieren; die peptonisierte Milch verteilt er in Röhrchen, welche während 1/2 Stunde bei 110° im Brutschrank sterilisiert werden. Von dieser peptonisierten Milch spritzt er täglich oder jeden zweiten Tag 10—20 ccm ein. Tansard (416) verwendet einfach abgekochte Milch, von der er das erstemal 2 ccm, die folgenden Male 5 ccm einspritzt; diese Vorsichtsmaßregel ergreift er aus Furcht vor einer kolloidoklasischen Diathese. Aus derselben Überlegung heraus kommt die Empfehlung, bei einer unterbrochenen Serie von Einspritzungen zunächst nur 1 ccm einzuspritzen, um ganz allmählich auf 5 ccm zu steigen. Nach der ersten Einspritzung macht sich oft eine ziemlich starke Reaktion geltend, bei den späteren Einspritzungen nimmt diese Reaktion allmählich an Stärke ab. Tansard teilt folgende Ergebnisse der Milchbehandlung mit: bei akuter Urethritis gute Resultate, besonders bei Kombination der Einspritzungen mit Spülungen der Harnröhre; bei chronischer Urethritis immer Besserung, meist Heilung; bei akuter Prostatitis ist die Milchbehandlung der Vakzinebehandlung überlegen; bei akuter Zystitis zwei Mißerfolge auf 12 Fälle; bei Epididymitis die besten Erfolge; bei chronischer Zystitis gute Resultate. Roux (381) hat sehr günstige Erfolge mit der Kombination von Milch- und Vakzineeinspritzungen in mehreren Fällen von gonorrhoischer Nebenhodenentzündung erzielt [1]). Die Milcheiweislösung Aolan wird intradermal injiziert.

[1]) Meine Erfahrungen, sei es mit Einspritzungen von Milch allein oder von Milch und Gonokokkenvakzine zusammen haben mir keine besonders befriedigende Resultate

Nach Widal (443) spielt die Natur der eingespritzten Substanzen keine Rolle, sämtliche Substanzen können verwendet werden, wenn sie nur einen Schock hervorrufen. Außer den kolloidalen Metallen und den Proteinen können die in die venöse Blutbahn gebrachten hypertonischen Salz- oder Zuckerlösungen dieselbe Wirkung hervorrufen.

5. Die Chimiotheraphie.

Die intravenöse Chimiotherapie wurde zuerst 1912 von Duhot (110, 111) sowie von Janet und Levy-Bing (245) zur Behandlung gonorrhoischer Erkrankungen empfohlen. Wir hatten beobachten können, daß Kranke, welche zu gleicher Zeit an Syphilis und Gonorrhöe litten und Einspritzungen ven Neosalvarsan erhielten, schneller von ihrer Gonorrhöe befreit wurden als unsere anderen Patienten. Wir kamen daher auf den Gedanken, auch die Gonorrhöe durch intravenöse Einspritzungen von Neosalvarsan zu behandeln, und diese Versuche fielen ermutigend aus, wenn sie auch nicht so beweiskräftig waren, daß wir auf die Behandlung mit Spülungen hätten verzichten können. Robles, von dem freilich keine Veröffentlichung vorliegt, ist einer der ersten, der in der Behandlung von Gonorrhöe intravenöse Einspritzungen kollodialer Silbersalze empfohlen hat [1]).

Levy-Bing und Duroeux (293, 294, 292) verwenden systematisch in einer großen Anzahl von Fällen von gonorrhoischen Gelenkrheumatismus, Nebenhodenentzündungen, Salpingitis intravenöse Einspritzungen von Sulfarsenol. Levy-Bing hält diese Einspritzung für besonders wirksam gegenüber allen allgemeinen Erscheinungen der Gonorrhöe. Später veröffentlicht Cano (51) eine interessante Arbeit über die Behandlung der Gonorrhöe vermittels intravenöser und intraprostatischer Einspritzungen von Methylphenol-

---

ergeben, auf jeden Fall keine besseren als die Injektionen von Vakzinen allein. Ich bin daher von denselben wieder abgekommen. Asch.

[1]) Schon im Jahre 1913 habe ich (10) in den Fällen von schwerer parenchymatoeser und interstitieller Prostatitis intramuskuläre Injektionen von Electrargol Clin empfohlen. Ein Jahr darauf bin ich (517) zu intravenösen Injektionen von Electrargol übergegangen, die sich mir als viel wirksamer erwiesen haben, sowohl in den akuten wie in den chronischen Fällen. Vor allem fällt die schnelle Abnahme der Prostataschwellung und das Verschwinden der Gonokokken aus dem Prostatasekret auf. Zum Schluß der Behandlung wird man gut tun, auch Prostatamassage und große Spülungen der Harnröhre vorzunehmen. Solange aber die Prostata geschwollen und schmerzhaft ist, sollen nur intravenöse Electrargolinjektionen vorgenommen werden, und zwar ein bis zweimal täglich 5 ccm. Asch.

serum. Dieses Mittel ist eine Phenolverbindung des Methylenblau, angekettet an ein protein- und globulinreiches tierisches Serum, das von anderen Eiweißstoffen befreit ist; dieses Produkt enthält 4 Prozent Phenol und 0,70 Prozent Methylenblau. Alle zwei Tage werden 10 ccm Lösungen intravenös eingespritzt; gewöhnlich verschwinden nach der dritten oder vierten Spritze die objektiven Störungen, die klinische und bakteriologische Heilung erfolgt in 30 bis 40 Tagen. Zehn Einspritzungen genügen, um dieses Resultat zu erzielen. Nach der letzten Einspritzung macht man Spülungen mit einer leichten Lösung von übermangansaurem Kali 1/8000. Bei Anwendung dieser Methode sollen die lokalen Komplikationen wie Nebenhodenentzündung, Entzündung der Leistendrüsen, Abszesse, ebenso wie die Fernkomplikationen schneller als bei jeder andern Behandlung verschwinden; eine chronische Gonorrhöe kommt nicht zur Entwicklung, Rückfälle treten nicht auf. Die einzigen Kontraindikationen in der Verwendung dieses Serums sind Nierenentzündung und schwere Herzfehler.

Neue therapeutische Hoffnungen werden in uns durch die Arbeit von Young (449, 450) über die Verwendung des Mercurochroms in der Behandlung der infektiösen Erkrankungen der Harnorgane erweckt. Young hat nach dieser Methode 26 Fälle von akuter Urethritis gonorrhoica behandelt und bei 12 von ihnen d. h. in 46 Prozent Heilung erzielt: Verschwinden des Ausflusses, Klärung des Urins, Abwesenheit von Gonokokken. Die Dosis des verwendeten Mercurochroms beträgt 2 bis 5 Milligramm pro Kilogramm Gewicht. Man verwendet eine Lösung »Mercurochrom 220 Soluble« zu ein Prozent in frisch destilliertem Wasser, das angewärmt, aber nicht abgekocht werden soll. Die Zahl der Einspritzungen beträgt 1 bis 6. Young nimmt an, daß die Gonokokken durch die Behandlung aus den Geweben hinausgetrieben werden und fortfahren auf der Oberfläche der Harnröhrenschleimhaut zu leben; deshalb ist es am Platze, zu gleicher Zeit antiseptische Spülungen der Harnröhre durchzuführen. In 12 Fällen von Gelenkentzündungen erzielte er 5 Heilungen und 4 merkliche Besserungen. Der Harnröhrenausfluß blieb aus, und der Urin wurde infolge von zwei Einspritzungen von 5 Milligramm Mercurochrom pro Kilogramm Gewicht steril. Meistens wurde bei jeder Einspritzung diese Dosis verwendet, das ist 22,5 ccm einer einprozentigen Lösung auf 50 Kilogramm Gewicht; selten stieg man auf 7 bis 8 Milligramm. Die Reaktion ist im allgemeinen minimal.

Das Chlorhydrat des Diaminomethylakridin, auch Akriflavin, Gonakrin, Trypaflavin genannt, wird schon längst in Form von lokalen Einspritzungen oder Spülungen zur Behandlung der Gonorrhöe verwendet. Die hauptsächlichsten diesbezüglichsten Veröffentlichungen sind die von Baer und Klein (12) sowie von Davis und Harrel (80). Im Jahre 1920 verwenden Bruck (47), dann Patzschke (352), sowie Wassermann und Zieler (451) diese Substanzen zu intravenösen Einspritzungen bei Behandlung der Gonorrhöe und ihrer Komplikationen. Bruck (47) spritzt 50 ccm Trypaflavin zu 5,50 Prozent zweimal täglich bei Nebenhodenentzündungen ein. Ahlswede (2) benützt eine Lösung von 2 Prozent, von der er täglich 10 bis 40 ccm einspritzt, bis er 0,80 g Substanz erreicht hat Schoenfeld (398) veröffentlicht eine kritische Abhandlung über die Verwendung dieser Mittel. Haupt behandelt die Gonorrhöe der Frau mit Trypaflavin in intravenösen Einspritzungen, ebenso Pincsohn (356). Weitere Veröffentlichungen stammen von Jausion, Diot und Vourexakis (249), von Jausion und Vaucel (250), endlich von Jausion, Vaucel und Diot (251). Diese Autoren machen alle zwei Tage eine Einspritzung von 5 ccm Gonakrin zu 2 Prozent. Trifu (422) und Adelmann (1) haben bei Behandlung der Gonorrhöe mit intravenösen Einspritzungen von Gonakrin auch ohne Lokalbehandlung im Beginn der Gonorrhöe bis zum fünften Tag ihres Bestehens günstige Erfolge erzielt. Trifu hat auf diese Weise 4 Fälle mit 4—12 Einspritzungen in 16—28 Tage ohne jede Lokalbehandlung geheilt. Bei Abortivbehandlung oder in den ersten Tagen der Erkrankung kann man das Gonakrin täglich einspritzen. Die von Duhot (111) sowie die von Skutesku (403) veröffentlichten Beobachtungen sind sehr ermutigend. Tissot (419) Clara und Lebeuf (69) kommen zu entgegengesetzten Resultaten. Sie nehmen zwar an, daß man mit dieser Methode das Abortieren der Gonorrhöe ganz im Beginn erreichen kann, sie stellen aber fest, daß wenn die Erkrankung einmal zum Ausbruch gekommen ist, sehr zahlreiche Mißerfolge zu verzeichnen sind. Die Heilung wird manchmal erzielt, aber die Krankheitsdauer ist ebenso lang wie bei jeder andern Behandlung. Auf jeden Fall muß man diese Methode weiter verfolgen und ausarbeiten. Ihre Technik ist von Drudin (108) genau angegeben. Dreimal wöchentlich werden bei ambulant behandelten Patienten 5 ccm einer Gonakrinlösung $^1/_{50}$ vermittels einer Spritze von 10—20 ccm, welche eine Vermischung der chemischen Lösung mit dem Blut innerhalb der Spritze ermöglicht, intravenös eingespritzt. Bei den hospitalisierten Kranken kann man täglich 5 ccm einer 1 prozentigen Lösung oder zweimal täglich 2 bis 3 ccm einer Lösung von $^1/_{200}$ einspritzen. Man soll eine noch bessere Wirkung erreichen, wenn man mit Chromalaun (Kalium sulfuricum und Chrom) beizt, welches in derselben Lösung mit Chlorhydrat von Diaminomethylakridin im Verhältnis zu 1 zu 50 der beiden Produkte verbunden ist. Durch nachherige intravenöse Einspritzung von 50 ccm physiologischer Kochsalzlösung, dem zu 30 Prozent Natron bicarbonicum beigefügt ist, haben diese Forscher die Schmerzhaftigkeit bei akuter Prostatitis und Cowperitis herabgesetzt und zu gleicher Zeit eine schnellere Wirkung des Färbemittels erzielt. Bei diesen Beobachtungen bedienen sich Jaußion und Diot (252), Jausion, Meersmann und Pecker (254) zur Diagnosenstellung ebenso wie zur Heilungskontrolle der gonorrhoischen Seroreaktion von Bezancon, P. Weil und Rubinstein (352) [1]).

6. Hochfrequenzströme.

Die Behandlung der Gonorrhöe mit Hochfrequenzströmen, in Form von Diathermie, über deren Wesen und Technik Bordier (37) eine sehr klare Monographie veröffentlicht hat, ist seit Jahren von Roucayrol (376) angewandt und weiter ausgebildet worden. Er hat an dem Darsonvalschen Apparat Veränderungen vorgenommen, die ein präzises Arbeiten und Anpassung an den besonderen Zweck gestatten. Da er die maximale Temperatursteigerung auszunutzen bestrebt ist, welche die Schleimhaut eben noch verträgt, hat er besondere Aufmerksamkeit auf die Temperaturregelung der

[1]) Die Versuche die ich mit intravenösen Einspritzungen von Gonakrin an 30 Patienten gemacht habe, haben mich zu folgenden Schlußfolgerungen geführt (10 a): Bei Gonorrhöa posterior, auch in Fällen von Prostatitis habe ich zwei bis dreimal wöchentlich je 3 bis 5 ccm einer 2 prozentigen Gonakrinlösung eingespritzt. Diese Behandlung erzielt zweifellos in gewissen Fällen auffallende Erfolge, man kann sogar danach in manchen hartnäckigen Fällen den Ausfluß plötzlich verschwinden sehen. Aber leider hat diese Therapie auch schwerwiegende Nachteile. Sehr häufig klagt der Patient noch während der Einspritzung über allgemeines Unbehagen., Gefühl der Hitze im Kopf und Perineum, Rötung des Gesichtes, Herzklopfen, Brechreiz; manchmal tritt auch ein mehr minder schwerer Kollaps ein. Während nun all diese Erscheinungen rasch vorübergehen, habe ich in mehreren Fällen recht peinliche Nachkrankheiten gesehen, nämlich Ikterus mit Magenbeschwerden und Gelbfärbung der Haut und Skleren und vor allem schwere phlebitische Erscheinungen. In diesen letzteren Fällen traten die durch Phlebitis hervorgerufenen schmerzhaften oedematoesen Schwellungen an den Händen und Armen auf, und zwar, was ausdrücklich betont werden muß, fernab von dem Ort der Einspritzungen, z. B. nach Einspritzung in die Kubitalvene des rechten Armes an dem Arm und der Hand der linken Seite, ferner an den Füßen und Unterschenkeln. Diese Phlebitiden und ihre Begleiterscheinungen gingen nur sehr langsam zurück. Angesichts solch schwerer Nachkrankheiten möchte ich die Anwendung der oft nützlichen Gonakrininjektionen nur bei jungen kräftigen Patienten empfehlen, deren Leber- und Gallenwege sowie deren Herz und Venensystem vollkommen gesund sind. Asch.

einzuführenden Instrumente verwandt und Vorkehrungen getroffen, daß nicht nur die Wärme des Instrumentes im ganzen genau nach Wunsch und Absicht reguliert werden kann, sondern auch in seinen einzelnen Teilen; dadurch soll die natürlich vorhandene und progressive Erhöhung der Temperatur von Meatus urethrae bis zum Collum vesicae ebenso wie vom Introitus vaginae bis zum Collum uteri ausgeglichen werden.

Für den gewöhnlichen Bedarf genügt wohl der von Heitz-Boyer (177) angegebene Apparat, der freilich keine Anwendung so hoher Temperaturen gestattet. Die Diathermie übt eine doppelte Einwirkung aus: sie erhöht die Wärme des behandelten Organs, sogar in den Tiefen der Schleimhaut bis zu einem den Gonokokkus schädigenden Grad und ruft zu gleicher Zeit eine reichliche Exsudation der Schleimhaut mit intensiver Polynukleose hervor. Dadurch wird eine dekongestionierende und evakuierende Wirkung auf die Harnröhre und deren Drüsen sowie auf den Uterus und dessen Adnexen ausgeübt. Die Diathermie kann auch in der Behandlung der Komplikationen der Gonorrhöe große Dienste erweisen, so der Prostatitis, Epididymitis (Roucayrol 380, Marselos 474), des Gelenkrheumatismus, der Adnexitis der Frau. Die Elektroden sind natürlich je nach dem zu behandelnden Organ verschieden: für die Behandlung der Prostata führt man ein dickes Bougie Hégard Nr. 18 ins Rektum ein und legt andererseits eine breite netzartig oder dammbrettartig durchbrochene Platte auf den Leib; bei Epididymitis verwendet man eine doppelte schalenartige Platte; eine doppelte je nach dem betroffenen Gelenk gebaute Platte für Arthritis; eine ischioperineale Platte; ein volles Spekulum mit Dorsal- oder Ventralplatte für die Adnexen. Die Diathermiebehandlung der Urethra geschieht vermittels Béniqués, während der andere Pol durch eine breite Lumbalplatte dargestellt ist. Um möglichst die Harnröhrenschleimhaut in ihrer ganzen Ausdehnung den Hochfrequenzströmen zugänglich zu machen, umgibt Roucayrol (378) seine Patienten mit Rücken-, Leib-, Damm- und Penisplatten. Ich muß mich über die Diathermie ähnlich äußern wie über die Chemiotherapie: es ist eine wertvolle Bereicherung unseres therapeutischen Könnens, wenn auch die bisher bekannten Erfahrungen uns nicht absolut von ihrer Wirksamkeit überzeugt haben. Sie kann auf jeden Fall als hervorragende Kontrolle der Heilung eines Trippers herangezogen werden (Roucayrol 376, 380, Marselos 308), da sie die Eigenschaft hat, die Sekrete der Harnröhrendrüsen und der Uterusdrüsen energisch zur Ausscheidung anzuregen. Auch scheint es mir, daß diese Methode einigermaßen verbessert und dem besonderen Zweck besser angepaßt, in der Behandlung der kongestiven Komplikationen der Gonorrhöe besonders bei der Frau (Adnexerkrankung) große Dienste wird leisten können.

Die ozonothermischen Tuben von Morgenstern, die nur eine einzige Elektrode besitzen, entfalten in dem Hohlorgan, in das sie eingeführt werden, sei es Harnröhre oder Rektum, Wärme, Ozon und eine Menge kleiner Funken, welche einen Reiz auf die Muskulatur des behandelten Organes ausüben und eine reichliche Absonderung der Urethraldrüsen hervorrufen. Morgenstern hat eine gerade Elektrode für die vordere Harnröhre und eine nach Art der Béniquésonden gekrümmte für die hintere Harnröhre angegeben. Wenn auch diese Elektroden in Pyrexglas hergestellt sind, so haben doch die meisten Ärzte die für die hintere Harnröhre bestimmte Elektrode abgelehnt. Die Rektalelektrode, die der Behandlung der Prostataentzündungen dienen soll, besteht aus einem dicken etwas gekrümmten Tubus, der an seiner vorderen Fläche eine Einkerbung für die Prostata zeigt (Marcel 473).

Die luftleeren Tuben von Mac Intyre, die für die Urethra und das Rektum zu verwenden sind, geben Wärme und elektrische Ausstrahlungen ab. Geeignete Tuben gestatten die Schleimhaut des Zervikalkanals und die ektropierte Schleimhaut des Uterushalses zu beeinflussen; bei Ulzerationen des Collum uteri hat man damit günstige Resultate.

7. Die Dilatation der Harnröhre durch künstliche Gasbildung.

Diese sogenannte Maislersche Methode, von Bizard und Maisler (499) angegeben, wird folgendermaßen ausgeführt: man läßt vermittels einer Spritze von 2 ccm Inhalt, aus der der Kolben entfernt ist, und einer Instillationssonde 1—2 ccm Nesol in die Harnröhre einlaufen, zieht dann in die Spritze, der nunmehr der Kolben wieder eingefügt ist, 1 ccm Argentum proteinicum $^1/_{10}$ ein und injiziert diese Lösung in die Sonde, die in der Harnröhre verblieben ist, wobei der Meatus zugehalten wird. Die Schaumbildung soll durch Hin- und Herbewegen des Stempels beschleunigt werden. Der Zweck dieser Methode ist, das an Ort und Stelle entstehende gasförmige antiseptische Mittel durch den Druck desselben in die Tiefe der Krypten und Drüsensäcke eindringen zu lassen. Für die vordere Harnröhre lasse ich dieses Prinzip gelten, für die hintere Harnröhre, welche ja nach der Blase zu offen ist, ist dasselbe nicht aufrecht zu erhalten.

V. TEIL.

Prophylaxe der Gonorrhöe. Ehe und Gonorrhöe.

XIV. Kapitel.

Gonorrhoische Prophylaxe.

1. Gonorrhoische Prophylaxe beim Manne.

Die enorme Verbreitung der Gonorrhöe, ihre großen Gefahren und ihre oft verhängnisvollen Folgen für das Individuum und die menschliche Gesellschaft haben endlich die Frage der prophylaktischen Mittel und Maßnahmen auf die Tagesordnung gestellt, welche imstande sind die Zahl der Ansteckungen, sei es durch hygienische Vorschriften für die Prostituierten und deren sanitäre Überwachung, sei es durch Empfehlung tripperverhütender Mittel an die Männer, herunterzusetzen. Die allgemeine Belehrung der jungen Männer z. B. beim Verlassen der Schule muß dazu führen, daß dieselben die Gefahren kennen, denen sie sich beim Verkehr aussetzen. Es muß ihnen klar gemacht werden, daß jede Prostituierte und jedes Mädchen, das leicht und oft den Liebhaber wechselt, ständig Gonokokken birgt, wenn auch in latentem Zustand. Man muß sie darauf aufmerksam machen, daß gerade die jüngsten und daher verlockendsten Prostituierten am gefährlichsten sind, da sie meist an akuter Gonorrhöe und oft auch an ansteckender Syphilis leiden; bei älteren Prostituierten ist die Gonorrhöe latent und nur unter gewissen Vorbedingungen übertragbar, die Syphilis meist in dem gewöhnlich nicht mehr ansteckenden Tertiärstadium. Wenn auch die Tatsache, daß man längere Zeit mit einer Frau verkehrt hat, ohne angesteckt zu sein, noch nicht beweist, daß dieselbe tripperfrei ist, so ist doch die Gefahr von ihr eine Gonorrhöe zu akquirieren nicht so groß als bei einer uns unbekannten Frau. Jede Frau während und unmittelbar nach der Menstruation ist besonders gefährlich, da in diesen Tagen die Trägerinnen chronischer Gonokokken wieder ansteckend werden. Jeder Verkehr mit einer Frau, die sich vorher nicht gründlich ausgespült hat und auch nicht uriniert hat, wie z. B. beim Erwachen oder bei einem ganz unerwarteten Zusammentreffen, ist in hohem Maße ansteckend. Am häufigsten geht die Übertragung der Gonorrhöe von Frauen aus, welche das Vertrauen der jungen Männer gewonnen haben, sei es weil sie verheiratet sind oder ein ständiges Verhältnis haben oder auch feine Kokotten sind; in diesem Falle ist der junge Mann nur zu geneigt, auf Vorsichtsmaßregeln zu verzichten.

Gehen wir zur persönlichen Prophylaxe des Mannes über, so muß dieselbe damit beginnen, daß nach dem verdächtigen Koitus der Urin unter kräftigem Strahl entleert wird, wobei es ratsam ist von Zeit zu Zeit die Harnröhrenöffnung zusammenzudrücken. Dadurch wird die Harnröhre gut ausgespült und manche eingedrungenen Gonokokken werden wieder entfernt. Darauf soll das Glied, insbesondere auch die Vorhaut und, wenn möglich, der Vorhautsack mit Wasser und Seife gereinigt werden. Ein ganz kleines Stückchen Seife kann jeder Mann bei sich tragen; in den Bordellen oder Rendezvous-Häusern könnten Apparate mit flüssiger Seife angebracht sein. Das beste Mittel zur Verhütung eines Trippers ist der Kondom, wenn derselbe während des Verkehrs nicht einreißt oder willkürlich oder unwillkürlich abgestreift wird. Um das Einreißen eines Kondoms zu verhüten, darf derselbe nicht zu stramm auf das Glied aufgezogen sein und soll etwas eingefettet werden. Es muß darauf geachtet werden, daß beim Abstreifen dessen äußere Seite nicht mit der Harnröhrenmündung in Kontakt kommt. Ein gutes Mittel zur Verhütung der Ansteckung besteht darin, vor dem Verkehr die Harnröhrenöffnung mit Vaseline auszufüllen, doch soll das Glied sofort nach der Ejakulation aus der Scheide zurückgezogen werden. Sehr anzuraten ist es, sofort nach dem Verkehr eine Abwaschung des Gliedes und Reinigung des Meatus urethrae mit einer Lösung von Sublimat oder Hydrargyr oxycyanat 0,25—1‰ vorzunehmen. Es gibt gebrauchsfertige Papierstreifen, die Sublimat enthalten, und Sublimattabletten; nur müssen letztere wegen Vergiftungsgefahr besonders verpackt als Gift kenntlich gemacht, behutsam aufbewahrt werden.

Wir kommen nun zu zuverlässigeren, praktischen und moderneren Verhütungsmethoden, die sämtlich auf dem Credéschen Verfahren zur Verhütung gonorrhoischer Infektion der Augen Neugeborener aufgebaut sind. Haußmann (171) läßt unmittelbar oder spätestens 1/4 Stunde nach dem Koitus mit der Spritze 10 Tropfen Argentum nitric. 2 Prozent in die Fossa navicularis einspritzen. Blokusewski (32, 33) zieht mit Recht die Instillation einiger Tropfen dieser Lösung vermittels Tropfenzähler in die Fossa navicularis vor; auch wurde dieses Verfahren von Neißer (335) empfohlen. Welander hat den Vorschlag gemacht, 5 bis 6 g einer 4 prozentigen Protargollösung in die Harnröhre einzuspritzen; auf diese Weise erreicht er die Desinfektion bis 5 Stunden nach der Inokulation. Ullmann empfiehlt eine durch Natr. bicarbon. alkalisierte Sublimatlösung 1/10 000, doch zeigt Welander durch Experimente, daß die Lösung in 5 Minuten die Gonokokken nicht abtötet. Frank (132) kommt auf das Verfahren von Blokusewki zurück, ersetzt aber das 2 prozentige Argent. nitric. durch 20 Prozent Protargol, dessen Wirksamkeit er durch Experimente am Menschen nachweist. Um eine Übertragung der Gonorrhöe zu verhinden, müssen die desinfizierenden

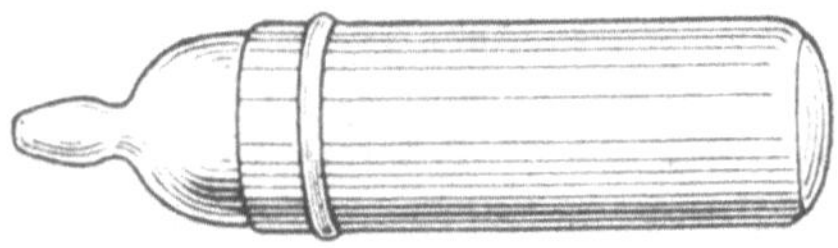

Abb. 115.

Mittel unmittelbar oder zum mindesten möglichst bald nach dem Koitus eingeführt werden. In sehr praktischer Weise wird diese Desinfektion durch den weit verbreiteten handlichen Samariter von Blokusewski vorgenommen (s. Abb. 115); dieser Apparat kann zu wiederholten Malen dienen, kann aber nicht wieder aufgefüllt werden. Der Radlauer Samariter hat ein abschraubbares Endstück aus Hartgummi, das ein Wiederauffüllen des Apparates gestattet. Spitzer (407) empfiehlt einen Samariter in Bleistiftform, den man an der Uhrkette oder dem Schlüsselbund anbringen kann. Diesem Samariter wird auch ein kleiner Zinntubus beigegeben, der eine Masse aus Wachs und Seife und 1,6 Prozent Formalin enthält, mit welcher das Glied vor dem Koitus eingefettet werden soll, um kleine Erosionen und Risse desselben zu schützen. Der Viro ist ein kleiner Tubus, dessen olivenförmiges Endstück in die Fossa navicularis eingeführt werden kann und der die Desinfektionsmasse mit Protargol 20 Prozent für einen einmaligen Gebrauch enthält. Die desinfizierende Masse soll ungefähr 15 Sekunden in der Harnröhre zurückbehalten werden. Diese Handhabung kann bis 2 oder 3 Stunden nach dem Verkehr vorgenommen werden. Ein zweiter Tubus enthält eine Schutzsalbe aus einer Mischung von Wachs und ölsaurem Salz, mit der das Glied vor dem Verkehr eingerieben werden soll. Der Protektor (Abb. 116) ist ein größerer Tubus mit konischem Endstück aus Kautschuk, das durch eine abschraubbare Hülse aus Metall geschützt ist. Er enthält eine gelatinöse farblose Masse, welche Hydrargyrum salicylicum enthält. Diese Masse soll vor und nach dem Verkehr verwendet werden und soll $^1/_4$ bis $^1/_2$ Stunde in der Fossa navi-

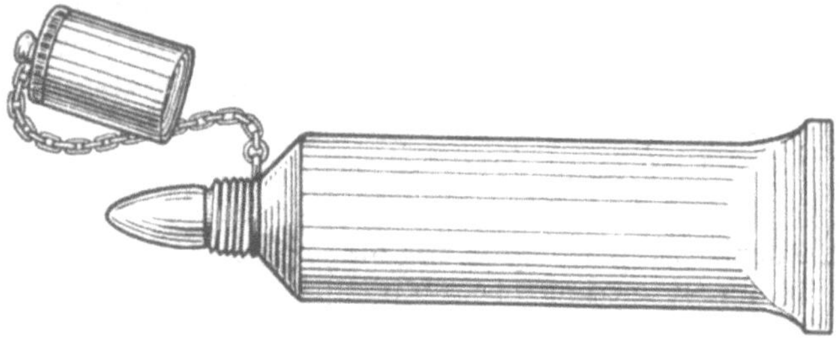

Abb. 116.

cularis gelassen werden. Der Sanitas von Blokusewski besteht aus einer kleinen Ampulle aus Glas, die an beiden Seiten in ein olivenförmiges Endstück ausläuft und mit Albargin zu 8 Prozent gefüllt ist (s. Abb. 117). Die Endstücke sind mit Wachs verschlossen; es genügt diesen Verschluß zu entfernen und eines der Endstücke in den Meatus urethrae einzuführen damit der Inhalt von selbst sich in denselben ergießt. Der Prophylaktol von Frank (Abb. 118) enthält 20 prozentiges Protargol und stellt ein Zwischending zwischen Ampulle und Spritze dar. Das abgerundete Endstück ist ebenfalls mit Wachs verschlossen. Als Kolben dient ein kleiner Wattetampon welcher vermittels eines Glasstäbchens nach vorn gedrückt wird. Der Gelotubus von Gaudurcheau (Abb. 119) enthält Verhütungsmittel für Syphilis und Gonorrhöe in

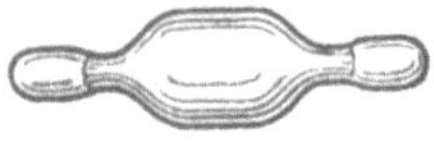

Abb. 117.

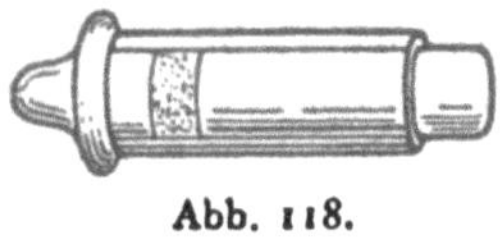

Abb. 118.

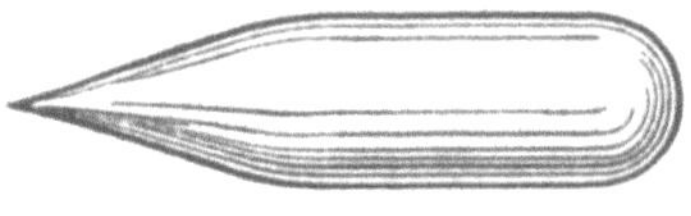

Abb. 119.

Form einer Salbe, die folgendermaßen zusammengesetzt ist: Hydrargur. cyanat. 0,10, Thymol 1,75, Kalomel 25,0, Lanolin 50,0, cl. Vasel. 10, Vaselin ad 100. Mit dieser Salbe wird das Glied eingerieben zur Verhütung einer syphilitischen Ansteckung, eine kleine Menge derselben wird in die Fossa navicularis gebracht zur Verhütung einer gonorrhoischen Ansteckung.

Ich habe selbst (329) kleine antiseptische Stäbchen zum einführen in die Fossa navicularis angegeben. Guiar (153) hat gute Resultate durch einfache prophylaktische Einspritzungen einer leichten Lösung von übermangansaurem Kali erzielt. Persönlich kann ich solche Einspritzungen mit der Spritze zu diesem Zweck nicht befürworten, da sie leicht eine Infektion der Blase oder zum mindestens bei öfterem Gebrauch eine einfache Urethritis zur Folge haben können. Auch die Instillationen in die Fossa navicularis sind in dieser Beziehung nicht ganz einwandfrei. So hat De Champagnolle (83), der das Verfahren von Blokusewski-Frank mit 20 prozentigem Protargol oder 10 prozentigem Albargin während drei Jahren an 132 Männern probiert hat, folgende Feststellungen machen können: Von 76 Männern, die als zuverlässig angesehen werden konnten, wurden 6 gonorrhoisch infiziert; von diesen sechs hatten drei die Instillation sofort nach dem Koitus, drei einige Stunden später ausgeführt; von diesen sechs Infizierten hatten fünf sofort nach dem Verkehr uriniert. Von den 76 Männern bekamen 37 Reizurethritiden, bei drei wurde auch eine Entzündung der hinteren Harnröhre und der Prostata festgestellt. In fünf Fällen entwickelte sich eine lokalisierte Infiltration. Der Autor zieht daher diesem prophylaktischen Verfahren den Gebrauch eines Kondoms vor. Derselben Ansicht ist Finger (124). In letzter Zeit sind Apparate im Handel, welche nach dem Prinzip von Gonducheau die syphilitische und gonorrhoische Gefahr mit einer einzigen Salbe, die Kalomel und Thymol enthält, bekämpfen wollen unter Ausschluß der Höllensteinsalze. Ich muß gestehen, daß ich ziemlich zahlreiche Fälle gonorrhoischer Infektion gesehen habe trotz Anwendung dieser Salbe. Persönlich bin ich für eine äußere Abwaschung und Desinfektion der Fossa navicularis mit einer Lösung von Sublimat oder oxycyansaurem Quecksilber von 0,5 bis 1°/oo.

2. Gonorrhöische Prophylaxe bei der Frau.

Die persönliche Gonorrhöeprophylaxe der Frau ist sehr schwer, beinahe unmöglich zu verwirklichen, weil bei ihr die Ansteckung viel leichter als beim Mann stattfindet; bei ihr wird der Gonokokkus in das Innere des Organs verpflanzt, wo die vielen Falten der Vulva und der Vagina Schlupfwinkel darstellen, die unseren Desinfektionsmittel entgehen. Infolgedessen wird eine Frau, die mit vielen Männern nacheinander verkehrt, sicher die Gonorrhöe akquirieren. Wenn sie sich nur ausnahmsweise einer solchen Gefahr aussetzt, so kann man ihr immerhin folgende Verhütungsmaßregeln empfehlen: vor dem

Verkehr Einführen eines kleinen Schwammes oder eines Gummipessars oder auch eines Wattetampons in die Tiefe der Scheide, um den Uterushals zu schützen; den Eingang der Harnröhre und der Vulva mit Vaselin einfetten; nach dem Verkehr sofort Urin lassen, sich außerhalb gründlich mit Seife abwaschen und die Scheide mit einer Lösung von Sublimat 0,25 ‰ oder oxycyansaurem Quecksilber 0,50 ‰ ausspülen, zum Schluß damit die Vulva abwaschen.

Anders ist die Sachlage bei einer Frau, die mit einem Mann verkehrt, welcher sich in dem Stadium der Inkubation der Gonorrhöe befindet. Eine solche Frau müssen wir genauestens untersuchen, und wenn wir Gonokokken feststellen, eine Abortivbehandlung in die Wege leiten. Wenn wir noch keine Gonokokken finden, so müssen wir die Vulva mit einer Lösung von übermangansaurem Kali und oxycyansaurem Quecksilber â â 0,05 ‰ abwaschen, den ganzen Eingang der Scheide und der Harnröhre mit dieser Lösung abspritzen, das Spekulum einführen, die Scheidewand sowie den Uterushals mit in dieselbe Lösung getränktem Wattebausch reinigen, dann den Uterushals mit dieser Lösung ausspritzen und einen kleinen $1^1/_2$ cm langen Argyrolstift im Zervikalkanal zurücklassen, denselben mit einem Vaginaltampon festhalten. Es ist weiter erforderlich, danach die Skeneschen und Bartholinischen Drüsen mit einer Argyrollösung von 20 Prozent auszuspritzen, ferner in die Harnröhre einen 1,5 cm langen 20 prozentigen Argyrolstift einzuführen und ebenfalls mit einem Wattetampon festzuhalten. Eine solche Frau muß natürlich in den nächsten Tagen genau beobachtet werden.

XV. Kapitel.

Gonorrhöe und Ehe.

Ich habe in diesem Buche schon genugsam auseinandergesetzt, daß ich mit den meisten meiner Kollegen betreffs der Häufigkeit der chronischen Gonorrhöe oder, wenn man vorzieht, des latenten und rezidivierenden Gonokokkus, nicht einig gehe. Nach den Ergebnissen der Spermokulturen stehen alle frühere Gonorrhoiker im Verdacht Gonokokkenträger zu bleiben, sei es, daß sie die gewöhnlichen Erscheinungen einfacher Urethritis, Morgentropfen und Fäden im Urin zeigen, sei es daß sie keinerlei offensichtliche Symptome einer Erkrankung bieten. Mauté, der doch ein gewiegter Bakteriologe ist, schreibt mir: »Die latente Gonorrhöe hat eine endlose Dauer, welche in allen Fällen bei weitem das Stadium der bakteriologischen Feststellung überschreitet; die negativen Spermokulturen geben oft nur eine bedauernswerte Sicherheit, und man schreibt der Infektion mit sekundären Bakterien eine Bedeutung zu, die ihr nicht zukommt.«

Ich muß sagen, daß wenn wirklich, wie es nach den Ergebnissen der Spermokultur zu sein scheint, 80 Prozent frühere Gonorrhoiker noch Gonokokkenträger wären und wenn wirklich die Anschauung Mautés zu Recht bestände, die Gonorrhöe ein öffentliches Unglück und die Heirat für die jungen Mädchen eine abschreckende Hölle wäre. Demgegenüber will ich nochmals betonen, daß wenn ich einerseits die Häufigkeit der chronischen Gonorrhöe bei der Frau anerkenne, ich dagegen andererseits die chronische Gonorrhöe beim Mann für selten halte. Ich gebe zu, daß die besondere Zusammensetzung meiner Praxis mich zu dieser besonderen Stellungsnahme hat führen können. Die meisten meiner Patienten leiden an akuter Gonorrhöe, welche ich sofort mit Spülungen behandle. Setze ich diese Spülungen zu früh aus, so tritt sofort Ausfluß wieder aus. Die Entstehung einer chronischen Gonorrhöe ist auf diese Weise ausgeschlossen. Dies erklärt vielleicht, wieso ich zu meiner optimistischen Auffassung über die Zukunft gonorrhöekranker Männer gekommen bin. Ich stelle natürlich die Existenz einer chronischen Gonorrhöe beim Mann nicht in Abrede; was sie charakterisiert ist ebenso wie bei den Frauen das Vorhandensein infizierter Herde, die inmitten nicht durch sie infizierbarer Organe isoliert sind. So kann z. B. das Prostatasekret Gonokokken enthalten und doch kann die Harnröhre, obwohl dieses gonokokkenhaltige Sekret dieselbe häufig durchläuft, vollkommen gesund bleiben. Man kann sich also andererseits nicht auf das Fehlen von Rückfällen verlassen, um das Bestehen einer chronischen Gonorrhöe in Abrede zu stellen. Diese Rückfälle zeigen sich nur nach wiederholten und heftigen Reizungen und auch da nur zu ihrer Stunde und nicht zu der von uns gewählten Stunde. Dieser chronische Gonokokkus, der bei der direkten Untersuchung unsichtbar ist, der jeder Reaktivierung widerstrebt, der nach Mauté eine unbegrenzte Lebensdauer hat, länger sogar wie die Spermokultur ergibt, dieser Gonokokkus existiert. Es kommt nur darauf an, zu wissen, wie häufig er vorkommt. In meiner Klientel schätze ich ihn statt auf 80 Prozent auf 3 Prozent. Es ist möglich, daß er bei andern Praktikern diesen bescheidenen Prozentsatz überschreitet, aber auf jeden Fall wird er weit unter 80 Prozent bleiben.

Wie dem auch sei, müssen wir danach trachten, diesen chronischen Gonokokkus bei den Ehekandidaten ausfindig zu machen. Eine Feststellung muß ich vorwegnehmen, nämlich daß es keine absolute Untersuchungsmethode gibt, die einem jungen Bräutigam, der eine Gonorrhöe durchgemacht hat, eine vollkommene und sofortige Sicherheit geben könnte. Es wäre unverzeihlich, sich auf eine einmalige negative Spermokultur zu verlassen, um einen Ehekonsens zu erteilen. Ich habe unbestreitbare gonorrhoische Rückfälle 14 Tage, ja einen Monat nach negativer Spermokultur erlebt (Janet 246, siehe auch Asch 10 a). Diese Untersuchungen, so sorgfältig sie auch ausgeführt werden, genügen nicht zur Erteilung des Ehekonsenses. Dazu verlangen wir, besonders wenn der betreffende Mann uns gonorrhöeverdächtig erscheint, eine sehr lang dauernde und Geduld heischende Beobachtung. Man muß in erster Linie eine peinliche Untersuchung aller Sekrete der Harnröhre, der Prostata, der Samenblasen vornehmen, insbesondere den morgendlichen Ausfluß mehrerer Tage und die Fäden des morgendlichen Urins zur mikroskopischen Untersuchung heranziehen. Bei negativem Resultat schreitet man zu den verschiedensten Reaktivierungen: Bierprobe, Vichy Grande-Grille, Champagner; dann reizende Spülungen, Neißersche Probe, Spülungen mit oxycyansaurem Quecksilber 0,25 bis 0,50‰, Höllenstein 0,25‰, Dilatation der Harnröhre mit dicken Béniqués, verbunden mit leichter Massage der Harnröhre ohne nachträgliche antiseptische Spülung, Massage der Prostata ebenfalls ohne Spülung. Ich verwerfe das Verfahren von Roucayrol und Dadat (377), welche im Endoskop die ganze Harnröhrenschleimhaut mit Höllenstein zu 5 Prozent pinseln; dieses Verfahren ist viel zu heftig und kann nachträglich dem Patienten schaden. Eine weitere Reaktivierung besteht in häufig wiederholtem Koitus, natürlich mit Kondom, und in wiederholter Masturbation. Es versteht sich von selbst, daß wir auch eine Spermokultur vornehmen werden, die jedoch den von mir aufgestellten Bedingungen entsprechen muß. Eine nicht zu vernachlässigende Reaktivierungsmethode ist die gonorrhoische Vakzination. Eine oder zwei Einspritzungen einer hoch dosierten Vakzine führen eine negative Phase herbei, welche das massenhafte Auftreten von Gonokokken zur Folge hat (s. Asch 9, 10). Haben wir es mit einem Patienten zu tun, der noch Ausfluß hat und deshalb behandelt werden soll, so wird man die oben beschriebenen Proben ansetzen und zu gleicher Zeit die Behandlung seiner Urethritis beginnen; sehr oft wird es gerade unter dem Einfluß dieser Behandlung gelingen, Gonokokken nachweisen.

Soll man nun aus dem Vorhergehenden schließen, daß man ohne Ausnahmen alle Ehekandidaten allen diesen Prüfungen unterwerfen muß? Ich antworte: nein. Der klinische Blick und die klinische Erfahrung muß uns lehren, unter der Masse die Verdächtigen herauszufinden. Man muß den jungen Mann seine gonorrhoischen Rückfälle erzählen lassen, dabei zu erfahren suchen, ob eine Neuansteckung ausgeschlossen war, man muß die Inkubationsperioden aller seiner Anfälle feststellen, besonders derjenigen, die fern von einem Koitus oder gelegentlich sonstiger Exzesse aufgetreten sind. Die zu oft wiederholten Rückfälle müssen uns verdächtig erscheinen, wenn wir auch nicht vergessen dürfen, daß es Abonnierte der Gonorrhöe gibt. Man muß sich auch die verschiedentlichen befolgten Behandlungen schildern lassen, fragen ob Spülungen regelmäßig vorgenommen wurden, ob Balsamica verordnet wurden oder ob eine rein exspektative Behandlung eingeschlagen worden ist. Weiter muß man zu erfahren suchen, wie die verschiedenen Anfälle ausgegangen sind, ob beachtenswerte Prüfungen als Heilungskontrolle ausgeführt worden sind und ob zwischen den einzelnen Anfällen jegliche Anzeichen einer Erkrankung verschwunden waren oder ob ständig Ausfluß und Fäden vorhanden waren. Hiermit gewinnt man Anhaltspunkte zur Einschätzung der Ehekandidaten betr. Gonokokkenverdacht. Haben diese Feststellungen unsern Verdacht erweckt, so müssen wir die betreffenden Männer monatelang, ja bis zu einem Jahr unserer Beobachtung und den verschiedensten oben angegebenen Prüfungen unterwerfen.

Finger (123) verlangt zum Ehekonsens folgende Vorbedingungen: rein epithelialen Charakter der Harnröhrenabsonderung und der Fäden; Fehlen jeglicher Gonokokken in denselben, auch nach künstlicher Reizung der Harnröhrenschleimhaut durch eine Spülung mit Höllenstein oder Sublimat (Neißersche Probe aus dem Jahre 1883). Diese Feststellungen müssen während zwei bis vier Wochen täglich gemacht werden; Fehlen jeglicher lokalen Erkrankungen wie Strikturen, Prostatorrhöe, welche eine Fortsetzung der Behandlung erfordern. Die von Finger aufgestellten Vorbedingungen sind deshalb von großer Bedeutung, weil er als erster darauf hingewiesen hat, daß in dem ehelichen Verkehr nicht allein der Gonokokkus eine verhängnisvolle Rolle spielt, sondern auch die leukozytäre Diapedese, die Strikturen, die Prostatorrhöe, Erscheinungen, die abgesehen von der Anwesenheit von Gonokokken an und für sich die junge Ehefrau schädigen können (s. Janet 193). Ich wiederhole immer wieder meinen Patienten, daß man, um eine gesunde Frau zu haben, selbst im penibelsten Sinne gesund sein muß.

Welches ist nun dieser zweite Feind, mit dem wir rechnen müssen? Es sind die sekundären Infektionen durch den Staphylokokkus, Pseudodiphtheriebazillus, Enterokokkus und wahrscheinlich noch viele andere Mikroben, auf deren Benennung wir hier verzichten. Im Widerspruch zu Mauté bleibe ich bei der Ansicht, daß für die Frau diese sekundären Infektionen in hohem Maße gefährlich sind, ja ebenso gefährlich wie die gonorrhoischen Infektionen und ebenso häufig, wenn nicht noch häufiger wie diese. Zum Beweis der Richtigkeit meiner Anschauung will ich hier zwei Beobachtungen folgen lassen: Ein junger Mann, den ich wiederholt wegen sekundären Infektionen der Harnröhre behandelt hatte, die einer besonderen Empfindlichkeit derselben im Anschluß an drei überstandene Gonorrhöen zuzuschreiben war, und bei dem nie mehr Gonokokken nachgewiesen werden konnten, heiratet. Obwohl in diesem Augenblick seine Harnröhre in ausgezeichnetem Zustand war, keinerlei Absonderung vorhanden war und die wenigen Fäden nur aus Schleim bestanden, konsultiert er mich einige Monate später wegen eines reichlichen Ausflusses, der einen Rasen kurzer Stäbchen enthielt. Zu gleicher Zeit teilt er mir mit, daß er seine Frau mit Gonorrhöe angesteckt habe und daß sie deshalb bei ihrem Arzt in Behandlung sei. Ich bestand darauf, die Frau zu untersuchen, und konnte bei ihr einen stark eitrigen Ausfluß aus dem Uterus feststellen, in welchem die mikroskopische Untersuchung denselben kurzen Bazillus zeigte, den ich bei ihrem Mann vorgefunden hatte; von Gonokokken keine Spur. Ein anderer Fall betrifft einen Mann, der zwei Gonorrhöen hinter sich hatte, von denen die letztere Jahre lang anhielt. Ich konstatiere bei demselben eine genokokkenfreie Urethritis, der Ausfluß enthält Epithelzellen und Leukozyten, dazu drei Arten von Bakterien, unter denen Stäbchen vorherrschen. Trotz meines ausdrücklichen Verbotes heiratet der junge Mann. Nach den desinfizierenden Spülungen mit Sublimat, die ich ihm verordne, verschwindet der Ausfluß, der minimale Morgentropfen enthält keine Mikroben mehr. Einen Monat später heiratet der junge Mann. Meinem Rate gemäß läßt er auch seine Frau Sublimatspülungen vornehmen. Nach sieben Monaten erkrankt jedoch die Frau an akuter Metritis mit enorm starkem seropurulentem Ausfluß, der bald eine Salpingitis folgt. Der Ausfluß enthält stark virulente Reinkulturen eines kleinen kurzen Stäbchens.

Diese Infektionen der Frau werden oft für Gonorrhöen genommen und als solche behandelt. Es ist mir gar oft vorgekommen, junge Ehemänner zu untersuchen, denen man vorgeworfen hatte, ihre Frauen gonorrhoisch infiziert zu haben und bei denen es mir nicht möglich war, Gonokokken nachzuweisen. Diejenigen ihrer Frauen, die ich zu untersuchen in der Lage war, sind durch die kurzen dicken Stäbchen infiziert worden, wie ich sie in den beiden oben mitgeteilten Beobachtungen vorgefunden habe. Meine persönliche Erfahrung geht dahin, daß die meisten gonorrhoischen Infektionen von Ehefrauen im Verlauf der Ehe als Folge einer Untreue des Ehemannes zu betrachten sind. Im Beginn der Ehe bieten die erkrankten Frauen immer das Bild sekundärer Infektion. Als Kontraindikation zum Eingehen einer Ehe früherer Gonorrhoiker müssen daher gelten: die Anwesenheit des Gonokokkus und der Zustand besonderer Rezeptivität, welcher durch eine reiche Entwicklung allerhand Bakterien in den Fäden und den aus der Tiefe der Harnröhre stammenden Absonderungen sich entwickelt. In dieser Beziehung haben übrigens die Bakterien des Ausflusses weniger Bedeutung als die der Fäden und des Prostatasekrets. Diese sekundären Infektionen sind oft leicht zu unterdrücken, doch kommen sie mit einer verzweifelnden Häufigkeit wieder, nur eine geeignete längere Behandlung der Harnröhre kann diesen Zustand verändern.

Der Koitus in der Zeit vor, während und nach der Menstruation muß vor allem verhütet werden, und noch mehr der Koitus während Wochen und selbst Monaten nach einer Niederkunft. Während der sechs Monate, die der Wiederaufnhame des Verkehrs folgen, soll derselbe nur mit Kondom ausgeführt werden. In der Tat ist der Uterus während der Menstruation und besonders nach einer Niederkunft in einem Zustand maximaler Rezeptivität [1]).

Zusammenfassend wäre also zu sagen, daß es sehr schwierig und sehr gefährlich ist, einen jungen Mann, dessen Harnröhre Läsionen aufweist, heiraten zu lassen, und daß es andererseits nötig ist, um die Entstehung solcher Läsionen zu verhüten, die Gonorrhöen richtig zu behandeln. Seit Noggerath (340), welcher als erster warnend auf die außerordentl:chen großen Gefahren der Gonorrhöe für die Frau hingewiesen hat, sind eine Reihe Abhandlungen über diese Frage erschienen, von denen ich die von Diday (458), Bazy (26), Neißer, Finger (123), Jullien (469), Noguès (344, 345) Hery (466) erwähnen möchte.

Der Nachweis der Heilung der Gonorrhöe.

Derselbe wird, abgesehen von den bereits besprochenen Kontrollen, durch die folgenden Methoden erbracht werden können, deren Einzelheiten von Marselos (308, 310) und von Peroes (355) angegeben sind. Die Methode von Motz welche der Neißerschen Methode entspricht, besteht in der Instillation in die Harnröhre einer Lösung von Argentum nitricum 1 Prozent, welche der Patient 3 bis 4 Minuten in der Harnröhre festhalten soll. Der Patient soll 3 Stunden später, ohne Urin gelassen zu haben, sich wieder vorstellen. Man entnimmt einen Tropfen Ausfluß, färbt ihn nach Gram, zen-

[1]) Verwandte Gedankengänge habe ich gemeinsam mit Wolf (519) dargelegt. Ich kam zu dem Schlusse, daß durch den Verkehr auf gesunde, insbesondere jungfräuliche Frauen übertragene Degenerationformen der Gonokokken sehr gut zu vollwertigen Gonokokken auswachsen und eine schwere Erkrankung hervorrufen können. Hier spielt das vom Tierexperiment her jedem Bakteriologen bekannte Moment der Tierpassage eine nicht zu unterschätzende Rolle, wie überhaupt bei der Besprechung der ganzen Frage der Gonokokkenübertragung dieser Faktor zu sehr im Hintergrund geblieben ist. Auch beim Ehekonsens ist dieser Faktor in Betracht zu ziehen. Es ist dem jungen Gatten, der früher eine Gonorrhöe durchgemacht hat, anzuraten, in den ersten Monaten der Ehe nur unter Anwendung von Vorsichtsmaßregeln (Kondom, Ausspülungen) zu verkehren und auf jeden Fall in den ersten zwei Jahren der Ehe eine Schwängerung der Frau zu verhüten. Meine langjährigen Erfahrungen sprechen dafür, daß die Gefahr der Gonokokkeninvasion, wie sie besonders durch das Wochenbett herauf beschworen wird, nach einer gewissen Dauer der Ehe herabgesetzt ist. Asch.

trifugiert den Urin und untersucht das Zentrifugat. Die Methode von Alexander besteht in Instillationen in die Harnröhre einer gewissen Menge von Wasserstoffsuperoxyd zu gleichen Teilen mit destilliertem Wasser verdünnt; der durch diese Mischung hervorgerufene Schaum der Harnröhre enthält die Gonokokken, wenn solche vorhanden sind. Die Methode von Clarkson schreibt zunächst Massage der Prostata und der Samenblasen vor; ergibt die Untersuchung dieser Sekrete keine Gonokokken, so wird die gleiche Untersuchung nach einem behandlungsfreien Intervall von 18 Tagen nach größerem Bier- und Weingenuß wieder aufgenommen. Verläuft auch die zweite Untersuchung ergebnislos, so führt man ein Bougie oder ein Béniqué in die Harnröhre ein und massiert die Harnröhre auf dem Béniqué. Hierauf wird die Prostata und die Samenblasen massiert, eine Instillation von Höllenstein 1 Prozent ausgeführt, sowie eine Injektion von antigonorrhoischer Vakzine vorgenommen. Der Ausfluß und das Prostatasekret werden untersucht; bei negativem Ausfall wird den andern Tag der morgendliche Tropfen untersucht und damit eine Kultur angelegt. Wenn diese Kultur nichts ergibt, so wird der Patient als geheilt angesehen.

Die Methode von Müller besteht in einer subkutanen Einspritzung von 1 ccm einer aus der Milch dargestellten Eiweißlösung, Aolan genannt. Diese Einspritzungen werden an zwei oder drei Stellen des Unterarms vorgenommen und sollen nach einem Intervall von drei Tagen wiederholt werden. Den Tag nach dieser zweiten Reihe von Einspritzungen wird der Ausfluß untersucht; bei positivem Ausfall der Probe fehlt jegliche Allgemeinreaktion, man verzeichnet dagegen eine Verstärkung der eitrigen Absonderung der Harnröhre und eine bemerkenswerte Vermehrung der Gonokokken. Das Aolan kann durch das Lactoprotin von Carrion ersetzt werden.

Roucayrol und Renaud-Badet (377) haben vorgeschlagen, im Endoskop die ganze Harnröhre mit Argentum nitric 5 Prozent auszupinseln und den Patienten eine größere Menge Bier trinken zu lassen. Nach 24 Stunden untersuchen sie die Sekrete der Harnröhre, der Prostata, sowie den Samen und legen mit letzterem eine Kultur an. Ein anderer Vorschlag Roucayrols (379) geht dahin, den Patienten während 8 Tagen Bier, Alkohol, Vichy Grande-Grille trinken zu lassen, ihm Reiten, Tanzen, Velo- und Autofahren zu erlauben, um dann nach dieser Zeit aus der Harnröhre durch Ausschaben Material zur mikroskopischen Untersuchung, sowie zum Anlegen einer Kultur zu gewinnen; dabei soll die Fossa navicularis nicht herangezogen werden. Mikroskopische Untersuchung und Kultur des

Urinzentrifugats, Gewinnung des Blasenurins vermittels einer Sonde um eine eventuelle Bakteriurie nicht zu übersehen; dann Massage der Prostata, Zentrifugieren der geringen nach der Prostatamassage gelassenen Urinmenge, mikroskopische Untersuchung und Züchtigung des Prostatasekrets und des Urinzentrifugats; am Schluß Spermokultur. Marselos nimmt des Morgens eine subkutane Einspritzung von 1 ccm Aolan vor oder auch eine endodermische Einspritzung von 1 ccm Blut des Patienten selbst, appliziert nach 8 bis 12 Stunden urethrale Diathermie während 25 bis 30 Minuten auf 44,5° bis 45° bis 46° C. Am selben Tag läßt er den Patienten reichlich Wein und Bier trinken und stark gewürzte Speisen essen; den folgenden Tag Diathermiesitzung; den 3. Tag Autohaemo und Diathermie; den 4. Tag Diathermie; den 5. Tag Autohaemo und Diathermie; den 6. Tag morgens, bevor der Patient Urin läßt, Massage der Prostata, der Samenblasen und der Cowperschen Drüsen; daraufhin Untersuchung des Ausflusses und des Urinzentrifugats nach Gram, Züchtungsverfahren mit dem Urinzentrifugat sowie mit der Sperma.

Zusammenfassend stellen wir fest, daß in den Fällen akuter Gonorrhöe, die mit den von mir angegebenen Spülungen behandelt worden sind, die Bierprobe allein voll genügt um die Heilung festzustellen. Bei Gonorrhöen, die zu Rückfällen neigen, sind die oben angegebenen Methoden sehr geeignet, doch müssen die Prüfungen wiederholt vorgenommen werden, besonders bei Ehekandidaten. Man darf jedoch nicht vergessen, daß bei zeitweise ruhenden und eingekapselten periurethralen Abszessen alle diese Prüfungen versagen können und die Gonokokken zu einer uns unbekannten Stunde wieder virulent werden können. Ein einziges negatives Resultat besagt nichts, die Wiederholung der Untersuchungen, in sehr großen Abständen vorgenommen, um die Zeit ihrer Wirkung ausüben zu lassen, setzen uns allein in den Stand unter Herabsetzung der Fehlerquellen auf ein Minimum die Heilung der Gonorrhöe zu bestätigen.

XVI. Kapitel.

Schlußfolgerungen.

Die Methode der Behandlung der Gonorrhöe vermittels der von mir (192) im Jahre 1892 angegebenen Spülungen mit übermangansaurem Kali wird noch heute allerorts angewandt; dies ist der beste Beweis ihrer Wirksamkeit. Sie stellt entschieden im Vergleich zu der früheren Behandlung der Gonorrhöe einen enormen Fortschritt dar. Ihre Vorteile sind: 1. das fast unmittelbare Aufhören des Ausflusses oder wenigstens dessen bedeutende Verminderung; 2. die Verkürzung der Behandlungsdauer in 80 Prozent der Fälle; in den übrigen 20 Prozent wird man ebenfalls vollkommene Heilung mit der Methode erzielen, ohne eine chronische Gonorrhöe entstehen zu lassen, unter der Bedingung, daß man die paraurethralen Schlupfwinkel der Gonokokken, in denen sie vor dem Einfluß der Spülungen gesichert sind, aufzufinden weiß. Es ist klar, daß auch meine Spülungen kein Allheilmittel darstellen; meine Methode setzt eine gründliche Kenntnis der Schlupfwinkel der Gonokokken, sowie der Lebensweise der Gonokokken, voraus. 3. Fast alle gonorrhoischen Komplikationen werden durch die Spülungen verhindert; nur ausnahmsweise treten Nebenhodenentzündungen und nie mehr Harnverengerungen auf, nur leichte Prostataentzündungen können sich einstellen. Auch bei dieser Erkrankung, die eigentlich nur als Verlängerung der Urethritis posterior aufzufassen ist, genügen die Spülungen mit Ausschluß jeder Prostatamassage, um in einem Monat die Heilung herbeizuführen. Der einzige Nachteil meiner Methode besteht in der Pünktlichkeit und in der Regelmäßigkeit, in der sie ausgeführt werden muß, wenn sie zum Erfolg führen soll. Ich gestehe, daß dies von Patienten und Ärzten manchmal ein großes Opfer verlangt. Dies erklärt auch, daß man immer wieder nach andern Methoden fahndet, die zur Heilung der Gonorrhöe führen können. In neuerer Zeit hat man die Vakzinetherapie, die Serumtherapie, die chemische Therapie, die Diathermie angewandt, sei es nacheinander oder auch gleichzeitig, allein oder kombiniert mit Spülungen. Diese Versuche sind sehr interessant, haben auch zu ermutigenden teilweisen Erfolgen geführt, sie konnten jedoch bis jetzt die Spülungsbehandlung nicht verdrängen. Wenn auch diese eines Tages einfacheren besseren Behandlungsmethoden Platz machen muß, so habe ich doch nicht den Eindruck, daß dies von heute auf morgen sein wird. Das Ideal einer Behandlung der Gonorrhöe ist doch eigentlich die Abortivbehandlung, über die wir schon verfügen und die den Kranken in drei Tagen heilt, bevor man auch nur Zeit gehabt hätte eine Vakzine herzustellen. 50 Prozent meiner Abortivbehandlungen führen zum Ziel. In einer Statistik von 342 Fällen konnte ich 133, d. h. fast $^1/_3$ abortiv behandeln; von diesen 133 Fällen sind 59 abortiv geheilt worden, d. h. 18 Prozent aller behandelten Fälle.

Wenn alle jungen Männer die glänzende Aussicht einer solchen Abortivbehandlung kennen würden und rechtzeitig den Arzt aufsuchen würden, so könnten wir wohl 50 Prozent der Fälle zur Abortivbehandlung bringen. Die Gelegenheiten zu einer solchen Abortivbehandlung vermehren, in den Fällen, in denen diese nicht mehr möglich ist, die großen Spülungen präzise anwenden, bei protrahierter Behandlung und bei Rückfällen eine gute Vakzine gebrauchen: dies halte ich jetzt und wahrscheinlich noch für längere Zeit für die beste Behandlung einer Gonorrhöe.

Gegen die bedauerliche moderne Tendenz, einem eingebildeten Gonokokkus nachzujagen, dessen Anwesenheit man sich nicht einmal die Mühe gibt nachzuweisen oder dessen Vorhandensein durch unzuverlässige Untersuchungen vorgetäuscht wird, habe ich energisch Stellung genommen. Ich bin überzeugt, daß auch diese meine Stellungnahme durch zukünftige Untersuchungen und Beobachtungen als richtig anerkannt werden wird.

Nachtrag

von Prof. Asch:

Urethroskopische Behandlung der chronischen Gonorrhöe.

Da ich nebst der Autovakzine die urethroskopische Behandlung der chronischen Gonorrhöe für unbedingt erforderlich halte, so lasse ich hier das diesbezügliche Kapitel aus der soeben erschienenen 3. Auflage meines Leitfadens: „Die moderne Behandlung der Gonorrhöe beim Manne" folgen.

Die Urethroskopie soll den Eckpfeiler jeglicher Behandlung der chronischen Urethritis anterior bilden. Ich gehe weiter und sage: jede chronische Urethritis anterior soll in der Hauptsache urethroskopisch behandelt werden. Ich werde zeigen, daß manche Läsionen überhaupt nur urethroskopisch zu heilen sind, und daß andere unter der urethroskopischen Behandlung schneller heilen wie sonst. Ich werde ferner zeigen, daß der große therapeutische Wert der Uretroskopie — wenn ich mich aphoristisch ausdrücken darf — in ihrer überragenden diagnostischen Sicherheit besteht.

Von großer historischer Bedeutung sind die Urethroskope von Grünfeld, Casper, Posner, Nitze, Oberländer. Die praktischsten Urethroskope mit direktem Licht sind die von Luys und von Valentine, welche sich eigentlich nur durch die Einbettung der Lämpchen unterscheiden. Das Valentinesche Urethroskop ist außerdem durch das vortreffliche Urethro-Teleskop Kaufmann bereichert. Dieser kleine optische Apparat, der drehbar am Urethroskop angebracht ist, so daß man ihn nach Bedarf vor das Gesichtsfeld stellen oder von demselben verschieben kann, gibt scharfe und vergrößerte urethroskopische Bilder. Er hat außerdem vor der Lupe des Luysschen Urethroskops den Vorzug, daß er sich für normal-, kurz- oder weitsichtige Augen gleich gut einstellen läßt. Das Valentinesche Urethroskop besteht aus einem Mignonglühlämpchen und dessen Träger, der in einem Griff festsitzt; beide werden durch Abreiben mit einem in 60 proz. Alkohol getränkten Wattebausch desinfiziert. Mittels Metallschiebers öffnet und schließt man den elektrischen Strom. Die Handhabung des Urethroskops ist eine einfache.

Man führt in die anästhesierte Harnröhre einen durch Auskochen sterilisierten Tubus mit Obturator bis zur Pars bulbosa ein und zieht dann den Obturator langsam heraus. Nach Einführung des Lampenträgers, den ich nicht festschraube, besichtigt man die Harnröhre von hinten nach vorn. Die Schleimhaut wird mit sterilen Wattetupfern, die an langen Metall- oder Holzstäbchen besfetigt sind, getrocknet. Es ist zu beachten, daß man den Tubus zur Besichtigung immer zentral halten muß, d. h. derart, daß die charakteristische Zentralfigur zustande kommt mit dem Lumen der Harnröhre im Zentrum und von diesem ausstrahlend die Falten der Schleimhaut gleichmäßig gespannt. Stellt man nämlich den Tubus exzentrisch ein, derart, daß nur eine Wandung der Harnröhre eingestellt ist, dann übt der Tubus einen starken Druck auf die betreffende Wand aus, wodurch die betreffende Stelle blutleer erscheint und dadurch leicht ein weißes Infiltrat vortäuschen kann. Derselbe Irrtum kann vorkommen, wenn man einen zu weiten Tubus wählt, der auf die Harnröhrenwandungen einen ständigen Druck ausübt, dieselben blutleer macht und weiß erscheinen läßt. Man muß also einen Tubus von solcher Weite wählen, daß derselbe glatt die Harnröhre passiert und keinen Druck auf deren Wandungen ausübt, auch durch sein Passieren keine Blutung erzeugt. Entsteht bei der richtigen Auswahl des Tubus dennoch eine Blutung, so spricht das für die Anwesenheit einer weichen Infiltration oder schwererer Läsionen, wie Wucherungen, Membranen. Andererseits darf man natürlich die Tuben auch nicht zu eng wählen, da bei weiteren Tuben die Harnröhrenschleimhaut besser entfaltet vor unserem Auge liegt. Man muß eben im einzelnen Fall denjenigen Tubus anwenden, der gut durch das Orificium urethrae externum eingeführt werden kann, und denselben stets parallel zur Längsachse der Harnröhre halten. Ich möchte dann noch auf einen anderen Irrtum aufmerksam machen, der bei der urethroskopischen Beleuchtung vorkommen kann. Setzt man dieselbe Stelle der Harnröhrenschleimhaut zulange der Bestrahlung durch das Mignonlämpchen aus, so stellt sich ziemlich schnell eine solche Hyperämie der beleuchteten Schleimhautpartie ein, daß dadurch eine entzündliche Hyperämie, ja sogar eine weiche Infiltration vorgetäuscht werden kann. Man muß sich daher zur Regel machen, ein und dieselbe Stelle nicht zu lange zu betrachten. Kann man die Diagnose nicht sofort stellen, so ist es ratsam, das Licht einen Augenblick erlöschen zu lassen oder zunächst die angrenzenden Partien der Harnröhre zu besichtigen und darauf nach Einführung des Obturators das Urethroskop bis zur verdächtigen Stelle wieder einzuführen. Man wird oft erstaunt sein, wie verschieden dann die Schleimhaut im urethroskopischen Bilde erscheint. Die Möglichkeit dieser Verwechslung muß man kennen, wenn man die Urethroskopie mit Erfolg anwenden will. Als Lichtquelle benutzt man einen Akkumulator oder verwendet besondere Apparate zum Anschluß an die Zentralleitung.

Auf die urethroskopischen Bilder der normalen Harnröhre gehe ich nur so weit ein, als es zum Verständnis der pathologischen Befunde absolut erforderlich ist. Bei der Urethroskopie haben wir auf die Farbe und den Glanz der Schleimhaut zu achten, ferner auf die Zentralfigur und die Längsfalten der Schleimhaut und endlich auf die Mündungen der Littréschen Drüsen und Morgagnischen Lakunen. Was einem beim Urethroskopieren am ersten auffällt, ist die Zentralfigur. Die Harnsöhrenschleimhaut präsentiert sich nämlich dem untersuchenden Auge als Trichter, dessen Mitte durch eine kleine, mehr oder weniger sichtbare Öffnung eingenommen wird; diese Öffnung bezeichnet man als Zentralfigur. Ihr Aussehen ist besonders in pathologischen Zuständen von großer Bedeutung. Doch ist auch in der normalen Harnröhre die Zentralfigur nicht in allen Teilen der Harnröhre gleich. Während sie in der Glans als kleiner senkrechter Spalt erscheint, ist sie in der Pars cavernosa punktförmig oder hat die Form eines queren Spaltes, die siein der Pars bulbosa beibehält, um schließlich eine mehr halbmondförmige Form anzunehmen. Von der Zentralfigur ausgehend, verlaufen die Längsfalten der Schleimhaut radiär nach dem Tubusrand, an dem sie an Deutlichkeit verlieren. Um sie genau zu sehen, ist es ratsam, keinen zu starken Tubus im Verhältnis zur Weite der Harnröhre zu wählen. Die Längsstreifung der Schleimhaut dokumentiert sich in den ebenfalls radiär erscheinenden roten Streifen. Die zarte Querfaltung der Schleimhaut kommt dagegen im urethroskopischen Bilde nicht zum Ausdruck. Die Farbe der Harnröhrenschleimhaut ist, wie die aller Schleimhäute, individuell sehr verschieden und variiert vom Blaßroten bis zum Hochroten; in der Fossa navicularis ist dieselbe stets am blassesten und kann auch ganz weiß sein, ohne daß man deshalb eine harte Infiltration anzunehmen hat. Von Bedeutung sind ferner die Glätte und der Glanz der Schleimhaut; davon kann man nur durch fleißiges Urethroskopieren die richtige Vorstellung bekommen. Sobald die Oberfläche ihre Glätte eingebüßt hat, liegt ein pathologischer Prozeß vor; ebenso wenn der Glanz verschwunden ist; aber auch wenn derselbe erhöht ist.

An der oberen Wand der Pars bulbosa und cavernosa zerstreut sieht man die Mündungen der Morgagnischen Lakunen als kleine Grübchen oder punktförmige Öffnungen von der gleichen Farbe wie die Umgebung oder leicht gerötet und ohne erhabene Ränder. Im normalen Zustande nicht oder nur schwer sichtbar sind die Ausführungsgänge der auf die ganze Harnröhre verteilten Littréschen Drüsen, die dagegen bei der chronischen Gonorrhöe sehr oft erkrankt sind und dann dem Untersucher sofort auffallen. Die Ausführungsgänge der Cowperschen Drüsen sind normalerweise nicht sichtbar, auch in pathologischem Zustande findet man sie meist nur, wenn sie von der von Kollmann hervorgehobenen V-förmigen Schleimhautfalte umgeben sind.

Die urethroskopischen Befunde bei der chronischen Urethritis teilen wir nach Oberländer in weiche und harte Infiltrate ein, denen ich die von mir zuerst beobachteten Membran- und Faltenbildungen hinzufüge. Diese verschiedenen Formen der chronischen Urethritis können im einzelnen Fall allein oder kombiniert auftreten. Die harten Infiltrate gehen aus den weichen im Laufe der Erkrankung hervor. Bei der weichen Infiltration, charakterisiert durch kleinzellige subepitheliale Infiltrate, erscheint die Harnröhrenschleimhaut hyperämisch, entzündet, geschwollen; das Epithel zeigt einen erhöhten Glanz und läßt eine leichte Abschuppung erkennen. Manchmal sieht man kleine Erosionen im Epithel oder stark gerötete Granulationen. Die Zentralfigur ist von geschwollenen, aufgelockerten Schleimhautfalten umgeben und meist von unregelmäßiger Form. Die Öffnungen der Morgagnischen Lakunen erscheinen als rote Erhabenheiten von Stecknadelkopfgröße mit glasig verschwollenen Rändern, die schleimiges oder eitriges Sekret absondern können; die Littréschen Drüsen sind dagegen nicht sichtbar. Bei der harten Infiltration, charakterisiert durch die Entwicklung und das Überhandnehmen von Bindegewebsfasern in dem kleinzelligen Infiltrate, erscheint die Schleimhaut blasser als an den gesunden Partien, in ausgesprochenen Fällen gelblichweiß, grauweiß. Die Schleimhaut verliert ihren Glanz und ihre Glätte, sie wird höckerig und sieht graugefleckt aus. Die Längsfalten und Längsstreifen der Schleimhaut sind verstrichen, und in den schweren Fällen zeigt das Urethroskop ein starres, unelastisches Rohr, in das man bei ausgebildeter Striktur auf 1—3 cm hineinsehen kann. Urethroskopisch lassen sich die von Oberländer auseinandergehaltenen zwei Formen des harten Infiltrates, die glanduläre und die follikuläre oder trockene Form, gut unterscheiden. Bei der glandulären Form treten die Öffnungen der sonst unsichtbaren Littréschen Drüsen sowie der Morgagnischen Lakunen scharf in den Vordergrund: dieselben sind von der Umgebung durch einen geröteten Hof getrennt und erscheinen entzündet, ihre Ränder wallartig aufgeworfen, starr, oft kraterförmig. Die follikuläre Form ist dagegen ausgezeichnet durch die völlige Abwesenheit oder zum mindesten durch die Armut an Drüsenöffnungen. Nur manchmal läßt eine weißgelbliche Erhabenheit die Stelle eines geschlossenen Follikels unter der derben fibrillären Decke des Infiltrates erkennen. Die Schleimhaut hat jeglichen Glanz verloren, sie erscheint matt, trocken, grauweiß.

Die urethroskopische Behandlung der weichen Infiltration besteht in Betupfen der geschwollenen Schleimhautstellen mit Jodtinktur oder 2proz. Arg. nitric.-Lösung. Diese Behandlung kann alle 5—8 Tage vorgenommen werden, je nach der Reaktion, die sie hervorruft. In der Zwischenzeit müssen Janetsche Spülungen gemacht werden; die dazu verwendeten Lösungen sollen in den Tagen nach der urethroskopischen Behandlung verdünnter sein und erst, wenn die Reaktion vorbei ist, wieder konzentrierter. Wenn die Entzündung der Morgagnischen Lakunen unter dieser Therapie nicht nachgibt, so kann man einen spitzen Galvanokauter glühend in die urethroskopisch zentral eingestellte Drüsenöffnung einführen. Dieser Eingriff ist in der anästhesierten Harnröhre nicht schmerzhaft; man muß nur darauf achten, daß man mit dem glühenden Galvanokauter nicht an die Ränder des Tubus kommt, da diese als gute Wärmeleiter sofort heiß werden, was vom Patienten natürlich als brennender Schmerz empfunden wird. Das vorsichtige Kauterisieren spürt dagegen der Patient gar nicht oder nur als Berührung. Will eine starke lokalisierte Schwellung der Schleimhaut einer Ätzung und der sonstigen Behandlung (Dilatation und Spülung) nicht weichen, so verbirgt sie meist eine entzündete Littrésche Drüse; in diesen Fällen führen oft Stichelungen mit dem glühenden Galvanokauter zum Ziele. Auch die Anfangsstadien der harten Infiltration werden durch Betupfen mit Jodtinktur günstig beeinflußt, während hier das Argent. nitric. versagt. Ist das harte Infiltrat vollkommen ausgebildet, so wirken Ausschabungen mit dem von mir eingeführten scharfen Löffel äußerst günstig. Dieser kleine scharfe Löffel hat einen 16 cm langen endourethralen Schaft und einen 8 cm langen gerippten Griff. Die Ausschabung geschieht nach genauester Einstellung der zu behandelnden Schleimhautpartien im Urethroskop. Nach Herausziehen des Lichtes und Festhalten des Tubus nimmt man die keineswegs schmerzhafte Ausschabung vor. Selbst bei engen, unregelmäßigen Strikturen kommt man mit der Ausschabung schneller vorwärts als nur mit der Bougierkur. In diesen Fällen führt man den Tubus bis zur Striktur heran und schabt dann mit dem scharfen Löffel den Eingang derselben aus. Es ist interessant, urethroskopisch den Fortgang der Heilung zu verfolgen. Sichtlich lockert sich das Narbengewebe auf und wird bald durch Strecken roten, normalen Gewebes durchsetzt, das bei jeder Sitzung an Ausdehnung gewinnt. Im allgemeinen genügen 5 bis höchstens 10 Ausschabungen. Zur Dehnung sehr enger Strikturen bedient man sich vorteilhaft der Bougies olivaires nach Guyon, die dank ihrer olivenförmigen Spitze leichter durch die unregelmäßige enge Harnröhre durchlavieren. Diese haben auch vor den Metallsonden den Vorzug, daß man sie stunden-, ja tagelang liegen lassen kann, was ein außerordentlich schnelles Schmelzen des Infiltrates heibeiführt. Durch diese Vorgehen, kombiniert mit dem Kurettement, kommt man auch bei sehr engen und harten Strikturen um die Urethrotomie herum. Ist mal die Harnröhre bis auf Weite 18 Charrière dilatiert, dann führt man gewöhnliche Metallsonden ein, die man $^1/_2$—$^1/_4$ Stunde liegen läßt. Auch jetzt setzt man das Kurettement fort, das natürlich in weiteren Tuben leichter und ausgiebiger ausgeführt werden kann. Bei der glandulären Form der harten Infiltration muß man außerdem die Öffnungen der entzündeten Littréschen Drüsen und Morgagnischen Lakunen mit dem glühenden Galvanokauter behandeln. Durch Erweitern der Ausgänge dieser drüsigen Gebilde kann einerseits sich der darin zurückgehaltene Eiter besser entleeren, während andererseits durch Verschorfung des Ausführungsganges eine Resorption des restierenden Entzündungsherdes erleichtert zu werden scheint. Eine Zerstörung der ganzen Drüsengänge ist ja faktisch unmöglich; dies wird einem am klarsten aus den prachtvollen anatomischen Pickerschen Präparaten, in denen man diese Drüsengänge senkrecht von der Oberfläche der Harnröhrenschleimhaut in die Tiefe gehen, dann nach einem Verlauf von mehreren Millimetern bis $^1/_2$ cm rechtwinklig umbiegen und nun mehrere Zentimeter lang parallel der Harnröhrenachse verlaufen sieht. Immerhin wirkt eine Verschorfung der Mündungen der Ausführungsgänge äußerst günstig auf die Resorption dieser Herde. Natürlich wird man in einer ersten Sitzung nur den oberflächlichsten Teil der Ausführungsgänge verschorfen, in einer späteren Sitzung wird es dann gelingen, in die erweiterte Mündung mit dem Kauter tiefer einzudringen. Selbst in der trockenen Form des harten Infiltrates kann man bei gut ausgebildeter, streng lokalisierter Erhabenheit, die einen geschlossenen Follikel verrät, mit dem glühenden Galvanokauter durch die derbe Decke hindurch diesen eröffnen; man wird dann öfter Eiter sich entleeren sehen. Der übrige Teil des Infiltrates ist einem Kurettement mit dem scharfen Löffel zu unterwerfen, dem bei beginnendem Rückgang des Bindegewebes eine Betupfung mit Jodtinktur oft mit Nutzen angeschlossen wird.

Den oben beschriebenen klassischen Formen der pathologischen Läsionen der chronischen Urethritis möchte ich einige urethroskopische Befunde hinzufügen, wie ich sie in allen Formen der chronischen Urethritis beobachtet habe. Man findet dieselben besonders in jenen Fällen von chronischer Gonorrhöe, die keine offensichtlichen Zeichen der Erkrankung, wie Ausfluß und Flocken, bieten, und daher als latente Gonorrhöe bezeichnet werden. Hierher gehören himbeerfarbene lokalisierte Rötungen mit samtartigem Aussehen, die stets für die Anwesenheit von Gonokokken sprechen, und aus denen ich Membranen und Falten hervorgehen sah. Diese Membranen, die eine Fläche von 1/3—1 qcm einnehmen können, erscheinen im urethroskopischen Bilde entweder weiß, sauber, durchscheinend oder grau, schmutzig, fest anhaftend an der Schleimhaut. Entfernt man die letzten mit Gewalt von der Unterlage, so erscheint die Schleimhaut blutend, unregelmäßig, gerötet. Diese Membranen enthalten immer Gonokokken. Ihre Diagnose und ihre Behandlung ist nur auf urethroskopischem Wege möglich. Die Behandlung besteht bei den dünnen Membranen in kräftigem Betupfen vermittelst eines mit Jodtinktur durchtränkten Wattebausches; bei den dickeren, schmutzigen Membranen ist es erforderlich, diese mit Hilfe meiner Kurette zu entfernen und dann die darunter zum Vorschein kommende Schleimhaut mit Jodtinktur zu betupfen. Gewöhnlich genügen 2—5 derartige Sitzungen zum Ausheilen dieser Läsionen. Aus den Membranen können sich Falten und Stränge entwickeln. Diese Falten lehnen sich meist ganz an die eine Seite der Harnröhre an; sie sehen sichelförmig bis halbmondförmig aus, oder sie überbrücken in verschiedener Form das Lumen der Harnröhre. Ich habe in solchen Falten wiederholt Gonokokken nachgewiesen, auch in Fällen von „latenter Gonorrhöe". Neben diesen queren Falten kann man auch Falten und Leisten beobachten, die parallel der Längsrichtung der Urethra sich entwickelt haben. Dieselben bestehen aus einem bindegewebigen Gerüste und gonokokken haltiger Schleimsubstanz. Sie sitzen mit zwei oder drei Zacken an der Harnröhrenwand fest und flottieren im übrigen frei im Harnröhrenlumen. Ihre Länge schwankt zwischen 1 und 3 cm. Die Falten sind mit dem Galvanokauter zu zerstören und ihre Ansatzflächen zu verschorfen. Die Leisten sind mit stark geröteter Schleimhaut überzogen, ca. 1/4 cm hoch und sind am ehesten als lokalisierte Verdickungen und Wucherungen der Schleimhaut aufzufassen. Die Ausschälung der Leisten ergibt neben zahlreichen Epithelzellen spärliche Gonokokken in und zwischen den Epithelien. Die Therapie besteht in dem Kauterisieren der Leisten.

Weitere urethroskopische Befunde bei chronischer Gonorrhöe sind: mehr oder minder zahlreiche größere und kleinere Polypen, die entweder rot und sauber aussehen oder schmutziggrau erscheinen. Diese sind mit dem Galvanokauter zu zerstören, und ihr Grund ist mit Jodtinktur zu ätzen; ferner unregelmäßig begrenzte, mit Eiter angefüllte, schmutziggraue Kavernen; diese werden mit meiner Kurette ausgeschabt und dann mit Jodtinktur betupft, unter welcher Behandlung sie sehr schnell heilen; endlich größere und kleinere submuköse Abszesse, deren Entstehung wohl einer unbedeutenden Kontinuitätstrennung der Harnröhrenschleimhaut zuzuschreiben ist. Diese Abszesse sind auch deshalb von Bedeutung, weil sie bei vollkommen klarem Urin und bei Fehlen jeglichen Ausflusses vorkommen und ihr Eiter tinktoriell und durch Kulturen charakterisierte Gonokokken enthält. Die Behandlung besteht in Eröffnung des Abszesses mit dem Galvanokauter oder dem Kollmannschen Messer. Wenn auch in diesen Fällen latenter Gonorrhöe eine Verbindung mit der Urethra augenscheinlich fehlt, so liegt es doch naheliegend anzunehmen, daß gelegentlich eines Koitus ein solcher Abszeß berstet und sein Inhalt sich dem durch die Harnröhre hindurchtretenden Samen beimischt. Hierin liegt die enorme Gefahr der latenten Gonorrhöe, von der wir die prägnantesten Erscheinungsformen besprochen haben. Sie zu erkennen und zu behandeln, gestattet einzig die Urethroskopie wenn wir von den Fällen latenter Gonorrhöe der Prostata absehen, die auch ohne äußerlich wahrnehmbare Symptome bestehen kann, Wir können also hier im klinischen Sinne von Gonokokkenträgern. sprechen, da es sich um Männer handelt, die keine offensichtlichen Zeichen bestehender Gonorrhöe aufweisen, insbesondere weder Harnröhrenausfluß, noch Flocken, noch Trübung des Urins, und die doch in ihrem Urogenitalsystem Gonokokken beherbergen, und daher die Gonorrhöe weiter zu verbreiten imstande sind, ohne von ihrer Infektiosität eine Ahnung zu haben. Es gibt aber auch Männer, die nach einer überstandenen Gonorrhöe Gonokokken in ihrer Harnröhre beherbergen, ohne urethroskopisch pathologische Befunde darzubieten. Das sind die wahren chronischen Gonokokkenträger. Unter akuten Gonokokkenträgern verstehe ich Männer, die nach einem Koitus mit einer tripperkranken Person noch keine offensichtlichen Zeichen einer Erkrankung bieten, auf deren Harnröhrenschleimhaut man aber Gonokokken nachweisen kann. Hierzu muß man den vordersten Teil der Harnröhre ausschaben und das so gewonnene Material mikroskopisch und kulturell untersuchen. Wenn man nun bei Gonokokkenträgern — sowohl akuten wie besonders chronischen — eine intramuskuläre Injektion einer 50—100 Millionen abgetöteter Gonokokken enthaltenden Vakzine macht, so kann man innerhalb 1—3 Tagen Läsionen in der Harnröhre entstehen sehen, wie sie der Gonorrhöe eigen sind, nämlich: Rötung und Schwellung der Schleimhaut, Entzündung der Littréschen Drüsen und Morgagnischen Lakunen, Bildung mehr oder minder zahlreicher kleiner Abszesse Durch die provokatorische Vakzineinjektion sind die Gonokokkenträger einer Therapie aber überhaupt erst zugänglich gemacht. Hieraus geht der eminente Wert der einer Vakzineinjektion folgenden urethroskopischen Untersuchung für die Erteilung des Ehekonsenses hervor, wie sich andererseits daraus die Berechtigung der von mir schon früher aufgestellten Forderung ergibt, keinen wegen Gonorrhöe behandelten Patienten aus unserer Behandlung zu entlassen, ohne eine urethroskopische Untersuchung vorgenommen zu haben; dieser Untersuchung hat eine provokatorische Vakzineinjektion 1—2 Tage vorauszugehen.

Literaturverzeichnis.

1. Adelmann P., »La Gonacrine dans le traitement de la blennorragie«, *Journal d'Urologie*, juin 1927, p. 510.
2. Ahlswede Edward (Hambourg), »Traitement intra-veineux de la blennorragie«, *The urologic and cutanoeus Review*, juin 1921, nº 6, p. 340.
3. Alexander, »Über Wertlosigkeit der Provokation«, *Zeitschr. für Urologie*, 1907, XIII.
4. Artault (Vevey), »Lymphothérapie«, *Société de Thérapeutique*, octobre 1921.
5. Asch Paul (Strassburg), »Die interne und lokale Behandlung der akuten Gonorrhoe in uretroscopischer Beleuchtung«, *Folia Urolgica*, 1907, nº 1.
6. Asch Paul (Strassburg), »Gonorrhoische Membranen und Faltenbildungen«, *Folia urologica*, 1910, nº 8. Bd. 4.
7. Asch Paul (Strassburg), »Gonokokkenträger«, *Zeitschr. für Urologie*, 1911, p. 714.
8. Asch Paul (Strassburg), »Die abortive Behandlung der gonorrhoischen Epididymitis«, *Zeitschr. für Urologie*, 1911, p. 87.
9. Asch Paul (Strassburg), »Über den diagnostischen und therapeutischen Wert der Sera und Vakzine für die Behandlung gonorrhoischer Erkrankungen«, *IVe* deutscher urolog. Kongreß, 29 septembre 1913.
10. Asch Paul (Strassburg), *Die moderne Therapie der Gonorrhoe beim Manne*, Bonn, 1914.

10 a. id. Dritte Auflage 1930 Berlin.

11. Austervell Ladislas, »Über die elektrische Behandlung der akuten gonorrhoischen Nebenhodenentzündung«, *Pester med. chir. Presse*, 1910, nº 3.
12. Baer et Klein, »Trypaflavin ein metallfreies Antigonorrhoicum«, *Münch. med. Wochenschr.*, 1918, nº 35.
13. Baermann, »Über die Pathogenese der gonorrhoischen Epididymitis und über Versuche dieselbe durch Punktion zu behandeln«, *Deutsche med. Wochenschr.*, 1903, nº 40.
14. Baermann, »Ibid.«, *Arch. für Derm. und Syph.*, 1905, 14, p. 5776.
15. Ballenger, Edgar (Atlanta), »Vaccine Therapy in genito-urinary infections«, *Journ. of Amer. med. association*, 1908 et *New-York med. Journ.*, 3 juli 1909.
16. Ballenger, E. et Elder Omar F. (Atlanta), »Ein weiterer Bericht über Einsiegelungs-Abortivbehandlung bei beginnender Gonorrhoe«, *Zeitsch. für Urologie*, 1914, p. 31.
17. Barbe, »Le traitement du pseudo-rhumatisme blennorragique par le sérum antiméningococcique de Dopter«, *Arch. de med. et de chir. navale*, avril 1913, nº 4.
18. Barbellion, Georges, »Gonococcisme latent, recherche et traitement«, *Ass. franç. d'urologie*, 1919, p. 213.
19. Barbellion, Georges, »Note complémentaire sur le gonococcisme latent et la vaccination antigonococcique«, *Ass. franç. d'urologie*, 1920, p. 291.
20. Barbellion, Georges, »La spermoculture«, *Journées médicales de Bruxelles*, 1922.

21. **Barbellion**, Georges, »Gonococcisme latent et culture du liquide séminal«, *Journal de médecine de Paris*, 1922, p. 11.
22. **Barbellion**, Georges. »Spermoculture et autovaccination dans la blennorragie chronique«, *Ass. franç. d'urologie*, 1924.
23. **Barbellion**, Pierre, »Gonocoque et pseudo-gonocoque«, *These Paris*, 1927.
24. **Barbellion**, Pierre, »Gonocoque latent et spermoculture«, *Journal d'urologie*, juillet 1927, p. 36.
25. **Bazet** (San Francisco), »Epididymotomie in the treatment of blennorroica epididymitis«, *California State Journal of medecine*, avril 1906 et *Ann. des mal. des org. génito-urin.*, 15 avril 1906.
26. **Bazy**, »L'urétrite chronique est-elle contagieuse?« *Le Bulletin médical.*
27. **Belfield** (Chicago), »Pus tube in the male, Surgical and vaccine treatment«, *Journ. of the Amer. med. association*, Chicago, 22 avril 1906, 25 déc. 1909 et 17 janv. 1920, p. 148.
28. **Bénasson**, »De quelques traitements récents du rhumatisme blennorragique«, *Th. Paris*, 1910.
29. **Bensaude et Meyer**, »Du traitement des sphincteralgies par les courants de diathermie«, *Journal des Praticiens*, 24 juil. 1926.
30. **Bezançon et Griffon**, »Culture du gonocoque sur le sang gélosé«, *Soc. de Biologie*, 30 juin 1900, p. 647.
31. **Bier**, *L'hyperémie et son action thérapeutique*, Traduction **Machard**.
32. **Blokusewski** (Daun), »Zur Verhütung der gonorrhoischen Infektion beim Manne« *Derm. Zeitschr.*, 1895, n° 23.
33. **Blokusewski** (Daun), »Zur Austilgung der Gonorrhoe«, *Allgem. med. Zentral Zeitung*, 1898, no 100 et 101.
34. **Boetzner**, W. (Berlin), »Zur Behandlung der Arthritis gonorrhoica der grossen Gelenke mittels Stauungshyperaemie«, *Zeitschr. für Chirurgie, Bd.* 93.
35. **Böhm** (Prag), »Ueber Punktion bei Epididymitis gonorrhoica«, *Prager med. Wochenschr.*, 1904, n° 2.
36. **Bordes**, J., »La révulsion ignée dans le traitement des orchi-épididymites blennorragiques«, *Th. Bordeaux*, 1912.
37. **Bordier**, *Diathermie et Diathermothérapie*, Paris, 1927.
38. **Brandsford**, Lewis (Saint-Louis), *Buffalo med. Journal*, nov., 1902.
39. **Brandweiner**, »Die Vakzine-Behandlung der Gonorrhoe«, *Med. Klinik*, 1913, n° 43.
40. **Branweiner u. Hoch**, »Zweite Mitteilung über Gonorrhoe«, *Wien-Klin-Wochenschr.*, 1913, n° 32.
41. **Bruck**, Carl, »Ueber spezifische Immunkörper gegen Gonococcus«, *Deutsch, med. Wochenschr.*, 23 VIII. 1906, p. 1368.
42. **Bruck**, Carl, »Ueber spezifische Behandlung gonorrhoischer Prozesse«, *Deutsch. med. Wochenschr.*, 1909, n° 11.
43. **Bruck**, Carl, »Ueber Epididymitis gonorrhoica und ihre Behandlung«, *Mediz. Klinik*, 1910, n° 12.
44. **Bruck**, Carl, »Die Behandlung der Gonorrhoe und ihrer Komplikationen«, *Therap. Monatshefte*, Jan. und März 1913, p. 177.
45. **Bruck u. Sommer**, »Ueber die diagnostische und therapeutische Verwendbarkeit intravenöser Arthigoninjectionen«, *Münch, med. Wochenschr.*, 1913, n° 22.
46. **Bruck**, Carl, »Neue therapeutische und prophylaktische Versuche bei Gonorrhoe. *Deutsch. med. Wochenschr.*, 23, oct., 1913.

47. Bruck, Carl, »Zur intravenösen Behandlung gonorrhoischer Prozesse mit Trypaflavin und Silberfarbstoffverbindung«, *Derm. Wochenschr.*, 1920, Bd. 71, p. 908.
48. Bruchner et Christeanu, »Sur l'agglutination du gonocoque«, *Société de biologie* 1906, nº 18.
49. Buteau, »Die Behandlung der Epididymitis gonorrhoica mit Gonokokkenvakzine Arthigon«, *Wien. med. Wochenschr.*, 1912, nº 40.
50. Butler and Long, »Vaccine treatment of gonorrhoe in female children«, *Illinois M. J. Springfield*, 1908, p. 538.
51. Cano, »Traitement de la gonococcie par les injections intra-veineuses et intraprostatiques de méthyl-phénol-serum«, *Arch. urolog. de la clin. de Necker*, tome IV, facs. I, 1923.
52. Carle (Lyon), »Traitement abortif par les injections de permanganate de potasse«, *La Clinique*, 9 août 1907.
53. Carle (Lyon), »Traitement abortif de l'urétrite blennorragique par les injections«, *Consult. méd. françaises*, Paris (Poinat), fasc. XXIV.
54. Carle (Lyon), *Traitement de la blennorragie*, Paris, 1910.
55. Carle (Lyon), »Le traitement abortif de la blennorragie par les sels d'argent«, *Province médicale*, 19 nov. 1910.
56. Carle (Lyon), »Des injections dans le traitement abortif de la blennorragie; indications et conditions de réussite«, *Progrès médical*, 17 août 1912.
57. Carle (Lyon), »Traitements expectatifs et traitements antiseptiques dans la blennorragie aigue. Étude comparative et critique«, *Ass. franç. d'urologie*, 1913, p. 463.
58. Cattier, *Traitement de la blennorragie chez l'homme et chez la femme. La blennorragie dans l'armée*, Paris, 1919.
59. Cealic et Strominger, »Un cas d'arthrite blennorragique guérie par le sérum antiméningococcique«, *Journal d'urologie*, 15 mars 1912.
60. Chauvet, Stephen, »Traitement actuel du rhumatisme blennorragique«, *Oeuvre médico-chirurgicale*, nº 68, Masson, Paris, 1912.
61. Chevalier, Edgar, *Chirurgie des voies urinaires*, Paris, Baillière, 1899.
62. Chevelle et Georgel (Nancy), Gonococcie buccale (stomatite métastatique), guérie par le sérum de Dopter«, *Rev. prat. des mal. des org. génito-urinaires*, mai 1914.
63. Cholzow, B.-N., »Ein Fall von allgemeiner Gonokokkeninfektion (Gonoseptikaemie)«, *Zeitschr. für Urologie*, 1911, p. 961.
64. Christmas, »Le Gonocoque et sa toxine«, *Ann. de l'Institut Pasteur*, 1897, p. 617.
65. Christmas, »Contribution à l'étude du gonocoque et de sa toxine«, *Ann. de l'Institut Pasteur*, 1900, p. 331.
66. Churchill and Soper, »Vulvo-vaginite des petites filles«, *Journal Americ. med. association*, 1908.
67. Ciuffo (Milan), »Sieri antigonococci, loro azione curativa et fenomene anafilattico«, *Giorn. Ital. de mal. vener.* Milano, 1910, p. 815.
68. Ciuffo (Milan), »La sérothérapia antigonococcica«, *Ibid.*, 1911, p. 51.
69. Clara et Lebeuf, »Les injèctions intra-veineuses de diamino-mèthylacridine dans le traitement de la blennorragie«, *Ann. des mal. vénériennes*, 1926, p: 758.
70. Clowes, G. -H,-A. et Gardner, James A., »La réaction de déviation spécifique du complément dans la blennorragie, sa valeur comme aide du diagnostic clinique«, *New-York med. Journal*, 12 oct., 1912, p. 734. *Compte rendu, Revue clinique d'urologie*, 1912, p. 662.

71. Cohn (Bern), »Ein Fall von paraurethraler Gonorrhoe«, *Deutsche med. Wochenschr.*, 1907, nº 1.
72. Cooper, »Über die Gonorrhoebehandlung mit Allosan«, *Med. Press and Circular*, London, 1910, nº 3702.
73. Cordier, »Contribution au traitement des métrites par le caustique de Filhos«, *Th. Paris*, 1925.
74. County B.-A., »La fixation du complément du gonocoque, recherches et analyses«, *Philadelph. med. Society*, 28 mai 1913, *Compte rendu in Journal d'urologie*, 1913, p. 873.
75. Dalsace Robert, »Le bactériophage de d'Hérelle, ses applications en thérapeutique urinaire«, *Th. Paris*, 1925.
76. Darget et Bolleau, »L'auto-vaccination dans le traitement de la blennorragie«, *Société franç. d'urologie*, 17 janv. 1927, p. 33.
77. Da Silva, »Un cas de gonococcémie«, *Gazetta medica de Bahia*, janvier et février 1916.
78. Dauforth, »Observation of the use of gonoccoccic serum with report of cases«, *Buffalo med. Journ.*, 1909-1910, LXV, 13, 15.
79. David, »Über den prophylaktischen Einfluß des Gonosans auf die Komplikationen der Gonorrhoe, *Allgem. med. Central Zeitung*, 1908, nº 13.
80. Davis et Harrel, »L'acriflavine dans le traitement de la blennorragie, *Journal of Urology*, août 1918 et *Britisch med. Journ.*, 1919, p. 352.
81. Debré P. et Paraf J., »Principes généraux et bases expérimentales de la sérothérapie antigonococcique«, *Compte rendu de la Société de Biologie*, 29 nov., 1913 et *Presse médicale*, 13 déc., 1913, p. 1013.
82. De Beurmann, Regnauld Eugène et Cottin F., »Traitement de l'épididymite blennorragique par les boues radioactives«, *Bull. et mém. de la Soc. méd. des hopitaux de Paris*, 24 mai 1912.
83. De Campagnolle R., »Über den Wert der modernen Instillationsprophylaxe der Gonorrhoe«, *Zeitschr. für Bekämpfung der Geschlechskrankheiten*, vol. III, nº 1.
84. Delbet Paul, »Orchite et stérilité«, *Assoc. franç. d'urologie*, 1902, p. 247.
85. Delbet Paul et Chevassu, »Les oblitérations blennorragiques de l'épipidyme et leur traitement chirurgical«, *Revue de chirurgie*, 10 mai 1908, nº 5.
86. Delbet Paul, »De la stérilité chez l'homme et son traitement par les anastomoses épididymo-déférentielles«, *Assoc. franç. d'urologie*, 1913, p. 530.
87. Delbet Paul, *Société d'obstétrique et de gynécologie de Paris*, janvier 1914 (Diskussion).
88. Dembska Vera, »Zur Frage der Serodiagnostik und Vakzinetherapie bei der gynäkologischen Gonorrhoe«, *Monatshefte für prakt. Derm.*, Bd. 51, nº 11.
89. Demonchy, »La culture du gonocoque«, *Société de Biologie*, 28 juin 1919.
90. Demonchy, »Vaccinothérapie dans les urétrites aiguës«, *Presse médicale*, 21 déc. 1921.
91. De Sard, »L'argyrol dans le traitement de l'urétrite blennorragique«, *Presse médicale*, 13 février 1909.
92. De Sard, »Traitement de l'urétrite blennorragique«, *Ass. franç. d'urologie*, 1909, p. 299.
93. De Sard, »Traitement de la blennorragie par le phytol«, *Journal d'urologie*, 1924, t. I, p. 317.
94. Descarpentries (Roubaix), »Faits cliniques à la suite d'injection d'auto-sang hémolysé«, *Echo médical du Nord*, 17 juin 1922.

95. Deschamps, »Untersuchungen über die Propagation des Gonokokkus in den hinteren Teil der Urethra«, *Allgem. Wiener med. Zeitung*, 1907, nº 36.
96. D'Herelle, »Sur un microbe invisible antagoniste des bacilles dysentériques«, *C. R. Acad. des Sciences*, t. CLXV, p. 373.
97. D'Hérelle, *Le Bactériophage*, Masson, 1921.
98. David, *Infection gon. chez. l'homme.* L'Hôpitel 1927.
99. Diday, *la pratique des maladies véneriennes.* Paris 1894.
100. Diday, *Le péril vénérien dans les familles*, Lyon.
101. Dikanski (Moscou), »Vaccinothérapie intra-articulaire dans les arthrites gonococciques«, *Congrès français de chirurgie*, 1926, p. 654.
102. Dopter, »La sérothérapie antiméningococcique«, *Ann. de l'Institut Pasteur*, 1910, nº 2.
103. Dopter, »L'action bactériologique du sérum antiméningococcique sur le méningocoque«, *Société de Biologie*, 1910.
104. Dopter et Nicolle, »Recherches sur les antigènes méningococciques et gonococciques«, *Ann. de l'Institut Pasteur*, avril 1919.
105. Douay E., »L'infection gonococcique de la femme«, *Le journal médical français*, mars 1926.
106. Dourthe, »Le pied blennorragique et la talagie«, *Rev. franç. de médecine et de chirurgie*, 1905, nº 27.
107. Drobnii M., »Traitement de la blennorragie et de ses complications par la vaccination gonococcique«, *Vratchebnaia Gazieta*, 17 juin 1912, *Compte rendu Revue clin. d'urologie*, mai 1913.
108. Drudin Jean-Robert, »Étude sur le traitement de la blennorragie par injection intra-veineuse de Gonacrine«, *Th. Paris*, 1926.
109. Dubosc, »Les accidents de la sérothérapie antiméningococcique«, *Th. Paris*, 1911.
110. Duhot Robert (Bruxelles), »Essai de chimiothérapie intra-veineuse de la blennorragie par le néo-salvarsan«, *Revue belge d'urologie et de dermatologie*, nov. 1912.
111. Duhot Robert (Bruxelles), »La chimiothérapie intra-veineuse de la blennorragie«, *Le Scalpel*. 20 mars 1926.
112. Durupt, «Ce qu'il faut entendre par gonococcie. Technique de préparation des autovaccins antigonococciques», *Le Journal médical français*. mars 1926, p. 92.
113. Durupt et Nogués, «Quelques considérations nouvelles sur le gonocoque latent», *Journal d'urologie*. mars 1927, p. 202.
114. Eising (New-York), »The diagnostic use of Gonococcus vaccine for gonorrheal infection«, *Med. Record.*, 1, 6, 1912.
115. Erlacher, »Kausale und symptomatologische Behandlung gonorrhoischer Prozesse des Mannes«, *Deutsch. med. Wochenschr.*, 1913, nº 3.
116. Escat, »Note sur l'épididymite blennorragique. Traitement chirurgical«, *Ass. franç. d'urologie, octobre* 1903.
117. Escat, »Traitement de l'épidididymite blennorragique grave«, *Ass. franç. d'urologie*, 1906.
118. Fabre et Dujol, »Diagnostic de la gonococcie puerpérale par les moyens de laboratoire«, *Bull. de la Soc. d'obstétrique et de gynécologie de Paris*, janvier 1914.
119. Farkas, »Mit der Gonokokkenvakzine Arthigon erzielte Erfolge bei gonorrhoischer Gelenkentzündung«, *Pester méd. chir. Presse*, 1912, nº 46.
120. Faure-Beaulieu M., »La septicémie gonococcique prouvée par la constatation du gonocoque dans le sang circulant«, *Th. Paris*, 1906.

121. Faure-Beaulieu M., »La septicémie gonococcique au point de vue clinique et thérapeutique«, *Le Journal médical français*, mars 1926.
122. Fege Albert, »Massothérapie de l'arthrite blennorargique à la phase aiguë«, *Th. Paris*, 1910.
123. Finger, *La blennorragie et ses complications*, Trad. Hogge, 1894.
124. Finger, »Die Prophylaxe und Abortivbehandlung der Gonorrhoe«, *Deutsch. med. Wochenschr.*, 1905, n° 7.
125. Fisichella V., »Sull actione curativa del siero antigonococcico«, *Policlinica*, Roma, 1911.
126. Föckler, »Zur Vakzinebehandlung der Gonorrhoe«, *Derm. Wochenschr.*, 1911.
127. Fontanilles, »Rhumatisme blennorragique, orchite blennorragique traités et guéris par le vaccin antigononoccique de Nicolle«, *La Loire médicale*, 15 janvier 1914.
128. Fouquiau, »Vaccinothérapie dans le traitement de la blennorragie«, Rapport de M. R. Gouverneur, *Soc. franç. d'urologie*, 21 mars 1927.
129. François Jules (Anvers), »Les vésiculites chroniques non tuberculeuses«, *Ann. de la Soc. belge d'urologie*, 1920-1921, n° 3.
130. François Robert (Paris), »La vaccinothérapie dans la blennorragie aiguë«, *La Clinique*, nov. 1926.
131. François de Renaix Jules, »Le vaccin gonococcique dans les affections blennorragiques«, *Arch. urolog. de la clinique de Necker*, 20 janvier 1914.
132. Frank (Berlin), »Zur Prophylaxe des Trippers«, *Allgem. med. Central Zeitung*, 1899, n° 6.
133. Frank (Berlin), »Traitement par l'hyperthermie des affections inflammatoires avec infiltration des voies urinaires«, *Ass. franç. d'urologie*, 1913.
134. Friedländer und Reiter, »Über Vakzinebehandlung der gonorrhoischen Komplikationen«, *Berl. klin. Wochenschr.*, 1910, n° 36.
135. Frohnstein H., »Vaccinothérapie et vaccino-diagnostic de la blennorragie«, *Revue clin. d'Urologie*, juillet 1913.
136. Fuller E. (New-York), »Gonorrheal rheumatism cured by seminal vesiculotomy«, *New-York med. Journ.*, 30 mai 1908.
137. Fuller E. (New-York), »The management of gonorrheal rheumatism«, *Medical Record*, 15 juin 1912.
138. Gauducheau, *La prophylaxie antiseptique des maladies vénériennes*, Paris, 1921; — *Id.*, *Revue d'hygiène et de police sanitaire*, Paris, 1921; — »Il est facile de supprimer les maladies vénériennes«, *Revue d'hygiène et de police sanitaire*, mars 1921; — »Désinfection antivénérienne«, *Mouvement sanitaire*, 30 sept., 1927.
139. Gayler, »Gonorrheal arthritis treated with antigonoccocic serum«, *Journ. of Amer. med. association*, Chicago, 1908.
140. Gennerich, »Klinische Beiträge zur Kollargolbehandlung des Tripper-Rheumatismus *Münch. med. Wochenschr.*, 1912, n° 15.
141. Gentilhe F., »Du traitement des arthrites blennorragiques par la ponction et le lavage à l'eau chaude«, *Th. Bordeaux*, 1910.
142. Gilbert (Genève), »L'auto-sérothérapie«, *Congrès de Rome*, 1894.
143. Giscard J.-B. (Toulouse), »Diagnostic de la guérison de la blennorragie.. Gonococcisme latent et culture du sperme«, *Th. Toulouse*, 1923.
144. Giscard J.-B. (Toulouse), »La culture du gonocoque, son application à la vaccinothérapie et au diagnostic de guérison de la blennorragie chez l'homme«, *Journal d'urologie*, janvier 1924.

145. Giscard J.-B. (Toulouse), »Technique de la spermoculture«, *La Clinique*, avril 1925, p. 89.
146. Griffon, »Diagnostic de la blennorragie des la période d'incubation par culture sur sang gélosé«, *Ann. des mal. des org. génito-urin.*, 1907, p. 261.
147. Grimberg et Uzan, »La biothérapie non spécifique de la blennorragie«, *Le bulletin médical*, 13 déc. 1922.
148. Guépin, »De la nécessité des cultures pour la recherche du gonocoque«, *Acad. des Sciences*, 7 oct., 1907.
149. Guépin, »Bactériologie clinique des prostatites aiguës et subaiguës«, *Acad. des Sciences*, 4 déc. 1911.
150. Guépin, »Les porteurs de germes blennorragiques«, *Acad. des Sciences*, 1914.
151. Guépin, »Les porteurs de germes blennorragiques. Quand et comment peut-on conclure à la guérison d'une gonococcie? »*Moniteur médical*, 16 nov. et 21 déc. 1920, 11 janvier et 1er mars 1921.
152. Guggisberg (Bern), »Die Frage der Vakzinetherapie und Vakzinediagnose der Gonorrhoe«, *Münch. med. Wochenschr.*, 1912, nº 22.
153. Guiard, *La blennorragie chez l'homme*, Paris, 1894.
154. Guichard (Caen), »Traitement du rhumatisme blennorragique par le sérum antiméningococcique«, *Ann. Méd. de Caen*, nov. 1911.
155. Hagen Felix, »Die Behandlung der Gonorrhoe und ihrer Komplikationen mit Gonokokken Vakzine«, *Med. Klinik*, 1912, nº 7.
156. Hagner, »Operative treatment of acute gonorrheal Epididymitis«, *Med. Record*, 13 oct., 1906.
157. Hagner, *Transact. of Amer. Assoc. of genito. urin. Surgeous* (6 cases) 1907, p. 262.
158. Hagner (25 cases) *Amer. Assoc. of genito. urinar. Surgeous*, 11 juli 1908, p. 161.
159. Hagner, »A supplemental report on the operative treatment«, *Med. Record*, 4 dez. 1909, p. 944.
160. Hagner, *Mississipi Valley med. Assoc.*, oct., 1911.
161. Hagner and Fuller, »Operative treatment of gonorrheal epididymitis on 63 cases«, *Lancet Clinic Cincinnati*, 1912, p. 10.
162. Hahn Gerhard, »Über Tripperrheumatismus«, *Medizin. Klinik*, 1910, nº 52.
163. Hamonic, »Traitement de certaines affections genito-urinaires par l'argent colloïdal«, *Assoc. franç. d'urologie*, 10 oct., 1907.
164. Hamonic, *Ann. des mal. des org. genito-urin.*, 1908, p. 1882.
165. Hamonic, *Assoc. franç. d'urologie*, oct. 1908, p. 232.
166. Hamonic, »Traitement des épididymites blennorragiques par les injections interstitielles d'électrargol«, *Assoc. franç. d'urologie*, 1919, p. 42.
167. Hapster Charles, »Gonococcie rénale«, *The Amer. Journal of Urology*, juli 1913, p. 345.
168. Harrison C.-W., »Complement deviation in the diagnosis of gonococcial infection«, *Journal of the Royal Army med. corps*, februar 1914.
169. Hastings Wood. Th. (New-York), »L'épreuve de la fixation du complément dans les arthrites déformantes infectieuses et dans l'arthrite déformante simple par la recherche de leurs germes: gonocoques, streptocoques et autres«, *Journal of the Amer. med. association*, 19 April 1913, p. 1208.
170. Haupt Walter (Bonn), »Behandlung der Gonorrhöe bei der Frau durch intravenöse Einspritzungen von Trypsaflavin«, *Zentralblatt für Gynäkologie*, 27 Aug. 1921, p. 1225.
171. Haußmann (Berlin), »Zur Verhütung des Trippers«, *Deutsch. med. Wochenschr.*, 1885, nº 25.

172. Hébert A., »Note sur quelques cas de gonococcie aiguë ou chronique traités par le vaccin de Ch. Nicolle«. *Normandie médicale*, 1er février 1914.
173. Heinrich Arthur, »Neue Okklusivspüldilatatoren zur Behandlung der weiblichen und der hinteren männlichen Harnröhren-Gonorrhöe«, *Münch. med. Wochenschr.*, 1912, n° 37.
174. Heitz-Boyer, »Traitement de l'orchite blennorragique«, *Presse médicale*, 28 sept., 1912.
175. Heitz-Boyer, »Syndrome entéro-rénal«, *Jour. de méd. et de chir.*, 10 mars 1920.
176. Heitz-Boyer, »Syndrome entéro-rénal (néphrites, pyélites et cystites d'origine intestinale«, *Journal médical français*, mai 1922.
177. Heitz-Boyer, »Appareil médico-chirurgical de haute fréquence«, *Soc. d'électrothérapie et de radiologie*, avril 1923.
178. Heresco et Céalic, »Traitement des complications articulaires de la blennorragie par les injections de sérum antiméningococcique«, *Journal d'urologie*, 15 avril 1912, p. 477.
179. Hermans Paul, »Traitement des complications de la blennorragie par le vaccin«, *Ann. de la Soc. belge d'urologie*, 1913, n° 3, p. 179.
180. Hermans Paul, »Quatre vasotomies avec injection de la vésicule séminale«, *Ann. de la Soc. belge d'urologie*, 1920-1921, n° 3.
181. Hermans et van den Branden, »La vaccinothérapie du Gonocoque«, *Congrès belge d'urologie*, 1921.
182. Hirsch, »Hyperaemie nach Bier«, *Berlin, Klin. Wochenschr.*, 1905, n° 39.
183. Hogge (Liége), »Quelques mots sur l'anatomie et le développement de l'urètre, de la prostate et de la vessie«, *Ass. franç. d'urologie*, 1897, p. 418.
184. Hogge (Liége), »Les urétro-prostatites«, *Journal d'urologie*, mars 1924, pp. 177 et 273.
185. Holmes, *The Lancet*, London, 1864.
186. Horand, *Mémoires de la Société des sciences médicales de Lyon*, 1877.
187. Hudelo, »Gonococcie«, *Nouveau traité de médecine de* Regor, Widal et Teißier.
188. Huehner (New-York), »Clinical gonorrhoe in the male«, *New-York med. Journal*, 6, 11, 1909.
189. Jadassohn, »Zur pathologischen Anatomie und allgemeinen Pathologie des gonorrhoischen Prozesses«, *IV. Deutsch. Dermat. Kongres Breslau.*
190. Janet Jules, »Asepsie et antisepsie en urologie«, *Encyclopédie française d'urologie*, tome Ier.
191. Janet Jules, *Matériel urologique. Encyclopédie française d'urolofie*, Band I.
192. Janet Jules, »Diagnostic et traitement de l'urétrite blennorragique«, *Ann. des mal. des org. génito-urin.*, avril et juin 1892.
193. Janet Jules, »Réceptivité de l'urètre et de l'utérus. Blennorragie et mariage«, *Ann. des mal. des org. génito-urin.*, 1893.
194. Janet Jules, »Traitement abortif de la blennorragie par le permanganate de potasse. Mode d'action de ce produit«, *Ann. de Dermatologie*, 1894.
195. Janet Jules, »Traitement de la blennorragie chronique chez l'homme«, *Ann. des mal. des org. génito-urin.*, juin 1895.
196. Janet Jules, »La prophylaxie de la blennorragie«, *Rev. de thérap. méd. chir.*, 1897.
197. Janet Jules, »Quelques cas d'urétrites aseptiques et infectieuses primitives«, *Ass. franç. d'urologie*, 1897, p. 286 et 318.
198. Janet Jules, »Traitement de la blennorragie«, *Rev. de thérap. méd. chir.*, déc. 1897.

199. Janet Jules, *Traitement abortif de la blennorragie* (non publié), Prix Herpin de Metz, 1898.
200. Janet Jules, »Traitement de la blennorragie chronique«, *Rev. de thérap. méd. chir.*, 1er déc. 1898.
201. Janet Jules, »Les repaires microbiens de l'urètre«, *Ann. des mal. des org. génito-urin.*, avril 1901.
202. Janet Jules, »Entérite et bactériurie«, *Ann. des mal. des org. génito-urin.*, 1903, p. 161.
203. Janet Jules, »Traitement des maladies vénériennes dans les hôpitaux« *Bull. de la Soc. franç. de prophylaxie sanitaire et morale*, 10 juillet 1904; *Compte rendu Assoc. Franç. d'urologie*, 1904, p. 411.
204. Janet Jules, »La femme et le gonocoque«, *Rev. de thér. méd. chir.*, 15 déc. 1905.
205. Janet Jules, »Traitement de la blennorragie chez la femme enceinte«, *Ass. franç. d'urologie*, 1905, p. 271.
206. Janet Jules, »Traitement abortif de la blennorragie par l'argyrol«, *Ass. franç. d'urologie*, 1910, p. 262.
207. Janet Jules, »Traitement abortif de la blennorragie par l'argyrol«, *Ass. franç. d'urologie*, 1911, pp. 313 et 320.
208. Janet Jules, »On connaît mal le gonocoque«, *Recueil de mémoires d'urologie médicale et chirurgicale*, juillet 1911 (Masson).
209. Janet Jules, »Conduite à tenir en cas de blennorragie matrimoniale«, *Journal d'urologie*, 1912, t. II, p. 577.
210. Janet Jules, »Évolution naturelle du gonocoque chez l'homme et chez la femme«, *Journal d'urologie*, 1912, t. II, p. 715.
211. Janet Jules, »Respectons l'épithélium cylindrique de l'urètre de nos malades et leurs testicules. Évitons toute complication«, *Journal d'urologie*, 1912, t. II, p. 855.
212. Janet Jules, »Importance d'un diagnostic très précis des urétrites«, *Journal d'urologie*, 1913, t. Ier, p. 73.
213. Janet Jules, »L'avenir du traitement de la blennorragie«, *Journal d'urologie*, 1913, t. Ier, p. 221.
214. Janet Jules, »Prophylaxie de la blennorragie chez l'homme et chez la femme«, *Journal d'urologie*, mars 1913, t. Ier, p. 353.
215. Janet Jules, »Précautions et soins à prendre pendant la période d'incubation de la blennorragie«, *Journal d'urologie*, 1913, t. Ier p. 493.
216. Janet Jules, »La première goutte«, *Journal d'urologie*, t. Ier, p. 639.
217. Janet Jules, »Traitement abortif de la blennorragie«, *Journal d'urologie*, 1913, t. Ier, p. 785.
218. Janet Jules, »Doit-on laisser couler une blennorragie?« *Journal d'urologie*, 1913, t. II, p. 103.
219. Janet Jules, »Doit-on, de parti pris, laver des deux urètres dans tous les cas de blennorragie?« *Journal d'urologie*, 1913, t. II, p. 257.
220. Janet Jules, »Valeurs des armes que nous possédons contre le gonocoque«, *Journal d'urologie*, 1913, t. II, p. 435.
221. Janet Jules, »Technique des lavages sans sonde«, *Journal d'urologie*, 1913, t. II, p. 648.
222. Janet Jules, »Traitement antiseptique de la blennorragie confirmée, choix de l'agent antiseptique à employer. Les doses et les intervalles des lavages«, *Journal d'urologie*, 1913, t. II, p. 797.

223. Janet Jules, »La fin du traitement de la blennorragie«, *Journal d'urologie*, 1913, t. II, p. 970.
224. Janet Jules, »La bactériurie«, *Congrés international d'urologie*, Berlin, juin 1914.
225. Janet Jules, »Traitement de la blennorragie aux armées et à l'intérieur«, (Rapport). *Ass. franç. d'urologie*, 1918.
226. Janet Jules ,»Diagnostic et traitement de la blennorragie chez l'homme et chez la femme. Prophylaxie des maladies vénériennes«, *Publication du Ministère de l'Hygiène, de l'Assistance et de la Prévoyance sociales*, Paris, 1921.
227. Janet Jules, »Considérations générales sur la gonoccie chronique«, *Ass. franç. d'urologie*, Strasbourg, oct. 1921.
228. Janet Jules, »La blennorragie discrète de la femme«, *Paris médical*, 4 mars 1922.
229. Janet Jules, »Quelques cas d'urétrites simples«, *Ass. franç. d'urologie*, 1922, p. 358.
230. Janet Jules, »Ne dites jamais une solution au quatre millième, au vingt millième«, *Journal d'urologie*, 1922, t. Ier, p. 367.
231. Janet Jules, »Blennorragie totale devenant antérieure«, *Journal d'urologie*, 1922, t. II, p. 133.
232. Janet Jules, »Les traitements prolongés«, *Journal d'urologie*, 1922, t. II, p. 291.
233. Janet Jules, »Les blennorragies guéries qui continuent à couler, les blennorragies non guéries qui ne coulent pas«, *Jourual d'urologie*, 1922, t. II, p. 419.
234. Janet Jules, »Quand doit-on commencer à s'occuper de la lacune de Morgagni dans le traitement de la blennorragie? «*Journal d'urologie*, 1922, t. Ier, p. 445.
235. Janet Jules, »Variante dans le traitement abortif de la blennorragie par les injections d'argyrol«, »Traitement abortif et repaires microbiens«, *Journal d'urologie*, 1923, t. Ier, p. 13.
236. Janet Jules, »Vaccinothérapie«, *Soc. franç. d'urologie*, 1923, p. 152.
237. Janet Jules, »Seringue urétrale portative«, *Ass. franç. d'urologie*, oct. 1923.
238. Janet Jules, »Cas curieux de traitement abortif«, *Ass. franç. d'urologie*, 1923, p. 230.
239. Janet Jules, »Prophylaxie de la blennorragie chez l'homme et chez la femme«, *Ass. franç. d'urologie*, oct. 1923.
240. Janet Jules, »Résultats du traitement de mes 342 derniers cas de blennorragie«, *Ass. franç. d'urologie* 1924.
241. Janet Jules, »Les crayons à l'argyrol dans le traitement de la blennorragie féminine«, *Ass. franç. d'urologie*, 1925.
242. Janet Jules, »Traitement de la blennorragie basse de la femme«, *Paris médical*, 6 mars 1926.
243. Janet Jules, »La blennorragie anale«, *Ass. franç. d'urologie*, 1926, p. 457.
244. Janet Jules, »De l'importance des lacunes de Morgagni dans le traitement de la blennorragie«, *Ass. franç. d'urologie*, 1927.
245. Janet Jules et Levy-Bing Alfred, »Traitement de la blennorragie et de ses complications par le néosalvarsan«, *Gaz. des hopitaux*, 20 février 1913.
246. Janet J. et Debains, »Résultat de quelques spermo-cultures«, *Ass. franç.* d'urologie, 1924, p. 319.
247. Janet J. et Debains, »Les staphylocoques Gram-négatifs dans les spermocultures«, *Soc. franç. d'urologie*, 1925, p. 23.
248. Jaubert A., »De la vaccinothérapie dans la blennorragie aiguë et chronique«, *Les Sciences médicales*, 30 sept. 1926.
249. Jausion, Diot et Vourekakis, »Essai de chimio-thérapie intraveineuse de

la blennorragie par le chlorhydrate de diamino-méthylacridine«, *Acad. de méd. de Paris*, 2 juin 1925.

250. Jausion et Vaucel, »Nouvelles recherches sur la chimio-thérapie intra-veineuse de la gonococcie. Les procédés de mordançage en thérapeutique«, *La Presse médicale*, 13 fév. 1926, p. 193.

251. Jausion, Vaucel et Diot, »L'acridino-thérapie des affections gonococciques, son intérêt, son avenir«, *La Presse médicale*, 26 juin 1926.

252. Jausion et Diot, »La Gonoréaction de Rubinstein et Gauran. Contrôle de la thérapeutique antigonococcique et de la guérison de la blennorragie«, *Soc. franç. de Derm. et de Syph.*, 7 juillet 1296.

253. Jausion et Diot, »Gonolyso-vaccin et gonotoxine dans la cure de l'urétrite aiguë«, *Soc de Biologie*, 17 juil. 1926, p. 538.

254. Jausion, Meersmann F. et Pecker A., »La gono-réaction chez les blennorragiens«, *Paris médical*, nº 23, 4 juin 1927.

255. Jesionek, »Gonorrhoische Stomatitis bei Erwachsenen«, *Deutsch. Arch. für Klin. Medicin*, 1898, fasc. 1 et 2.

256. Kast, »Gonorrhoische Stomatitis«, *Diss. Bonn*, 1894.

257. Keil Adolphe, »Zur Vakzinebehandlung der Gonorrhoe und deren Komplikationen«, *Prager med. Wochenschr.*, 1913, nº 38.

258. Kewin R.-O., »Le traitement local de la blennorragie aiguë et chronique«, *Medical Record*, tome LXIII, nº 22, *Compte rendu in Zeitschr. für Urologie*, 1911, p. 928.

259. Kinnear, *Arch. für innere Medizin*, 1908.

260. Klause Karl (Breslau), »Über Vakzinebehandlung bei Gonorrhoe«, *Diss. Berlin*, 1913.

261. Klepper C., »Gonorrhoische Stomatitis«, *Derm. Wochenschr.*, 1925, nº 39, p. 1440.

262. Klingmuller, »Über die Behandlung der Gonorrhoe des Mannes«, *Münch. med. Wochenschr.*, 1910, nº 32; — *Id.*, Halle, 1912.

263. Kock Raymond, »La biologie du gonocoque«, *Th. Paris*, 1905.

264. König, »Über Stauungsbehandlung der Epididymitis gonorrhoica«, *Mediz. Klinik*, 1906, nº 21.

265. Kollmann und Oberländer, *Die chronische Gonorrhoe der männlichen Harnröhre*, Leipzig, 1901.

266. Kyrle et Mucha, »Über intravenöse Arthigoninjektionen«, Wiener Klin. Wochenschr., 1913, nº 43.

267. Lavenant, »Vaccination et auto-hémothérapie« (Statistique de 1921 à 1923, annexe du rapport de Minet et Debains), *Ass. franç. d'urologie*, oct. 1923.

268. Lavenant, »La vaccinothérapie dans le traitement de la gonococcie, *Ass. franç. d'usologie*, 1923, p. 159.

269. Lavenant, »Le traitement de l'urétrite aiguë gonococcique«, *Le Journal médical français*, 1926, p. 108.

270. Lebeuf François, *La vaccinothérapie antigonococcique*, Paris, 1924.

271. Lebreton, »Diagnostic et traitement de la blennorragie latente chez l'homme«, *Ass. franç. d'urologie*, 1920, p. 293.

272. Lebreton, »Le traitement des porteurs de germes blennorragiques«, *L'évolution médico-chirurgicale*, déc. 1920, p. 42.

273. Lebreton, »L'auto-vaccination dans la blennorragie«, *Ass. franç. d'urologie*, 1921, p. 497.

274. Lebreton, »La gonococcie peut-elle etre génitale d'emblée?«, *Ass. franç. d'urologie*, 1922 et *Journal d'urologie*, t. XIV, nº 4, p. 331.

275. Lebreton, »La gonococcie est-elle curable ?«, *Revue de médecine*, mars 1922, p. 166.
276. Lebreton, »Du gonococcisme latent«, *Toulouse médical*, 15 mai 1922, p. 386.
277. Lebreton, »Nécessité et valeur de la culture du sperme dans les urétrites chroniques«, *La Clinique*, avril 1925, p. 87.
278. Leclerc-Dandoy, »Vaccinothérapie par l'arthigon dans la blennorragie«, *La Policlinique*, 1er mai 1914.
279. Lederer O. (Prague), »Gonokokkenvakzine als diagnostisches Hilfsmittel«, *Wien. med. Wochenschr.*, 1912, n° 40.
280. Le Fur René, »Traitement des urétrites à gonocoques rebelles«, *Ass. franç. d'urologie*, 1905, p. 283.
281. Le Fur René, »Les complications et le traitement de la blennorragie chez l'homme«, *Soc. médicale de Paris*, 26 nov. 1904 et *Progrès médical*, 24 déc. 1904.
282. Le Fur René, »Infection gonococcique d'un rein déjà atteint d'hydronéphrose aseptique, néphrostomie, guérison«, *Ass. franç. d'urologie*, 1904, p. 753.
283. Le Fur René, »Traitement des blennorragies rebelles et récidivantes«, *Ass. franç. d'urologie*, 1908, p. 147.
284. Le Fur René, »Maladies des voies urinaires inférieures et des organes génitaux«, *Traité de médecine de* Brouardel, Gilbert et Thoinot, Paris, 1908.
285. Le Fur René, »La vaccinothérapie et de les sérothérapie dans l'urétrite chronique«, *La Clinique*, avril 1925, p. 84.
286. Le Masson, »Traitement des infections génitales à gonocoques par les injections de sérum antiméningococcique«, *Soc. d'obstétrique*, 8 nov. 1909.
287. Le Masson, »Note sur l'application du sérum antiméningococique de Flexner au traitement de l'infection gonococcique aiguë de la femme,« *Ann. de gynéc. et d'obstétrique*, déc. 1909.
288. Lemierre A., »Note sur l'emploi de de la trypaflavine das le traitement des infections graves«, *Paris médical*, 3 déc. 1925, p. 475.
289. Lemoine G. (Bruxelles), »Contribution à l'étude des oblitérations blennorragiques de l'épididyme«, *Ann. de la Soc. belge d'urologie*, 1920-1921, n° 3.
290. Leschew (Saint-Pétersbourg), »Zur Frage der Behandlung mit Antigonokokken-Serum«, *Folia urologica*, août 1910.
291. Lespinasse V.-D., »Suppression de la stérilité par une épididymotomie définitive avec formation d'un sac artificiel pour recueillir le sperme«, *Journal of the Amer. med. Association*, 28 nov. 1914.
292. Levy-Bing et Duroeux, »Traitement de salpingites aiguës d'origine blennorragique par les injections intra-veineuses de sel d'arsenic«, *Ann. des mal. vénériennes.*
293. Levy-Bing et Duroeux, »Un cas de rhumatisme blennorragique grave traité par le néosalvarsan«, *Ann. des mal. vénériennes*, mai 1913.
294. Levy-Bing et Duroeux, »Traitement des complications locales de la blennorragie et plus particulièrement de l'épididymite blennorragique par les injections intra-veineuses de sels arsénicaux«, *Ann. des mal. vénériennes*, nov. 1919.
295. Lévy-Weißmann (Paris), »La blennorragie ano-rectale«, *Journal d'urologie*, 1923, t. Ier, p. 13.
296. Leyden, »Gonorrhoische Stomatitis bei einem 6 Tage alten Mädchen«, *Centralblatt für Gynaecologie*, 1893, p. 185.
297. Lop (Marseille), »Arthrite blennorragique du genou avec hydarthorse, tentative d'auto-séro-thérapie, guérison«, *Gaz. des Hopitaux*, 17 sept. 1912.
298. Luys Georges, *Traite de la blennorragie et de ses complications*, Paris, 1914. 3. Auflage 1921.

299. Luys Georges, »Le lavage des vésicules séminales«, *Leçons urologiques de la Clinique*, 1922-1923.
300. Luys Georges, »Le lavage des vésicules séminales«, *Bull, et mém. de la Soc. de Médecine de Paris*, 24 janvier 1925.
301. Luys Georges, »Traitement moderne de l'urétrite blennorragique«, *La Clinique*, avril 1925, p. 79.
302. MacOscar, »The treatment of gonorrheal rheumatism with vaccine«, *Lancet*, London, 1909.
303. Maille, »Résultats obtenus par un auto-vaccin adjoint au traitement classique d'une série de gonorrhées chroniques«, *Ass. franç. d'urologie*, 1921, p. 477.
304. Maleterre F., »Les sérums et les vaccins dans le traitement actuel du rhumatisme et de l'orchite blennorragique«, *Th. Paris*, 1913.
305. Marfan et Debré, »Gonohémie à manifestations viscérales multiples. Vaccin de Wright et sérum antiméningococcique«, *Compte rendu de la Soc. méd. des hopitaux de Paris*, 3 juin 1910.
306. Marion, »Quelques observations d'affections gonococciques traitées par le sérum de Stérian«, *Soc. franç. d'urologie*, 3 juillet 1922.
307. Marion, »Rapport sur trois cas de pyélonéphrites par Kummer«, *Soc. franç. d'urologie*, déc. 1923, p. 230.
308. Marselos Valère (Athènes), *Méthodes de controle de la guérison de la blennorragie*, Athènes, 1924.
309. Marselos Valère (Athènes), »La longévité du gonocoque«, *Progrès médical d'Athènes*, 1925, n° 6.
310. Marselos Valére (Athènes), »Nouveau traitement d'épreuve de la blennorragie«, *Journal d'urologie*, mars 1927, p. 237.
311. Martin E., »Sterility from obstruction at the epididymes cured by operative mans«, *The New-York med. Journal*, 10 oct. 1903.
312. Martineau, *Leçons cliniques sur la blennorragie chez la femme*, Paris, 1885.
313. Mauriac Pierre et Guénard Francois, *Sur quelques applications de la vaccination anti-gonococcique*, 1914.
314. Mauté, « Vaccinothérapie », *Bull de la Soc. de l'Internat*, nov. 1908.
315. Mauté, »Vaccinothérapie, technique, indications, résultats«, *Consultation médicales françaises*, 1909, n° 29. (Poinat, édit., Paris).
316. Mauté, »Ma pratique de la vaccinothérapie«, *Soc. de Biologie*, 27 mars 1909, p. 517.
317. Mauté, »Essai de vaccinothérapie de la blennorragie chez l'homme«, *Journ. des praticiens*, 7 août 1909.
318. Mauté, *Id.*, *Ann. des mal. des org. génito-urinaires*, 1911, p. 875.
319. Mauté, »Que peut-on attendre actuellement de la vaccinothérapie dans le traitement des coli-bacilluries ? » *Presse médicale*, 4 juin 1921.
320. Mauté, »Quelques réflexions sur la vaccinothérapie dans la pratique courante«, *Jour. de méd. de Paris*, 11 mars 1922.
321. Mauté, »Traitement des infections coli-bacillaires des voies urinaires par le vaccin coli-soude«.
322. Mauté, »Que peut-on attendre actuellement d'une thérapeutique spécifique de la blennorragie? Une nouvelle thérapeutique spécifique de la blennorragie«.
323. Mélamet, Hémothérapie *Soc. de médecine de Paris*, 1921, p. 418.
324. Menzer, »Die kausale Behandlung der akuten und chronischen Gonorrhöe des Mannes«, *Münch. med. Wochenschr.*, 1911, n° 46.

325. Menzer, »Zur intravenösen Anwendung der Gonokokkenvakzine« *Med. Klinik*, 17 août 1913.
326. Merkuriew und Silber, »Die Anwendung der Gonokokkenvakzine bei Gonorrhoe«, *Klin. therap. Wochenschr.*, 1911, n° 28.
327. Michel (Nancy) et Mondor, »Arthrites gonococciques. (Diagnostic et anatomie pathologique)«, *Congrès français de chirurgie*, 1926.
328. Minet et Debains, »État actuel de la vaccinothérapie et de la sérothérapie dans la gonoccocie«, *Rapport Ass. franç. d'urologie*, oct. 1923.
329. Morestin, »L'arthrectomie dans les arthrites blennorragiques interminables du genou«, *Bull. et mém. de la Soc. de chirurgie*, 18 octobre 1911.
330. Moscou, »Urétrite blennorragique guérie par le sérum antiméningococcique, *Ass. franç. d'urologie*, oct. 1910, p. 290.
331. Müller und Oppenheim, »Über den Nachweis von Antikörpern im Serum eines an Arthritis gonorrhoica Erkranten mittels Komplementablenkung«, *Wien, Klin. Wochenschr.*, 1906, n° 29.
332. Müller Hermann, »Die therapeutische und diagnostische Bedeutung der Vakzination bei Gonorrhoe des Mannes«, Med. *Klinik*, 1912. n° 43.
333. Muller Hermann, »Eine nicht spezifische Provokationsmethode der Harnröhrengonorrhöe«, *Münch. med. Wochenschr.*, 2 jan. 1920.
334. Nakano, »Histopathologische Studie der Epididymitis gonorrhoica und ihre Behandlung«, *Zeitschr. für Urologie*, 1913, h. 7.
335. Neisser (Breslau), »Über Versuche zur Verhütung der gonorrhoischen Uretral-Infektion«, *Deut. med. Zeitung*, 1895, n° 69.
336. Neisser (Breslau), »Über örtliche und innerliche Behandlung der Gonorrhoe«, *Med. Klinik*, 1907, n° 14.
337. Nicolle et Blaizot, »Sur un nouveau vaccin antigonococcique«, *Ass. franç. d'urologie*, 10 oct. 1913. *Comptes rendus de l'Académie de médecine*, 24 nov. 1913.
338. Nicolle, Debains et Jouan, »Étude sur le méningocoque et le sérum antiméningococcique«, *Ann. de l'Institut Pasteur*, 1918, p. 150.
339. Nicolle, Jouan et Debains, »Recherches sur les antigènes méningococcique et gonococcique«, *Ann. de l'Institut Pasteur*, avril 1919, p. 261.
340. Noeggerath, *Die latente Gonorrhoe im weiblichen Geschlecht*, Bonn, 1872.
341. Noguès, »Des urétrites non gonococciques«, Ass. *franç. d'urologie*, 1897.
342. Noguès, »Guèrison spontanée de la blennorragie au cours d'une pyrexie aiguë«, *Ann. des mal. des org. génito-urin.*, 1907, t. II, p. 1288.
343. Noguès, »Traitement des complications de la blennorragie par le sérum antiméningoccocique«, *Ass. franç. d'urologie*, oct. 1911.
344. Noguès, »Blennorragie et mariage«, *Revue médico-thérapeut.*, 1914.
345. Noguès, Chapitre »Urétrite chronique«, *Encyclop. franç. d'urologie.*
346. Noguès et Durupt, »Quelques remarques sur la culture du sperme chez les sujets atteints d'urétrite chronique«, *Soc. franç. d'urologie*, 8 janv. 1923.
347. Nuteau M., »Die Behandlung der Epididymitis gonorrhoica mit Gonokokken-Vakzine Arthigon«, *Wien. med. Wochenschr.*, 1912, n° 40.
348. Oneil, »Summary of results reperted of vaccin and sera in Urology«, *Amer. ass. of gen. Urin Surgeous*, 1910.
349. Oppenheim, »Über neuere Gonorrhoebehandlung«, *Klin. Therap. Wochenschr.*, 1913, n° 38.
350. Öttinger et Marie, »Un cas de gonococcémie primitive avec mort«, *Soc. méd. des hopitaux*, 1914. *Compte rendu in Quinzaine médicale*, 15 mars 1914, p. 83.
351. Paraf, »Sérothérapie antigonococcique«, *Th. Paris*, 1920.

352. Patzchke W. und Wassermann E., »Über die intravenöse Anwendung des Argoflavins bei Komplikationen männlicher Gonorrhoe«, *Derm. Wochenschr.*, 1910, t. LXXI.
353. Perrin Jean (Marseille), »Les prostatites chroniques méconnues«, *Journal d'urologie*, janvier 1927, p. 21.
354. Perrin Jean (Marseille), »La blennorragie est-elle une affection générale?« *Journal d'urologie*, juin 1927, p. 496.
355. Pervez, »Le contrôle de la guérison de la blennorragie chronique et latente chez l'homme«, *Th. Bordeaux*, 1921.
356. Pincsohn Arthur, »Traitement de la gonorrhée de la femme par les injections intra-veineuses de tripaflavine«, *Zentralblatt für Gynaekologie*, n° 24, 17 juin 1922.
357. Pirogoff, *Ponction du testicule*, 1852, *in* Harry Smith, *The Lancet*, London. 1864, vel. II, p. 149.
358. Pissavy et Chauvet, »Traitement du rhumatisme blennorragique par les injections de sérum antiméningococcique«, *Bull. et mém. de la Soc. méd. des Hopitaux de Paris*, 1904, II, p. 45.
359. Posner und Cohn, »Zur Diagnose und Behandlung der Azoospermie«, *Deut. med. Wochenschr.*, 14 juli 1904.
360. Quimby, »Sterility in the male, its operative treatment when due to bilateral epididymitis«, *Boston med. and surg. Journal*, 8 nov. 1906.
361. Ramond et Chiray, »Guérison du rhumatisme blennorragique par les injections de sérum antiméningococcique«, *Soc. médicale des hopitaux*, 25 nov. 1910, p. 529.
362. Ramond, »A propos du traitement de l'arthrite blennorragique«, *Soc. médicale des hopitaux*, 3 nov. 1911.
363. Renault Alexis, »Traitement des arthrites blennorragiques par les boues radioactives«, *Bull. médical*, déc. 1910.
364. Renault Alexis, »Comment doit-on traiter une blennorragie aiguë?« *Monde médical*, 1913.
365. Richet Charles fils, »L'anaphylaxie«, *Presse médicale*, Paris, 1908, p. 185.
366. Richet Charles fils, »Immunité, anaphylaxie«, *C. R. de la Soc. de Biologie*, 1910, p. 252.
367. Richet Charles fils, »De la délimitation de l'anaphylaxie«, *Journal médical français*, 15 janv. 1913, p. 14.
368. Richet Charles fils, »Les accidents sériques et leurs traitements«, *Journal médical français*, 15 janv. 1913, p. 34.
369. Ricord, *Traité pratique des maladies vénériennes*, Paris, 1838.
370. Riebold, »Über die Behandlung akuter Arthritiden mit intravenösen Kollargol-injektionen«, *Münch. med. Wochenschr.*, 1906, n° 32.
371. Rogers and Torrey, »The treatment of gonorrheal Infection by a specific anti-serum«, *Journ. of the Amer. med. Association*, 1906, p. 261; 1907, p. 918.
372. Rohrbach, »Über neuere Behandlungsmethoden gonorrhoischer Komplikationen«, *Derm. Zeitschr.*, 1er jan. 1912, pp. 1 et 21.
373. Rosenthal, »Clinical notes on Gonorrheal cases treated with serum«, *Atlanta Journal Rec. med.*, 1910, p. 625.
374. Rosinski, »Gonorrhoische Stomatitis bei Neugeborenen«, *Zeitschr. für Geburtshilfe und Gynaekologie*, 1891, fas. 1 et 2.
375. Roth Max, »Welchen Wert haben die Balsamica, insbesondere die neueren für die Behandlung der Gonorrhöe«, *Zeitschr. für Urologie*, 1913, p. 10.
376. Roucayrol, »Action de la diathermie dans la blennorragie«, *Acad. des Sciences*, 1er mai 1919.

377. Roucayrol et Renaud-Badet, »Contrôle bactériologique de la guérison des urétrites«, *Journal d'urologie*, 1919, p. 469.

378. Roucayrol, »La diathermie endo-urétrale et endo-vaginale«, *Ass. franç. d'urologie*, 1922, p. 378.

379. Roucayrol, »Diagnostic bactériologique de la guérison des infections uro-genitales, *Ass. franç. d'urologie*, 1923, p. 334.

380. Roucayrol, »Traitement des épididymites gonococciques par la diathermie«, *Journal d'urologie*, juillet 1926.

381. Roux, »Contribution à l'étude du rhumatisme blennorragique. Les injections intra-musculaires de lait associées à la vaccinothérapie«, *Th. Paris*, 1925.

382. Rubinstein et Gauran, »Séro-diagnostic des affections gonococciques«, *Société de Biologie*, nov. 1923.

383. Rueck G.-A. (New-York), »A fatal case of Gonococcus septicemia«, *New-York medical Record*, 4 janv. 1913.

384. Ryckewaert Pierre, »Traitement des rhumatismes blennorragiques par les injections intra-veineuses du sérum antigonococcique«, *Th. Paris*, 1921.

385. Rygier, »Über Arthigonbehandlung der Vulvovaginitis kleiner Mädchen«, *Deut. med. Wochenschr.*, 1911, nº 50.

386. Saar, »Über den Wert der Gonosanbehandlung bei der Gonorrhöe des Mannes«, *Münch. med. Wochenschr.*, 1905, nº 46.

387. Sachs Otto, »Zur Vakzinebehandlung der Gonorrhöe«, *Wien. med. Wochenschr.*, 15 nov. 1913.

388. Sakaguchi et Watabik (Tokio), »Kutane Reaction bei Gonorrhöe-Kranken«, *Derm. Wochenschr.*, nº 25, Bd. 54.

389. Salle Robert, »Sérothérapie et vaccinothérapie de la blennorragie«, *Th. Lyon*, 1913.

390. Mlle Sansonette, »Contribution à l'étude de la diathermie en gynécologie«, *Th. Paris*, 1923.

391. Schahmann, *Académie de médecine*, 1922.

392. Schindler, »Zur Behandlung der Epididymitis gonorrhocia«, *Verhandlung der deutsch. dermat. Gesellschaft*, Bern, 14 sept. 1906, p. 488. et *Deutsch. med. Wochenschr.*, 20 déc. 1906.

393. Schindler, »Zur Behandlung der Epididymitis gonorrhocia mit Punktion«, *Deutsche Zeitschr.*, juni 1908, p. 375.

394. Schindler, Die Behandlung der Gonorrhöe, insbesondere mit wasserhaltiger Blutmasse als Vehikel für Anti-Gonorrhoica«, Arch. für Gynaekologie 1908, heft 3; *Berl. Klin. Wochenschr.*, 1909, nº 37; *Ibid.*, 1910, nº 40; *Münch. med. Wochenschr.*, 1912, nº 18.

395. Schindler, »Über die Wirkung von Gonokokkenvakzine auf den Verlauf gonorrhoischer Prozesse«, *Berl. Klin. Wochenschr.*, 1910.

396. Schmitt A. (Wurzburg), »Die specifische Behandlung der Gonorrhöe mit besonderer Berücksichtigung der Cervix-Gonorrhöe«, *Münch. med. Wochenschr.*, 1911, nº 41.

397. Schmutz, *Traitement des épididymites aigues blennorragiques par le sérum antiméningococcique*. (Étude comparée), Paris, 1913.

398. Schönfeld W., »Sind die verschiedenen Arten der intravenösen Behandlung des Trippers beim Weibe (mit Silber und Farbstoffpräparaten oder deren Kombination) ein Fortschritt, gemessen an dem neuzeitlichen Provokations-Verfahren zur Feststellung der Heilung?«, *Derm. Zeitschr.*, 1921, fasc. 1 et 2.

399. **Schultz** J.-H., »Klinische Erfahrungen mit der Gonokokkenvakzine Arthigon«, *Deutsch. med. Wochenschr.*, 1911, n° 50.
400. **Schwartz** Hans et **Mac Neil** Archibald, »Quelques expériences sur la fixation de complément dans le diagnostic de l'infection gonococcique de l'appareil génito-urinaire«, *The Amer. Journal of the med. science*, déc. 1912, p. 277. *Compte rendu in Journal d'urologie*, 1913, p. 815.
401. **Sellei**, »Das Biersche Stauungsverfahren bei einigen urologischen Erkrankungen« *Zeitschr. für Urologie*, 1907, p. 737.
402. **Simmonds**, »Die Ursachen der Azoospermie«, *Deutsches Archiv für Klin. Medicin*, okt. 1908.
403. **Skutesky**, Ein neuer Weg der Gonorrhöebehandlung«, *Wien. Klin. Wochenschr.*, 1925, n° 33, p. 910.
404. **Smith** Harry, *The Lancet*, London, 1864, vol. II, p. 149.
405. **Soupault**, »Action du radium sur quelques affections articulaires«, *Soc. méd. des hopitaux de Paris*, 11 nov. 1904.
406. **Souplet**, »La blennorragie maladie générale«, *Th. Paris*, 1893.
407. **Spitzer** Ludwig, »Zur Verhütung der Gonorrhöe«, *Allgem. Wien. med. Zeitung*, 1907, n° 2.
408. **Stein** R., »Gonorrhöetherapie und Gonokokkennachweis«, *Wien. Klin. Wochenschr.*, 1908, n° 3.
409. **Stellwagen**, »The treatment of gonorrheal infection by antigonococcic serum«, *Therap. gaz.*, Detroit, 1910, p. 248.
410. **Sterian**, »Essai sur la sérothérapie antigonococcique polymicrobienne. Étude clinique et bactériologique de 16 cas traités dans le service Civiale, Hôpital Lariboisière«, *Journal d'urologie*, février 1921.
411. **Sterian**, *La sérothérapie des affections blennorragiques par un nouveau sérum polymicrobien et polyvalent*, Paris, Chaix, 1922.
412. **Strominger**, »Note sur un cas de septicémie gonococcique guérie par les injections de sérum antiméningococcique«, *Ann. des mal. des org. génito-urin.*, 1910, n° 21.
413. **Strominger**, »Note sur le traitement des complications générales et locales de la blennorragie par le sérum antiméningococcique«, *Ass. franç. d'urolegie*. 1912, p. 307.
414. **Swinburne**, »Observation with Rogers-Torrey antigonococcic serum«, *Med. Record*, New-York, 1908.
415. **Swinburne**, »Gonorrheal arthritis, method of diagnosis and treatment«, *Med. Record*, 25, 5, 1912.
416. **Tansard**, »De l'emploi des injections intra-musculaires de lait et de la vaccinothérapie dans le traitement de la blennorragie«, *Presse médicale*, 13 janvier 1923, p. 37.
417. **Thomas** B.-A. et **Ivy** K.-H. »La réaction de fixation du complément. Analyse, des résultats donnés par son emploi. *Soc. méd. de la région de Philadelphie*, 28 mai 1913.
418. **Thouvenet**, »Sérodiagnostic de la blennorragie«, *Th. Paris*, 1920.
419. **Tissot** J., »Chimiothérapie intra-veineuse de la blennorragie par le chlorhydrate de diamino-méthyl-acridine«, *Soc. de médecine de Paris*, 29 mai 1926, n° 10.
420. **Torrey**, »Un sérum antigonococcique pour le traitement efficace du rhumatisme blennorragique«, *Journal of Amer. med. association*, 27 janv. 1906, n° 4.
421. **Tridon** P. (Berck), »Fréquence des péritonites gonococciques chez les petites filles atteintes de vulvo-vaginite«, *La Gynécologie*, mars 1913, p. 147.

422. Trifu (Bucarest), »Tratamentul blenoragici cu Gonacrina intravenos«, *Rev. med. spitalul*, mars 1927, n° 3.
423. Trifu (Bucarest), »Spalaturile vesiculelor seminale«, *Romania medicala*, mars 1927, n° 5.
424. Troisfontaines, »Note sur le vaccin antigonococcique de Nicolle«, *Ann. de la Soc. méd. chir. de Liège*, déc. 1913.
425. Uteau, »Traitement de la blennorragie par des injections intra-urétrales de sérum antiméningococcique«, *Toulouse médical*, 1er juillet 1910.
426. Uteau, »Sur le traitement général et local de la blennorragie par les injections de sérum antiméningococcique«, *Ass. franç. d'urologie*, 1911, p. 311.
427. Uteau, »Petite chirurgie urinaire«, *Actualités médicales* (Baillière), 1916.
428. Uteau et Saint-Martin, »Les solutions isotoniques dans le traitement de la blennorragie«, *Toulouse médical*, 15 mai 1913.
429. Vaillard, »Traitement de l'arthrite blennorragique du genou par les injcetions intra-articulaires de sublimé«, *Gaz. des hopitaux*, 1905, n° 33.
430. Vannod, »Beitrag zum Studium des Gonokokkus«, *Centralblatt für Bakteriol.*, jan. 1907.
431. Vannod, »Zur Behandlung der Gonorrhöe mit Gonokokkenserum«, *Korrespond. Blatt für Schweizer Ärzte*, oct. 1913, n° 40.
432. Velpeau, »Incision de la vaginale en cas d'épididymite blennorragique« (1840) *in Traité des maladies vénériennes* de Vidal de Cassis 1854.
433. Verboff, La vaccinothérapie dans les affections gonococciques« *Rev. Clin. d'urologie*, 1912, p. 660.
434. Vidal, Paul, *Le traitement spécifique et radical de la blennorragie*, Paris 1917.
435. Visbeco, « Tests de guérison de la blennorragie employés dans l'armée britannique», *Soc. de méd. milit. française*, 6 avril 1922, *compte rendu in La Clinique*, avril 1925, p. 102.
436. Woeber (Bern), «Die Sérotherapie der Gonorrhöe d.r la Frau», *Korrespond. Blatt für Schweizer Ärzte*, oct. 1913, n° 25.
437. Wagner Willy, »Über die Heißluft-Behandlung gonorrhoischer Gelenkentzündungen«, *Med. Klinik*, 1908, n° 25.
438. Watson B., »The diagnosis of chronic gon. infection«, *Glasgow. med. Journal*, oct. 1912.
439. Watson Spencer, *The Lancet*, London, 1867, p. 261.
440. Weisz Franz (Budapest), »Über die neuere Gonorrhöe-Therapie«, *Wien. med. Wochenschr.*, 2. august 1913, n° 32.
441. Wickham, »Quelques notes sur l'emploi du radium en thérapeutique«, *Ann. de Derm. et de Syph.*, oct. 1906.
442. Widal et Faure-Beaulieu, »Endocardite blennorragique. Constatation du gonocoque dans le sang, pendant la vie, et sur les végétations valvulaires, après la mort«, *Bull. de la Soc. méd. des hopitaux*, 30 juin 1905, p. 613.
443. Widal, Abrami et Brissaud, »Considérations générales sur la protéinothérapie et le traitement par le choc colloïdoclasique«, *Presse médicale*, 5 mars 1921.
444. Wossidlo, *Die Gonorrhöe des Mannes und ihre Komplikationen*. Leipzig, 1909.
455. Wright, »Vaccinotherapy«, *British med. Journal*, 1900, 1901, 1903.
446. Wright, »Principes et emploi de la vaccinothérapie«, *Communic. à la Soc. royale de Londres*, 1903.
447. Wright, *Studies on immunisation*, London, 1909.
448. Wyeth C.-A. (New-York), »Gonorrhoe from a pathological stand point«, *New-York med. Journal*, 21 juni 1913.

449. **Young** Hugh H. (Baltimore), »The use of mercuro-chrome in the treatment of septicemia«, *Transact. of the Amer. Surgical Assoc.*, 1925, p. 503.
450. **Youngh** Hugh H. (Baltimore), »Intravenous mercurochrome in the treatment of urological infections«, *The Journal of Urology*, juni 1925.
451. **Zieler** K., »Behandlung des Trippers beim Weibe«, *Münch. med. Wochenschr.*, 1920, nº 46, p. 1336.
452. **Zieler** K., »Die Wirkungsweise der modernen Gonorrhöe-Therapie«, *Münch. med. Wochenschr.*, 1907, nº 7.
453. **Zupnik**, »Die Beziehung der Meningokokken zu den Gonokokken«, *Berl. Klin. Wochenschr.*, 1906, nº 53.

Nachtrag.

454. **Audry**, *Précis des maladies blennorragiques*, Paris, Steinheil, 1894.
455. **Cathelin et Grandjean**, *L'infection gonococcique et ses complications*, Paris, 1927.
456. **Chabanier**, »Culture du sperme et vaccination antiblennorragique«, *Ass. franç. d'urologie*, 1923, p. 194.
457. **David** Charles, »Quelques nouveaux traitements de la blennorragie«, *Gaz. des hopitaux*, 19 mars 1927.
458. **Diday**, *La pratique des maladies vénériennes*, Paris, 1894.
459. **Dombray** Pierre, *Diagnostic biologique de la gonococcie. Méthode de culture, méthode de fixation de l'alexine, méthode de précipitation*, Paris, 1927.
460. **Dominici et Gy**, »De l'application du radium au rhumatisme blennorragique«, *La Clinique*, 24 janvier 1908, nº 4.
461. **Delefosse**, *Traitement de la blennorragie chez l'homme et chez la femme*, Paris, 1897.
462. **Dind**, *La blennorragie et ses complications*, *Lausanne*, 1902.
463. **Fromme** F., *Die Gonorrhöe des Weibes*, Berlin, 1914.
464. **Grunfeld**, *Die Endoskopie der Harnröhre und Blase*, Stuttgart, 1881.
465. **Guyon** Félix, *Leçons cliniques sur les maladies des voies urinaires*, Paris, 1894.
466. **Henry** Robert, »De la guérison de la blennorragie« ,*Le Journal médical français*, mars 1926.
467. **Janet** Jules, »Hémospermie«, *Ass. franç. d'urologie*, 1926, p. 436.
468. **Janet** Jules, »Quelques perfectionnements apportés au traitement des rétrécissements de l'urètre par la dilatation«, *Centralblatt für die Krankheiten der Harn- und Sexual-Organe*, 9 nov. 1895.
469. **Jullien** Louis, *Blennorragie et mariage*, Paris, J.-B. Baillière, 1898.
470. **Lancon** Joseph, »De l'emploi du vaccin de Demonchy dans le traitement de l'urétrite gonococcique«, *Th. Paris*, 1927.
471. **Le Fur**, »Maladies des organes génito-urinaires de l'homme«, *Nouveau traité de médecine et de thérapeutique de Gilbert et Carnot*, Paris, 1923.
472. **Magner**, »The complement fixation test in gonorrhea«, *Lancet*, London, 1910, t. II, p. 123 à 125.
473. **Marcel** J.-E., »Un nouveau traitement de la blennorragie: l'ozonothermie«, *Ann. des mal. vénériennes*, août 1927.
474. **Marselos** (Athènes), *L'épididymite et l'orchite blennorragique, leur traitement.* Athènes, 1924.
475. **Möller**, *Arch. für Dermatologie*, 1904.

476. Ravaut, *Les maladies dites vénériennes*, collection Armand Colin, Paris, 1922.
477. Tansard, »Traitement de la blennorragie par l'association de la chimiothérapie et de la protéinothérapie, *Presse médicale*, 28 déc. 1927.
478. Verchère, *La blennorragie chez la femme*, Paris, 1894.
479. Chevalier P. et Bourgeois J., »Les purpuras gonococciques«, *Le sang*, 1927, n° 4. Compte rendu *in Bulletin médical*, avril 1928, p. 479—488.
480. De Sard J., »A propos de l'article de MM. J. Tissot et P. Thevenard sur le traitement abortif de la blennorragie par l'argyrol«, *Journal d'urologie*, février 1928.
481. Diday, »Traitement local antiparasitaire de la blennorragie«, *Lyon médical*, 1884.
482. Diday, »Traitement abortif de la blennorragie«, *Bulletin médical*, 13 mai 1891.
483. Fellous, *La vaccinothérapie dans la blennorragie aigué et l'anatoxine gonococcique*. *Paris*, 1927.
484. Gerson L., »Les formes aigues et subaigues de la syphilis articulaire«, *Th. Paris*, 1928.
485. Girard R., »Note sur l'action des injections d'arséno-benzènes dans les septicémies gonococciques«, *Progrès médical*, 1926, n° 16.
486. Gory M. et Jaubert A., »La spermo-culture«, *Presse médicale*, 28 mars 1928.
487. Gory M. et Jaubert A., »La spermo-culture, sa technique, sa valeur diagnostique«, *Journal d'urologie*, avril 1928.
488. Janet J., »Traitement abortif de la blennorragie«, 6- Congrès de chirurgie, *Bulletin médical*, 15 mai 1892.
489. Janet J., »Traitement de la phase gonococcique de la blennorragie«, *Semaine médicale*, 14 janvier 1893.
490. Janet J., »Appareil élévateur pour les lavages au siphon«, *Ann. des mal. des org. génito-urinaires*, nov. 1895.
491. Janet J., Le traitement abortif de la blennorragie«, *Urologie du Praticien*, n° 2, juillet 1928.
492. Lamblin M.-J., »Traitement du rhumastisme blennorragique par les composés arsenicaux organiques«, *Journal des sciences médicales de Lille*, 19 février 1928.
493. Le Fort, »Anomalies fistuleuses du pénis«, *Ann. des mal. des org. génito-urinaires*, juillet 1896.
494. Lissosvski S.-N., »Contribution à l'étude de l'antigène gonococcique dans l'urine des malades atteints de blennorragie«, *Journal d'urologie*, mars 1928.
495. Neisser, »Zur Behandlung der akuten Gonorrhöe. Ein neues Silber-Präparat: Protargol. Prolongirte Injektionen«, *Derm. Centralblatt.*, oct. 1897.
496. Tissot J. et Thévenard P., »De quelques considérations relatives au traitement abortif de la blennorragie par l'argyrol«, *Journal d'urologie*, nov. 1927.
497. Tissot J. et Thévenard P., »Réponse à M. de Sard à propos du traitement abortif de la blennorragie par l'argyrol«, *Journal d'urologie* avril 1928.
498. Balozet L. et Lépinay E., »Recherche d'un principe bactériophage contre le gonocoque«, *Journal d'urologie*, avril 1928.
499. Bizard et Maisler, »Traitement de la blennorragie chronique par la dilatation gazeuse (méthode de Maisler)«, *Bull. de la Soc. de médecine de Paris*, n° 15, 11 nov. 1927.
500. Chevalier P., Bourgeois J. et Lévy- Bruhl G., »Purpura généralisé chronique et presque apyrétique d'origine gonococcique«, *Bull. de la Soc. médicale des hopitaux*, janv. 1927.
501. Gautier, »De l'action de l'oxycyanure de mercure dans les vessies éliminant de l'iodure de potassium«, *Ass. française d'urologie*, 1927, p. 259.

502. Lévy-Bing et Gerbay, »Des conditions permettant l'abortion de la syphilis«, *La médecine*, nov. 1920 et *Annales des maladies vénériennes*, 1920, p. 477.
503. Lévy-Bing et Gerbay, »Traitement abortif de la syphilis«, *La Médecine*, nov. 1922.
504. Milian G., »L'hétérothérapie«, *Paris médical*, 6 nov. 1920.
505. Mondor, »Les artrites gonococciques«, Masson, 1928.
506. Richard G,. »Du traitement des urétrites gonocccciques chez l'homme par les injections abortives d'argyrol et les lavages de permanganate«, *Th. Paris*, 1919.
507. Carle (Lyon), »Du traitement de la blennorragie aigue par les injections, abortif ou suppressif«, L'*Urologie du praticien*, nº 2, juillet 1928.
508. Duncan, H. (New-York), »Gonorrhea: its prevention and cure by autotherapie«, *Médical Record*, 30 mars 1912.
509. Lebreton, »Formes cliniques de la gonococcie latente«, *Ass. Française d'urologie*, 1923, p. 236—244.
510. Darget, »Spermatocystite et épididymite bilatérales gonococciques sans urétrite prémonitoire guéries par l'autovaccination«, (Rapport de M. Noguès) *Soc. Française d'urologie*, 12 mars 1923, p. 92—95.
511. Böckel, »Quelques cas de gonococcie génitale latente sans urétrite gonococcique prémonitoire«. *Ass. Française d'urologie*, 1925, p. 301.
512. David, »L'infection gonococcique génitale d'emblée chez l'homme sans urétrite blennorragique préalable«. *L'Hopital*, janvier 1927.
513. Meyer Séraphin, »Contribution à l'étude de la gonoccoccie génitale d'emblée«, *Th. Strasbourg* 1928.
514. Ravaut et Ducourtioux, »Traitement sérothérapique des arthrites gonococciques«, *Presse médicale*, 1er janvier 1927.
515. Bilger, »Traitement de la Blennorragie urétrale par la vaccination, en particulier par l'auto-vaccin«, *Th. Strasbourg*, 1923.
516. Jeanbreau, in *Précis de Pathologie chriurgicale* (Masson et Cie.) *Tome V*: »Appareil génital de l'homme«.
517. Asch P. Un nouveau traitement des prostatites blennorragiques. *Annales des maladies vénériennes*. 1920 Nr. 2 p. 91.
518. Asch P., »Ausscheidung der Bakterien durch die Nieren«. *Zentralblatt für die Krankheiten der Harn- und Sexualorgane*. 1902. Bd. 13, H. 12.
519. Asch und Wolf. »Klinische Beobachtungen über Involutionsformen der Gonokokken«, in »Hundert Jahre Macrus & E. Webers Verlag«, Festschrift 1919 Bonn.
520. Poincloux, »Nouvelle Méthode de vaccination curative; la vaccination règionale par la porte d'entrée.« *Presse medicale* 1929. Nr. 57. 17 VII.

LITERATUR ZUR MEDIZIN
in Auswahl

März 1931

Die moderne Therapie der Gonorrhöe beim Manne. Ein Leitfaden für Studierende und Ärzte. Von Professor Dr. PAUL ASCH in Straßburg i. Els. Dritte, umgearbeitete Auflage. Mit 26 Figuren im Text. 91 Seiten. Groß-Oktav. 1930. RM. 3.75, geb. 4.75

„Das Buch bringt im knappen Rahmen von zwölf kurzen Vorlesungen erstaunlich viel, namentlich auch für den Praktiker dankenswerte genaueste technische Angaben. Gerade diese selten sorgfältige Wiedergabe der Technizismen wird dem kleinen Leitfaden sicherlich unter den Praktikern Eingang verschaffen."
Münchener Medizinische Wochenschrift.

Die Behandlung der Haut- und Geschlechtskrankheiten mit kurzer Diagnostik. Von Dr. ERICH HOFFMANN, o. ö. Professor und Direktor der Klinik und Poliklinik für Hautkrankheiten an der Universität Bonn. Mit 46 Abbildungen und mehreren Tabellen. 5., stark vermehrte Auflage. Oktav. VIII, 318 Seiten. 1930. RM. 13.—, geb. 14.50

Dieser Leitfaden ist ein Wegweiser, in dem Altbewährtes und Neuerrungenes bis in die neueste Zeit übersichtlich und leichtverständlich zusammengefaßt ist. Für den Studierenden ein unentbehrlicher Führer und für den praktischen Arzt ein zuverlässigr Ratgeber.

Die Massage der inneren Geschlechtsorgane beim Manne und Weibe. Von Sanitätsrat Dr. A. MÜLLER, München-Gladbach. Mit 53 Figuren. Groß-Oktav. VII, 122 Seiten. 1926. RM. 6.—, geb. 7.60.

Handwörterbuch der Sexualwissenschaft. Enzyklopädie der natur- und kulturwissenschaftlichen Sexualkunde des Menschen. Unter Mitarbeit erster Fachgenossen herausgegeben von Dr. MAX MARCUSE. 2., stark vermehrte Aufl. Mit 140 Abbildungen. Quart. XII, 822 Seiten. 1926. RM. 42.—, geb. 45.—

„... Die gesamte natur- und kulturwissenschaftliche Sexualkunde wird in einzelnen, teils vorzüglichen Aufsätzen in Arbeitsgemeinschaft mit unseren größten deutschen Forschern dargestellt. Die Enzyklopädie ist für jeden auch nichtmedizinischen Forscher auf diesem Gebiete unentbehrlich und orientiert rasch und gründlich über das gegenwärtige Wissen in allen Sexualfragen." Münchener Medizinische Wochenschrift.

Sexualpathologie. Ein Lehrbuch für Ärzte und Studierende. Von Sanitätsrat Dr. MAGNUS HIRSCHFELD, Leiter des Instituts für Sexualwissenschaft in Berlin. Groß-Oktav. Kompl. RM. 30.—, geb. 36.—

1. Teil: Geschlechtliche Entwicklungsstörungen. Mit besonderer Berücksichtigung der Onanie. 2., unveränderte Aufl. Mit 14 Tafeln, 1 Textbild und 1 Kurve. XV, 211 Seiten. 1921. RM. 10.—, geb. 12.—

2. Teil: Sexuelle Zwischenstufen. Das männliche Weib und der weibliche Mann. 2., unveränderte Aufl. Mit 20 Photographien auf 7 Tafeln. X, 279 Seiten. 1922. RM. 11.—, geb. 13.—

3. (Schluß-) Teil: Störungen im Sexualstoffwechsel. Mit besonderer Berücksichtigung der Impotenz. Mit 5 Tafeln (Photographien, Kurven und einem Innervationsschema). 2. Aufl. XI, 340 Seiten. 1928. RM. 12.50, geb. 14.50

Das wertvolle Werk ist unentbehrlich für den Nervenarzt, aber auch für den Allgemeinpraktiker.

Die Therapie an den Bonner Universitätskliniken. Bearbeitet von den Leitern der Bonner Universitätskliniken und deren Mitarbeiter. Herausgegeben von Professor Dr. RUDOLF FINKELNBURG in Bonn. Vierte, völlig neubearbeitete Auflage. Groß-Oktav. VIII, 702 Seiten. 1931. RM. 18.50, geb. 20.—

„Das Finkelnburgsche Kompendium ist ein gutes brauchbares Nachschlagebuch, das weit über die örtliche Bedeutung hinaus dem Praktiker als Nachschlagebuch für die Sprechstunde bestens empfohlen werden kann." Berliner Klinische Wochenschrift.

Die Anstalten für Psychisch- und Nervenkranke, Schwachsinnige, Epileptische, Trunksüchtige usw. in Deutschland, Oesterreich, der Schweiz und den baltischen sowie anderen Grenzländern. Von HANS LAEHR. 8., von Anstaltsdirektor i. R. Professor Dr. GEORG ILBERG (Dresden) vollkommen neubearbeitete Aufl. Oktav. II, 158 Seiten. 1929. RM. 10.—

„. . . *Das sorgfältig bearbeitete und umfassende Buch wird jedem, der sich die Frage nach Unterbringung irgendwelcher Kranken vorlegen muß, unentbehrlich sein*". *Allg. ärztl. Ztsch. f. Psychotherapie.*

Aktivere Krankenbehandlung in der Irrenanstalt. Von Dr. HERMANN SIMON, Direktor der Provinzialheilanstalt Gütersloh. Oktav. II, 167 Seiten. 1929. RM. 10.—

„*Simon hat nicht Altes aufgewärmt, sondern er hat etwas Neues geschaffen. Seine erfolgreiche Umstellung der Anstaltstherapie ist eine Tat, für die wir Psychiater ihm für unsere Kranken nicht genug danken können.*" *Münchner Medizin. Wochenschrift.*

Humor in der Neurologie und Psychiatrie. Gesammelt von den Fachärzten des deutschen Sprachgebietes. Ausgewählt von Sanitätsrat Dr. BRATZ, Direktor der Wittenauer Heilstätten. Groß-Oktav. 74 Seiten. 1930. RM. 4.—

Der Zweck dieser Sammlung wird am glücklichsten durch den Herausgeber im Vorwort umschrieben. „Der Neurologe und Psychiater bedarf des Humors im Sinne jener hohen, von der Last der Dinge und Gedanken befreienden Eigenschaft, wenn es gilt, für das gedrückte Gemüt das heitere erlösende Wort zu finden; er soll dem Kranken ein freundlicher Verwandter der trüben Umwelt sein, er soll ihm das Unabänderliche noch erträglich machen, er soll ihm ein froher scherzender Gesellschafter sein — und schließlich bleiben die Stunden auch im Beruf des Nervenarztes nicht aus, in denen er eine Dosis Humor nötig hat."

Handwörterbuch der psychischen Hygiene und der psychiatrischen Fürsorge. Unter Mitwirkung zahlreicher Fachgelehrter herausgegeben von O. BUMKE-München, G. KOLB-Erlangen, H. ROEMER-Illenau, E. KAHN-Newhaven (Conn.). Lexikon Oktav. VI, 400 Seiten. 1931. RM. 23.—, geb. 25.—

Von Jahr zu Jahr gewinnt die psychische Hygiene wachsendes theoretisches Interesse und zunehmende praktische Bedeutung. Die einschlägigen Arbeiten sind an zahlreichen Stellen verstreut und auch für den, der sich mit dem Gegenstand eingehender zu beschäftigen wünscht, nur schwer zugänglich, zumal neuerdings in allen Kulturländern, insbesondere in Nordamerika, auf diesem Gebiet ein zum Teil umfangreiches Schrifttum entstanden ist. Diesem Übel will das „Handwörterbuch der psychischen Hygiene" abhelfen, indem es eine zusammenfassende Darstellung bringt.

Klinisches Wörterbuch. Die Kunstausdrücke der Medizin. Erläutert von Dr. med. OTTO DORNBLÜTH. 17. u. 18. durchgesehene Aufl. in der Bearbeitung von Dr. med. EMIL BANNWARTH. Oktav. VIII, 463 Seiten. 1930. Geb. RM. 7.50 (Veits Sammlung Wissenschaftlicher Wörterbücher, herausgegeben von Dr. C. W. Schmidt.)

„*Eines der brauchbarsten medizinischen Wörterbücher ist der Dornblüth. Waren schon die früheren Auflagen vortrefflich, so wurde dies noch durch die vollständig neue Bearbeitung erhöht.*" *Reichsmedizinalanzeiger.*

Prospekte stehen gern kostenlos zur Verfügung.

Verlag Walter de Gruyter & Co., Berlin W 10, Genthiner Straße 38
und
A. Marcus & E. Weber's Verlag, Berlin W 10, Genthiner Straße 38

FSC
www.fsc.org
MIX
Papier | Fördert gute Waldnutzung
FSC® C083411

Kolibri 360 GmbH
Ferdinand-Jühlke-Straße 7
99095 Erfurt, Deutschland
produktsicherheit@kolibri360.de